序 二

目前中国的血透析患者已经达到 100 万人，腹膜透析患者将近 20 万人。因此提高对血液净化患者的治疗质量，将对其生存质量、生命周期产生重要的影响。血液净化作为终末期肾脏替代治疗最成功、最有效、最可靠的治疗手段，护士在这一治疗的过程当中起到医师不能替代的作用。因此需要血液净化专业领域的护士能够掌握基本理论、基本知识、基本技能，并通过临床实践学习掌握更多的新理论、新知识，新技能，使得依赖血液净化治疗的患者们更可靠、更有效、更安全、更长久的生存。目前的现状是从院校的专业设置到医院的临床实践，供医师学习使用的书籍很多，而供护士学习的资料相对比较少。本书从基础出发，结合新知识、新进展、新标准、新要求对专业内容进行了充分的阐释，非常值得广大护理人员作为案头参考，并且对从事血液净化的其他人员也有助益。本书的主编具有扎实的理论基础、丰富的临床实践经验，而且此前已经主编了 4 本血液净化护理专业书籍，所以，其设计的内容、体裁、视角无疑更加便于读者阅读、体会与实践。本书的著者均为全国各著名教学医院具有丰富临床和理论实践的一线资深护理专家，可谓是集多家之思、之言、之行大成，为本书增色许多。我在此特别期望当你翻阅此书时，收获良多，助力你在临床实践中为患者谋到更大的福祉。

李德天 教授

中国医科大学附属盛京医院

血液净化治疗护理学

（第2版）

主编 沈 霞 袁 静

北 京

内 容 简 介

本书由数十位血液净化领域顶尖护理专家联合编撰，系统整合国内外最新指南及技术进展，在2018年第1版基础上全面更新。全书共18章，涵盖血液透析、连续性肾脏替代治疗、血浆置换/吸附、腹膜透析及肾移植等核心技术，新增高通量血液透析、抗凝剂规范化操作、免疫吸附及杂合血液净化等前沿内容，并针对危重症及特殊群体的护理方案进行深度拓展。本书突出三大特色：一是理论与实践深度融合，每个模块均配备标准化操作流程、典型案例解析及应急预案；二是创新性地将"护理质量提升"融入相关章节，引入PDCA循环、敏感指标监测等管理工具，构建临床关键环节标准化质量提升路径；三是注重护理人文关怀，系统构建患者心理支持、营养管理及长期随访体系。全书内容丰富、简明实用，适合专科护理及管理人员学习参考。

图书在版编目（CIP）数据

血液净化治疗护理学 / 沈霞，袁静主编 . — 2 版 . — 北京：科学出版社，2025.3. — ISBN 978-7-03-081449-4

Ⅰ . R473.6

中国国家版本馆 CIP 数据核字第 2025N71D35 号

责任编辑：程晓红 / 责任校对：张　娟
责任印制：师艳茹 / 封面设计：吴朝洪

斜 学 出 版 社 出版
北京东黄城根北街 16 号
邮政编码：100717
http://www.sciencep.com

北京九州迅驰传媒文化有限公司印刷

科学出版社发行　各地新华书店经销
*

2025 年 3 月第 一 版　开本：787 × 1092　1/16
2025 年 8 月第二次印刷　印张：22 1/4
字数：526 000

定价：139.00 元
（如有印装质量问题，我社负责调换）

编著者名单

主　编　沈　霞　袁　静

副主编　何雯雯　韩　伟　刘金凤　袁怀红

编著者　（按姓氏汉语拼音排序）

曹小宁　唐山中心医院

陈静芳　南京医科大学苏州市立医院

杜爱燕　南京医科大学附属无锡人民医院

耿　野　中国医科大学附属第一医院

苟晶绮　青海大学附属人民医院

韩　伟　厦门大学附属中山医院

何雯雯　中日友好医院

何忠贵　暨南大学附属第一医院

吉小静　江苏大学附属苏北人民医院

李英娜　广州医科大学附属第一人民医院

刘　俊　四川大学华西医院

刘秉诚　徐州医科大学附属医院

刘金凤　苏州大学附属第二医院

牛洪艳　苏州大学附属第三医院

沈　霞　南京医科大学第二附属医院

孙亚南　中国医科大学附属第一医院

王微娜　浙江大学附属第一医院

许莹莹　南京医科大学第二附属医院

尹泽桦　中国生物材料学会血液净化分会

袁怀红　四川大学华西医院

袁　静　浙江大学附属第一医院

　　赵小淋　中国人民解放军总医院第一医学中心

　　仲丽丽　徐州医科大学附属淮安医院

　　周　薇　南京医科大学附属无锡人民医院

　　张庆凤　南京医科大学第二附属医院

秘书组　张俊青（秘书长）　屈　凯　左童童　金斯佳

序 一

　　血液净化技术的革新浪潮正以颠覆之势重塑临床护理图景，护理实践正经历着从经验直觉到智能决策的范式革命。本书编者以临床问题为锚点，构建"理论溯源－操作规范－风险预判－质量改进"的全链条知识体系。书中每个技术模块均配备典型案例解析与应急预案，使护理实践从"被动应对"转向"主动预判"，真正实现"知行合一"。

　　护理质量的提升，离不开标准化与人性化的双轮驱动。本书引入"护理敏感指标"与"PDCA 循环"管理工具，将质量控制深植于血液净化护理每个环节。而在人文关怀层面，编者并未止步于技术关怀，而是将视角延伸至患者的全程健康管理，这些细节无不诠释着"护理既是科学，亦是艺术"的深刻内涵。

　　本书的出版恰逢血液净化护理专科化发展的关键阶段。全书 40 余个操作示意图及数据监测流程表图，为护理人才培养提供成长路径。而"医护一体化"理念的渗透均强调护理团队在医疗决策中的专业价值，这种角色的升华，正是现代医疗模式转型的核心要义。

　　《血液净化治疗护理学（第 2 版）》凝聚了国内护理专家和学者们的智慧，亦承载着行业对专业化、同质化发展的迫切期待。当书中智慧化透析中心运营理念与我院正在推进的 AI 预警系统、物联网设备管理相融合时，我们已然触摸到未来护理的模样。医学发展永无止境，护理学科尤需在批判与反思中精进，在面对复杂病例的个体化护理、新型技术的循证转化以及护理科研设计等维度，仍需更多开拓性探索。愿与全国护理同仁共勉，在血液净化领域携手耕耘，激发出更多源于中国临床实践的创新火花，用爱心和专业为患者的健康护航！

四川大学华西医院肾脏内科主任

华西肾脏病研究所所长

2025 年 2 月

序　三

当你翻开这本《血液净化治疗护理学（第 2 版）》，就如同打开了一扇通往血液净化护理和管理专业知识世界的大门。我作为深度关注医学发展，本身也从事血液净化事业的一员，深感荣幸助力第 2 版付梓成书。

在医疗领域里，血液净化治疗就像一个"超级英雄"，拯救了无数受肾脏疾病和危重症折磨的患者。但这个"超级英雄"的背后，藏着无数复杂又精细的知识和操作。我们见证了血液净化疗法是怎么从最基础一步步发展过来的，各种治疗技术每一环都至关重要，同时又紧密相连。看到全篇满满都是实用技术和务实干货，不禁对各位编著者肃然起敬！

回想起医护技朋友们和我分享的日常，他们在面对血液净化治疗时，常会遇到各种难题。比如，怎么挑选最合适的透析膜和透析器？不同的血管通路该怎么护理才能万无一失？抗凝剂的使用更是一门大学问，稍有差池就可能影响治疗效果。还有各种血液净化治疗方法，像血液透析、血液透析滤过等，它们的指征、禁忌证以及操作细节，都要烂熟于心。更别提治疗过程中的用药护理、并发症处理、感染控制这些关键环节了。

这本书就是为了解决这些难题而诞生的。它就像一个贴心的伙伴，把血液净化治疗护理学相关的知识都整理得明明白白。从基础理论到实际操作，从常见问题到应对策略，应有尽有。而且每章后面还精心准备了习题和答案，方便大家巩固学习成果。

不论你是刚踏入血液净化治疗护理这个领域的"新手"，还是已经在一线奋斗多年，想要不断提升自己的"老将"，我相信这本书都能给你带来帮助。希望它能成为你工作中的得力助手，让你在面对血液净化治疗护理的各种挑战时，都能游刃有余，更好地守护患者的健康。现在，就让我们一起走进这本书，开启这场充实的学习之旅吧！

李迎雷　总经理

江苏关怀医疗科技（集团）有限公司

2025 年 2 月

前　言

自 2018 年《血液净化治疗护理学》第 1 版面世以来，血液净化领域经历了前所未有的发展与变革。作为肾脏替代治疗的核心技术，血液净化在重症医学、中毒急救、免疫性疾病及多器官功能支持等领域的应用日益广泛，其临床价值和社会意义不断深化。本书第 1 版有幸得到广大同行、护理同仁及医学读者的认可，成为临床护理工作的重要参考。然而，医学技术的进步永不停歇，护理实践的内容日新月异，行业市场的发展时时反馈，我们深感有必要对本书进行全面修订与更新，以回应学科发展的迫切需求。

过去 7 年间，血液净化技术在全球范围内迎来了多项突破性进展。新型膜材料和吸附材料、智能化设备、精准抗凝策略以及个体化治疗方案的涌现，显著提升了治疗的效率与安全性；连续性肾脏替代治疗的规范化操作指南、特殊人群护理方案不断完善；血液净化在脓毒症、急性呼吸窘迫综合征等重症中的应用证据不断积累，拓展了其临床外延。与此同时，全球公共卫生事件（如 COVID-19 大流行）的考验，促使血液净化护理在感染防控、多学科协作及应急管理领域积累了宝贵经验。这些进展亟须通过系统的知识更新传递给临床一线工作者。

本次再版秉承"立足循证、聚焦实践、引领创新"的宗旨，在保留第 1 版核心框架的基础上，进行了全面修订与拓展。同时，本书的再版凝聚了全国近 20 家三级医疗机构的数十名血液净化技术培训基地临床专家与护理学者的智慧。我们特别感谢参与编写、审校的每一位同仁，是你们的严谨治学与无私奉献，让本书得以在科学性、实用性与创新性之间实现平衡。同时，我们向所有第 1 版读者致以诚挚谢意，正是你们的反馈与建议，为本次修订指明了方向。还要感谢江苏关怀医疗科技（集团）有限公司对本书撰写出版的支持。最后，我们要向无数默默坚守在血液净化临床一线的护理工作者致敬——你们的每一次精准操作、每一份细致观察，都是生命延续的希望之光。

医学的进步永远在路上。我们期待本书第 2 版能继续为血液净化护理实践提供可靠的理论支撑与技术指导，助力护理同仁在守护生命的征程中行稳致远。由于编者水平有限，书中难免存在疏漏之处，恳请广大读者批评指正。

沈　霞　谨识
2025 年春节

目　　录

第1章

血液净化概述

第一节 血液净化疗法的发展史

血液净化（blood purification）一词近年来已被多数学者所接受，因为它全面概括了现有的各种血液净化技术。根据我国《血液透析名词术语》中的解释，把患者血液引出体外并通过一种净化装置，除去其中某些致病物质，净化血液以达到治疗疾病的目的，这个过程即为血液净化。腹膜透析虽然没有体外循环，但将透析液灌入腹腔，通过腹膜交换达到净化血液的目的，因此，从广义上讲，也应包括在血液净化疗法之内。根据这个定义，血液净化应该包括血液透析、血液滤过、血液透析滤过、血液灌流、血浆置换、免疫吸附和腹膜透析以及肾脏移植等。

一、血液透析

"透析"（dialysis）一词来源于希腊语，原意指"肢体力量的减弱或消失"，dia-具有通向对面的意思，-lysis 具有分离的意思。1854 年，苏格兰化学家 Thomas Graham 利用一个钟形装置观察溶质的渗透作用，首次开创性地提出了晶体可以通过半透膜进行弥散运动，并将这一现象定义为"透析"，由此赋予了"透析"一词全新的释义，并沿用至今，Graham 也因此被誉为"现代透析之父"。

（一）透析装置及透析耗材的发展

Graham 的研究利用牛的膀胱膜作为过滤溶质的膜。在以后的漫长时间里，科学家们遍寻可以作为半透膜使用的能够过滤水分和毒素，同时又不容易破坏的材料。

1.透析器 1912 年，美国 Johns Hopkins 医学院 John Abel 用火棉胶制成管状透析器，对兔子进行血液透析，这是首次对活体动物进行的弥散实验，透析器首次被命名为人工肾脏。Love 于 1920 年和 Necheles 等于 1923 年用腹膜制成透析膜。

1925 年，德国 Georg Haas 将 8 根火棉胶管并联制作成透析器，用水蛭素作抗凝剂，在局部麻醉下将透析管置入患者左侧桡动脉和肘静脉，完成了历史上首次人体血液透析。尽管这次透析只持续了 15min，但整个过程进行顺利，患者未出现不良反应或并发症，Haas 教授根据血液和透析液中指示剂的浓度计算出这一过程净化了约 150ml 的血液。随后 2 年，Haas 用上述方法又先后为 5 例肾衰竭患者实施了血液透析。但由于当时透析时间短、血流量小、透析液量少，这一治疗并没有取得显著的效果。

1937 年，Thalheimer 用玻璃纸作为透析膜，对犬进行透析，排出尿素 200～

1

700mg，推动了血液透析事业的发展。1943 年，荷兰 Groningen 大学 William Kolff 用木条制成旋转的鼓膜，缠绕 30 ~ 40m 醋酸纤维素膜，制造了第一个现代转鼓式人工肾，其后 10 年一直是全球的临床标准。1943 年至 1944 年，Kolff 治疗 15 例尿毒症患者，存活 1 例。

第二次世界大战期间，加拿大的 Murray、Delmore 及 Jhomas 等研制成功第一台蟠管（coil）型人工肾，并在 1946 年用于临床治疗肾衰竭患者，他的团队用腊肠状透析管制成透析膜，缠绕在木制转轴上，制作了一种新的透析器。为了增加透析膜面积，他们在腊肠状透析管表面压上一层金属丝网。活塞的充气和放气带动气鼓转动，通过股静脉导管将肝素抗凝的血液泵出体外。应用这种方法，Murray 于 1946 年成功实施了北美第一例血液透析。

1947 年和 1948 年，MacNeill 和 Skeggs 先后报道了平流型透析器。1947 年，瑞典 Alwall 制成固定式管型透析器。1953 年，Engelberg 制成改良型蟠管透析器。1955 年，Kolff 制成双蟠管型人工肾。1960 年，挪威 Kiil 在平流型透析器基础上制成平板型透析器，它由 3 块精密制造的聚丙烯平板作为骨架，每 2 层平板之间放置 2 块半透膜，血液在 2 块薄膜之间流动，透析液在薄膜外逆向流动。平板型透析器膜面积可达 2.4 ~ 3.2m²，血室容量 200 ~ 400ml，重量 35 ~ 45kg，其阻力少、不需要血泵，膜一次性使用，消毒方便、价格低廉，促进了人工肾的发展与普及，一直沿用至 20 世纪 70 年代。

20 世纪 60 年代，第一个中空纤维型透析器问世。它含有 800 根纤维丝，长度 10cm，纤维内径 55μm。其体积小，具有透析效率高、除水能力强等优点，一时风靡世界，现已有 200 多种类型。随着对尿毒症病理生理机制认识的不断深入，学者们致力于寻找针对不同毒素分子更高效的清除方式，对流、吸附等原理被引入到血液净化领域，血液透析的模式更加多元化。20 世纪 80 年代以后，高通量透析、血液滤过、血液透析滤过、血液灌流、免疫吸附、血浆置换、高截留量血液透析等技术相继应用于临床，极大地丰富了血液净化治疗的内容。

我国于 1957 年由泌尿外科著名专家吴阶平等在唐山应用血液透析成功救治了急性肾衰竭患者。20 世纪 70 年代，随着进口透析设备和耗材进入中国，我国开始逐步推广血液透析治疗慢性肾衰竭。进入 21 世纪，以上海佩尼、广州贝恩为代表的国产厂商通过引入血液透析膜和透析器的制造工艺，成功实现了血液透析器的国产化组装，同时山东威高、山西华鼎、江苏朗生、成都欧赛等企业也分别通过血液透析膜生产技术引进或者自研实现了血液透析膜生产的国产化。近 10 年来，中国血液透析耗材制造商通过技术积累和创新，以江苏关怀（苏州卓壹）、山东威高、广州贝恩、成都欧赛为代表的一系列厂商实现了透析器全产业链的国产化，也使国内血液透析器的技术指标达到了国际一流水平。

2. 透析机　1943 年，在极端困难的第二次世界大战时期，来自荷兰的 Willem Johan Kolff 教授在工程师 Hendrik Berk 的帮助下，设计制作了世界上第一台转鼓式人工肾，血液透析的历史由此翻开了新的篇章。转鼓式人工肾的核心是一个由玻璃纸透析管覆盖的旋转轮，部分浸入到透析液中，血液在玻璃纸透析管中流动，利用玻璃纸的半透膜特性实现溶质和水的交换。1945 年，Kolff 应用转鼓式人工肾成功为一名 67 岁的急性肾衰竭患者实施了血液透析，治疗后患者各项指标逐渐好转，最终完全康复，是历史上第一例由人工肾成功救活的急性肾衰竭患者。随后，Nils Alwall 对这一装置进行了改进，使其能够通过正压进行超滤，弥补了以往只能通过渗透压进行超滤的缺陷。1955 年，美国人工器官协会宣布人工肾可以正式应用于临床，Kolff 转鼓式人工肾在欧洲和美国的部分医院逐步得到推广，用于急性肾衰竭患者的血液净化治疗。

我国人工肾的研制起步较晚。1957 年，上海夏其昌医师在我国首次报道 Skegg Leonard 型人工肾的临床试用。1958 年，天津马腾骧教授用法国的 Kolff 人工肾治疗急性肾衰竭。之后不久，北京于慧元教授用英国 Lucus 型人工肾治疗慢性肾衰竭，为我国急、慢性肾衰竭血液透析治疗揭开了序幕。浙江在 II、III 型透析机基础上又研制出浙江 VI 型（N 型人工肾），这是我国自行研制的最现代化透析机的雏形。

随着科学技术的进步，血液透析装置也逐渐趋于小型化、智能化。1963 年，第一台具有透析液配比功能的透析装置诞生。到 1965 年，已经出现了带有透析液配比系统，能自动消毒，能连续监测电导度、温度、静脉压以及漏血的家用透析机。1972 年，具有容量控制超滤系统的透析机面世，使得血液透析治疗更加简便、精准。1987 年，广州医疗器械研究所研制出我国第一台 LX-1 血液滤过机，同年用于临床，推动了我国血液滤过的进展。

在血液透析机及血液透析器的生产制造上，我国与发达国家还有不小的差距，目前绝大部分市场被国外品牌所占据。在透析机市场占有率方面，透析机的技术壁垒较高，且对于稳定性、安全性、品牌认可度有着较高的要求，国产替代在短时间内有一定难度。目前，我国透析机市场仍然以进口为主，占据超过 80% 的市场，以费森尤斯（德国）、百特（美国）、贝朗（德国）以及尼普洛（日本）、东丽（日本）在国内市场占据量较大。近年来，随着国内企业在技术层面的突破与推广，并陆续取得了透析机、透析器注册证。具备生产透析机技术能力的国内企业正在逐步崛起，国内品牌威高（山东）市场占有率位居第二，透析机国产化与国际化都值得期待。国内血液透析机生产商主要包括威高（山东）、暨华（广州）、山外山（重庆）和威力生（成都）等公司。

3. 透析液与水处理系统　伴随着透析技术的发展，透析液和水处理系统也有了极大的改进。起初，由于人们对体内水盐的生理状态缺乏足够的认识，使用的透析液是纯净水，这势必会导致体内电解质的紊乱。随着研究的深入，学者们开始使用一种类似于林格液的缓冲溶液作为透析液，使得血液透析的耐受性更好。此后，透析液的发展又先后经历了碳酸盐透析液、醋酸盐透析液的时代。1964 年，透析液中醋酸盐替代碳酸氢盐，有效防止了透析液的沉淀。同年发明了浓缩透析液的配比稀释系统，以后又出现了血液与透析液的监视系统，使透析液系统日臻完善。直到 20 世纪 80 年代，A、B 浓缩液才开始广泛使用，它极大克服了以往透析液易发生细菌污染、钙盐沉淀、醋酸盐不耐受等缺点，一直沿用至今。透析用水方面，早期由于水质化学污染物及生物污染物超标，陆续有透析相关不良事件的报道。

关于血液透析用水，自 20 世纪 70 年代起，工业用离子交换树脂及活性炭开始用于血液透析的水处理，有效地清除了水中的各种离子、重金属等，反渗透膜的应用进一步提高了透析用水的纯度，因透析用水导致的不良事件大大减少。近年来，世界各国都相继制定了透析用水的国家或行业标准，水质的管理进一步得到规范。1978 年，浙江研制出电渗析装置，处理水质优于软化水。20世纪80年代以来，我国引进反渗水处理系统，进一步净化透析用水。目前，我国已研制出水处理系统全套热消毒设备，使水质达到国际先进水平。

我们可以把透析液分成三个阶段：浓缩透析液、按比例稀释过程、稀释透析液。大部分透析室的透析机前都摆放两个装浓缩透析液的桶，区别是一个红桶盖、一个蓝桶盖，分别为A液、B液。或者只有红桶盖的A液，B液用袋干粉来替代桶装液。也有的透析室采用中心集中供液，浓缩透析液或稀释好的透析液在水处理间或专用房间，通过管道输送到每台透析机内，集中供浓缩透析液系统（CCDS），是配好浓缩A液、B液后，通过管道把A液、B液、透析用水输送到每台透析机，在透析机内A液、B液、反渗水混合稀释，稀释透析液进入透析器。

日本从1967年开始采用中央透析液供应系统（central dialysis delivery system，CDDS），向所有地区及医疗机构提供同等的透析治疗，使日本首次普及了真正意义上的超纯透析。截至2015年，CDDS集中供液系统在日本透析室使用率已超过90%。超纯透析液定义为微生物指标达到超纯透析液标准（不同标准间存在差异）的透析液。按照国际标准化组织（ISO）的要求，超纯透析液标准为细菌 < 0.1CFU/ml，内毒素 < 0.03EU/ml；而CDDS采用标准为细菌 < 0.1CFU/ml，内毒素 < 0.001EU/ml。CDDS意味着智能透析时代已然来临，密闭式设计理念保障超纯透析的同时，降低发热、低血压等不良反应。自动化消毒管理，操作简便、多台设备联动、提高消毒效率和效果。透析操作（如预冲、引血、补液、回血、排液）的自动化和标准化，减少人为误差，降低医疗事故，减少感染风险，提高安全性。

（二）血管通路

20世纪60年代，Georgetown大学医院的George Schreiner医师开始为肾衰竭患者提供长期的透析治疗。当初因为没有解决血管通道问题，Kolff治疗慢性肾衰竭无一例成功。1949年，瑞典Alwall做透析动物实验，却未能建立永久性血管通道。

1953年，华盛顿大学的Belding Scribner与助手Wayne Quinton经反复尝试认定聚四氟乙烯（polytetrafluoroethylene，PTFE），商品名Teflon，是可用于持续性血管通路最合适的材料。1960年，Quinton、Scribner及Dilland等第一次用2根Teflon管置入到一位透析患者手臂的相邻动静脉血管上，并在体外连接起来，形成了一个可以反复使用的血管通路。由于导管内有血流持续流过，很大程度上防止了凝血。这一手术的成功，使慢性肾衰竭患者能够较长期地进行间断血液透析，开创了血液透析治疗的新时代，是血管通路发展史上的第一个里程碑。这种血管通路称为动静脉外瘘，也称Quinton-Scribner旁路或动静脉旁路（arterio venous shunt）。

当外瘘因并发症失去功能后，必须结扎动静脉并重新制作外瘘，这样反复几次后浅表血管最终耗竭，最后又要面临中断透析的问题。动静脉外瘘的局限性迫使人们继续努力寻找更理想的血管通路。1966年，Brescia和Cimino等报道了桡动脉 – 头静脉内瘘在13例维持性血液透析患者中的应用，在术后第2天，他们借助止血带使头静脉扩张即开始透析治疗。该研究发表于新英格兰医学杂志上，该技术的出现使血液透析治疗揭开了新的篇章。这种内瘘称为动静脉内瘘（internal arteriovenous fistula，AVF）或

Brescia-Cimino 内瘘。AVF 在皮下将动静脉直接吻合，没有皮肤外露部分，减少了感染机会，血栓形成的发生率低，每次穿刺后也不需要结扎血管，成为维持性透析患者最安全、使用时间最长的血管通路。到目前为止，Brescia-Cimino 内瘘仍是不可替代的最主要的永久性血管通路。

尽管 AVF 是最理想的永久性血管通路，然而并不是每个患者都具备建立 AVF 的血管条件。20 世纪 70 年代，人们开始探索移植物动静脉内瘘（arteriovenous graft，AVG），移植血管的材料要求容易获得又不昂贵，而且要具有较好的生物相容性，血栓形成率低，能够耐受重复穿刺。

1970 年，Girardet 等初步研究显示人体大隐静脉可以作为移植血管建立 AVG，但存在耐受重复穿刺效果差，且易出现早期堵塞。1976 年 Rosenberg 等首先将牛颈动脉经无花果酶处理后建立 AVG，穿刺后止血良好，但长期通畅率低，而且生物相容性差。此后人们先后尝试人脐带静脉、新鲜异体血管、冷藏血管及尸体血管作为移植材料，但均由于相容性差，取材困难等原因限制了其使用。20 世纪 80 年代，人造血管的出现很大程度上改善了 AVG 的状况。1978 年，Campbell 等报道了 PTFE 人造血管在临床中的应用，PTFE 血管具有其他血管材料不可比拟的优点，如取材容易、生物相容性好、容易穿刺、对感染与血栓均有一定的抵抗性等。因此，PTFE 血管是目前应用最广泛的移植血管材料。

二、腹膜透析

在我国政府的大力支持下，腹膜透析以其简单便捷、安全有效、可居家治疗等优势，成为我国尿毒症患者适宜的替代治疗方式之一。中国腹膜透析的发展紧随国际腹膜透析技术发展的步伐。自 1978 年 Oreopoulos 创立持续性不卧床腹膜透析模式，同年这一概念和技术引入中国，并通过国家卫生部（现国家卫生健康委员会）全国肾科高级医师进修班向全国普及和推广。从 1999 年的全国腹膜透析患者 4380 例，至 2018 年底登记存活腹膜透析患者 86 264 例，我国腹膜透析患者人数增长近 20 倍。

1996 年，上海交通大学医学院附属仁济医院钱家麒教授最早在国内开展腹膜透析患者登记工作，随后仁济医院率先在国内成立血液透析质量控制中心，并在国内首次建立了透析电子登记系统。2010 年，在解放军总医院陈香美院士的推动下，由中华医学会肾脏病学分会牵头，卫生部组织肾脏病专家建立了基于互联网平台的全国血液净化病例信息登记系统（Chinese national renal data system，CNRDS），并于 2010 年 5 月正式在全国范围内开展透析登记工作。

2011 年，卫生部办公厅下发关于做好腹膜透析有关工作的通知（卫办医政函〔2011〕549 号），在全国进一步推进腹膜透析工作，确定北京大学第三医院等 31 家医院作为第一批卫生部腹膜透析培训示范中心。2020 年，余学清教授当选国际腹膜透析学会主席，体现了我国学者在国际腹膜透析学术界的地位和影响力，是我国学者走向世界、引领世界的重要标志。王海燕教授带领的北京大学第一医院专注于腹膜炎等腹膜透析并发症的基础和临床研究，改良国际指南推荐的腹膜炎治疗经典方案，提出并验证了一项简便经济的治疗方案，特别适合老年、视力和活动不便的腹膜透析患者；开发了一套腹膜透析远程医疗管理平台，集临床诊疗、中心管理和科研合作等功能为一体,是互联网+腹膜透析的成功模型,在国际上开创了腹膜透析远程医疗管理的先河。

随着腹膜透析技术的不断进步,腹膜透析在急性肾损伤、终末期肾病紧急透析、腹膜透析患者腹壁疝术后过渡期、难治性充血性心力衰竭、中毒、急性胰腺炎、高热或低体温、肝衰竭、液体及药物输入、终末期肾病儿童透析治疗等领域中展现新的应用价值。近年来,随着我国自动化腹膜透析新技术的开展和推广,其操作简便、对患者白天生活影响小、感染风险低的优势,也将使腹膜透析迈向机械化、自动化、人性化、智能化的新时代。

三、居家血液透析

居家血液透析(home hemodialysis,HHD)是患者自己在家里装置血液透析机及相关水处理设备,自行进行连接血管通路并进行操作的一种透析治疗方式。近年多项研究发现,HHD 与其他透析方式相比有诸多优点,如成本低、患者易接受以及设备智能化,尤其是其临床治疗优势明显,患者预后好、并发症少、生存率高等。HHD 与常规血液透析相比有明显不同,它可以根据患者的工作时间和生活规律来安排透析,对工作、生活影响更小,使患者更易回归社会,且更接近人的生理状况,使患者内环境更加稳定,生活质量明显提高。但采用 HHD 方式必须与医院连锁,HHD 前患者及家属需要接受医院培训,以掌握 HHD 相关知识和操作技巧,严格按照医护人员的指导操作。

20 世纪 60 年代,HHD 开始在国外出现。20 世纪 70 年代,美国已经有 30% 的血液透析患者选择家庭治疗模式,澳大利亚和新西兰等国家也在广泛开展。在美国、日本等国家有专门针对家庭用的血液透析机及小型水处理设备,有专业的人员(如医院或社区医师)到患者家庭进行定期或不定期的指导,部分经济条件较好的家庭有专职家庭医师负责。中国台湾地区肾脏病协会在 2008 年发起了 HHD 主题会议,近几年中国香港地区开始开展夜间 HHD 模式。2018 年,上海交通大学医学院附属仁济医院获得上海市卫健委批准,开展 HHD 治疗,建立了中国大陆地区第一家 HHD 中心。

纵观血液透析的历史进程不难发现,临床血液透析的发展史同时也是医学科学技术的进步史。一个多世纪以来,血液透析技术从无到有,由弱变强,在全世界范围内挽救了无数患者的生命。自新中国成立以来,尤其是改革开放之后,我国的血液透析事业也随着医学科学的进步而迅猛发展。在一代代肾脏病学工作者的不懈努力下,相信我国血液净化未来会发展得更好。

第二节 肾脏的生理和病理生理

肾脏是在人体新陈代谢的过程中,维护机体内环境相对稳定,保证生命活动正常进行的最重要器官之一。人体将代谢产物、过剩物质以及对机体有害无用的物质,通过血液循环运输至肾等重要器官排出体外。因此,肾的分泌排泄功能是机体清除身体代谢废物的一条重要的排泄途径。

一、肾脏的结构和生理功能

（一）肾脏的结构

人体有两个肾脏，位于腹膜后脊柱两旁，约平对第 11 胸椎到第 3 腰椎之间，左右各一。正常成人肾的大小约为 12cm × 6cm × 3cm，重量为 120～150g，每个肾约有 100万个肾单位，肾单位是组成肾脏最基本的功能结构。每个肾单位包括肾小体和肾小管两部分，肾小体由肾小球和肾小囊组成。肾小球由一团毛细血管丛组成，两侧肾脏血管丛总滤过面积达 1.5m² 左右。肾小球毛细血管壁有 3 层，包括毛细血管内皮细胞层、基膜层和上皮细胞层。基膜是滤过膜的主要屏障，孔径 7.5～10nm，小分子物质及菊粉（分子量 5200）可以自由通过该层。肾小管起始于肾小囊，是与肾小球囊壁层相连的一条长为 30～50mm 的细长上皮性小管，总长约 112km，分为近曲小管、髓袢和远曲小管，最后连接于集合管，开口于肾盂，汇集于肾盂，最后经输尿管进入膀胱。

（二）肾脏的生理功能

肾小球主要有滤过作用，血液流经肾小球时，除血细胞和大分子蛋白质外，几乎所有的血浆成分均可通过肾小球滤过膜进入肾小囊，形成与血浆等渗的原尿，即肾小球滤过液。肾小球滤过率（glomerular filtration rate，GFR）取决于肾小球内毛细血管和肾小囊内的静水压、胶体渗透压、滤过膜通透性和滤过膜面积等因素。肾小管主要有重吸收和排泄功能，在排泄代谢产物、维持机体体液平衡及酸碱平衡方面起关键作用。肾小管将滤液中大部分水、电解质、葡萄糖以及其他小分子物质吸收入血液，每天仅排出尿量约 2.0L。当平均动脉压在 80～160mmHg 范围波动时，机体可通过自身调节肾血流量，维持肾小球毛细血管压和 GFR 的相对恒定，保证代谢废物的排出和体液的平衡。

肾脏的主要功能如下：

1. 排泄功能　排除体内蛋白质代谢终末产物。尿素是主要成分，每天排出约30g，其次是氨基酸、尿酸、肌酐、肌酸和氨等。排出物中有些属于小分子范畴，如尿素相对分子质量 60、肌酐 113、尿酸 168，还有些蛋白质代谢产物相对分子质量为350～5000，称为中分子物质。一般认为中分子物质是引起尿毒症症状的主要毒性物质。正常肾脏滤过的大分子物质较少，如每天从尿中排出的蛋白质含量不超过 150mg，主要是小分子蛋白。

2. 调节体液平衡　肾小球每天滤出尿液 180L，80% 在近曲小管被重吸收，重吸收率在近曲小管受尿液渗透压影响，在远曲小管则受抗利尿激素调节，从而保持机体体液平衡。

3. 调节电解质和酸碱平衡　大量电解质随尿液进入肾小管，而 Na^+、K^+、Ca^{2+}、Mg^{2+}、HCO_3^-、Cl^- 和无机盐等大部分被重吸收，重吸收率受神经、内分泌和体液调节。人体血液的正常 pH 为 7.35～7.45，肾脏在维持酸碱平衡中起重要作用，主要通过以下机制：①重吸收 HCO_3^-，排出 H^+，以维持体内缓冲体系；②排泄 H^+，酸化尿中磷酸盐等缓冲碱，排出可滴定酸；③生成 NH_3，与强酸基结合成 NH_4^+ 而排出，并保留 Na^+ 等。

4. 分泌生物活性物质　肾脏也是内分泌器官，近球旁细胞分泌肾素，对血压有重要调节作用。肾脏产生的促红细胞生成素（erythropoietin，EPO）可刺激骨髓加速红细胞生成。维生素 D_3 在肝内羟化为 $25\text{-}OHD_3$，在肾脏内再羟化成 $1,25\text{-}(OH)_2D_3$，才具有调节钙、磷代谢的作用。肾脏还能分泌前列腺素，具有扩张血管、增加肾血流量的作用。此外，肾脏对促胃液素、胰岛素和甲状旁腺激素（parathyroid hormone，PTH）的灭活都有影响。

二、肾脏的病理生理

（一）急性肾衰竭

急性肾衰竭（acute renal failure，ARF）是指各种原因在短期内引起肾脏泌尿功能急剧障碍，以致机体内环境出现严重紊乱的病理过程，主要表现为氮质血症、高钾血症、代谢性酸中毒和水中毒等综合征。

1. 肾前性急性肾衰竭（prerenal acute renal failure）　由于有效循环血量减少、心排血量下降及引起肾血管收缩的因素导致肾血液灌流不足、GFR 减少而发生的急性肾衰竭。见于各种休克早期。

2. 肾性急性肾衰竭（intrarenal acute renal failure）　由于各种原因引起肾实质病变而产生的急性肾衰竭，又称为器质性肾衰竭（parenchymal renal failure）。肾性急性肾衰竭是临床常见的危重病症，根据损伤的组织学部位可分为肾小球、肾间质、肾血管和肾小管损伤。

3. 肾后性急性肾衰竭（postrenal acute renal failure）　由尿路急性梗阻所致的肾衰竭。常见于双侧输尿管结石、盆腔肿瘤和前列腺肥大等引起的尿路梗阻。尿路梗阻使梗阻上方的压力升高，引起肾盂积水，肾间质压力升高，肾小球囊内压升高，导致肾小球有效滤过压下降而引起 GFR 降低，出现少尿、氮质血症和酸中毒等。肾后性急性肾衰竭早期并无肾实质损害，如能及时解除梗阻，肾泌尿功能可迅速恢复。

（二）慢性肾衰竭

慢性肾衰竭（chronic renal failure，CRF）指各种慢性肾脏疾病，肾单位进行性破坏，以致残存的肾单位不足以充分排出代谢废物和维持内环境稳定，进而发生泌尿功能障碍和内环境紊乱，包括代谢废物和毒物的潴留，以及水、电解质和酸碱平衡紊乱，并伴有一系列临床症状的病理过程。

1. 慢性肾衰竭的病因　凡能造成肾实质慢性进行性破坏的疾病，均可引起慢性肾衰竭，包括原发性和继发性肾脏疾病两类。引起慢性肾衰竭的原发性肾脏疾病包括慢性肾小球肾炎、肾小动脉硬化症、慢性肾盂肾炎、肾结核等。继发于全身性疾病的肾损害主要包括糖尿病肾病、高血压性肾损害、过敏性紫癜肾炎、狼疮性肾炎等。以往的研究认为，慢性肾小球肾炎是慢性肾衰竭最常见的原因，而近年的资料表明，糖尿病肾病和高血压性肾损害所致的慢性肾衰竭逐年增多。

2. 慢性肾衰竭的发展过程　早期患者常出现多尿、夜尿、等渗尿，尿中出现蛋白质、红细胞、白细胞、管型等；晚期则出现少尿。根据 GFR 水平将慢性肾脏病（chronic

kidney disease，CKD）分为 1 ～ 5 期，详见表 1-1。

表 1-1　CKD 的分期标准

分期	概述	GFR/［ml/（min·1.73m²）］
1	肾损伤指标（+），GFR 正常或↑	≥ 90
2	肾损伤指标（+），GFR 轻度↓	60 ～ 89
3	GFR 中度↓	30 ～ 59
4	GFR 重度↓	15 ～ 29
5	肾衰竭	< 15 或透析

第三节　血液净化原理

血液净化的主要目的在替代衰竭肾脏的部分功能，如清除代谢废物，调节水、电解质和酸碱平衡等。常用方法有血液透析、血液滤过及血液透析滤过；还有一些特殊方法，如免疫吸附、血液灌流等。清除致病物质的主要原理有三种：弥散、对流及吸附。

一、弥散

溶质从浓度高的部位向浓度低的部位流动，这种依靠浓度梯度差进行的转运称为弥散。溶质的这种弥散现象，不仅在均相，即均匀的溶剂中存在，在不同的相间，即使用一个半透膜将溶质分隔成两部分，溶质也能跨膜从高浓度侧向低浓度侧弥散。血液透析就是基于这样一个原理发展起来的。这种消除致病物质的方式，其清除率与分子大小、膜孔通透性以及透析膜两侧物质浓度差有关。因此，这种方式对血液中的小分子溶质如血尿素氮、肌酐及尿酸等清除效果好，而对大分子溶质如细胞因子清除效果差。这主要是因为小分子溶质在血液中浓度较高，因而膜内、外浓度差大，且小分子溶质更易于扩散，而大分子溶质不易于扩散；此外，同样的膜，对小分子溶质阻力很小，而对大分子溶质阻力则较大。因此，大分子溶质在这种浓度梯度差的作用下，不能很好地通过透析膜而被清除。

影响弥散的因素包括以下几方面：

1. 溶质浓度梯度　弥散是分子的随机运动。分子不停地撞击透析膜，撞击的频率与分子浓度成正比。当分子撞击到膜上有足够大小的膜孔时，该分子便从膜的一侧流向另一侧。例如，某一溶质在血液中的浓度为 100mmol/L，而透析液中的浓度仅为 1.0mmol/L，则血液中溶质撞击膜的频率显然高于透析液中该溶质撞击膜的频率，于是此溶质会从血液中弥散至透析液中。浓度梯度差越大，跨膜运转的溶质量也越大。

2. 溶质的分子量　溶质运动速度与其分子量和体积大小成反比，分子量越大运动速度越慢。因此，小分子量溶质运动速度高，撞击膜的次数大于大分子溶质，跨膜弥散的速率也高。溶质分子量大，运动速度慢，与膜撞击的机会少，即使与膜孔大小相宜，该溶质也很难或完全不能通过半透膜。

3. 膜的阻力 膜的面积、厚度、结构、孔径的大小和电荷等决定膜的阻力。膜两侧滞留的液体层降低了膜两侧有效浓度梯度，影响了溶质的弥散。这种液体层厚度受透析液和血液流速影响，也受透析器设计影响。

4. 透析液和血液流速 增加血液与透析液的流速可最大限度地保持溶质浓度梯度差，降低滞留液体层的厚度，减少膜的阻力。一般情况下，透析液的流速为血流速的 2 倍最有利于溶质的清除。若血流与透析液同向流动，其清除率将减少 10%。

二、对流

水分子小，能够自由通过所有半透膜。当水分子在静水压或渗透压的驱动下通过半透膜时就发生超滤，溶质随水分子等浓度通过膜孔而被清除的过程，称为对流。对流过程中大分子溶质，尤其是大于膜孔的分子无法通过半透膜，半透膜对这些大分子溶质起到了筛滤作用。血液滤过即利用此原理。超滤时，反映溶质被滤过膜滤过的参数称为筛选系数，等于超滤液中某溶质的浓度除以血液中的浓度。利用对流清除溶质的效果主要由超滤率和膜对此溶质的筛选系数两个因素决定。

（一）超滤的动力

跨膜压为超滤的动力，由静水压和渗透压组成。

1. 静水压超滤 透析器血液侧与透析液侧之间的静水压差决定超滤的速度。透析机中的半透膜对水的通透性高，但变动范围很大，它取决于膜厚度和孔径大小，并可用超滤系数来表示。超滤系数（Kuf）定义为每毫米汞柱压力梯度下平均每小时通过膜转运的液体毫升数，单位为 ml/（mmHg·h）。

2. 渗透超滤 当两种溶液被半透膜隔开，溶液中溶质的颗粒数不等时，水分子向溶质颗粒数多的一侧流动，在水分子流动的同时也带着溶质通过半透膜。水分子移动后将使膜两侧的溶质浓度相等，渗透超滤也停止。因此，这种超滤是暂时性的。

（二）影响对流的因素

1. 膜的特性 膜的性能如面积、孔径、孔隙率、孔结构等影响超滤率。
2. 消毒剂 可使膜孔皱缩。
3. 血液成分 血浆蛋白浓度、血细胞比容及血液黏滞度影响超滤率。
4. 液体动力学 膜表面的切变力或浓度梯度影响滤过量。
5. 温度 血液透析或血液滤过时，温度与超滤率呈直线关系。

三、吸附

吸附为溶质吸附至滤器膜的表面。但吸附只对某些溶质才起作用，且与溶质浓度关系不大，而与溶质和膜的化学亲和力及膜的吸附面积有关。低通量纤维素膜表面有丰富的羟基团，亲水性好而蛋白吸附性差，对纤维素进行修饰后，膜的疏水性适度增加，吸附能力也增加。大多数合成膜材料由高度疏水性物质（如聚砜、聚酰胺）组成，吸附蛋白能力强。吸附过程主要在透析膜的小孔中进行。合成膜吸附能力强，特别是带电荷的多肽、毒素、细胞因子。目前已有证据表明，PAN/AN69膜可吸附白蛋白、IgG、白细胞介素–1、β_2–微球蛋白、C1q、C3、C5、细胞色素C、PTH及纤维蛋白原和溶菌酶等。透析膜对补体成分的吸附清除，可避免补体激活，改善生物相容性；对炎症介质及细胞因子的吸附清除，可改善机体的过度炎症反应。近年来，随着血液净化技术的发展，可以将某种能与特定物质结合的成分标记到膜上，如多黏菌素B、葡萄球菌A蛋白，可增加对特定物质如内毒素、IgG及细胞因子的吸附清除率。使用活性炭或吸附树脂，亦可增加对蛋白结合毒素的清除。在这些治疗模式中，吸附成为主要的清除方式。

第四节　血液透析治疗前的准备

一、定义

血液透析（hemodialysis）采用弥散和对流原理清除血液中代谢废物、有害物质和过多水分，是终末期肾脏病患者最常用的肾脏替代治疗方法之一，也可用于治疗药物或毒物中毒等。

二、评估血液透析适应证，排除禁忌证

患者是否需要血液透析治疗应由有资质的肾脏专科医师决定，但患者具有最终决定权。肾脏专科医师负责患者的筛选、治疗方案的确定等。

三、血管通路的建立

临时或短期血液透析治疗的患者可以选用无隧道无涤纶套中心静脉导管作为血管通路，预计需较长时间进行血液透析治疗的患者应选用长期血管通路。

四、透析处方确定及调整

（一）诱导透析期（首次透析患者）

1.对于首次血液透析的患者或由其他中心转入的患者必须在治疗前进行乙型肝炎、丙型肝炎、梅毒及艾滋病感染的相关检查。

2.告知患者血液透析可能带来血源性传染病，要求患者遵守血透室有关传染病控制的相关规定，如消毒隔离、定期监测等，签署透析治疗知情同意书。

3.乙型肝炎和丙型肝炎、梅毒患者分区分机进行隔离透析，透析耗材一次性使用。

4.建立患者档案，在排班表、病历及其相关文件中对阳性患者做明确标识。

5.确定抗凝方案。治疗前患者凝血状态评估和抗凝药物的选择参照"第4章抗凝剂的选择与使用"。

6.确定血流量。首次透析血流速度宜适当减慢，可设定为150～200ml/min。以后

根据患者情况逐渐调高血流速度，常规透析治疗时血流量维持在 200～300ml/min。

7. 选择合适膜面积透析器（首次透析应选择相对较小膜面积的透析器），以减少透析失衡综合征的发生。

8. 透析液流速。可设定为 500ml/min。通常不需要调整，如首次透析中发生严重透析失衡表现，可调低透析液流速。

9. 透析液成分。常不做特别要求，可参照透析室常规应用。临床工作中可依据患者透析前容量负荷、血压控制情况，以及血钠、血钾、血钙水平，个体化调整透析液 Na^+、K^+、Ca^{2+}、葡萄糖等的浓度。

10. 透析液温度。常设定为 36.5℃左右，根据患者临床实际情况个体化调整。

11. 确定透析超滤总量和速度。根据患者容量状态及心肺功能、残肾功能、血压水平等情况设定透析超滤量和超滤速度。建议每次透析超滤总量不超过体重的 5%，超滤速度不超过 0.35ml/（kg·min）。存在严重水肿、急性肺水肿等情况时，超滤速度和总量可适当提高。在 1～3 个月逐步使患者透后体重达到"干体重"。

12. 透析频率。诱导透析期内为避免透析失衡综合征，建议适当调高患者每周透析频率。根据患者透前残肾功能，可在开始透析的第 1 周透析 3～5 次，以后根据治疗反应及残肾功能、机体容量状态等，逐步过渡至每周 2～3 次透析。

（二）维持透析期

维持性透析患者建立透析病历。每次透析前均应进行症状和体征评估，观察有无出血，测量体重，评估血管通路，并定期进行血生化检查及透析充分性评估，以调整透析处方。

1. 确立抗凝方案　同诱导透析期。

2. 超滤量及超滤速度设定

（1）干体重的设定：干体重是透析超滤能够达到最大限度体液减少，且不发生低血压时的体重，即采用血液透析缓慢超滤至出现低血压时的体重。此时患者体内基本无多余水分潴留，也不缺水，是患者感觉舒适的理想体重。由于患者营养状态等的变化会影响体重，故建议每 2 周评估 1 次干体重。

干体重的标准：①透析过程中无明显的低血压；②透析前血压得到有效控制；③临床无水肿表现；④胸部 X 线片无肺淤血征象；⑤心胸比值，男性＜ 50%，女性＜ 53%；⑥有条件者也可以应用生物电阻抗法等技术进行机体容量评估。

（2）每次透析前根据患者既往透析过程中血压和透析前血压情况、机体容量状况以及透前实际体重，计算需要超滤量。建议每次透析超滤总量不超过体重的 5%。存在严重水肿、急性肺水肿等情况时，超滤速度和总量可适当提高。具体步骤见图 1-1。

（3）根据透析总超滤量及预计治疗时间，设定超滤速度。同时在治疗中应密切监测血压变化，避免透析中低血压等并发症发生。具体如何预防低血压的步骤如图 1-2。

3. 透析治疗时间　依据透析治疗频率，设定透析治疗时间。建议每周 2 次透析者为 5.0～5.5h/次，每周 3 次者为 4.0～4.5h/次，每周透析时间至少 12h 以上。

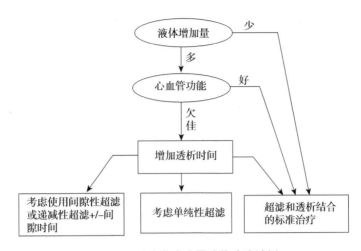

图 1-1　患者体内容量液体清除计划

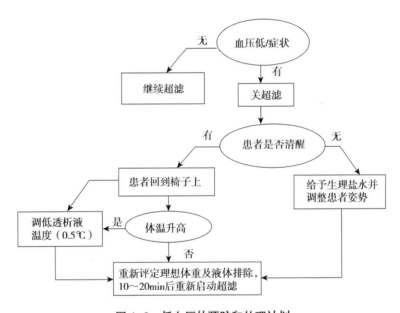

图 1-2　低血压的预防和处理计划

4. 透析治疗频率　一般建议每周 3 次透析。对于残肾功能较好［残肾尿素清除率（residual renal urea clearance，Kru）在 2ml/（min·1.73m²）以上］、尿量 200ml/d 以上且透析间期体重增长不超过 3%～5%、心功能较好者，可予每周 2 次透析，但不作为常规透析方案。

5. 血流速度　每次透析时，先用 150ml/min 血流速度治疗 15min 左右，如无不适反应，调高血流速度至 200～400ml/min。要求每次透析时血流速度最低 200～250ml/min。但高龄、婴幼儿或存在严重心律失常患者，可酌情减慢血流速度，并密切监测患者治疗中生命体征变化。

6. 透析液设定　每次透析时要对透析液流速、透析液溶质浓度及温度进行设定。

（1）透析液流速：一般设定为 500ml/min。如采用高效短时透析，可提高透析液流速至 800ml/min。

（2）透析液溶质浓度

1）钠浓度：常为 135～140mmol/L，应根据血压控制情况选择。高血压控制不佳时可选用个体化的透析液钠浓度，通过测定患者 3 次透析前血钠水平，计算其平均血钠浓度，乘以 95% 作为透析液钠浓度；也可采用低钠透析液或者设备中调整治疗中的钠曲线和超滤曲线联合或者单独使用，但应注意肌肉抽搐、透析失衡综合征及透析中低血压或高血压发生危险；透析中反复出现低血压可选用较高钠浓度透析液，或透析液钠浓度由高到低的序贯钠浓度透析，但易并发口渴、透析间期体重增长过多、顽固性高血压等不良后果。

2）钾浓度：为 0～4.0mmol/L，常设定为 2.0mmol/L。对维持性透析患者，应根据患者血钾水平、存在心律失常等合并症或并发症、输血治疗、透析模式等情况，选择合适的钾浓度透析液。每日透析或服用地高辛类药物者，可适当选择较高钾浓度透析液。低钾浓度透析液可引起血钾下降过快，并导致心律失常甚至心搏骤停。

3）钙浓度：常用透析液钙浓度为 1.25～1.75mmol/L。透析液钙浓度过高易引起高钙血症，并导致机体发生严重异位钙化等并发症，建议应用钙浓度 1.25～1.5mmol/L 透析液。当存在顽固性高血压、高钙血症、难以控制的继发性甲状旁腺功能亢进时，选用钙浓度 1.25mmol/L 透析液，并建议联合应用活性维生素 D 及其类似物、磷结合剂及拟钙剂治疗；血全段甲状旁腺激素（intact parathyroid hormone，iPTH）水平过低时也应选用钙浓度 1.25mmol/L 透析液；当透析中反复出现低钙抽搐、血钙较低、血管反应性差导致反复透析中低血压时，可短期选用钙浓度 1.75mmol/L 透析液，但此时应密切监测血钙、血磷、血 iPTH 水平，并定期评估组织器官的钙化情况，防止出现严重骨矿物质代谢异常。

（3）透析液温度：为 35.5～37.5℃，常设定为 36.5℃。透析中常不对透析液温度进行调整。但如反复发作透析低血压且与血管反应性有关，可适当调低透析液温度。对于高热患者，也可适当调低透析液温度，以达到降低体温作用。

第五节　血液透析护理评估

在进行血液透析治疗前，需要对患者进行全面的护理评估，以确保治疗的安全和有效性，主要评估内容见表 1-2。

1. 评估患者的神志、面色、贫血程度、体重增长情况。
2. 评估患者的血管通路使用情况。
3. 评估患者对饮水控制重要性的了解程度。
4. 评估患者对透析相关知识的了解情况。
5. 评估患者有无出血倾向、抗凝剂的应用情况。
6. 评估患者实验室检查：包括血常规、电解质、肝功能、肾功能、血糖等指标的检测。

表 1-2　血液透析患者评估表

一般护理评估	
入室方式	□自行步入□轮椅□推床
血压	□正常□偏高　　mmHg□偏低　　mmHg□未测
心率	□正常□偏快　　次/分□偏慢　　次/分□未测
呼吸	□正常□不规则呼吸□无咳嗽□有咳嗽□无痰液□有痰液
体温	□正常□未测□发热　　℃
生活自理能力	□完全独立□辅助□依赖
体力	□良好□一般□差
卧位	□平卧位□半卧位□坐位
食欲	□良好□一般□差
饮水量控制	□好□较好□困难
睡眠	□良好□一般□差
尿量	□无□有　　ml/d
大便	次/日□便秘□腹泻性状
出血	□无□有部位
用药情况	□降压药□降糖药□抗凝血药□其他药名
前次治疗后专科评估	
前次透析后情况	□无不适□恶心、呕吐□头痛□头晕□低血压□其他
脱水情况	□达到干体重□少脱　　kg□多脱　　kg□调整干体重
内瘘穿刺点情况	□正常□出血□淤血□血肿□绳梯□定点□区域
新患者情况	
是否首次透析	□是□否（已行透析天、月、年）
外院透析处方	次/周　　小时/次，抗凝剂及用量
外院透析有无不适	□无□有
中心静脉导管置管术后	
位置	□无隧道无涤纶套□带隧道带涤纶套□颈内静脉（左、右）□股静脉（左、右）术后　　d
伤口外观	□清洁□渗血□红□热□痛□血肿大小　　cm
换药	□1次/日□1次/隔日
导管流量	□充足□不足□A-V反接
有无发热	□无□有℃
动静脉内瘘吻合术后	
位置	□自体（上、下、左、右）肢□人工血管（上、下、左、右）肢□术后　　d　　周
上次透析穿刺状况	□顺利□二次穿刺□穿刺处外观正常□淤血□肿胀
触诊听诊血管杂音	□正常□弱□无
内瘘成熟训练	□无□有　　次/日
内瘘使用年限	□1个月内□6个月内□1年内□1年以上
健康教育指导	

续表

健康教育方式	□口头宣教□健教单张□PPT讲解□视频
饮食指导	□饮水控制□蛋白质摄入□高钾食物□高磷食物□怎样吃盐
运动指导	□哪些运动可以做□预防跌倒的方法□立即停止运动的时刻
血管通路指导	□日常护理□内瘘闭塞处理□止血带的使用□内瘘成熟训练
体重管理	□何谓干体重□体重增加的标准□干体重的调整
受教者	□患者本人□照顾者（配偶、父母、子女、护工、其他）签名

7. 评估患者的饮食习惯和营养状况，制订合理的饮食计划。

8. 评估患者的心理状态，提供必要的心理支持和干预措施。

习题与答案

【习题】

一、名词解释

1. 血液净化

2. 弥散

3. 超滤

4. 跨膜压

5. 吸附

6. 对流

二、填空题

1. 血液净化的治疗方法主要有 _____、_____、_____、_____、_____ 等。

2. 肾单位包括 _____ 和 _____。

3. 根据 GFR 水平将 CKD 分为 1～5 期，分别为 _____、_____、_____、_____、_____。

4. 血液透析治疗的基本原理有 _____、_____、_____ 及吸附等。

5. 肾小球主要有 _____ 作用，肾小管主要有 _____ 功能。

6. 根据尿毒症毒素相对分子质量大小尿毒症毒素可分为三大类：_____、_____、_____。

三、单项选择题

1. 慢性肾衰竭是由各种病因引起肾脏损害和进行性恶化的结果，在原发性肾脏病中，以哪种最常见（　　）
   - A. 肾小管肾炎
   - B. 肾盂肾炎
   - C. 慢性肾小球肾炎
   - D. 糖尿病
   - E. 肾结核

2. 慢性肾衰竭是由各种病因引起肾脏损害和进行性恶化的结果，在继发性肾脏病中哪种最常见（　　）
   - A. 高血压
   - B. 系统性红斑狼疮
   - C. 骨髓瘤
   - D. 糖尿病
   - E. 肾小球肾炎

3. 根据 GFR 水平将 CKD 分为 1～5 期，其中肾功能中度下降，GFR 为 30～59ml/（min·1.73m^2）是哪一期（　　）
   - A. 1 期
   - B. 2 期
   - C. 3 期
   - D. 4 期

E. 5 期

4. 尿素、肌酐、胍类、胺类、酚类以及新近发现的一些尿毒症毒性物质等属于（　　）

A. 小分子毒素

B. 中分子毒素

C. 大分子毒素

D. 能与蛋白结合的毒素

E. 中大分子毒素

5. 在血液净化治疗中，溶质的弥散量主要取决于（　　）

A. 溶质浓度梯度

B. 相对分子质量大小

C. 透析膜的有效弥散面积

D. 以上均是

E. 透析膜上的电荷的极性

6. 肾脏的主要功能是排泄功能，排泄的主要物质是（　　）

A. 氨基酸

B. 尿素

C. 蛋白质

D. 红细胞

E. 以上都是

7. 尿毒症毒素的相对分子质量大小各有差异，小分子毒素的相对分子质量（　　）道尔顿

A. 小于 350

B. 350 ～ 5000

C. 大于 3000

D. 大于 5000

E. 3000 ～ 5000

8. 尿毒症毒素的相对分子质量大小各有差异，中分子毒素的相对分子质量（　　）道尔顿

A. 小于 350

B. 350 ～ 5000

C. 大于 3000

D. 大于 5000

E. 以上都是

9. 尿毒症毒素的相对分子质量大小各有差异，大分子毒素的相对分子质量（　　）道尔顿

A. 小于 350

B. 350 ～ 5000

C. 大于 3000

D. 大于 5000

E. 3000 ～ 5000

10. 肾脏具有分泌生物活性物质的功能。下列哪种物质不是肾脏分泌的激素（　　）

A. 肾素

B. 促红细胞生成素

C. 前列腺素

D. 胰岛素

E. 瘦素

11. 作为评价透析充分性的尿毒素指标是（　　）

A. 肌酐

B. 尿素

C. 甲状旁腺

D. 甲基胍

E. β_2 - 微球蛋白

12. 肾小球主要有滤过作用，24h 滤过量是（　　）

A. 100L

B. 120L

C. 160L

D. 180L

E. 200L

13. 下列属于小分子毒素的是（　　）

A. 肌酐

B. 瘦素

C. PTH

D. 同型半胱氨酸

E. β_2 - 微球蛋白

14. 血液透析清除毒素的基本原理是弥散，影响弥散的因素不包括（　　）

A. 溶质的相对分子质量

B. 溶质的浓度梯度

C. 膜的阻力

D. 透析液电导率

E. 水溶性小分子物质

15. 根据慢性肾病各阶段最新划分标准，肾功能轻度下降指（　　）

　　A. GFR ≥ 90ml/（min·1.73m^2）

　　B. GFR 60 ～ 89ml/（min·1.73m^2）

　　C. GFR 30 ～ 59ml/（min·1.73m^2）

　　D. GFR 15 ～ 29ml/（min·1.73m^2）

　　E. GFR 50 ～ 89ml/（min·1.73m^2）

16. 下列毒素中属于大分子毒素的是（　　）

　　A. iPTH

　　B. 钾

　　C. 磷

　　D. 肌酐

　　E. 尿素

17. 两侧肾血管丛总滤过面积为（　　）

　　A. 1.4m^2

　　B. 1.5m^2

　　C. 1.6m^2

　　D. 1.7m^2

　　E. 1.3m^2

18. 下列不是小分子毒素的有（　　）

　　A. 尿素

　　B. 肌酐

　　C. 胍类

　　D. 甲酚

　　E. 钾

19. 在血液透析中影响对流的因素不包括（　　）

　　A. 血浆蛋白的浓度

　　B. 血细胞比容

　　C. 血液黏滞度

　　D. 膜的材质

　　E. 透析液的流量

20. 下列毒素中哪项是肠道细菌的代谢产物（　　）

　　A. 胍类

B. 胺类

C. 酚类

D. 尿素

E. 肌酐

四、多项选择题

1. 对终末期肾衰竭有效的替代治疗方法有（　　）

　　A. 肾移植

　　B. 血液透析

　　C. 腹膜透析

　　D. 中医治疗

　　E. 免疫抑制治疗

2. 根据尿毒症毒素相对分子质量大小及与蛋白的结合能力，尿毒症毒素可分为（　　）

　　A. 相对分子质量小于 350 的小分子毒素

　　B. 相对分子质量为 350 ～ 5000 的中分子毒素

　　C. 相对分子质量大于 5000 的大分子毒素

　　D. 蛋白结合尿毒症毒素

　　E. 非蛋白结合尿毒症毒素

3. 影响超滤清除效率的因素包括（　　）

　　A. 膜的特性

　　B. 血液成分

　　C. 流体动力学

　　D. 温度

　　E. 跨膜压

4. 肾小管有什么功能？（　　）

　　A. 重吸收功能

　　B. 分泌功能

　　C. 浓缩稀释功能

　　D. 消化功能

　　E. 排泄功能

5. 大分子毒素包括（　　）

　　A. 甲状旁腺激素

　　B. 生长激素

　　C. 尿素

D. 肌酐

E. 胍类

6. 以下能被吸附清除的物质有（　　）

A. 补体

B. β_2-微球蛋白

C. 维生素 B_{12}

D. 内毒素

E. 肾上腺皮质激素

7. 血液净化的基本原理包括（　　）

A. 弥散

B. 对流

C. 吸附

D. 渗透

E. 超滤

8. 血液透析清除毒素的基本原理是弥散，影响弥散清除效率的因素有（　　）

A. 溶质的浓度梯度

B. 溶质的相对分子质量

C. 膜的阻力

D. 透析器效率

E. 超滤量

9. 下列有关透析器的透析效率的说法中，正确的是（　　）

A. 临床中常用透析器的溶质清除率来代替

B. 计算时不依赖于血液中的代谢废物浓度

C. 反映透析器清除溶质的量

D. 用于比较各种透析器的效能

E. 以容量速度表示

10. 中分子毒素是相对分子质量为 350～5000 的一组化合物，包括（　　）

A. 高浓度的正常代谢产物的蓄积

B. 浓度异常升高的一些正常激素，如促肾上腺皮质激素（ACTH）、胰高血糖素、胃泌素等

C. 细胞代谢紊乱引起的多肽蓄积

D. 细胞或细胞破碎残留物等

E. 多肽类激素

11. 目前，血液净化替代治疗的主要功能有（　　）

A. 清除代谢废物或毒素

B. 纠正水电解质和酸碱代谢紊乱

C. 去除多余水分

D. 分泌生物活性物质

E. 能完全替代肾脏功能

五、简答题

1. 简述肾的主要功能。

2. 简述慢性肾病的分期。

六、案例分析题

患者，男，60 岁，维持性血液透析 18 年，近期因腕管综合征住院，患者全身瘙痒严重，现遵医嘱予以血液透析串联血液灌流治疗。

（1）该患者采用的血液灌流是通过什么原理达到治疗目的的？

（2）该项治疗主要清除哪种特性的物质？

（3）试举出 3 种可通过血液灌流清除的物质。

【参考答案】

一、名词解释

1. 血液净化：把患者的血液引出体外并通过特殊装置，除去其中某些致病物质，净化血液，达到治疗疾病的目的，这个过程即为血液净化。

2. 弥散：溶质依靠浓度梯度从浓度高的部位向浓度低的部位自由扩散的跨膜转运方式叫弥散。

3. 超滤：是指水的对流，以及溶质随着水对流在静水压和渗透压作用下产生的移动。

4. 跨膜压：透析器半透膜血液侧与透析液侧的压力差称为跨膜压。

5. 吸附：通过正负电荷的相互作用使膜表面的亲水性基团选择性吸附某些蛋白质、毒物及药物（如 β_2-微球蛋白、

补体、内毒素等）以达到膜的吸附清除作用。

6. 对流：水分子小，能够自由通过所有半透膜，溶质随水分子等通过膜孔而被清除的过程。

二、填空题

1. 血液透析　血液滤过　血液透析滤过　连续性肾脏替代治疗　免疫吸附　血浆置换　血液灌流　腹膜透析（任意选 5 个）

2. 肾小体　肾小管

3. 1 期 [GFR ≥ 90ml/（min·1.73m^2）]
2 期 [GFR 60 ～ 89ml/（min·1.73m^2）]
3 期 [GFR 30 ～ 59ml/（min·1.73m^2）]
4 期 [GFR 15 ～ 29ml/（min·1.73m^2）]
5 期 [肾衰竭，GFR ＜ 15ml/(min·1.73m^2)]

4. 弥散　超滤　对流

5. 滤过　重吸收

6. 小分子毒素（相对分子质量小于 350）
中分子毒素（相对分子质量为 350 ～ 5000）　大分子毒素（相对分子质量大于 5000）

三、单项选择题

1.C　2.D　3.C　4.A　5.D　6.B　7.A
8.B　9.D　10.D　11.B　12.D　13.A
14.D　15.B　16.A　17.B　18.D　19.D

20.C

四、多项选择题

1.ABC　2.ABCDE　3.ABCDE　4.ABC
5.AB　6.ABD　7.ABCE　8.ABCD
9.ACD　10.ABCD　11.ABC

五、简答题

1. 肾的主要功能包括排泄功能、调节体液平衡、调节电解质平衡、调节酸碱平衡、肾小管重吸收功能、分泌生物活性物质。

2. 根据 GFR 水平将 CKD 分为 1 ～ 5 期，其中 1 期为肾功能正常 GFR ≥ 90ml/（min·1.73m^2）；2 期为肾功能轻度下降，GFR 为 60 ～ 89ml/（min·1.73m^2）；3 期为肾功能中度下降，GFR 为 30 ～ 59ml/（min·1.73m^2）；4 期为肾功能重度下降，GFR 为 15 ～ 29ml/（min·1.73m^2）；5 期为肾衰竭，GFR ＜ 15ml/（min·1.73m^2）。

六、案例分析题

（1）通过吸附原理达到治疗目的。

（2）该治疗主要通过正负电荷的相互作用使膜表面的亲水性基团选择性吸附某些蛋白质、毒物及药物。

（3）β$_2$- 微球蛋白、补体、甲状旁腺激素等可通过灌流清除。

（袁　静　王微娜　耿　野）

参考文献

[1] Ni Z, Zhou Y, Lu R, et al.The initial attempt at home hemodialysis in mainland China[J].BMC Nephrol, 2022, 23（1）: 389.

[2] 梁耀先, 左力 . 血液净化发展史——血液透析 [J]. 中国血液净化, 2019, 18（7）: 439-441.

[3] 王玉柱, 张丽红 . 血液净化发展史——血管通路 [J]. 中国血液净化, 2019, 18（8）: 513-516.

[4] 倪兆慧, 金海姣 . 中国腹膜透析发展 70 年 [J]. 中国血液净化, 2019, 18（10）: 661-663.

[5] Perl J, Brown EA, Chan CT, et al.Home dialysis: conclusions from a Kidney Disease: Improving Global Outcomes（KDIGO）controversies conference[J].Kidney Int, 2023, 103（5）: 842-858.

[6] 郭振霞, 纪元春, 张彩云, 等 . 家庭血液透析研究进展 [J]. 中国血液净化, 2017, 16（11）: 761-764.

[7]　袁静 . 血液净化护理培训教程 [M]. 杭州：浙江大学出版社，2019.

[8]　王质刚 . 血液净化学 [M].4 版 . 北京：北京科学技术出版社，2016.

[9]　陈香美 . 血液净化标准操作规程（2021 版）[M]. 北京：人民卫生出版社，2021.

[10]　沈霞，刘云 . 血液净化治疗护理学 [M]. 北京：科学出版社，2018.

第2章

透析膜和透析器的使用

血液透析时，人体的血液和透析液通过具有半透膜功能的透析膜完成物质交换，透析膜和透析器的设计共同决定了透析质量。同时，透析膜的生物相容性直接关系到患者的生存质量和生存率。

第一节　透析膜的评价标准

一、透析膜的分类

1. 按照透析膜的材料分类

（1）未修饰的纤维素膜：将天然纤维素溶解、再生后制成的纤维素膜，由具有丰富游离羟基基团的葡聚糖环链组成，具有亲水性高、通透性好，但生物相容性差，对中、大分子毒素清除能力低的特点。代表膜为铜仿膜、铜胺膜等，现如今已被市场淘汰。

（2）改良或再生纤维素膜：在主链上连接不同的取代基团，属纤维素膜衍生物，特点是具有优异的亲水性和小分子物质、磷的强清除率，但生物相容性仍有待于提高。代表膜为再生纤维膜和三醋酸纤维素膜，现如今市场能见的是尼普洛的三醋酸纤维素（CTA）膜系列产品。

（3）合成膜：多为非对称型疏水性膜，具有较大的截留相对分子质量范围，超滤系数较高，生物相容性较高，能够被拉伸成具有不同孔径的膜。如今市场上以合成膜为主，代表膜为聚砜膜、聚醚砜膜、PMMA膜和EVAL膜。

2. 按照超滤系数分类

（1）低通量透析膜：低通量透析膜清除小分子毒素能力强，对透析液中的内毒素有极强的隔绝能力。一般认为低通量透析膜的孔径约为1.5nm，超滤系数约为7.0ml/（mmHg·m²·h），尿素清除率为180～190ml/min，肌酐清除率为160～180ml/min，维生素B_{12}清除率80～110ml/min，几乎不清除β_2-微球蛋白（β_2-MG）。

（2）中通量透析膜：也称为高效低通量透析膜，相对于低通量透析膜具有更高的中分子清除能力。一般认为中通量透析膜的孔径约为3nm，超滤系数约为13.0ml/（mmHg·m²·h），尿素清除率为180～195ml/min，肌酐清除率为180～190ml/min，维生素B_{12}清除率为90～120ml/min，菊粉基本全部清除，几乎不清除β_2-MG。

（3）高通量透析膜：高通量透析膜由含疏水性基团的材料与不同亲水性成分组成，

具有高弥散和超滤能力。现临床常见的高通量透析膜的孔径约为 5nm，超滤系数约为 38.0ml/（mmHg·m²·h），尿素清除率为 190 ～ 199ml/min，肌酐清除率为 185 ～ 195 ml/min，维生素 B_{12} 清除率为 125 ～ 150ml/min，β_2-MG 筛选系数 > 0.65，白蛋白筛选系数 < 0.01。

（4）血液透析滤过膜：相对高通量透析膜具有更高的弥散和超滤能力，孔径约为 6nm，一般超滤系数约为 42.0ml/（mmHg·m²·h），尿素清除率为 190 ～ 200ml/min，肌酐清除率为 185 ～ 200ml/min，维生素 B_{12} 清除率为 125 ～ 165ml/min，β_2-MG 筛选系数 > 0.85，白蛋白筛选系数 < 0.01。

二、透析膜的评价标准

1. 透析膜的性能评价　透析膜是透析器的核心组成部件，其主要用途是在临床治疗时清除血液中多余的水分和各类毒素。透析膜的体外性能评价主要参考行业标准 YY0053《血液透析及相关治疗血液透析器、血液透析滤过器、血液滤过器和血液浓缩器》，其中最重要的三个指标分别是超滤系数、清除率和筛选系数。

对于超滤系数，水分子的透过能力取决于膜表面孔径大小，同时也受到透析膜表面亲水性的影响。对于清除率和筛选系数，常用的评价物质包括各类小分子毒素（如肌酐、尿素、磷酸盐）、中分子毒素（如 β_2-MG、肌红蛋白）和白蛋白。溶质通过透析膜主要是由分子大小决定，小分子物质借助于弥散方式通过透析膜，中分子物质则主要通过对流因素部分通过透析膜。弥散作用取决于浓度梯度，而对流作用则取决于膜孔大小及膜内外的压力梯度。因此，透析膜的膜面积、孔隙率和孔的大小决定了小分子溶质的清除能力，而膜孔的大小及孔的开口形状决定了透析膜对水和中、大分子溶质的通透性。

2. 透析膜的生物相容性评价　生物体与各类非生物材料接触都会发生不良反应，透析膜作为直接与血液相接触的医用材料，容易引起血液中补体系统和白细胞活化作用，包括血栓形成、毒性、过敏或炎症反应、血细胞破坏作用、激活补体、对血小板和内皮细胞功能的影响。在临床上主要有过敏反应、补体激活、氧化应激、低氧血症、凝血纤溶异常、免疫功能低下、脂质代谢紊乱、透析性骨病、营养不良及对残余肾功能的影响。临床上出现平滑肌收缩、胸痛、呼吸急促等"透析器首次使用综合征"。

血透膜的生物相容性测试按照国家标准 GB/T 16886《医疗器械生物学评价》要求执行。根据标准要求，透析膜按照持久循环血液接触材料的最严苛标准进行测试，其中包括了细胞毒性、致敏反应、刺激反应、制热反应、全身急性毒性、亚急性毒性、亚慢性毒性、慢性毒性、植入反应、遗传毒性、致癌性和血液相容性。血液相容性的测试中还包括了溶血、凝血、血小板激活、补体激活实验。

三、理想透析膜的特点

透析膜作为一种人工制备的膜，它的表面不同于人体血管内皮细胞，且与血液直接接触，不可避免地会引起机体的反应，如血小板、白细胞、补体的激活，细胞因子的释放等。因此，理想的透析膜应具备以下特点：

1. 膜的筛分曲线尽可能贴近人体肾脏的筛分曲线，包括小、中、大分子的高溶质清除率，以及极低的蛋白质透过率。

2. 有适宜的超滤渗水性（超滤性）。

3. 有足够的湿态强度和耐压性。

4. 具有优异的亲水性和抗凝血性能，能尽可能降低患者抗凝剂的使用。

5. 有良好的生物相容性和血压相容性。

6. 对人体安全无害，无毒性、无抗原性、无致热源。

为改善和增加透析膜的生物相容性，近几年的研究及改进方向为：

1. 透析膜表面亲水性的提高，可以获得良好的抗血栓性能。

2. 透析膜表面引入生物活性物质，可改善生物相容性和抗氧化作用。

3. 将透析膜表面覆盖内皮细胞膜样的物质以改善生物相容性，降低血小板的黏附和聚集。

4. 通过不同高分子链段间的嵌段、接枝和共混等途径获得透析膜对某一溶质转运的效率及降低蛋白吸附能力。

第二节 透析器的分类与功能

透析器与血液管路、透析液、透析机、穿刺针等联合组成了血液透析装置，其中透析器是重要的组成部分。常见的透析器由透析膜、壳体、密封胶等结构组成。

一、透析器的种类及其特点

从1916年人类首次透析开始，商用化的透析器可以分为蟠管型、平板型和中空纤维型，现在临床中最常使用的为中空纤维血液透析器。中空纤维血液透析器中纤维膜的血液通道直径180～220μm，壁厚5～40μm，一般纤维素膜的厚度较薄，合成膜的厚度较厚。单支血液透析器由8000～14 000根中空纤维膜构成。在治疗过程中，血液在中空纤维膜内部血液通道流动，通过膜与纤维周边的透析液接触。中空纤维型相比蟠管型和平板型膜具有更高的比表面积，因此此类产品对血液中毒素的清除效率也更高。

1. 空心纤维型透析器的优点 ①容积小，体外循环血量少，透析膜耐压力强，破损率低。②毒素的清除率和水的超滤率高。③透析器残余血量少。

2. 空心纤维型透析器的缺点 ①透析器纤维内容易凝血。②空气进入透析器纤维内不易排出，故影响透析效果。

3. 空心纤维型透析器的特殊作用

（1）在空心纤维型透析器使用过程中，纤维膜外是可以调节温度的透析液，可调温度在35～42℃，因此临床上可用于急需升温或降温的患者，如热射病等。对于肾衰竭合并重症感染的患者，进行连续性血液净化治疗时，使用低温置换液，可在有效降低体温的同时，减缓体内炎症反应，促进疾病缓解。

（2）无论容量负荷性或非容量负荷性的严重肺水肿，均可以使用单纯超滤，超滤率（UFR）＞4ml/（mmHg·h），但是需要预防快速容量清除导致的低血容量性休克。

（3）近几年透析器纤维孔径逐渐增大，随着血滤器的出现，尤其是超高通量血滤器的出现，分子截留量已达到 30kDa。这种血滤器与吸附装置组合和杂合技术（如连续性血浆滤过吸附、分子吸附再循环系统等）已被用于治疗脓毒血症和肝衰竭等。

（4）对于肝硬化、肝肾综合征等引起的大量腹水，可引出体外经透析器浓缩后再回输入腹腔或静脉，通常较为安全，无须体内肝素化，患者容易接受。

（5）辅助心脏体外循环手术的容量管理过程，可以有效支持心脏手术结束后的容量平衡回输。

二、透析器的结构设计

血液透析器的构成如图 2-1 所示。常规的血液透析器由密封圈（标 1，一般是硅胶材质），封口胶（标 2，一般是聚氨酯），中空纤维膜（标 3，一般是聚砜、聚醚砜、纤维素等材料），外壳（标 4，一般是聚碳酸酯或聚丙烯材质），端盖（标 5，材质与外壳一致）和端帽（标 6，一般是聚乙烯）组成。

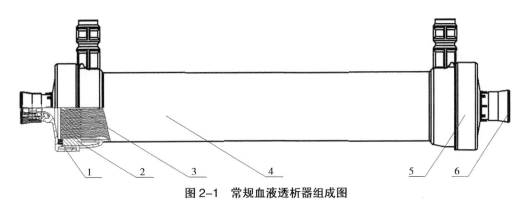

图 2-1　常规血液透析器组成图

三、透析器提高清除率方法

透析器在临床应用中的核心能力是对患者血液中溶质的清除和对水的超滤。减少透析器中透析膜的厚度或增加膜孔径，可明显增加超滤率，而溶质清除率除了受透析膜的厚度和孔径影响外，还与其性质及透析器的结构设计密切相关。

透析器的阻力与溶质的清除率有密切关系。溶质清除过程中通过透析膜弥散的阻力（R）受 3 种因素的影响，即血液侧弥散阻力（RB）、透析膜阻力（Rm）和透析液侧弥散阻力（Rp），它们的关系为：R=RB+Rm+Rp。为了提高透析器的清除效率，一般可以采用以下方案：

1. 降低血液侧滞留层阻力　在不改变透析膜溶质转运系数的情况下，即不改变透析器性能的情况下，在血管通路内瘘血流充足时，降低血液侧的传递阻力，可提高透析效率。例如，体外研究发现，新型搏动式血流泵与传统的血流量滚动泵相比，在血液透析时，前者透析器的超滤率有显著提高，甚至在停止超滤作用 10min 后尿素清除率仍较高。因此，采用搏动血流比稳定血流有更好的清除效果。在透析器设计时，研究者一般会考虑缩短中空纤维的长度，增加纤维数量，改进透析器顶端结构，保证血量均匀灌注，提高毒素清除率。

2. 增加透析液流量　增加透析液流速、减少透析液侧阻力，透析器的溶质清除率也能提高。研究认为，提高透析液流量可以降低总的面积相关转运阻力，提高面积相关溶质转运系数（KoA），增加小分子溶质的清除。但进一步的研究发现，增加透析液流量的同时，应保证血流量与透析液流量相匹配，减少隧道现象（当透析液流量＞600ml/mim 时，在透析器纤维远侧流速高，纤维内侧流速低，使透析液在空心纤维较密的局部流量不均匀和产生涡流，引起血流量和透析液流量不匹配，降低了膜两侧浓度梯度，减少了溶质清除率，降低了透析效率）的发生。例如，Hauk 等研究了高透析流量对 23 例维持性血液透析患者透析充分性的影响，透析液流量（Qd）分别为 300ml/min、500ml/min、800ml/min，至少 3 周，其他透析处方不变（透析时间、血流量）。完成透析剂量后，应用单室和双室模型，每次透析至少测量 3 次（共 218 次），结果显示 Qd 从 300ml/min 到 500ml/min，单室和双室的尿素清除指数（Kt/V）分别提高（11.7 ± 8.7）% 和（9.9 ± 5.1）%，从 500ml/min 到 800ml/min 的 Kt/V 都显著增加。没有达到透析充分性（以单室 Kt/V ≥ 1.2）的比例从 56%（300ml/min）下降到 30%（500ml/min），至 800ml/min 时再次下降到 13%。

3. 改变透析器的物理参数　透析器的物理参数影响其清除能力，为了提高透析器的清除率，可以通过更改透析器的以下物理参数实现：①降低中空纤维膜的厚度，提高膜面积和膜内表面孔径（溶质的清除与透析膜的厚度呈负相关，与面积呈正相关）。②扩大中空纤维膜内径：透析器内径从 200μm 增至 250 ～ 260μm，阻力下降，则可减少强迫超滤，但易导致凝血。如果减小透析器内径为 175 ～ 200μm，则可提高纤维内血流速，加大超滤与反超滤，提高中分子清除率。③改变中空纤维的几何形状。常见的方法是将中空纤维制成波纹状，增加与透析液接触空间，提高溶质弥散率。也有专利发现，在纤维中间加线捆扎，将中空纤维膜在透析器中分布形状形成纺锤状，能使透析液分布均匀，小分子物质清除效率增加 15% ～ 20%。

4. 增加内滤过效应　透析器内滤过效应可以在临床治疗时，通过增加内滤过流量来增大血液透析时的对流效应，可以有效提升中、大分子毒素的清除率。相比传统的血液透析滤过（HDF）治疗，增加内滤过的方法既提高了溶质清除率又避免输注置换液。Dellanna、Sato 等分别通过缩小纤维丝内径和增大纤维有效长度，增加血液侧压力降提升跨膜压，进而增加透析器内滤过流量。研究发现，这种方法可以有效提升 β_2-MG 和 α_1-MG 的清除率，以及细胞色素 C 的筛选系数。Lucchi 比较了标准 HDF 和内滤过血液透析滤过（iHDF）对尿素、肌酐、尿酸、磷和 β_2-MG 的清除，发现二者在除 β_2-MG 外的其他指标没有差异，对 β_2-MG 的清除 HDF 比 iHDF 的稍高。综合各项研究发现，内滤过受血流量（Qb）和透析液流量（Qd）、血细胞比容、血浆蛋白，以及透析器的有效长度、纤维内径、空心纤维密度的影响，并且已经明确这些参数对最大内滤过流量、尿素、维生素 B_{12}、肌红蛋白清除率有影响。需要注意的是，提高透析器内滤过要保证患者安全，应使用超纯透析液，避免溶血和内毒素从透析液进入血液。

5. 增加膜的功能　改变透析膜上的化学结构、极化作用和膜表面添加不同基团，可以制成特殊作用的透析膜，具有特异性的吸附作用。在连续性血液净化中可以有效清除炎性介质。常见的方法有以下几种：①改变膜的疏水性和电荷。如合成膜当中疏水性和多孔性比较高的 PAN、PMMA 和 PS 膜能较好地吸附血浆蛋白。②改变膜的多孔性和对称性。Clark 研究发现，AN69 膜孔面积大于膜表面积，不仅在膜表面吸附 β_2-MG，其微孔结构可以吸附更多的 β_2-MG，而小分子蛋白主要在孔中吸附。Ronco 研究发现，用对称的疏水性 PS 膜与不对称的 PMMA 膜进行研究，发现 β_2-MG 总清除量相当，但是不对称疏水膜吸附 β_2-MG 占总量的 90%，而对称性膜占总量的 5%，表明不对称疏水膜吸附性强。③提高膜对内毒素的吸附。百特的 Polyflux 膜采用纳米技术精心研制的疏水 - 亲水区域结构，由聚酰胺、聚芳香醚砜和聚乙烯吡咯烷酮三层膜材料组成的混合物，利用聚酰胺存在疏水位点，阻滞内毒素。

四、创新类透析器

相比常规血液净化使用的透析器，各个透析器厂商也利用材料学的发展，开发出了具有创新性的血液透析器。

1. 多黏菌素 B 修饰的透析器　多黏菌素 B 含有亲脂基团，与细胞膜上的磷脂相互作用后，使细胞膜的完整性丧失，代谢产物溢出，细胞死亡。根据多黏菌素 B 可以吸附内毒素和中和其毒性的特点，将多黏菌素 B 与被聚丙烯强化的氯乙酰胺甲基聚丙乙烯纤维以共价键的方式结合，制成含多黏菌素 B 的聚丙乙烯纤维透析器（PMX-F）。Uriu 等报道，用 PMX-F 直接吸附 24 例革兰阴性杆菌脓毒血症休克，治疗后内毒素水平下降，休克状态改善。Nakamura 等用 PMX-F 治疗脓毒血症休克，可以减少患者血浆内皮素 -1 水平，降低血小板活化因子，减少可溶性 P 选择素、血小板Ⅳ因子和 β 血栓球蛋白。

2. 维生素 E 修饰的透析器　Yawata 等发现，血液透析患者红细胞中维生素 E 含量显著降低，在细胞膜上氧自由基可以激发多聚不饱和脂肪酸的降解，产生短链的醛，如丙二醛（MDA）。红细胞内的 MDA 提高了红细胞的僵硬度，降低了变形能力，使其对血液透析相关损伤因素更敏感。血液透析中应用抗氧化剂维生素 E，可以看到红细胞中的 MDA 水平下降，减少了血液透析的溶血，并且提高了血细胞比容水平。内源性抗氧化剂维生素 E 能够改善应用铁剂患者可能出现的副作用，如用促红细胞生成素（EPO）治疗患者红细胞中内源性维生素 E 耗竭，因此需要补充给予外源性维生素 E，缓解铁剂和 EPO 治疗引起的氧化应激状态，逐步恢复红细胞中维生素 E 水平。维生素 E 可以延迟脂质过氧化，减少 EPO 的用量。研究结果还表明，使用维生素 E 修饰的透析膜透析后发现，血浆中维生素 E 水平上升，可能是在透析膜原位进行抗氧化，减少了血浆中抗氧化物质的消耗，而不是膜上维生素 E 释放的结果。长期使用维生素 E 修饰的透析膜可以显著降低主动脉钙化指数上升百分率，说明维生素 E 修饰的透析膜可以通过降低氧化应激预防血液透析患者动脉粥样硬化。另外，维生素 E 修饰的透析膜还可以通过改变其等位点影响透析清除 β_2-MG 水平。

3. HFR 透析器　血液透析滤过吸附（HFR）透析器由一个双腔血液透析器和一只树脂灌流器组合而成，双腔血液透析器上端为高截留膜，下端为弥散型透析器。上端滤过器对血液里中大分子及蛋白结合类毒素（如 β_2-MG、半胱氨酸、血管生成素、甲状旁腺激素和几种趋化因子和细胞因子）具有较高的亲和力；经过上端的滤出液流入灌流器，灌流器内的树脂颗粒会再次吸附毒素并保留白蛋白等人体需要的营养物质，而白蛋白、氨基酸和水溶性维生素可被回输至血液；之后再进入下端透析器进行常规血液透析治疗，以清除小分子毒素及多余水分来维持机体的酸碱平衡。多篇研究报道 HFR 血滤吸附对于风湿免疫疾病如骨髓瘤肾病、狼疮性肾炎都有着良好的效果。

4. 中截留量透析器　主要应用于延展性血液透析治疗。相比传统的高截留量透析器或者血液透析滤过器，中截留量透析器通过改进生产工艺，在扩大中空纤维膜内表面孔径的同时控制孔的大小相对均匀、分布紧密。因此其截留分子量上升至 20～60kDa，更接近白蛋白，可以更好地降低中间分子清除，同时减少白蛋白的漏出。

5. 超纯血液透析器　研究发现，透析液中内毒素可能会造成患者体内的微炎症反应，从而影响患者的生存寿命。根据此原理，不同的透析厂商分别开发了双腔在线血液透析滤过（PHF）透析器和超纯透析器。PHF 透析器的主要目的是通过中空纤维膜对内毒素的隔绝能力，在血液透析滤过治疗中将置换液通过膜外到膜内的方法进入血液，从而进一步降低置换液的内毒素含量；超纯透析器则是将一次性内毒素过滤器直接与透析器并联，利用内毒素过滤器进一步纯化透析液，从而提高普通透析时透析液的生物安全水平。

6. 抗凝血透析器　透析中降低或者避免抗凝剂的使用，是广大医护患者的根本需求。为了达到这个目的，各个透析器厂商致力于开发具有抗凝功能的透析器。根据报道，有海外厂商将抗血栓生成添加剂 Endexo 纳入透析器形成抗凝血透析器；也有国内厂商利用亲水抗凝涂层改性透析器以达到同样的效果。预计这一类具有抗凝血功能的透析器在未来 2030 年前后能完成临床试验推向市场。

第三节　透析器的护理评估

透析器的使用是血液透析治疗必不可少的环节，因此使用透析器的医嘱和对透析器的评估非常重要。透析器均一次性使用，具体评估内容如下。

1. 血液透析前对透析器进行评估（表 2-1）

表 2-1　血液透析前的护理评估

评估项目	评估内容
医嘱	获知所使用的透析器，以及该透析器所达到的治疗目的
透析器的膜材料	（见相关章节）
透析器的面积	以正常人体肾小球的滤过面积平均 1.5m² 为标准，根据患者身高、体重，以及医保要求选择透析器面积
透析器超滤系数	《血液透析器注册技术审查指导原则（2023 年修订版）》：透析器以超滤系数 20ml/（mmHg·h）为界，低于该界限为低通量透析器，高于该界限的为高通量透析器。国家医保医用耗材分类：在血液透析器中，按 β_2-MG 清除率做了区分，分为三档——低通量透析器超滤系数 < 8ml/min；中通量透析器超滤系数为 8～20ml/min；高通量透析器超滤系数 > 20ml/min

续表

评估项目	评估内容
透析器的生物相容性	血液和透析膜接触后是否会发生过敏反应
透析器的消毒方式	环氧乙烷消毒、蒸汽消毒、伽马射线消毒等
透析膜的状态	透析膜是湿膜、湿态膜、干膜

2. 透析器膜面积选择　一般以正常人体肾小球的滤过面积平均 1.5m² 为标准，根据患者身高、体重，同时考虑患者的基础疾病、透析年限、并发症、抗凝剂等因素。选择透析器的大小有以下两种方法。①经验公式：透析器面积 = 干体重 × 2% + 0.2 ～ 0.4；②根据不同身高、体重选择，参考表 2-2。

表 2-2　不同身高、体重的透析器膜面积（单位：m²）

体重（kg）	身高（cm）					
	140	150	160	170	180	190
40	1.0	1.0	1.1	1.1	1.1	1.2
50	1.1	1.1	1.2	1.2	1.3	1.3
60	1.2	1.2	1.3	1.3	1.4	1.4
70	1.2	1.3	1.4	1.4	1.5	1.5
80	1.3	1.4	1.4	1.5	1.6	1.6
90	1.4	1.5	1.5	1.6	1.6	1.7
100	1.5	1.5	1.6	1.7	1.7	1.8

3. 评估透析器生物不相容性反应可能出现的临床表现及预防措施（表 2-3）　出现透析器生物不相容性反应时，临床治疗过程中会出现 A 型反应（速发型过敏反应）和 B 型反应（迟发型过敏反应）。同时，在血液透析治疗 15min 后白细胞、血小板计数，血氧分压，补体 C3a、C5a 水平等有较大变化。

表 2-3　透析器生物不相容性反应的临床表现及预防措施

	出现时间	临床表现
A 型	透析开始 5 ～ 30min	呼吸困难、全身发热感、皮肤瘙痒、咳嗽、流泪、流涕、打喷嚏、腹部绞痛等，严重者可心搏骤停甚至死亡
B 型	多发生于透析开始后 1h 内	胸背部疼痛、低血压、恶心、呕吐、喉头水肿等
三级预防措施		
一级预防		膜内生理盐水 500ml- 透析器密闭循环 10min 超滤生理盐水 200ml- 开放冲洗生理盐水 300ml- 上机
二级预防		一级预防 - 上机前医嘱给予地塞米松 5mg+10% 葡萄糖酸钙 10ml（静脉推注）- 上机
三级预防		二级预防 - 引血 50ml+ 肝素 10mg- 密闭循环 30min 超滤 500ml- 上机

第四节　透析器的预冲和使用操作

一、血液透析管路和透析器预冲和上机使用标准操作规程

见表2-4。

表2-4　血液透析管路和透析器预冲和上机使用标准操作规程

目的	（1）正确安装血液透析管路和透析器
	（2）排除膜内空气，确保透析器及管路中的空气被彻底排除，预防空气停留在透析器内，降低透析器的有效面积
	（3）对干膜、湿膜、湿化膜等透析膜，使其充分湿化，有利于透析时血液与透析液充分接触，提高透析效率，减少透析膜反应
	（4）通过透析器预冲和密闭循环，清除透析器及管路中残留的颗粒、消毒残余物质或其他物质，以减少微炎症反应、血栓形成及过敏反应的发生
评估	（1）透析医嘱：查看医嘱单的透析处方治疗模式
	（2）血液透析机器：检查机器前次治疗完成后自检参数是否合格
	（3）透析液：A、B透析液接口清洁，已循环10～15min（桶装液配方正确、标识清楚、密封良好、在有效期内）
	（4）一次性透析器及管路等耗材：标签清楚、型号正确、在有效期内、无破损、无潮湿
准备	（1）环境准备：空气清新，环境整洁安静、宽敞明亮，尽可能避免人员走动
	（2）护士准备：衣帽整洁，戴口罩、帽子，七步洗手法洗手
	（3）物品准备：物品准备齐全，放置合理，符合无菌原则及感控要求
	①治疗车上层：基础治疗盘物品、生理盐水100ml、透析器、透析管路、集液袋；②治疗车下层：生活及医疗垃圾桶
操作	1.体外循环管路和血液透析器的安装
	（1）打开物品包装，应确认各部件完整性
	（2）透析器置于支架，将血液透析器静脉端朝上
	（3）依次安装：体外循环动脉管路（若有动脉壶宜倒置）、体外循环静脉管路、压力传感器
	（4）连接体外循环管路静脉出口端：生理盐水预冲时，应与废液收集袋连接
	2.生理盐水预冲流程：明确预冲的步骤、预冲速度、预冲量
	（1）连接生理盐水（宜选用1000ml剂型），便于临床护理人员节力
	（2）采用正向预冲，方向为动脉端→血液透析器→静脉端→废液收集袋
	（3）体外循环管路和血液透析器膜内冲洗
	①慢冲：开启透析机血泵，泵速应调至80～100ml/min，用至少300ml生理盐水排净气体（若有动脉壶，充满后应及时正向翻转）
	②快冲：应将血泵速度调至200～300ml/min，用至少500ml生理盐水排净微颗粒
	（4）血液透析器膜外预冲
	①应翻转血液透析器至动脉端朝上
	②连接透析液接口
	③排净血液透析器膜外气体后，翻转至静脉端朝上
	（5）跨膜预冲，应在闭式循环下进行，宜设置超滤量200ml、超滤时间10～20min
	（6）排尽体外循环管路和血液透析器内气体后，应调节静脉壶液面高度于2/3～3/4

操作	3. 终末处理
	（1）分类放置并处理垃圾
	（2）整理环境
	（3）连接下机用生理盐水
	（4）收回废液袋并处理
评价	（1）机器设备备用状态，自检合格，参数正确
	（2）透析器预冲流程正确，无空气和气泡
	（3）透析液处方符合治疗要求，感控达标

二、透析器与透析管路预冲的注意事项

1. 血液透析器端口侧保护罩不应过早摘除，避免暴露于空气中。

2. 生理盐水预冲时应避免废液逆流，废液收集袋应置于透析机输液支架。

3. 连接透析液接口时，应确认血液透析器膜内、外液体呈反向流动。

4. 操作中应及时处理报警。

5. 有过敏史、高凝、无肝素治疗等特殊人群，宜增加预冲量和（或）延长跨膜预冲时间。

6. 对于有血液透析器过敏的人群可在跨膜预冲结束后再次使用一瓶生理盐水正向冲洗透析器，减少过敏反应发生。

7. 对于血液透析器过敏人群，应选用生物相容性更好的膜材料。

8. 体外循环管路和血液透析器预冲后宜在 4h 内使用。

9. 操作前、中、后应进行核查并记录。

三、透析器预冲和操作关键环节

见图 2-2。

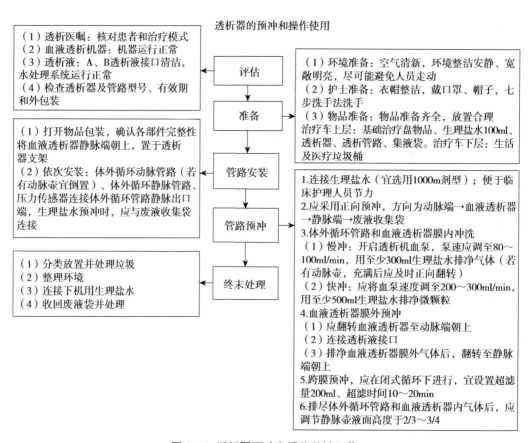

透析器的预冲和操作使用

（1）透析医嘱：核对患者和治疗模式
（2）血液透析机器：机器运行正常
（3）透析液：A、B透析液接口清洁，水处理系统运行正常
（4）检查透析器及管路型号、有效期和外包装

评估

（1）环境准备：空气清新，环境整洁安静、宽敞明亮，尽可能避免人员走动
（2）护士准备：衣帽整洁，戴口罩、帽子，七步洗手法洗手
（3）物品准备：物品准备齐全，放置合理
治疗车上层：基础治疗盘物品、生理盐水100ml、透析器、透析管路、集液袋。治疗车下层：生活及医疗垃圾桶

准备

（1）打开物品包装，确认各部件完整性将血液透析器静脉端朝上，置于透析器支架
（2）依次安装：体外循环动脉管路（若有动脉壶宜倒置）、体外循环静脉管路、压力传感器连接体外循环管路静脉出口端，生理盐水预冲时，应与废液收集袋连接

管路安装

1.连接生理盐水（宜选用1000ml剂型）；便于临床护理人员节力
2.应采用正向预冲，方向为动脉端→血液透析器→静脉端→废液收集袋
3.体外循环管路和血液透析器膜内冲洗
（1）慢冲：开启透析机血泵，泵速应调至80~100ml/min，用至少300ml生理盐水排净气体（若有动脉壶，充满后应及时正向翻转）
（2）快冲：应将血泵速度调至200~300ml/min，用至少500ml生理盐水排净微颗粒
4.血液透析器膜外预冲
（1）应翻转血液透析器至动脉端朝上
（2）连接透析液接口
（3）排净血液透析器膜外气体后，翻转至静脉端朝上
5.跨膜预冲，应在闭式循环下进行，宜设置超滤量200ml、超滤时间10~20min
6.排尽体外循环管路和血液透析器内气体后，应调节静脉壶液面高度于2/3~3/4

管路预冲

（1）分类放置并处理垃圾
（2）整理环境
（3）连接下机用生理盐水
（4）收回废液袋并处理

终末处理

图2-2 透析器预冲和操作关键环节

习题与答案

【习题】

一、填空题

1. 透析膜根据膜的材料可分为_____、_____和_____三类。

2. 透析膜根据不同的超滤系数可分为_____、_____、_____和_____四类。

3. 高通量透析膜具有高_____和_____能力，一般认为高通量透析器超滤系数≥38ml/（mmHg·h）。

4. 低通量透析膜清除_____能力强。

5. 透析膜的主要功能是清除尿毒症的毒素，与此相关的个重要指标是_____、_____和_____。

6. 由于高通量透析膜的孔径较大，细胞产物能从透析液进入血液，因此建议使用_____。

7. 从1916年人类首次透析开始，商用化的透析器可以分为_____型、_____型和_____型。

8. 空心纤维透析器的缺点是_____和_____，故影响透析效率。

9. 严重肺水肿，可以设置_____的治疗模式，超滤率（UFR）应至少>4ml/（mmHg·h）。

10. 溶质通过透析膜弥散的阻力受

到_____、_____和_____三大阻力的影响。

11. 溶质的清除与透析膜的厚度呈_____，与透析膜的面积呈_____。

12. 内滤过受血流量（Qb）和透析液流量（Qd）、血细胞比容（HCT）、血浆蛋白，以及_____、_____、_____的影响。

13. 目前透析器消毒方式主要有三种：_____、_____和_____。

14. 创新类透析器包括_____、_____、_____、_____、_____。

15. 临床判断透析器相容性的指标是检查透析 15min 后_____、_____、_____、_____等的变化，从而可以判断血 / 膜生物相容性。

二、单项选择题

1. 聚醚砜膜与聚砜膜相比有很多优点，其最大的优势是（　　）
   A. 聚醚砜膜血液相容性好
   B. 聚醚砜膜结构中不含异丙基团，因此不会产生自由基，对人体影响甚小
   C. 聚醚砜膜耐蒸汽和过热水性能好
   D. 聚醚砜膜耐化学药品性、稳定性好
   E. 聚醚砜膜不容易凝血

2. 如果说透析器是透析型人工肾的关键，那么可以说（　　）是关键中的关键
   A. 透析液
   B. 透析机
   C. 透析膜
   D. 水处理
   E. 以上都是

3. 空心纤维型透析器的纤维直径为（　　）
   A. 100 ～ 200μm
   B. 180 ～ 220μm
   C. 300 ～ 400μm
   D. 400 ～ 500μm
   E. 500 ～ 600μm

4. 空心纤维型透析器的纤维壁厚（　　）
   A. 10 ～ 20μm
   B. 30 ～ 50μm
   C. 30 ～ 50μm
   D. 5 ～ 40μm
   E. 20 ～ 50μm

5. 空心纤维型透析器的优势下列说法错误的是（　　）
   A. 超滤率高
   B. 血流阻力低
   C. 残余血量小
   D. 容易排气
   E. 破损率低

6. 降低血液侧滞留层阻力的方法是（　　）
   A. 降低血液流速
   B. 改进血液侧流体状态
   C. 加长空心纤维长度
   D. 降低纤维内径
   E. 减少空心纤维数目

7. 由于高流量透析器具备高渗透性和高超滤能力，可以（　　）
   A. 提高透析效率
   B. 增加治疗时间
   C. 解决高磷血症
   D. 生物相容性相对较差
   E. 清除率相对较低

8. 如果透析器内径从 200μm 增至 250 ～ 260μm，但阻力下降，减少超滤，易导致（　　）
   A. 反超滤
   B. 中分子清除提高
   C. 凝血
   D. 超滤增多
   E. 以上都是

9. 透析器尿素清除率的决定因素之一是血流速度，而在透析中通常实际血流

速度比设置的要（　　）

A. 高

B. 低

C. 不相关

D. 一样

E. 以上都不是

10. 透析器的消毒方式分为环氧乙烷熏蒸、蒸汽高压灭菌和 γ 射线三种。使用前透析器中的哪种物质未能充分清除则可诱发"透析器首用综合征"（　　）

A. 环氧乙烷

B. 蒸汽

C. γ 射线

D. 过氧乙酸

E. 以上都是

11. 高通量透析器在透析液的流出端可导致透析液向血腔的逆向超滤，有引发内毒素血症的风险，下列哪项措施可以消除这个不利因素（　　）

A. 维持低跨膜压（TMP）

B. 降低超滤率

C. 应用细菌过滤器及超纯水

D. 透析液与血流方向一致

E. 降低透析液流量

12. 透析膜应有适度的抗压能力，通常可耐受（　　）压力

A. 400mmHg

B. 300mmHg

C. 500mmHg

D. 600mmHg

E. 200mmHg

13. 透析结束生理盐水回血后，透析器内残余血量越少越好，通常不超过（　　）

A. 4ml

B. 3ml

C. 2ml

D. 1.5ml

E. 1ml

14. 透析器内预冲容量要适中，通常成年人透析器容量为（　　）

A. 60 ～ 80ml

B. 70 ～ 80ml

C. 60 ～ 90ml

D. 50 ～ 80ml

E. 60 ～ 70ml

三、多项选择题

1. 血液透析膜材料的发展趋势是（　　）

A. 血液相容性优异

B. 有效清除低分子毒素及相对分子量15000 左右的中分子溶质

C. 价格低廉

D. 超滤性好

E. 以上都对

2. 透析膜中天然高分子膜材料主要包括（　　）

A. 纤维素

B. 纤维素衍生物

C. 共聚物膜材料

D. 嵌段

E. 以上都不对

3. 理想的透析膜应具有的特点是（　　）

A. 溶质清除率高

B. 有适宜的超滤性

C. 有足够的湿态强度

D. 有良好的生物相容性

E. 对人体安全无害

4. 以下哪些因素决定了透析膜对小分子毒素的清除能力（　　）

A. 膜面积

B. 孔隙率

C. 孔的大小

D. 超滤系数

E. 生物相容性

5. 以下哪些并发症与透析膜的生物相容性相关（　　）

A. 过敏反应

B. 低氧血症

C. 凝血纤溶异常

D. 免疫功能低下

E. 低血压

6. 空心纤维透析器的优点有（　）

A. 价格低廉

B. 体外循环血量小

C. 残余血量小

D. 容积大

E. 复用操作方便

7. 透析器的特殊用途有（　）

A. 急需升温或降温的患者

B. 严重肺水肿

C. 肝衰竭

D. 大量腹水

E. 严重低血压

8. 提高溶质清除率的措施有（　）

A. 增加血液流速

B. 降低膜的厚度

C. 增加膜的厚度

D. 提高透析液侧流速

E. 增加纤维间均匀灌注

9. 血液透析患者密闭式回血过程中哪项正确（　）

A. 回血过程中注意力集中，不能离开患者

B. 全程生理盐水回血，严禁空气回血

C. 回血过程中，可以使用锤子、血管钳等工具协助回血

D. 拔针后，评估内瘘正常，患者方可离开血透室

E. 以上都对

10. 一般低通量透析器具有哪些特点（　）

A. 尿素清除率 180 ～ 190ml/min

B. 肌酐清除率 160 ～ 180ml/min

C. 维生素 B_{12} 清除率 80 ～ 110ml/min

D. 几乎不清除 $β_2$-MG

E. 以上都对

11. 高通量透析器的清除率包括（　）

A. 尿素清除率 190 ～ 199ml/min

B. 肌酐清除率 185 ～ 195ml/min

C. 维生素 B_{12} 清除率 125 ～ 150ml/min

D. $β_2$- 微球蛋白透析后下降率为 40%～60%

E. 以上都对

12. 以下哪些是作为评价透析器清除率的指标（　）

A. 肌酐、尿素氮

B. 白蛋白

C. $β_2$- 微球蛋白

D. 钾离子

E. 以上都是

13. 为了避免透析器"首次使用反应"，通常选择（　）透析器消毒方式

A. 环氧乙烷消毒

B. 蒸汽高压灭菌

C. $γ$ 射线照射消毒

D. 生理盐水预冲

E. 肝素生理盐水预冲

14. 透析器的评价指标包括（　）

A. 透析器清除率

B. 超滤系数

C. 膜面积

D. 生物相容性

E. 外观大小

15. 体外循环系统预冲的注意事项正确的是（　）

A. 在预冲过程中，所有管路上的给液口随液体充满一个管路，夹闭一个，并盖好保护帽

B. 膜内排气时，透析器所有旁路开口不得打开

C. 预冲完毕要尽快连接患者，不要放置过长时间，避免空气从静脉端反吸

D. 在透析器预冲时，先膜内后膜外，或一起预冲

16. 以下哪种情况不能使用高通量透析器（　）

A. 患者有顽固性低血压

B. 患者内瘘血流量≥300ml/min

C. 患者心脏明显扩大

D. 透析液入口装有细菌滤器

E. 透析器超滤系数≥20ml/min

17. 进行高通量透析时以下哪些说法是错的（　　）

  A. 进行高通量透析时，当低静脉压、高超滤率时，易出现反超滤

  B. 加装细菌滤器可以最大限度避免透析液侧的内毒素进入患者体内

  C. 不会加快对药物的清除，透析后不需要调整和补充清除药物

  D. 较大的透析膜孔径可导致可溶性维生素、微量元素、蛋白质丢失

  E. 可能清除大量的药物，透析后需要调整和补充清除药物

四、案例分析题

1. 患者，男，42岁，体重65kg，患有尿毒症。诱导透析第二次，血管通路为颈内静脉置管。本次透析方案为：碳酸氢盐透析液，电导度13.8，FX10透析器，血泵流速250ml/min，透析时间3h，低分子肝素首剂量2500IU，超滤0.5kg。患者在透析1h后出现头痛、恶心、呕吐明显、躁动不安。

（1）该患者最有可能出现了何种并发症（　　）

  A. 透析器破膜

  B. 肌肉痉挛

  C. 失衡综合征

  D. 胸背痛

  E. 透析器反应

（2）你作为一名责任护士该如何处理该患者此时的并发症（　　）

  A. 减慢血流量

  B. 输高张盐水

  C. 静脉注射高渗葡萄糖

  D. 缩短透析时间

  E. 以上都不是

（3）如何预防该并发症（　　）

  A. 采用低效透析方法

  B. 血流量不超过200ml/min

  C. 透析时间不宜太长

  D. 应用小面积透析器

  E. 尿素氮下降控制在30%～40%

（4）请你试着分析本案例中患者产生该并发症的原因（　　）

  A. 透析器面积过大

  B. 血流量过大

  C. 透析时间长

  D. 超滤量太大

  E. 以上都是

2. 患者，男，55岁，体重65kg，患有尿毒症。血管通路为动静脉内瘘。本次透析方案为：碳酸氢盐透析液，电导度13.8，FX10透析器，透析液流速510ml/min，患者在透析间期突然出现机器漏血报警。

（1）血液透析过程中，通常情况下引起机器漏血假报警的常见原因有（　　）

  A. 透析器破膜

  B. 空气大量进入透析液

  C. 漏血探测器有脏物沉积

  D. 静脉壶液面过低

  E. 探测器故障

（2）如果机器显示漏血报警，且排除假报警现象，该患者最有可能出现了何种并发症（　　）

  A. 失衡综合征

  B. 透析器反应

  C. 透析器破膜

  D. 溶血

  E. 以上都不是

（3）如何预防该并发症（　　）

  A. 透析前应仔细检查透析器

  B. 透析中严密监测跨膜压，避免出现

过高跨膜压

 C. 透析机漏血报警等装置应定期检测，避免发生故障

 D. 血流量不宜太大

 E. 以上都是

（4）请你分析导致该患者在透析过程中发生破膜的原因有（　　）

 A. 超滤量过多致过高跨膜压

 B. 抗凝血药剂量不足导致凝血致跨膜压增大

 C. 血流量不足

 D. 透析器质量问题

 E. 以上都是

（5）为了降低透析器破膜的发生率，通常透析膜均可耐受的压力为（　　）

 A. 100mmHg

 B. 200mmHg

 C. 300mmHg

 D. 400mmHg

 E. 500mmHg

3. 患者，男，40 岁，因终末期肾衰竭一直行保守治疗。2016 年 3 月 7 日因"慢性肾功能不全，高血钾"住院，予以颈内静脉临时置管，急诊透析，透前测血压 135/62mmHg。透析处方为：诱导透析 2h，超滤 1kg，血流量 180ml/min，低分子肝素 2500IU 抗凝治疗。患者透析 15min 时出现皮肤瘙痒、腹痛、胸闷、气喘、面色苍白、全身大汗，测血压 < 90/60mmHg。

（1）该患者发生了何种并发症（　　）

 A. 透析器反应 A 型

 B. 透析器反应 B 型

 C. 失衡综合征

 D. 低血压

 E. 以上都不是

（2）引起患者发生该并发症的原因有（　　）

 A. 对透析材料内的环氧乙烷过敏

 B. 对透析器膜材料过敏

 C. 透析液受到污染

 D. 高敏人群及应用 ACEI 类药物等

 E. 以上都是

（3）针对引起该并发症的可能诱因，护士应采取的预防措施是（　　）

 A. 透析前充分冲洗透析器和管路

 B. 选用蒸汽或 γ 射线消毒透析器和管路

 C. 进行透析器复用

 D. 对于高危人群可于透前应用抗组胺药物

 E. 以上都是

（4）为减少该反应的发生，透析膜最好选用（　　）

 A. 醋酸纤维素膜

 B. 硝化纤维素膜

 C. 铜氨纤维素膜

 D. 合成膜

 E. 以上均可

五、简答题

1. 透析器预冲容量要适中，请简述容量过小及过大的缺点。

2. 简述因高通量透析器透析时为什么易引发内毒素血症，应如何消除其不利因素。

3. 试述高通量透析器通常采用哪种类型的透析膜材料。

【参考答案】

一、填空题

1. 未修饰的纤维素膜　改良或再生纤维素膜　合成膜

2. 血液透析滤过膜　高通量透析膜　中通量透析膜　低通量透析膜

3. 弥散　超滤

4. 小分子毒素

5. 清除率　超滤系数　筛选系数

6. 超纯透析液

7. 平板型　蟠管型　空心纤维型

8. 易凝血　空气不易排出

9. 单纯超滤

10. 血液侧弥散阻力　透析膜阻力　透析液侧弥散阻力

11. 反相关　正相关

12. 透析器的有效长度　纤维内径　空心纤维密度

13. 环氧乙烷　γ射线　高压蒸汽

14. 多黏菌素B修饰的透析器　维生素E修饰的透析器　HFR透析器　中截留量透析器　超纯血液透析器　抗凝血透析器

15. 白细胞　血小板计数　血氧分压　补体C3a、C5a水平

二、单项选择题

1.B　2.C　3.B　4.D　5.D　6.B　7.A
8.C　9.B　10.A　11.C　12.C　13.E
14.A

三、多项选择题

1.ABCDE　2.AB　3.ABCDE　4.ABC
5.ABCDE　6.BCE　7.ABCD　8.ABDE
9.ABD　10.ABCDE　11.ABCDE
12.ACD　13.BC　14.ABCD　15.ABC
16.AC　17.AC

四、案例分析题

1.（1）C　（2）ABCD　（3）ABCDE　（4）ABC

2.（1）C　（2）C　（3）ABC　（4）AB　（5）E

3.（1）A　（2）ABCDE　（3）ABCDE　（4）D

五、简答题

1. 透析器预冲容量过小影响透析效果；容量过大增加体外循环血量，易导致低血压。

2. 透析时高通量透析器在透析液的流出端可导致透析液向血腔的逆向超滤，易引发内毒素血症。可以通过维持高的跨膜压（TMP）和超滤率、应用超纯水等措施来消除逆向超滤的风险。

3. 高通量透析器通常采用高通透性的合成膜或改良纤维素膜的透析膜。

（尹泽桦　沈　霞　许莹莹）

参考文献

[1] 唐丽萍，庞学丰，赖申昌，等.不同透析方式对患者透析充分性影响的研究[C]// 中国中西医结合学会肾脏疾病专业委员会.北京：中国中西医结合学会肾脏疾病专业委员会2011年学术年会暨2011年国际中西医结合肾脏病学术会议，2011.

[2] 王艺萍，胡军，刘秀荣.不同透析液钙浓度对维持性血液透析患者心率变异性的影响[J].中国血液净化，2010，9（11）：604-607.

[3] 王质刚.血液净化学[M].4版.北京：北京科学技术出版社，2016：14-22.

[4] 徐筱琪，钱家麒.高通量透析膜蛋白质通透性的研究[J].中华肾脏病杂志，2005，21（9）：548-551.

[5] 沈霞，刘云.血液净化治疗护理学[M].北京：科学出版社，2018.

[6] 冯艳翠，余柏林，张海红.高通量透析联合Supra-HFR血滤吸附对维持性血液透析患者甲状旁腺素和β₂-微球蛋白的清除效果[J].广东医科大学学报，2022，40（6）：687.

[7] 牟琳.Supra-HFR血滤吸附联合西那卡塞治疗维持性血液透析患者合并继发性甲状旁腺功能亢进的临床疗效观察[J].中国社区医师，2022，38（13）：42.

[8] 王敏敏.创新血液透析技术：延展性血液透析及临床应用[J].中国医疗器械信息，2024，30（19）：
87-89，102.

[9] 姜冉，邬步云.中截留量膜与延展性血液透析应用进展[J].中国血液净化，2023，22（11）：
856-860.

[10] 张英，唐玮，孙维彬，等.PHF双腔在线血液透析滤过在透析患者中的应用[J].临床医学，2020(12)：
1-3.

[11] 李宁霞，沈霞，孙治平，等.自身血液包裹透析膜对透析器生物不相容反应的影响[J].护理学杂志，
2010，25（23）：42-43.

第3章

血管通路的护理评估与管理

血液透析患者的血管通路分为紧急透析（临时性）血管通路和维持性（永久性）血管通路两大类。一个理想的血管通路的标准是：手术成功率高，血流量充分，有足够的穿刺部位，安全、快捷并长期通畅率高，尽量不限制患者活动。目前尚无绝对理想的血管通路类型，维持性血液透析患者最常用的血管通路是前臂自体动静脉内瘘（arteriovenous fistula，AVF），最常用部位为腕部（桡动脉－头静脉）。但是在高龄、动脉硬化、肥胖、静脉狭窄、化疗后血管耗竭、继发性甲状旁腺功能亢进伴血管钙化、糖尿病血管病变的患者，自体 AVF 难以建立时，可行人工血管移植术，带隧道涤纶套的透析导管（tunnel-cuffed catheter，TCC）应作为最后的选择。

第一节　动静脉内瘘的护理评估与管理

美国国家肾脏基金会（National Kidney Foundation，NKF）的肾脏病预后质量倡议（Kidney Disease Outcomes Quality Initiative，K/DOQI）指南强调，血管通路管理列入血液透析质检的标准。中国专家共识要求，维持性血液透析患者血管通路的比例达到 AVF > 80%、TCC < 10%。无法建立 AVF 的维持性血液透析患者使用 TCC 过多，对于上述患者，建议尽量使用移植物动静脉内瘘（arteriovenous graft，AVG），以进一步降低 TCC 使用率。对于内瘘的并发症要求：内瘘血栓 < 0.25/ 患者年，内瘘在使用期感染发生率 < 1%，且使用寿命 > 3 年，经皮腔内血管成形术（percutaneous transluminal angioplasty，PTA）术后 6 个月通畅率 > 50%；移植血管内瘘血栓 < 0.5/ 患者年，移植血管内瘘在使用期感染发生率 < 10%，且使用寿命 > 2 年，PTA 术后寿命 > 4 个月。

从以上 K/DOQI 指南及临床医疗角度建议，慢性肾脏病 4 期肾小球滤过率 < 30ml/min，且选择血液透析作为肾脏替代治疗的患者应就诊于肾内科，评估后安排手术。术后的血管通路由医护团队共同管理，其中护理的评估、使用、维护尤其重要。

一、动静脉内瘘血管的术前评估

在建立血管通路前，应根据患者病史、物理检查及影像学检查情况对患者各系统状况和血管条件进行详细评价，评估内容见表 3-1。

表 3-1　AVF 血管的术前评估

	内容
病史	□中心静脉插管史 □起搏器安装史 □严重充血性心力衰竭史 □外周血管穿刺史 □血管通路史 □瓣膜病变 □假体植入史 □上臂、颈部、胸部手术 □外伤史 □糖尿病史 □抗凝治疗史 □凝血病史 □影响生存的致病因素 □是否考虑肾移植 □优势手
排除病因	□中心静脉狭窄 □造瘘血管床的损伤 □通路相关感染
	1. 评估患者心脏、肺脏、肝脏等重要脏器功能和循环血流动力学状态
	2. 检测血常规、凝血指标，评估患者的凝血功能
物理检查（A 系统）	1. 评估腋动脉、肱动脉、桡动脉、尺动脉的搏动并予以记录
	2. 预期选择的动脉直径≥ 1.5mm，选择上肢部位时，应避免同侧存在心脏起搏器
	3. 选择前臂端端吻合式时，患者同肢体的掌动脉弓应完整静脉通路无节段性狭窄或梗阻
	4. 测定双臂血压，双臂血压差值＜ 10mmHg 属于正常，10 ～ 20mmHg 为临界，＞ 20mmHg 为异常，需要从各个方面查找原因
	5. 外周血管搏动征、Allen 试验和双侧上肢血压的测定
物理检查（V 系统）	1. 选择静脉直径要≥ 2mm，且该侧肢体近心端深静脉和（或）中心静脉无明显狭窄、明显血栓或邻近组织病变
	2. 静脉走向、上臂粗细、是否水肿和中心静脉或外周静脉插管史
影像学检查	1. 选择最合适的静脉创建血管通路的最佳位置，保证内瘘的手术及术后的成熟
	2. 测量肱动脉、桡动脉及其周边静脉的血流速度和血管直径

二、动静脉内瘘的管理

（一）动静脉内瘘的术前护理

AVF 被视为长期血液透析患者的生命线，建立一个成功的血管通路，使之得以长期使用，必须依靠医患双方的共同努力和重视。循证护理指导临床护士，在疾病早期就应保护患者上肢血管，早期建立 AVF。

1. 术前心理护理　术前向患者说明内瘘成形术的目的、意义以及该手术对治疗有何帮助，消除患者焦虑不安、紧张恐惧的心理。告知患者一些基本的手术方法及造瘘时可能会出现的一些不适，如疼痛等，让患者做好心理准备，积极配合，坦然面对手术。

2. 术前教育及指导

（1）嘱咐患者保护好造瘘侧手臂，切勿在内瘘侧手臂进行动、静脉穿刺，避免测血压、提重物等，以利于手术顺利进行。

（2）注意保持内瘘侧手臂皮肤的清洁，切勿抓伤、碰伤皮肤，以防术后感染。

（3）术前不宜使用肝素等抗凝剂，以防术中或术后出血。

（4）术前彻底清洗内瘘侧手臂。

（二）动静脉内瘘的术后护理

自体 AVF 的术后管理对今后的使用及内瘘寿命极其重要，术后护理内容见表 3-2。

表 3-2　AVF 的术后护理

	内容
手术侧肢体	内瘘侧肢体抬高至水平以上 30°，避免压迫、屈曲、衣袖宽松，可确保血流畅通，减轻肢体水肿
观察和监护 （24h 内）	1. 患者心率、血压、呼吸是否有改变，询问患者是否有胸闷、心悸
	2. 内瘘侧手臂手指末梢血管充盈情况，注意手指有无麻木、发冷、疼痛、缺血等，预防出现逐渐加重的窃血综合征
	3. 内瘘吻合口处有无血肿，局部有无渗血，有无肿胀综合征，如渗血较少可轻压止血，压迫时注意保持血管震颤的存在；如有较多渗血需要打开伤口，寻找出血点并结扎止血
	4. 内瘘血管通畅情况，触摸内瘘静脉端血管有无震颤或用听诊器听诊有否血管杂音，如触摸不到或听不到杂音，应检查是否局部敷料包扎过紧，以致吻合口及静脉侧受压
	5. 每 3 天换药 1 次，10 ～ 14d 拆线，更换敷料时要严格执行无菌操作；包扎时敷料不宜过多、过紧，以能触摸到震颤为准
	6. 抗血小板或抗凝药物使用：如患者存在高凝状态或血压较低，且术后无渗血，可给予口服阿司匹林肠溶片、氯吡格雷等，也可皮下注射低分子肝素，但应注意个体化
健康教育及 日常指导	1. 防止内瘘侧手臂受压，睡眠时避免侧卧于造瘘一侧
	2. 衣袖宜宽松，以防止内瘘受压，避免内瘘侧肢体负重
	3. 手术后 24h 进行指尖运动，手术后 3 ～ 7d 进行指尖运动 + 腕部运动，手术后 7 ～ 10d 或拆线后进行指尖运动 + 腕部运动 + 握拳运动，以促进血液循环，防止血栓形成
	4. 术后 1 周且伤口无感染、无渗血、愈合良好的情况下，每天用术侧手捏握皮球或橡皮圈数次，每次 3 ～ 5min；术后 2 周可在上臂捆扎止血带或血压表袖套，术侧手做握拳或握球锻炼，每次 1 ～ 2min，每天可重复 10 ～ 20 次
	5. 教会患者观察内瘘区域有无红、肿、热、痛，有无异常搏动，自行判断内瘘是否通畅的方法，每日触摸内瘘静脉处有无震颤，如扪及震颤则表示内瘘通畅。反之，应及时报告医护人员
	6. 保持敷料清洁、干燥。避免穿刺点沾水，洗澡时以防水贴保护，以免增加感染风险。每次透析前内瘘侧肢体用肥皂水清洗干净，透析后穿刺点敷料应在第 2 日撤除
	7. 建议常规 3 个月左右进行内瘘超声检查，早期发现狭窄、血栓及血管瘤等并发症，有异常情况时则随时检查；定期评估透析再循环率及透析充分性等

（三）动静脉内瘘成熟的评估

1. AVF 成熟的标准　AVF 成熟指内瘘透析时易于穿刺，穿刺时渗血风险最小，在整个透析过程中均能提供充足的血流，能满足每周 3 次以上的血液透析治疗。血流量不足定义为：透析时泵控血流量达不到 200ml/min。

2019 版《中国血液透析用血管通路用专家共识》指出，AVF 成熟的判断标准为①物理检查：吻合口震颤良好，无异常增强、减弱或消失；瘘体段静脉走行平直、表浅、易穿刺，粗细均匀，有足够可供穿刺的区域，瘘体血管壁弹性良好，可触及震颤，无搏动增强或减弱、消失。②测定自然血流量 > 500ml/min，穿刺段静脉内径 ≥ 5mm，距皮深度 < 6mm。在临床中具体评估内容见表 3-3。

表 3-3　AVF 成熟的评估

通路建立日期	评估日期	通路医师
通路类型		通路管理护士
手术侧：□ 左 □ 右	位置：□ 上臂 □ 前臂 □ 下肢 □ 其他 □ 自体内瘘 □ 移植内瘘 □AVG □J 型 □ 祥型	
评估指标	结果	
搏动位置	□ 腋侧 □ 尺侧 □ 其他 □ 强	
搏动情况	□ 存在 □ 不存在	
杂音	□ 强 □ 可 □ 消失 □ 高调 □ 低调	
震颤	□ 强 □ 可 □ 消失 □ 搏动	
手 / 足温度	□ 热 □ 暖 □ 凉 □ 冷	
手 / 足颜色	□ 正常 □ 发红 □ 发绀 □ 苍白	
手 / 足毛细血管再充盈	□ 正常 □ 延迟	
疼痛	□ 无 □ 正常 □ 中度 □ 重度	
皮肤完整性	□ 正常 □ 水肿 □ 不完整	
血管条件	□ 弹性良好 □ 可压缩 □ 易触及 □ 触诊不清 □ 轻度扩张 □ 瘤样扩张 □ 出现分支 □ 正常	
静脉直径	mm	
静脉深度	mm	
手术肢体是否功能锻炼	□ 是 □ 否	
评价结论	□ 通路按照预期时程成熟	
	□ 成熟，但仍然存在问题	
	□ 通路未在预期时程成熟	
如果成熟存在问题请填写如下部分：		
潜在问题	□ 出现侧支循环 □ 需要进一步评估 □ 可疑通路相关缺血 □ 可疑血栓 □ 肢体肿胀 □ 未成熟 □ 动脉供血不足 □ 可疑狭窄 □ 可疑感染 □ 其他	
下一步计划	□ 继续定期随访 □2 周内再次评估 □ 完善其他检查 □ 使用抗生素 □ 住院治疗 □ 其他	
备注		
评估者		
下次预约日期		

2. 推荐血液流速范围　见图 3-1。

3. 制订血管护理计划　对患者的基础疾病及 AVF 血管发育情况进行早期评估，并根据评估结果制订护理干预计划和血管使用计划（表 3-4）。

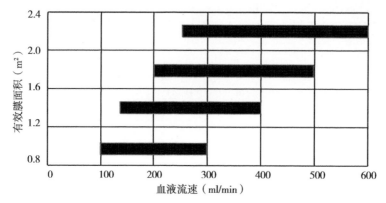

图 3-1 推荐血液透析血液流速范围

三、动静脉内瘘物理检查及实施方法

AVF 物理检查的方法主要包括视诊、触诊、听诊 3 个方法及抬臂试验、搏动增强试验和连续阻断试验。具体判断方法如下。

1. 视诊 见表 3-5。

2. 触诊

（1）触诊方法：应用手指指腹依次触摸流入段、瘘体与流出段，感觉血管的粗细、张力，搏动的强弱，震颤的强度及范围等。判断血管张力是否正常，是否存在局部搏动增强或"水冲脉"，有无局部血管塌陷、变细；动脉吻合口及瘘体段是否存在震颤以及有无震颤减弱或局部增强；了解有无皮温增高或上肢肿胀。对比双手的皮温、握力、活动度是否相同。

（2）内瘘功能良好的表现：吻合口及瘘体段可触及明显震颤向近心端逐渐减弱；血管张力不高，可压陷，无局部搏动增强或减弱；内瘘侧上肢无肿胀；双手皮温、握力、活动度相同。

3. 听诊

（1）听诊内容：主要通过辨别内瘘处杂音性质以及杂音分期来评价内瘘的情况。听诊时要注意杂音的音调、分期和连续性。使用听诊器依次听诊流入段、瘘体及流出段。

（2）正常的内瘘杂音：是收缩期与舒张期并存的双期、低调、持续的杂音。杂音强度以吻合口最强，向近心端逐渐减弱。

4. 抬臂试验 血液透析通路肢体下垂时，由于重力的作用，AVF 一般会有一定程度的扩张，当抬高超过心脏水平时，正常的通路会有所塌陷。当存在静脉狭窄时，在狭窄处的 AVF 远心段仍保持扩张而近心段塌陷。抬臂试验是初步评估通路流出道的最佳方法。本试验不适合评估 AVG。具体判断见表 3-6。

5. 搏动增强试验 正常的 AVF 通路相对柔软，容易压迫。在离吻合口一段距离处压闭通路，阻断的通路远心端的搏动会增强，搏动增强程度与通路流入道的质量呈正相关。搏动增强试验是对通路流入道初步评价的最佳方法。本试验对于评估 AVG 也有一定价值。具体判断见表 3-6。

表 3-4　制订血管护理计划

	危险因素	标准分	得分	血管护理计划
性别	男性	1		□ 一般危险人群 评估表得分总分 < 10 分 护理计划： 1. 制订血管护理计划（给内瘘日常护理及如何促进血管功能健康教育单）：根据患者血管功能情况决定握球次数（0～1次/日），热敷至少1次/日，15min/次 2. 透析中血管功能异常（静脉压高，止血不易，Qb < 200ml/min）：当连续发生3次异常即须提出讨论是否建议 PTA
年龄	60 岁以上	1		
并发症	糖尿病	2		
	高血压	1		
	TC > 200mg/dl	1		
	低血压（透析前血压 < 90/60mmHg，且 > 3 次/月）	1		□ 中危险人群（符合以下任一项条件者勾选此项） 1. 60 岁以上，血管性质为 AVG 2. 血管条件得分为 6 分 3. 透析状态评估有 2 项异常 4. 评估表得分总分 11 ～ 20 分 护理计划： 1. 制订血管护理计划（给内瘘日常护理及如何促进血管功能健康教育单）：握球（含 AVG）运动至少 2 次/日（早晚），至少 50 下/次，每次 15min 2. 透析状况评估异常，根据患者问题作护理计划（护理计划单执行及评值）：当连续发生 3 次异常即须提出讨论是否建议 PTA
	吸烟史	1		
	血管硬化	1		
	血管感染史	1		
	心脑血管意外	1		
	冠心病	1		
	TG > 500 mg/dl	1		
血管条件	细	2		□ 高危险人群（符合以下任一项条件者勾选此项） 1. 男性，60 岁以上，血管性质为移植 2. 血管条件得分为 8 分 3. 透析状态评估有 3 项以上异常 4. 评估表得分总分 21 分以上 护理计划： 1. 制订血管护理计划（给内瘘日常护理及如何促进血管功能健康教育单）：握球（含 Graft）运动至少 2 次/日（早晚），至少 50 下/次，每次 15min 2. 透析状况评估异常护理计划（护理计划单执行及评值）：当发生 1 次异常即须提出讨论是否非 PTA
	不明显	2		
	弹性差	2		
	有血管阻塞史	2		
	血管使用年限 < 1 年	2		
药物使用	降压药	2		
	无肝素透析	1		
	口服抗凝剂	2		
血管护理	未规则握球运动	2		水分增加 > 5%
	未规则局部热敷	2		透析中低血压
	穿刺前未习惯洗手	1		透析中血管功能异常（静脉压高，止血不易，Qb < 200ml/min）：当发生 1 次异常即须提出讨论是否非 PTA
	每日未检查血管通畅情况	1		

45

续表

	危险因素		标准分	得分	血管护理计划
血管通路	移植		2		
穿刺方法	重复穿刺		2		
	不规则纽扣式		1		
	蚂蚁式		1		
透析状况评估	水多导致透析低血压（当月透析次数＞1/4）		2		
	水分增加5%（当月透析次数＞1/2）		2		
	止血不易（加压止血15min以上）		1		
	内瘘感染		1		
	穿刺困难导致血肿		1		
	Qb＜200ml/min（透析中无法维持）		2		
	静脉压高（Qb=200ml/min，静脉压＞150mmHg）		2		
	总分		50		

注：TC. 总胆固醇；TG. 三酰甘油；Qb. 血流量

表 3-5　AVF 物理检查视诊内容

视诊	内容	
内瘘瘘体段及流出段血管	直径、走行，是否存在较多侧支、有无可供穿刺的血管	
	是否存在血管的局部扩张、瘤样扩张或者局部血管迂曲、塌陷	
	局部是否存在皮肤红肿、破溃、硬结等感染表现	
内瘘侧手	甲床、手指、掌背部颜色，有无苍白、肿胀、静脉曲张	
	判断血供是否良好	
注意	肩颈、胸壁、颜面部是否存在浅表血管扩张，有无颜面部肿胀	
血管暴露程度半定量分级	0 级	即使对血管的近心端加压，血管仍然不可见
	1 级	需要对血管近心端加压，血管可见
	2 级	不需要对血管的近心端加压，血管可见，但不高出皮面
	3 级	不需要对血管的近心端加压，血管已经清晰暴露，高出皮面
窃血综合征分级	1 级	肢体苍白或发绀、触诊 – 肢体发凉
	2 级	麻木、透析时疼痛
	3 级	静息时疼痛
	4 级	缺血性坏死

6. 连续阻断试验　该试验利用震颤与血流之间的关系（如没有血流则没有震颤），检查通路内是否存在分支血管。方法是用一只手将血流量阻断，用另一只手感受上游血管有无震颤。如果存在震颤说明这段距离内的血管存在分支；如果没有震颤说明这段血管内不存在分支，并移动不同的点进行判断。具体判断见表 3-6。

表 3-6　物理检查 / 临床表现及对应异常

物理检查 / 临床表现	正常	流出道狭窄	流入道狭窄	中心静脉狭窄	流出道、流入道狭窄并存
震颤	持续	狭窄处增强，严重时震颤不连续	不连续，严重时震颤消失	表现不一	不连续，严重时震颤消失
搏动	弹性良好，可压瘪	搏动增强	搏动减弱	表现不一	弹性良好，可压瘪
通路流量	良好	下降	下降	表现不一	下降
搏动增强试验	正常	搏动增强	无搏动增强表现	搏动增强	无搏动增强表现
抬臂试验	正常	无塌陷	正常或明显塌陷	无塌陷	无塌陷
临床表现	穿刺区域充足，透析后止血时间正常	静脉压升高，透析后止血时间延长	穿刺困难，动脉压负压增加	内瘘侧肢体水肿，可伴有颜面部、颈部、前胸水肿，胸壁可见静脉曲张	

四、动静脉内瘘的临床实践

AVF 的穿刺操作流程见表 3-7。

表 3-7 AVF 的穿刺操作流程

环节	内容
1 分钟评估	1. 问：患者内瘘血管有无不适或疼痛等异常
	2. 视：是内瘘物理检查的第一步，对内瘘血管整体情况的印象评价血管暴露程度半定量分级，以及是否存在窃血综合征分级
	3. 触：AVF 吻合口血管震颤强度，触摸血管走向、深浅，用简易触诊快速评判判断是否存在流出道狭窄
	4. 听：沿内瘘血管听诊杂音大小、清晰度、音调，正常为收缩期与舒张期并存的双期、低调、持续的血管杂音
	5. 物理试验：举臂试验、连续阻断试验、搏动增强试验
	6. 检查穿刺肢体清洁情况
准备	护士准备：衣帽整洁，洗手，戴口罩、帽子
	患者准备：排尿或排便，戴口罩，清洁穿刺肢体，了解治疗目的并做好导管操作准备
	物品准备： （1）一次性使用内瘘血管穿刺包（碘伏棉签 2 根、无菌纱布 2 块、2 块创可贴、胶布 4 根）、清洁手套 1 副、患者自备的压脉带 2 根 （2）准备内瘘穿刺针 2 根（生理盐水湿针） （3）配制好的抗凝剂注射器，根据医嘱给予低分子肝素（1ml=1000IU，60 ~ 80U/kg）
消毒	1. 戴无菌手套
	2. 用消毒剂（洗必泰醇、碘伏、酒精等）消毒穿刺部位皮肤
	3. 选择合适穿刺点，以穿刺针眼为中心环形消毒 2 次以上，直径 10cm
	4. 碘伏待干后穿刺
穿刺	1. 无菌原则，消毒后穿刺静脉，正确安全固定 （1）如果静脉穿刺点与动脉穿刺点在一根血管，应间距＞ 5cm （2）有计划选择和使用静脉血管
	2. 动脉穿刺处消毒 – 无菌操作 – 穿刺静脉，正确安全固定 （1）动脉穿刺针顺向血流方向穿刺，AVF 20° ~ 30°，AVG 40° ~ 45°，针眼的愈合好、穿刺方便 （2）吻合口血流量＜ 250ml/min 情况下动脉穿刺针逆向血流方向穿刺
	3. 静脉穿刺针给予首剂量抗凝剂，实现全身肝素化抗凝
固定	第一根胶布：针柄；第二根胶布：反兜；第三根胶布：针眼（纱布 / 棉球 / 创可贴等）；第四根胶布：环贴 　　即：一针柄二反兜三针眼四环贴
检查	透析治疗 4h，每小时巡视生命体征、机器运转、治疗参数、血管通路等情况 ①前方有无血肿；②后方有无滑脱；③上方有无移位；④下方有无渗血

环节	内容
下机准备	检查治疗医嘱执行情况：生命体征、毒素清除、容量清除、治疗效果、下机前给药
	护士准备：衣帽整洁，洗手，戴口罩、帽子
	物品准备： （1）一次性使用内瘘血管穿刺包（下机部分物品） （2）根据医嘱给予下机配制好的药物
下机拔针护理	1. 回血完毕后，先拔出动脉穿刺针后再拔出静脉穿刺针
	2. 解除穿刺针胶布、消毒针眼、贴创可贴
	3. 松动针眼、纱布纵 2 横 3、拔针、护士拇指指尖和指腹按压穿刺点
	4. 胶布固定及压脉带固定，以能够摸到血管震颤为宜
	5. 向患者交代注意事项：① 30min 后取下绷带；② 60min 后取下胶布纱布；③ 12h 后取下创可贴；④ 24h 后可以护理和洗澡
终末处理	1. 整理环境，机器内部消毒、外部擦拭消毒
	2. 分类处置医疗垃圾，内瘘穿刺针整支放入锐器盒
	3. 手消毒，记录交班相关数据及护理内容
评价	1. 评价内瘘穿刺点选择正确，并且在血管内，无渗血、漏血及血肿
	2. 评价内瘘穿刺后血流量在处方要求范围内
	3. 评价内瘘穿刺后穿刺针固定正确牢靠，并保证 4h 治疗时间段无穿刺针滑脱的情况存在
	4. 符合感控及无菌原则，无感染迹象
	5. 健康教育到位，向患者交代注意事项及观察要点

第二节　血液透析用中心静脉导管的护理评估与管理

血液净化的血管通路之一是中心静脉留置导管，分为临时性和半永久性两大类。经皮下隧道穿刺中心静脉留置涤纶套导管在一部分患者中已作为永久性通路使用。透析用留置导管插管的常用中心静脉为颈内静脉、股静脉。在中心静脉留置导管使用过程中，仍然存在导管血栓、导管流量不足、感染和患者生活不便等问题。2019 版《中国血液透析用血管通路专家共识》指出，长期导管占有率＜ 10%，导管使用时间＞ 3 个月并导管透析治疗流量＜ 300ml/min 的导管占有率＜ 5%；导管相关感染发生率 3 个月＜ 10%，1 年＜ 50%。

一、中心静脉导管置管前的评估

1. 当患者需要中心静脉置管时，术者需要认真查看患者，了解患者是否存在心力衰竭、严重心律失常、休克、呼吸困难等危重情况，患者能否平卧或 Trendlenburg 体位配合中心静脉穿刺，既往是否有中心静脉留置导管史及其穿刺部位、置管次数、有无感染史、操作过程是否顺利等。

2.了解患者有无严重出血倾向，防止置管时或置管后严重出血，有高危出血风险者慎重采用颈部静脉穿刺置管术。

3.建议采用超声定位或超声引导穿刺置管。特别是存在颈部肿物或者颈部手术后，因局部解剖关系发生变化，静脉定位不准确，容易误伤血管、神经和胸膜顶，不宜行非超声引导的经验性颈内静脉穿刺置管术。

4.颈部静脉临时透析置管（NCC）原则上使用不得超过 4 周，如果预计需要留置 4 周以上，则应当采用 TCC。股静脉 NCC 原则上不超过 1 周，长期卧床患者可以视情况延长至 2 ～ 4 周。

5.导管长度的选择。①NCC（导管体内长度）：右颈内静脉通常选择 12 ～ 15cm，左颈内静脉选择 15 ～ 19cm，股静脉选择 19cm 以上的导管；②TCC（导管全长）：右颈内静脉通常选择 36 ～ 40cm，左颈内静脉选择 40 ～ 45cm，股静脉选择 45cm 以上的导管。

6.虽然 NCC 置入术通常可在床边施行，但如果病情和条件允许，仍建议所有中心静脉穿刺在相对独立的手术间施行，推荐配置心电监护仪、除颤仪、肾上腺素等抢救设备和药物。

7.物理检查。主要是对拟穿刺的颈部或腹股沟股静脉进行详细检查，包括静脉走行、是否存在肢体及颜面水肿、双侧颈内静脉是否对称等。

8.影像学检查。术前对深静脉进行影像学检查，为患者穿刺目标血管评估提供必要的影像学依据，有助于选择最合适的静脉。临床数据显示，42% 患者存在临床不能检测出的狭窄或静脉成角，既往有过带涤纶套的颈静脉置管患者的静脉异常是没有相关病史的 2 倍以上，提示建立血管通路前进行仔细的静脉评估有助于减少通路相关并发症的发生。

二、中心静脉导管置管护理流程

见表 3-8。

表 3-8　中心静脉导管置管护理流程

环节	内容
置管前护理	1. 评估患者有无中心静脉透析导管留置的适应证及禁忌证
	2. 根据医嘱选择患者的体位和摆放穿刺部位
	3. 配合手术无菌环境达标
	4. 皮肤准备
	5. 中心静脉置管的器械准备和导管准备
	6. 置管过程中的药品和急救物品准备

环节	内容
置管中配合	1. 根据医嘱递送－打开所需类型及型号导管
	2. 如果需要配合医师进行 B 超等影像定位
	3. 严密观察病情，监测生命体征变化
	4. 必要时遵医嘱吸氧及心电监护
置管后护理及健康科普	1. 保持局部皮肤及导管清洁干燥
	2. 观察置管处有无出血、红肿，如有渗血、渗液，应及时处理
	3. 每次透析治疗前消毒导管、导管隧道口、周围皮肤，更换敷料，透析治疗后正确封管
	4. 有效固定导管，避免牵拉、挤压，避免倒立体位
	5. 避免硬物及粗糙衣物损伤导管

三、中心静脉导管使用维护的临床实践

1. 中心静脉导管使用维护的护理流程　见表 3-9。

表 3-9　中心静脉导管使用维护的护理流程

环节	内容
评估	1. 每次治疗前，观察导管出口处皮肤有无压痛、红肿、分泌物、出血及渗液，cuff 处是否红肿、破溃、脱出，以及导管尾翼缝线固定情况
	2. 观察导管外接头部分有无破裂、打折情况，管腔通畅程度，如果发现血流量不足或闭塞，应立即通过超声及影像学检查判断导管内有无血栓及纤维蛋白鞘形成，及时行溶栓或换管处理
	3. 血液净化治疗连接或断开体外循环时，应严格无菌操作
	4. 禁止将已经脱出的导管，消毒之后再插入血管中。非抢救状况时，中心静脉导管仅用于血液净化治疗，不用于输血、输液
	5. 询问患者有无发热、畏寒等不适，明确是否发生导管相关感染。一旦疑似感染，立即停止使用导管，同时进行血液和导管口分泌物病原菌培养，根据培养结果选用敏感抗菌药物治疗，经验性用药可选择针对革兰阳性球菌为主的抗生素，静脉用药同时联合抗生素封管。经抗生素治疗后感染情况仍不能有效控制时，要及时拔除导管，同时留取导管尖端及非导管所在肢体的外周血进行病原学培养
	6. 因感染需要更换新的导管，需重新建立隧道或选择新的静脉重新置管，继续抗生素治疗 1～2 周
健康科普	1. 置管术后避免剧烈活动，以防由于牵拉致导管滑脱
	2. 做好个人卫生，保持局部清洁干燥，如需沐浴，应先将导管及导管出口处用人工肛袋或无菌敷贴密封，以免淋湿后导致感染，沐浴后先消毒再更换敷贴
	3. 告诉患者注意自我保护，不去或少去公共场所。每日监测体温变化，观察置管处有无红、肿、热、痛等现象，如有体温异常，局部红、肿、热、痛等症状应立即告知医务人员，及时处理
	4. 股静脉留置导管者应限制活动。有颈内静脉、锁骨下静脉留置导管时，患者运动不受限制，但也不宜剧烈运动，以防过度牵拉引起导管滑脱，一旦滑出，应立即压迫局部止血，并及时到医院就诊
	5. 留置导管者，在穿脱衣服时需特别注意，避免将导管拉出，特别是股静脉置管者。当颈内静脉或锁骨下静脉置管时，应尽量穿对襟上衣
	6. 血液透析患者的中心静脉留置导管，一般不宜作他用，如抽血、输血、输液等
	7. 留置导管患者不宜倒立，饮食避免脂肪餐

环节	内容
准备	护士准备：衣帽整洁，洗手，戴口罩、帽子
	患者准备：排尿或排便，戴口罩，了解治疗目的并做好导管操作准备
	物品准备： （1）一次性使用导管护理 AB 包（使用 A 包：1 个弯盘、2 个棉球、1 块治疗巾、敷料） （2）准备 2 个 5ml 无菌注射器，1 个 10ml 生理盐水注射器 （3）配制好的抗凝剂，根据医嘱给予（低分子肝素 1ml=1000IU，60～80U/kg）及生理盐水注射器
导管护理	1. 打开敷料或敷料贴，观察导管位置、有无渗血渗液或脓状分泌物
	2. 消毒导管周围皮肤以及导管和导管皮肤穿刺点
	3. 铺治疗巾，分别用碘伏纱布或敷料消毒导管动静脉端口
	4. 打开动脉端肝素帽 – 碘伏敷料再次摩擦消毒导管口
	5. 无菌注射器负压抽吸导管腔内残留封管液和血栓后丢弃
	6. 生理盐水注射器抽吸测试导管功能，并停留放置导管口上
	7. 同法护理静脉导管端
	8. 从静脉导管端口推注根据医嘱配制的抗凝剂
导管连接	1. 双人操作
	2. 分别链接中心静脉导管的动静脉端与透析管路动静脉端
	3. 上机后再次检查链接牢固，纱布保护导管端口，治疗巾覆盖整个治疗区域
检查	透析治疗 4h，每小时巡视 1 次，烦躁、血流量不好等患者增加巡视频率
下机准备	检查治疗医嘱执行情况：生命体征、毒素清除、容量清除、治疗效果
	护士准备：衣帽整洁，洗手，戴口罩、帽子 患者准备：戴口罩，接受护士的询问
	物品准备： （1）一次性使用导管护理 AB 包（使用 B 包：1 个弯盘、2 个新肝素帽、1 块治疗巾、敷料等） （2）根据医嘱给予下机配制好的药物，包括导管封管抗凝剂
下机导管护理	1. 双人操作
	2. 打开治疗巾，打开导管端纱布，评估导管情况后，断开导管动脉端
	3. 使用生理盐水脉冲式冲白导管内残血
	4. 同步根据导管刻度脉冲式给予封管液，然后导管动脉端使用一次性肝素帽旋紧
	5. 回血完毕后，同样方法护理导管静脉端
	6. 再次消毒导管周围皮肤及导管皮肤穿刺点，并进行包扎固定
	7. 向患者交代居家注意事项
终末处理	整理环境，机器内部消毒、外部擦拭消毒
	分类处置医疗垃圾
	手消毒，记录交班相关数据及护理内容

续表

环节	内容
评价	1. 评价中心静脉导管功能良好无感染或导管打折现象，并且皮肤导管穿刺点及导管隧道无渗血、漏血及漏液等异常情况出现
	2. 评价中心静脉导管上机后血流量在处方要求范围内
	3. 评价导管使用过程中连接正确固定牢靠，并保证 4h 治疗时间段无滑脱意外的情况发生
	4. 符合感控及无菌原则，无感染迹象
	5. 健康教育到位，向患者交代注意事项及观察要点

2. 中心静脉导管使用维护的关键步骤　见图 3-3。

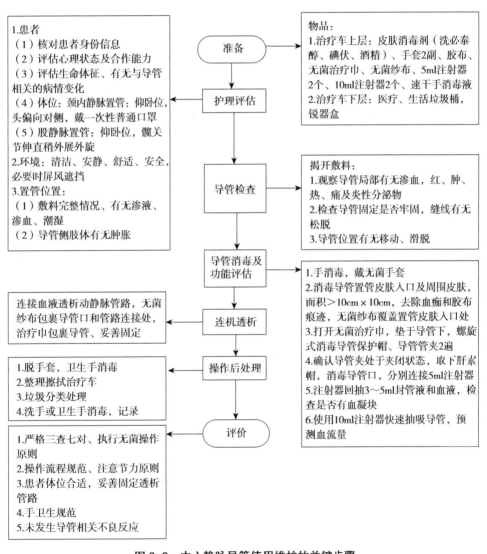

图 3-3　中心静脉导管使用维护的关键步骤

第三节　人工移植血管动静脉内瘘的穿刺使用维护

人工移植血管的建立为无法直接建立自体 AVF 的患者提供了理想的透析通路，这项技术已经在国内外普遍开展。目前人工移植血管有生物性和非生物性，按照穿刺时限可分为即穿型和非即穿型，按材质分为聚四氟乙烯（polytetrafluoroethylene，PTFE）和聚氨酯，按涂层类型可分为无涂层、肝素涂层、碳涂层等。生物性人工移植血管材料来自于自体大隐静脉、尸体血管、同种异体血管及异种血管等。非生物性人工移植血管材料主要为 PTFE，具有生物相容性好、通畅率高、血流量大和容易穿刺等优点，多数患者手术后 2 周即可进行血液净化治疗穿刺。非生物性人工移植血管是无法直接建立自体 AVF 患者的一种理想选择。

一、人工移植血管材料的选择和特点

1. Flixene 特点　即穿型，材质为 PTFE，规格为 6mm×40cm，横径三层结构，内有长约 26cm 支撑环，出自 Atrium，已获欧盟认证，2019 年龙华医院施娅雪教授团队在国内率先使用，是国内最新也是第二款即穿型人造血管。其自带 Slider 移植体放置系统，隧道通过性好，且人造血管有聚乙烯保护性封膜，有助于减少牵拉损伤，减少水肿等并发症，是目前最新、最贵，可能也是最好的人造血管。

2. Acuseal 特点　即穿型，材质为膨体 PTFE，规格为 6mm×40cm，横径三层结构，中间为硅胶层，内有肝素涂层，是 GORE 公司的第三代人造血管产品，已获欧盟认证，2016 年在中国上市使用，是国内首款即穿型人造血管。优势在于减少吻合口和穿刺部位出血、减少术后血清肿、持续抗凝；缺点是存在断裂及分层风险，且由于厚实的血管壁导致整个人造血管外径达到了 8.8mm。为此，施娅雪教授团队甚至建议使用该人造血管时选择的静脉直径最好在 4mm 以上。且多数研究均提示其在初级和累计通畅率和传统人造血管相比不具有优势。海淀医院张丽红老师的一项 Acuseal 长期研究结果更是提示，其相对于 GORE 公司的另一款同为肝素涂层膨体 PTFE 的 PROPATEN 仅有"即穿使用"这一项优势。

3. Avflo 特点　即穿型，材质为聚氨酯，出自以色列 NICAST 公司，已获欧盟认证，国内未上市。内外层均由纳米材料构成，中层高度弹性，封闭性好，其通畅性与 PTFE 相似，由于封闭性好，感染率更低。

4. Vectra 特点　即穿型，材质为聚氨酯，出自美国 THORATEC，获美国及欧盟双认证，国内未上市，主要特点同 Avflo 相似，通过多微孔结构抗变形且能自动封闭，内层由表面改性添加剂能减少血小板聚集，血栓发生率更低。

5. PROPATEN 特点　非即穿型，材质为 PTFE，规格为（4～6）mm×45cm，直径双层结构，内有共价键结合的肝素涂层，有 38cm 长的环状凸起支撑环；为 GORE 第二代人造血管产品。其通畅率接近自体血管移植且高于 Acuseal 等即穿型人造血管及一众传统人造血管；同时由于有肝素涂层，血栓风险更低；双层结构在预防血清肿和渗血方面相比即穿型略差，但比单层人造血管更好；使用前需要拉伸；而且价格适中，综合性能绝佳。

6. INTERRING 特点　非即穿型，材质为 PTFE，规格为（4～6）mm×45cm，变径单层结构，无涂层，有 38cm 长的环状凸起支撑环，为 GORE 公司第一代人造血管产品。使用前也需要拉伸；属于基础款人造血管，适用于经济条件稍差人群。

7. VENAFLO 特点　非即穿型，材质为膨体 PTFE，规格为（4～6）mm×40cm 或（4～7）mm×45cm，喇叭口单层结构，碳涂层，中间部位有可卸的外支撑环，多置于 U 形袢底，出自 BARD 公司。也属于基础款人造血管，费用与 INTERING 相差无几。

8. 人造血管缝线　经济条件允许首选 PTFE 缝线，其材质与多数人造血管相同；PTFE 是耐高温、耐酸碱的惰性物质。以 GORE 的 GORE-TEX 缝线最常见，好处在于针线一体成型，对穿刺孔径损伤小，术后不易渗血；常用型号为 CV-7，其大小与 Prolene6-0 一样。次选聚丙烯缝线（即 Prolene），从实际缝合效果来看 Prolene7-0 较为合适，降落伞缝合后注意拉线力度，比 CV-7 更容易断。

二、人工移植血管的手术护理与成熟

1. 人工移植血管的手术部位遵循由远及近的原则，先前臂后上臂，先上肢后下肢，也可以选择胸壁和躯干部位。

2. 术前评估的基本原则是保证动脉血流充足，静脉回流至心脏通畅。

3. 人工移植血管术后护理

（1）观察手术侧肢体皮温降低，是否存在窃血或血液透析通路引起的肢体远端缺血征。肢体远端缺血征表现为肢体远端发凉、苍白、麻木、疼痛等，严重者可出现指端或肢端溃疡甚至坏死，是 AVF 少见但严重的并发症，应给予足够的重视。

（2）观察手术侧肢体静脉床压力增高，是否存在肿胀，手术中皮下隧道创伤后存在血清肿，或回流静脉狭窄，关注肿胀有无缓解趋势。

（3）皮下隧道/伤口红肿：观察体温及有无感染情况，关注有无渗血和出血。

4. 关注有无疼痛症状，患肢抬高，定期评估血管的搏动、震颤及血管杂音。与自体 AVF 术后不同的是，人工移植血管术后运动无助于人工血管的成熟。

5. 人工移植血管与皮下隧道黏合至少需要 2～3 周，因此人工移植血管植入后至少 2 周避免穿刺。成熟程度根据血管走行路径是否清晰、患肢肿胀是否消失等情况来判定。如果手术侧患肢持续肿胀，对肢体抬高没有反应的患者，应当给予影像学检查以评估中心静脉的通畅情况。

三、人工移植血管内瘘的管理

1. 人工移植血管内瘘的管理与 AVF 相似，但以下情况有所不同。

（1）术后 2～4 周穿刺，即穿型 AVG 术后次日即可穿刺。

（2）准确判断血流方向，穿刺点距离吻合口 3cm 以上，动静脉穿刺点相距 5cm 以上，避免在血管袢的转角处穿刺。建议绳梯式穿刺，避免同一穿刺点反复多次穿刺，避免血管壁受损，减少瘢痕、动脉瘤及局部狭窄的形成。

（3）指导患者指压止血，必须在穿刺针完全拔出后加压，徒手用纱布卷轻压穿刺针刺入血管的位置而非皮肤进针位置，压迫止血 10～15min，压力应适中，既能止血又不阻断血流。

（4）每周进行移植血管的物理检查，包括杂音、震颤、搏动及有无血管瘤形成等；每 3 个月进行常规超声检查。

（5）AVG 感染建议切除感染段或全部移植血管，并进行局部引流，留取血及移植物进行细菌培养和药敏试验，及时给予抗感染治疗，经验性治疗应该覆盖革兰阳性及阴性菌，参考药敏结果进行后续治疗。

2. 人工移植血管穿刺维护的操作流程见表 3-10。

表 3-10　人工移植血管穿刺维护的操作流程

流程	内容
评估	1. 询问患者是否有人工血管感觉异常
	2. 观察人工血管的走向，看人工血管穿刺图
	3. 检查有无红、肿、热、痛、硬结及胶布过敏现象
	4. 评估患者人工血管功能，用听诊器听血管杂音或触摸瘘口上方震颤强弱
选择血管	1. 根据人工血管穿刺图，有计划地使用和选择穿刺点
	2. 选择"U"形人工血管动脉穿刺点离开吻合口 3cm 以上，动脉和静脉穿刺点相隔 5～8cm，且避免在血管祥的转角处穿刺
	3. "J"形人工血管穿刺针顺血流方向使用，且仅用于动脉血管穿刺针，在四肢浅表静脉穿刺作为静脉回血使用
	4. 避免同一穿刺点反复多次穿刺，避免血管壁受损，减少瘢痕、动脉瘤及局部狭窄的形成
准备	护士准备：衣帽整洁，洗手，戴口罩、帽子
	患者准备：排尿或排便，戴口罩，清洁人工血管内瘘侧肢体。自备用物准备
	物品准备：一次性使用内瘘血管穿刺包（1 个弯盘、2 个棉球、1 块治疗巾、6 根胶布、2 块创可贴）、2 根宽胶布、2 根内瘘针、1 副清洁手套、5ml 及 10ml 空针各 1 个、1 根止血带、抗凝剂
穿刺	1. 穿刺准备阶段清水肥皂清洗穿刺肢体，穿刺前用酒精纱布擦拭穿刺点附近皮肤，然后碘伏消毒穿刺区域皮肤 2 次以上
	2. 建议绳梯式穿刺并开设动静脉 6 对穿刺点，穿刺针眼之间相距 0.5～1cm，每个针眼 2～3 周重复一次
	3. 穿刺操作（图 3-4） （1）将穿刺部位上方的皮肤朝进针方向相反的方向拉紧，压力不可过大 （2）穿刺时针尖斜面向上，以 40°～45° 角进针，进针角度取决于移植物血管的形状、位置和深度；触及移植物血管时有钝感，穿入移植物血管后有落空感 （3）见回血后将穿刺针与皮肤的角度调整至 20°～30°，向前推针少许 （4）继续进针，直到针座，保持穿刺针贴近皮肤，有利于避免穿透移植物血管后壁
下机拔针	1. 准备下机操作用物：一次性使用内瘘血管穿刺包当中的碘伏棉签 2 根、创可贴 2 块、无菌纱布 2 块、患者自备的压脉带 2 根、胶布 4 根等
	2. 回血完毕后，先拔出动脉穿刺针后再拔出静脉穿刺针
	3. 解除穿刺针胶布、消毒针眼、贴创可贴
	4. 松动针眼、纱布纵 2 横 3、拔针、护士拇指指尖和指腹按压穿刺点
	5. 胶布固定及压脉带固定，以能够摸到血管震颤为宜
	6. 向患者交代注意事项，健康科普教育

续表

流程	内容
终末处理	1. 整理环境
	2. 分类处置医疗垃圾，锐器放入锐器盒
	3. 手消毒，记录交班相关数据及护理内容
评价	1. 评价人工血管内瘘穿刺点选择正确，并且在血管内，无渗血、漏血及血肿
	2. 评价人工血管内瘘穿刺后血流量在处方要求范围内
	3. 评价人工血管内瘘穿刺后穿刺针固定正确牢靠，并保证 4h 治疗时间段无穿刺针滑脱的情况存在
	4. 符合感控及无菌原则，无感染迹象
	5. 健康教育到位，向患者交代注意事项及观察要点

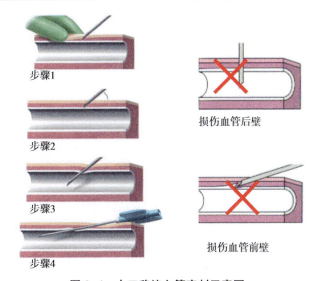

图 3-4　人工移植血管穿刺示意图

3. 人工移植血管穿刺维护的注意事项

（1）人工移植血管穿刺前应当进行血管成熟度评估，根据血管手术图以及医师的建议绘制血管通路穿刺位点图和制订穿刺人工移植血管使用计划。

（2）人工移植血管穿刺时机：一般是选择术后 4 周，肿胀消退后穿刺为宜。过早使用容易使人工血管压缩，吻合口狭窄、出血、感染及形成血栓。

（3）动脉和静脉均选择穿刺在人工移植血管上时，流入与流出穿刺针倒置会导致：①血液再循环大幅增加（＞20%），透析充分性下降；②局部血液过于浓缩，形成血栓。

（4）每次透析治疗前内瘘侧肢体用肥皂水清洗干净，穿刺前使用酒精纱布擦拭，再次碘伏消毒 2 次以上，范围 10cm 以上。透析治疗拔针后穿刺点敷料应在第 2 日撤除，避免穿刺点沾水，洗澡时以防水贴保护，以免增加感染风险。

（5）当临床血管通路穿刺前发现有表 3-11 中的问题，请患者到血管通路中心检查、监测和干预。

表 3-11　血管通路穿刺前存在的问题

患者姓名	透析区域		通路方式	
血管通路穿刺前存在的问题			是	否
1. 血管通路内瘘杂音减弱				
2. 血管通路侧肢体肿胀				
3. 血管通路动脉穿刺困难				
4. 血管通路静脉穿刺困难				
5. 血液透析治疗结束拔针后出血时间延长（排除抗凝剂问题）				
6. 单次 Kt/V 不达标或 URR 清除率不达标				
7. 血液透析治疗过程中 Qb < 220ml/min				
8. 血管通路内瘘侧肢体麻木或疼痛				
9. 血管通路侧肢体有感染的症状和体征				
10. 血管通路内瘘穿刺区域有渗出的症状或体征				
11. 血管通路测肢体有动脉瘤样扩张直径 > 3cm 或有破溃倾向				
12.AVG 血管通路 3 个月未进行常规例行检查				
血液透析治疗参数	通路方式： 通路穿刺位置：动脉　静脉 Qb=　　ml/min 静脉压 =　　mmHg TMP=　　mmHg			

注：Kt/V. 尿素清除指数；URR. 尿素下降率；Qb. 血流量；TMP. 跨膜压

（6）AVG 感染：建议切除感染段或全部移植血管，并进行局部引流，留取血及移植物进行细菌培养和药敏试验，及时给予抗感染治疗，经验性治疗应该覆盖革兰阳性及阴性菌，参考药敏结果进行后续治疗。

第四节　血管通路并发症的预防及介入治疗前后护理

血液透析血管通路的并发症，通常指 AVF 并发症，常见有出血、感染、血栓形成、AVF 狭窄等。近年来，超声引导下 PTA 已广泛用于血液透析血管通路狭窄或闭塞病变的治疗，并被视作一线治疗方式。

一、血管通路常见并发症

1. 出血通常为术后出血，多通过切开重新缝合、压迫止血可起到良好作用。
2. 感染并不单为术后感染，在长期透析过程中随时可能会出现感染。
3. 血栓形成需及时溶栓或修补内瘘。
4.AVF 狭窄即血管狭窄，多见于长期透析后患者血管内皮细胞增生造成狭窄，通常要进行修补。

二、对血管通路狭窄或闭塞病变血管进行 PTA 治疗

1. PTA 治疗前的评估

（1）建议术前全面了解患者的基础疾病、透析情况、血管通路史等，并结合体格检查、实验室检查及影像学检查综合制订治疗方案。

（2）若患者的动静脉透析通路出现血流量降低、静脉压异常升高、高再循环率、透析充分性下降、穿刺点止血时间延长、血管通路体征变化、穿刺困难等临床表现，建议进行超声检查详细评估。

（3）采用联合物理检查（包括视诊、触诊及听诊）与超声检查，对动静脉透析通路进行定期监测。

（4）术前超声评估：①自体 AVF 超声评估顺序。沿内瘘血流方向，依次评估流入道动脉、吻合口、瘘静脉至头静脉弓汇入锁骨下静脉处或贵要静脉汇入腋静脉全程血管情况。② AVG 超声评估顺序。沿内瘘血流方向，依次评估流入道动脉、动脉吻合口、移植物全段、静脉吻合口、自体流出道静脉至头静脉弓汇入锁骨下静脉处或贵要静脉汇入腋静脉全程血管情况。

（5）血管狭窄超声表现的以下指标提示血管狭窄：①血流量。在全身血流动力学稳定的情况下，自体 AVF 自然血流量＜ 500ml/min，AVG 自然血流量＜ 600ml/min。②血管内径。静脉局部血管内径≤ 1.7mm 或长段血管内径≤ 2.0mm，长度≥ 20mm；动脉血管内径≤ 2.0mm；静脉局部血管内径在 1.8 ～ 2.0mm 或动脉血管内径在 2.0 ～ 2.5mm 者需要结合患者临床症状、异常体征和能否有效血液透析来综合判断。③阻力指数（RI）＞ 0.5。④收缩期峰值流速比（PSVR）＞ 4。

2. 干预指征　若超声评估显示自体 AVF 或 AVG 存在一个或多个部位的狭窄、闭塞或血栓，且患者出现以下任意一条或多条指征，建议考虑进行 PTA 干预。

（1）物理检查异常：内瘘震颤明显减弱或消失，搏动异常增强；举臂试验、搏动增强试验异常。

（2）血流量异常：透析时的泵控血流量持续＜ 200ml/min。

（3）静脉压显著升高：静脉压≥ 200mmHg，或透析期间动态静脉压持续≥ 160mmHg。

（4）透析再循环率：再循环率≥ 15%。

（5）透析充分性下降：Kt/V 无明确原因下降超过 0.2。

（6）止血时间延长：透析治疗结束后，穿刺点的压迫止血所需时间明显延长（超过 20min），并排除凝血功能及抗凝剂影响。

（7）穿刺难度增加：因静脉充盈不良而导致的穿刺操作难度增加。

3. PTA 治疗过程中的配合

（1）建议在超声引导下进行穿刺，采用平面外穿刺与平面内穿刺相结合的方式以确保穿刺的准确性与安全性。

（2）在动静脉透析通路 PTA 手术中，肝素初始剂量的建议范围为 2000 ～ 3000U，但应综合考虑患者的具体状况及手术时长进行适当的调整。

（3）建议充分利用超声探头实时多角度扫查的优势，结合超声设备所提供的多种显像模式了解病变细节、显示病变开口与通道形态，辅助导丝通过。

（4）非顺应性高压球囊是动静脉透析通路 PTA 手术的首选；顽固性狭窄病变可选用超高压球囊或切割球囊。

（5）球囊直径应比狭窄相邻的正常血管内径大 1～2mm；狭窄段与邻近正常血管内径相差大或血栓性病变，可逐级扩张；球囊长度不宜超过病变长度过多，以防损伤正常血管。

（6）多部位病变，可采取逆血流方向的扩张顺序，优先解除流出道狭窄；单次球囊扩张的持续时间一般控制在 30～60s。

4. PTA 治疗后止血

（1）对于 ≤6F 的血管鞘，可直接压迫止血，也可荷包缝合或 8 字缝合；对于 ≥8F 的血管鞘，建议使用荷包缝合或 8 字缝合。

（2）术后应进行合理穿刺规划，如无严重并发症可立即在非扩张区域进行穿刺透析。

（3）建议术后 2～4 周不要在原病变区域进行穿刺。

（4）除术后当天透析需根据手术时间、血管破裂情况等综合选择抗凝方式外，后续透析不影响抗凝方式选择。

三、PTA 治疗后可能出现的并发症及处理

见表 3-12。

表 3-12　PTA 治疗后可能出现的并发症及处理

并发症	临床表现	超声表现	处理
穿刺部位血肿	表现为局部疼痛、肿胀及皮下淤血。发生在内瘘静脉的穿刺部位血肿还可表现为血肿远心端内瘘静脉搏动增强、震颤减弱	血管周围低回声区或无回声区，可位于血管前方、后方或环绕血管。局部血管可明显受压（注意与穿刺前对比）	（1）小血肿可局部压迫、冰敷，待其自行吸收 （2）持续活动性出血或管腔明显受压、内瘘张力过高甚至血流淤滞时，可换部位重新穿刺血管，使用球囊在血管内部压迫止血并对管腔塑形 （3）较大血肿合并明显疼痛或对周围组织产生严重压迫，可考虑外科手术清除
血管痉挛	常由腔内器械刺激血管壁，或血管本身对刺激敏感所致，以动脉痉挛更为常见	与术前相比，血管管径局部或长段变细，成串珠状或细丝状，血流变慢甚至中断	（1）轻度血管痉挛无需特殊处理，可自行缓解 （2）严重血管痉挛影响血流量，继发血栓可能性大，术中可使用罂粟碱 30mg 或者硝酸甘油 100～300μg（低血压患者慎用）稀释后局部血管内注入解痉。也可在低压力（通常 1～2atm）下用球囊扩张痉挛段血管。需警惕痉挛反复出现或邻近部位血管继发痉挛，可能需要多次处理

并发症	临床表现	超声表现	处理
血管夹层	常由操作不当、血管自身病变严重以及闭塞病变难以清晰辨别血管壁等因素引起，可导致血管腔狭窄甚至血栓形成	二维超声短轴可发现血管壁分层，长轴见管腔内带状组织分隔管腔，彩色多普勒血流成像可见同一根血管内出现双层血流信号	（1）应立即将导丝退回至血管真腔内，重新调整导丝通过 （2）可使用球囊在低压力下贴住夹层，3min 后再次超声评估 （3）严重的血管夹层可导致假腔内血流淤积压迫真腔，可采用球囊撕开内膜使得真腔和假腔相通恢复真腔血流 （4）必要时置入支架
血管破裂	常因导丝及导管刺破血管壁、球囊选择过大等引起，表现为血管走行区域局部迅速肿胀，向周围扩散	血管内膜线连续性中断，周围新出现低回声或者无回声区。活动性出血时，彩色多普勒血流成像显示有彩色血流信号进入	（1）术中发现导丝或导管位于血管外时，应立即回撤导丝、导管至血管腔内。若超声未发现有血流信号向血管外扩散，可继续操作寻找真腔 （2）若破口较大持续出血，应压迫上游动脉降低内瘘压力，并配合球囊在低压力下压迫破口，每3～5分钟超声评估一次，可重复进行 （3）需要尽快解除下游血管狭窄以降低内瘘压力 （4）若反复压迫无效，可考虑置入覆膜支架或外科手术修补
假性动脉瘤	是血管破裂后血液被周围纤维组织包裹而形成的搏动性囊性肿块，无血管壁内、中、外膜三层结构	（1）血管旁无回声包块且局部管壁结构消失 （2）血管与包块间有分流口，其内可探及双向血流，瘤体内红蓝相间的血流信号（即"阴阳图"） （3）由于血流在瘤体与载瘤血管之间来回流动，形成特征性的"来回型"血流频谱	（1）及时诊断并迅速压迫，多数假性动脉瘤可闭合 （2）可联合血管内球囊压迫及皮肤表面外部压迫，每3～5分钟超声评估瘤腔内血流及血栓形成情况，若无血流信号且瘤腔被血栓完全填充，则压迫成功，可重复3～4次 （3）若单纯压迫失败，可在超声引导下注射凝血酶或外用冻干人纤维蛋白黏合剂，适用于破口小、瘤颈长、瘤体不大的情况，注射时需小心避免药物进入动脉导致动脉栓塞 （4）覆膜支架和外科手术可用于处理压迫或封堵失败的病例
急性血栓形成	常因血管内膜损伤、球囊阻断时间过长、抗凝不充分等引起。当血栓堵塞下游瘘静脉时，可导致血管张力增高，内瘘搏动增强，震颤减弱。若堵塞上游动脉，整个内瘘的搏动和震颤均会减弱	血管腔内新出现低回声，可附着在血管壁上，呈不规则团块或片状	（1）少量血栓可不予以特殊处理 （2）血栓量较大时，可使用大口径导管或血管鞘，结合手法挤压、局部溶栓药物等进行抽吸 （3）全身溶栓效果不佳，不推荐使用 （4）在存在血管破裂的情况下，局部持续灌注溶栓应极为谨慎，避免血液和溶栓药物外渗 （5）必要时可考虑手术切开取栓

续表

并发症	临床表现	超声表现	处理
球囊破裂	常见于扩张压力超过爆破压或处理严重钙化血管时。球囊破裂的主要表现为压力泵注入盐水后球囊内压力不增、球囊充盈不均或压力不稳定，且回抽时可见血液	若发生横向断裂，超声图像会显示球囊分为两段	（1）将破裂球囊缓慢拖至血管鞘口，轻柔拖拉尝试直接经鞘拔出 （2）若拔出困难常提示球囊可能横向破裂，断端呈伞状结构，切勿暴力拖拉，可通过介入方法或外科手术取出断裂球囊
导丝、导管断裂	常因导丝或导管的反复过度塑形、打结、过度牵拉及操控不当引起	超声可见导丝或导管断端残留在血管内	（1）立即阻断血流，防止断裂导丝或导管漂移 （2）可使用鹅颈圈套器抓捕或者腔静脉滤器抓捕器圈套导丝或导管断端 （3）在实施抓捕时，务必避免暴力操作，以防断端划伤或刺破血管 （4）若介入抓捕困难，则采用外科手术更为安全

第五节　各类型血管通路的监测方法

　　血管通路是血液透析患者的生命线，在提高透析充分性及生活质量中起着重要的作用。目前在国内，血管通路临床监测主要依靠临床经验包括体格检查、影像学检查等，尚不能达到精准监测。随着国内外医疗水平的快速发展，血管通路的临床监测需要规范化，以利于早期精确发现血管通路狭窄及闭塞等，及时处理并有效延长血管通路使用寿命，从而最终延长血液透析患者的生命。

一、血管通路手术前的评估监测

　　1. 动脉系统评估监测

　　（1）常用方法是首先用彩色多普勒初步描绘桡动脉形态，然后用二维和频谱多普勒进一步评估彩色多普勒显示异常的血管位置。

　　（2）桡动脉充血反应正常应为多普勒频谱波形从三相高阻态变为单相低阻态、峰值速度增加及阻力指数下降。

　　（3）超声检测血管通路时需要了解其准确横截面积，这取决于操作者的熟练程度，并且容易因声束穿透角度而产生误差。相较于峰值速度来说，阻力指数受声束穿透角度的影响较小。当充血反应阻力指数下降到 0.7 以下预示着桡动脉 - 头静脉内瘘手术成功率较大。

　　（4）在临床研究中发现动脉直径＞ 2mm 可增加 AVF 手术的成功率。最近的一项系统综述表明，建立内瘘最佳的动脉直径应＞ 2mm，直径＜ 1.5mm 时不建议手术。

　　（5）当动脉直径为 1.6 ～ 1.9mm 的"灰色区域"时，可应用功能参数，特别是桡动脉充血反应时阻力指数下降、血管扩张，以及二维超声时的血管壁形态等，若阻力指数下降不明显，则需寻找另外可建立内瘘的位置。

2. 静脉系统评估监测

（1）在已发表的研究中，静脉直径作为内瘘手术成功的预测因子，其标准相较于动脉来说波动范围更大，最低标准波动于 1.6～2.6mm。建议静脉直径＞2mm（非充血）作为预测内瘘成熟的最佳临界值，并且同动脉一样不提倡使用＜1.5mm 的静脉建立内瘘。

（2）在一个根据桡动脉和头静脉直径调整的多元模型中，应用止血带 2min 后，静脉扩张度（绝对直径增加 0.4mm 以上）可作为 AVF 成功的最强预测标准。

（3）使用经止血带扩张后的静脉直径，通常认为 2.5 mm 或更大的直径适合于建立内瘘；当扩张后直径＜2mm 时不推荐手术的，除非动脉条件很好和静脉扩张后直径接近 2mm；在静脉扩张后直径为 2.0～2.4mm 时，需仔细检查多普勒血流情况、速度、呼吸流量变化和动脉的状况，以便作出最终决定。

二、血管通路手术后评估监测

K/DOQI 指南提出了 AVF 成熟的超声建议，在使用前 24～48h 进行血流量测定，选用肱动脉作为直截面的采样点，在肘部弯曲上方 2cm 处，以便正确获得血管直径以及计算血流动力学参数。我国专家共识中 AVF 超声成熟标准为：自然血流量＞500ml/min，穿刺段静脉内径≥5mm，距皮深度＜6mm，当术后超声只满足上述 2 个标准时，AVF 临床成熟的概率未知。

1. 通路内压力测量　是一种评估 AVF/AVG 潜在失败风险的方法。血管通路出现狭窄时可造成静脉流出道血流量的下降，同时可出现动脉流入道压力的增高。通过观察压力的变化可以预测流量的变化，从而监控狭窄的发生。

2. 静态压力测量　是 K/DOQI 推荐的监控方法，它是在透析前进行的（在没有体外血流的情况下），并根据血流阻力所引起的压力变化提供血流信息。它消除了直接静脉压的变量，如针头大小、机器类型和血流，因此更加可靠。若在 AVF/AVG 中动脉段静压比＞0.75，或静脉段静压比＞0.5，患者应接受进一步的通路评估。

3. 血管狭窄　根据西班牙指南，满足以下 2 条主要标准可诊断为血管狭窄：

（1）管腔缩小＞50%。

（2）收缩期峰值流速（peak systolic velocity, PSV）比值（狭窄处 PSV/ 近狭窄前 PSV）＞2。

超过 50% 的血管狭窄不是进行性发展的，它们保持稳定，不会改变通路血流量或狭窄程度。在血栓形成风险低的情况下，对这些狭窄进行预防性干预是没有必要的，不但成本很高，而且会加速再狭窄。相反，如果不针对血栓形成风险高的狭窄进行干预，最有可能的事件是短期内血栓形成以致血管通路失功。

以下额外标准可提供足够预测能力，确定 AVF/AVG 是否为高风险血栓形成的狭窄：

（1）血管残余直径＜2mm。

（2）AVF 的血流量＜500ml/min，AVG 的血流量＜600ml/min。

所以，严格意义上的狭窄应该定义为狭窄伴高风险血栓形成（满足上述 2 条主要标准及至少 1 条额外标准），此时应进行 PTA 或开放手术进行选择性干预。

三、动态血管通路的监测

1. 非尿素稀释法测定再循环（葡萄糖测定法）　建议每 3 个月 1 次。具体步骤如下：①透析 30min 后，停止超滤，血泵 300ml/min 流量下进行；②动脉端抽取血样 0.1ml 测血糖值 A；③在静脉端 4s 内注入 50% 葡萄糖 2ml；④注入后 13～17s 从动脉端再抽取 0.1ml 血样测血糖值 B；⑤再循环率（%）=0.046×（B-A）+0.07，结果 > 0.3% 为异常。

2. 尿素再循环测定　建议每 3 个月 1 次。透析开始后 30min，关闭超滤，执行如下步骤：①采动脉端（A）和静脉端（V）血液。②采血后立即降低血流量到 100ml/min，减慢血流速后 10s 关闭血泵。③立即关闭采集标本处上方的动脉端，从动脉端采代表体循环动脉血（S）。④解除夹闭，开始透析，计算再循环公式如下：

再循环（%）=（S-A）/（S-V）×100

3. 动态静脉压测定　建议每 3 个月 1 次。

（1）新内瘘首次使用测量基础值，方法：使用 15 号内瘘穿刺针，确定静脉穿刺针针头位置在血管中央，不可贴着血管壁。

（2）血液透析的前 2～5min，将血流量设定在 200ml/min，测量静脉压。

（3）连续 3 次血液透析的静脉压超过高限值，视为有意义的上升。

影响动态静脉压测定的可能因素：血细胞比容、透析回路管长短与直径大小、透析机器、穿刺针的大小及血流量。

4. 通路静态静脉压监测　建议每 3 个月 1 次（图 3-5）。

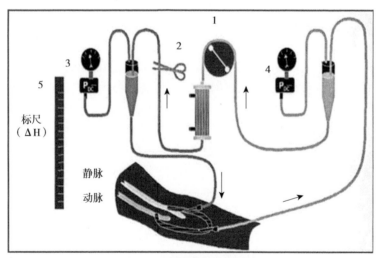

图 3-5　通路静态静脉压监测

1. 血泵；2. 夹闭血管钳；3. 测定静脉压；4. 测定泵前静脉压；5. 标尺测量平卧状态下，患者心脏和动静脉除气囊之间的高度

（1）当通路成熟并且于第 1 次使用后短时间内建立基础数据，以后的序列测定结果比单次测定的结果更有参考意义。

（2）确认透析压力传感器系统已经调零，并且误差控制在 ±5mmHg 之内。

（3）测量没有通路侧肢体的平均动脉压。

（4）调出透析机压力显示画面，如果使用面板量表，可从面板量表读出压力。

（5）停止血泵，在静脉小壶前夹闭静脉线（这样在短时间内就不用停止超滤），在动脉端不用使用血管夹，因为血泵阻止了血液的流动。

（6）等待 30s，直到静脉压稳定，接着测定动脉和静脉压力，只有当动脉端有动脉小壶并且透析机的动脉压测定装置能测量 40mmHg 以上的压力时才能获得动脉压。

（7）打开静脉小壶上端的血管夹，调整血泵到先前的速度。

（8）如果不知道压力传感器的 0 值，可以进行如下操作：夹闭小壶和压力传感器之间的管路，把传感器线路从监测接口拔出，读出压力值，这个值一般接近 0，但可能在 ±10mmHg 内，重新接通压力监测，打开血管夹。

（9）测量压力偏移量，可以直接测量或用公式计算。压力偏移量指从小壶到透析床上肢体通路穿刺点之间的高度：①直接测量。测量穿刺点到静脉或动脉小壶中血液顶点的高度，偏移量等于高度（cm）乘以 0.76。从实用的角度考虑，如果动脉小壶和静脉小壶在同一高度，只要进行一次测量就够了。②使用公式。血压偏移量 = 3.6+0.35X。如果两个小壶的高度相同，可以仅进行一次测量；如果两个小壶的高度不同，应当分别测量压力偏差，对一个特定的患者只需记定一次压力偏差，但当血管通路改变时，需要对压力偏差重新估计。

（10）计算标准化的静脉端和动脉端压力比值，公式如下：

标准化动脉端通路内压力比值 =（动脉端通路内压力 + 动脉压力偏移量 − 动脉传感器 0 值）/ 平均动脉压

标准化静脉端通路内压力比值 =（静脉端通路内压力 + 静脉压力偏移量 − 静脉传感器 0 值）/ 平均动脉压

5. 高静脉压怀疑血管内重度狭窄监测（表 3-13）　①连续 3 次血液透析过程中测定；②静脉压 > 160mmHg；③开启血液透析治疗键前 5min 的测量值。

表 3-13　血管重度狭窄时高静脉压监测

血流量	Ht=26		Ht=30		Ht=34	
	AVF	AVG	AVF	AVG	AVF	AVG
225	140	155	150	165	160	175
250	155	170	165	180	175	190
275	170	185	180	195	190	205
300	185	200	195	210	205	220

血管内重度狭窄监测的注意事项：

（1）同型号机器及相同的设定下才能比较。

（2）不同的机器、管路、穿刺针等都会影响动态静脉压。

（3）需要连续 3 次的测量值是为了排除穿刺针位置所造成的误差。

（4）静脉压的上升趋势比单一次测量更有意义。

（5）静脉压上升并超过上限时，需要做血管造影。

6.下列情况下需要进行 AVF 功能监测

（1）出现 AVF 功能不良的征兆（表 3-14）时需要测定血流量。

表 3-14　AVF 功能不良的征兆

1	血管杂音很弱，不宜穿刺
2	穿刺时发现有血块
3	AVF 有搏动，但杂音不明显
4	血流量持续降低，且＜250ml/min
5	AVF 肢端水肿
6	连续 3 次静脉压均偏高，安排血管造影

（2）新患者首次使用 AVF 时需要测定血流量的基础值，后续每 2 个月 1 次。

（3）老患者在新建 AVF 首次使用时测定新 AVF 血流量的基础值。

（4）新老患者 PTA 结束后首次血液透析要监测血流量并记录后评估。

（5）当 AVF 血流量＜500ml/min，或者 500ml/min＜AVF＜1000ml/min 且比基础值＞25%，必须安排血管造影。

习题与答案

【习题】

一、单项选择题

1.（　）插管手术较易，并发症少，且能提供较高的血流量，一般作为首选途径
A. 股静脉
B. 颈内静脉
C. 锁骨下静脉
D. 颈外静脉
E. 头静脉

2.（　）插管手术简单，操作简便，但由于位置原因，易发生感染、血栓、血流量差，留置时间短
A. 颈内静脉
B. 锁骨下静脉
C. 股静脉
D. 颈外静脉

E. 头静脉

3.由于封管肝素量不足，肝素液流失或血液反流入管腔所致的血栓多为（　）
A. 导管腔内血栓
B. 导管外尖部血栓
C. 静脉腔内血栓
D. 附壁血栓
E. 隧道血栓

4.留置导管的主要并发症是（　）
A. 血栓
B. 感染
C. 导管功能障碍
D. 导管脱落
E. 血肿形成

5.以下不属于导管功能障碍的是（　）
A. 导管内血栓形成
B. 血流不畅
C. 单向阻塞

D. 不能达到目标血流量

E. 感染

6. 当导管动脉端功能障碍而静脉端血流充足，将动静脉反接的缺陷是（　　）

　　A. 再循环率增加

　　B. 出现"贴壁"现象

　　C. 血栓形成

　　D. 血流不畅

　　E. 易致感染

7. 中心静脉留置导管拔管时采取以下哪种体位，可以防静脉内压力低产生气栓（　　）

　　A. 坐位

　　B. 侧卧位

　　C. 半坐卧位

　　D. 平卧位

　　E. 俯卧位

8. 以下中心静脉导管拔除指征不包括（　　）

　　A. 导管有严重感染，不能控制

　　B. 导管失去功能，如流量低

　　C. 导管内有血栓形成并不能抽出

　　D. 导管周围出血不止，压迫也不能止血

　　E. 导管出口局部感染

9. 一旦发生空气栓塞时，患者采取的卧位是（　　）

　　A. 去枕平卧

　　B. 向右侧

　　C. 半卧位

　　D. 左侧卧位、头低足高

　　E. 以上都不是

10. 留置导管拔管时，无菌纱布指压需（　　）

　　A. 5 ～ 10min

　　B. 10 ～ 20min

　　C. 20 ～ 30min

　　D. 30 ～ 40min

　　E. 40 ～ 50min

11. 留置导管的最主要并发症是（　　）

　　A. 感染

　　B. 血栓

　　C. 空气栓塞

　　D. 出血

　　E. 流量不佳

12. 中心静脉双腔导管分两个腔，远端开口、近端开口分别为（　　）

　　A. 动脉端，动脉端

　　B. 动脉端，静脉端

　　C. 静脉端，动脉端

　　D. 静脉端，静脉端

　　E. 以上都不对

13. AVF 术前应提前保护好内瘘侧肢体血管，除外以下哪项（　　）

　　A. 不要在该侧肢体穿刺输液

　　B. 不要在该侧肢体抽血

　　C. 不要在该侧行锁骨下静脉留置中心静脉导管

　　D. 不要在该侧肢体测量血压

　　E. 不要在该肢体进行留置穿刺针

14. 以下 AVF 术后护理措施错误的是（　　）

　　A. 术后应每日多次检查能否触及震颤，听到血管杂音以便早期发现血栓形成并及时处理

　　B. 术后若发生渗血应加压包扎止血

　　C. 注意身体姿势及袖口松紧，避免内瘘侧肢体受压

　　D. 内瘘成形术 24h 后手部可适当做握拳动作及腕关节运动，以促进血液循环，防止血栓形成

　　E. 适当抬高内瘘侧肢体，可减轻肢体水肿

15. AVF 穿刺时动脉穿刺点距吻合口至少应达到多远距离（　　）

　　A. 2cm

　　B. 3cm

　　C. 5cm

　　D. 8cm

E. 10cm

16. 下列有关拔针时注意事项描述错误的是（　　）

A. 穿刺点应最大加压压迫，以防出血

B. 拔出穿刺针时的角度要与穿刺时的角度相同或接近

C. 切记在穿刺针没有完全拔出前不要压迫

D. 穿刺点的压迫不宜过紧，以不出血且触摸有震颤为宜

E. 拔针顺序尚无统一规定

17. 下列预防内瘘感染的措施不正确的是（　　）

A. 严格无菌操作，防止医源性感染

B. 透析后即可清洗内瘘侧手臂

C. 透析前清洗内瘘侧手臂

D. 避免用不洁之手搔抓内瘘处皮肤

E. 养成良好的卫生习惯

18. 内瘘形成动脉瘤的原因为（　　）

A. 反复在同一部位进行穿刺

B. 内瘘有部分血栓形成

C. 反复低血压的发生

D. 压迫止血不当

E. 以上都是

19. 新内瘘首次穿刺时机一般为术后（　　）

A. 4 周

B. 6 ～ 8 周

C. 10 周

D. 12 周

E. 8 ～ 10 周

20. 绳梯穿刺法沿着内瘘走向上下交替进行穿刺，一般每个穿刺点相距（　　）

A. 0.5cm

B. 1.5cm

C. 1cm

D. 2cm

E. 3cm

21. 定点穿刺易造成下列何种情况（　　）

A. 出血

B. 感染

C. 窃血综合征

D. 手肿胀综合征

E. 渗血

22. 出现手指末梢苍白、发凉、麻木等一系列症状一般见于以下哪种情况（　　）

A. 感染

B. 动脉瘤

C. 手肿胀综合征

D. 窃血综合征

E. 出血

23. 内瘘非血栓性狭窄最常见的部位是（　　）

A. 吻合口静脉侧

B. 吻合口动脉侧

C. 吻合口处

D. 穿刺处

E. 距吻合口 3 ～ 5cm 处

24. 慢性肾衰竭患者当 Ccr 在以下哪个范围时建议择期建立内瘘（　　）

A. Ccr ＜ 5ml/min

B. Ccr ＜ 15ml/min

C. Ccr ＜ 25ml/min

D. Ccr ＜ 35ml/min

E. Ccr ＜ 20ml/min

25. 术前心脏功能评估对以下哪种内瘘意义更加重要（　　）

A. 鼻烟窝内瘘

B. 腕部内瘘

C. 前臂内瘘

D. 上臂内瘘

E. 以上都是

26. AVF 成熟不良或不能成熟最常见的原因是（　　）

A. 近吻合口静脉内膜增生导致的机械性狭窄

B. 血栓形成

C. 吻合口直径小

D. 流出道静脉狭窄

E. 功能锻炼不足

27. 高位动静脉内瘘患者发生窃血综合征时以下处理措施正确的是（　）

A. 通过手术结扎吻合静脉的远侧支

B. 对吻合口行手术扩张

C. 通过手术将扩张的吻合口缩小

D. 重新制作内瘘

E. 通过手术结扎吻合静脉的近侧支

28. 以下哪类患者不宜选择高位动静脉内瘘术（　）

A. 年老

B. 儿童

C. 体弱

D. 肥胖

E. 以上都是

29. 高位动静脉内瘘是指采用哪一部位做动静脉吻合术后形成的动静脉内瘘（　）

A. 肘部或肘部以上血管

B. 前臂血管

C. 大腿部血管

D. 腕部血管

E. 上臂血管

30. 高位动静脉内瘘始用时间为（　）

A. 术后 4 周

B. 术后 6 周

C. 术后 2 个月

D. 术后 3～4 个月

E. 术后 4～6 周

31. 肿胀手综合征早期处理方法为（　）

A. 可以通过握拳增加回流，减轻水肿

B. 必须重新制作内瘘

C. 可采用内瘘包扎压迫

D. 采取外科手术缩小瘘口

E. 可用 PTFE 血管做旁路搭桥手术

二、多项选择题

1. 导管感染根据部位可分为（　）

A. 导管出口处感染

B. 皮下隧道感染

C. 血液扩散性感染

D. 导管入口处感染

E. 全身感染

2. 中心静脉留置导管的自我护理要点有（　）

A. 保持局部清洁干燥

B. 避免剧烈运动

C. 观察局部有无红、肿、热、痛

D. 可用于输血输液

E. 定期换药

3. 临床常采用的判断自体动静脉内瘘瘘管是否通畅的简便方法有（　）

A. 视（观察瘘管外部情况）

B. 超声检查

C. 听诊杂音

D. 触诊震颤

E. 抬臂试验

4. 内瘘常见的并发症有（　）

A. 血栓

B. 感染

C. 血管瘤或假性动脉瘤

D. 肿胀手综合征

E. 窃血综合征

5. 上臂动静脉内瘘发生血管瘤护理时应注意（　）

A. 变化穿刺点

B. 穿刺时应扎止血带，防止内膜损伤

C. 血管出现狭窄时，应在狭窄处穿刺

D. 穿刺前尽量将上臂的血管充分暴露，利于评估和选择穿刺点

E. 桡动脉和贵要静脉

6. 高位动静脉内瘘形成假性动脉瘤的护理措施包括（　）

A. 肢体制动

B. 避免定点穿刺

C. 弹性绷带护手

D. 减缓动作，防止破裂

E. 以上都是

三、案例分析题

1. 患者，男，61 岁，诊断为尿毒症，每周 3 次规律血透 7 年余。干体重 67kg，今晨体重 72kg。透析护士评估发现内瘘搏动及震颤微弱，其主诉昨晚自觉内瘘搏动弱，并稍有疼痛未引起重视。近 3 个月每周超滤有 2 次大于干体重的 5%，且上次血透末血压 104/58mmHg。血管超声发现，近内瘘口端血管狭窄，拟明日行血管扩张术。

（1）该患者出现了何种并发症（　）

A. 动静脉内瘘感染

B. 肿胀手综合征

C. 缺血性单肢神经病变

D. 窃血综合征

E. 动静脉内瘘狭窄

（2）因今日体重增长过多，需要进行血透治疗，最适合该患者的临时通路为（　）

A. 动静脉外瘘

B. 动静脉直接穿刺

C. 临时性颈内静脉置管

D. 临时性股静脉置管

E. 临时性锁骨下静脉置管

（3）为了不对今后内瘘手术产生影响，首选穿刺部位为（　）

A. 足背动脉

B. 桡动脉

C. 肱动脉

D. 股动脉

E. 以上都不是

（4）透析结束时注意压迫，防止出现（　）

A. 出血

B. 感染

C. 疼痛

D. 血肿

E. 以上都是

（5）若该血管扩张失败，考虑重新建立动静脉内瘘，首选的临时通路是（　）

A. 动静脉外瘘

B. 动静脉直接穿刺

C. 临时性颈内静脉置管

D. 临时性股静脉置管

E. 以上都不对

2. 患者，男，78 岁，慢性肾功能不全，CKD5 期，2 型糖尿病，2012 年 3 月开始透析，始用右颈内静脉长期置管。今来院血透时发现引血困难，透析血流量不足，经医师反复调整无效。

（1）该患者可能出现的问题是（　）

A. 导管内血栓形成

B. 导管感染

C. 导管贴壁

D. 导管脱落

E. 导管断裂

（2）引起上述问题的原因包括（　）

A. 使用时间长

B. 患者高凝

C. 抗凝剂用量不足

D. 封管时肝素用量不足

E. 管路扭曲

（3）针对患者情况，主要预防和处理措施为（　）

A. 颈内静脉穿刺点选择中下段为宜

B. 下机封管时，盐水冲洗导管，然后用肝素封管

C. 肝素封管到位，正压封管

D. 有部分血栓形成而血流不畅者，可用尿激酶封管

E. 拔除导管

（4）目前该患者存在的主要护理诊断为（　）

A. 焦虑：与血流量不足，影响正常透析有关

B. 知识缺乏：缺乏导管护理有关知识

C. 体液过多：与水、钠潴留有关

D. 疼痛：与感染有关

E. 潜在并发症肺栓塞：与血栓脱落有关

（5）目前有效的护理措施包括（　　）

A. 每次透析前认真评估通路的通畅情况

B. 抽吸前次封管液时应快速抽出

C. 抽吸不畅时，切忌向导管内推注液体

D. 如有血栓形成，可用尿激酶溶栓

E. 选择合适的体位

3. 患者，女，70岁。因胸闷气急3d来院，诊断为CKD5期，2型糖尿病，肌酐1115.5μmol/L，尿素氮28.21mmol/L。经行右侧颈内静脉置管术，并进行首次血透。

（1）导管置入静脉优先选择（　　）

A. 锁骨下静脉

B. 右股静脉

C. 右颈静脉

D. 左颈内静脉

E. 左股静脉

（2）临时性中心静脉导管留置术适应证为（　　）

A. 初次透析或无长期血管通路患者

B. 感染

C. 急性肾衰竭

D. 中毒抢救

E. 血浆置换

（3）诱导透析的注意事项有（　　）

A. 使用小面积、低效率透析器

B. 多次短时透析

C. 增加血浆渗透压

D. 选择适当血液净化方法

E. 使用大面积透析器

（4）临时性中心静脉导管并发症有（　　）

A. 穿刺部位出血

B. 局部血肿形成

C. 心律失常

D. 空气栓塞

E. 喉部血肿、喉返神经损伤

（5）静脉导管更换适应证为（　　）

A. 导管相关感染经抗感染治疗无效者

B. 导管功能不良

C. 导管体外部分破损

D. 导管涤纶套托出

E. 导管漏血、漏气

4. 患者，男，73岁，诊断为尿毒症，规律透析10年余。患者有糖尿病史，视力减退，平时一人居住，子女不在身边。血管通路为自体动静脉内瘘。5月21日，患者行血透治疗，治疗前床位护士评估患者一般情况及内瘘情况发现其内瘘穿刺部分有红肿表现，患者主诉穿刺处稍有疼痛，消毒穿刺处加压有脓液挤出。查血常规示：白细胞计数 5.37×10^9/L，血红蛋白 122g/L，中性粒细胞 3.88×10^9/L，嗜酸性粒细胞 0.16×10^9/L，单核细胞计数 0.42×10^9/L。

（1）该患者出现了什么并发症（　　）

A. 动静脉内瘘狭窄

B. 动静脉内瘘的感染

C. 肿胀手综合征

D. 动静脉内瘘血栓

E. 窃血综合征

（2）引起上述问题的主要原因是（　　）

A. 穿刺时未严格执行无菌操作，穿刺针污染

B. 患者个人卫生习惯不良，内衣污染等

C. 皮肤瘙痒时用不洁手挠抓引起皮肤感染

D. 血液透析结束后穿刺处接触水导致感染

E. 拔针不规范

（3）该患者目前存在的主要护理诊断有（　　）

A. 疼痛：与内瘘感染有关

B. 焦虑：与对本身疾病能否顺利康复、

独居有关

C. 知识缺乏：缺少内瘘护理相关知识

D. 体液不足危险：与感染有关

E. 以上都是

（4）针对患者情况，以下哪些是有效的护理措施（　　）

A. 严格无菌操作

B. 区域穿刺可以预防感染

C. 提高穿刺水平，避免血肿形成；瘘内感染严重时暂停使用内瘘，全身使用抗生素，用抗生素药膏涂抹患处

D. 做好患者卫生宣教工作，保持内瘘手臂皮肤清洁、干燥，透析后切勿进水。

E. 以上都是

5. 患者，女，50 岁，慢性肾功能不全，CKD5 期。2012 年 5 月开始透析，血管通路为左前臂内瘘。2014 年 6 月内瘘血栓形成后行左上臂肱动脉 - 头静脉内瘘，现左上臂头静脉、贵要静脉均严重瘤样扩张。内瘘搏动强，震颤稍弱，彩色多普勒超声示瘘体部位血管直径 2.6cm。

（1）患者内瘘出现了何种并发症（　　）

A. 内瘘形成了动脉瘤

B. 内瘘血栓形成

C. 窃血综合征

D. 肿胀手综合征

E. 内瘘感染

（2）出现上诉并发症的原因有（　　）

A. 上臂内瘘流量高，压力大

B. 内瘘未成熟时过早使用，血管损伤

C. 长期定点穿刺或小范围内区域穿刺，血管壁损伤，弹性差

D. 吻合口过大致流量高，压力大

E. 内瘘流出道狭窄或梗阻

（3）目前应采取的有效处理措施有（　　）

A. 直径＜ 3cm，采用保守治疗，弹性

绷带保护，避免碰撞损伤动脉瘤

B. 禁止在动脉瘤部位穿刺，避免局部皮肤感染

C. 直径＞ 3cm，须行手术治疗，如为流出道狭窄则扩张狭窄静脉

D. 对于吻合口部位的动脉瘤，采用结扎内瘘、切除动脉瘤，并行吻合口近心端动脉、静脉重新吻合

E. 对于穿刺部位的动脉瘤，如果邻近有合适的自体表浅静脉如贵要静脉，可采取切除动脉瘤，并行贵要静脉转位内瘘修补手术

（4）目前该患者存在的主要护理诊断有（　　）

A. 潜在并发症：有心力衰竭的危险

B. 潜在并发症：有动脉瘤破裂的危险

C. 潜在并发症：有感染的危险

D. 焦虑：与疾病的预后有关

E. 知识缺乏：缺少内瘘及护理相关知识

（5）应采取的有效预防措施有（　　）

A. 选择合理的穿刺方式，避免区域穿刺

B. 避免内瘘未成熟提前使用

C. 采用正确的按压止血方法

D. 对于吻合口大、高流量的内瘘用弹力护腕保护

E. 健康教育，避免磕碰、抓挠等损伤

【参考答案】

一、单项选择题

1.B　2.C　3.A　4.B　5.E　6.A　7.D

8.E　9.D　10.C　11.A　12.C　13.D

14.B　15.B　16.A　17.B　18.A　19.B

20.C　21.E　22.D　23.A　24.C　25.D

26.A　27.C　28.D　29.A　30.C　31.A

二、多项选择题

1.ABC　2.ABCE　3.ACD　4.ABCDE

5.ABCD　6.BCD

三、案例分析题

1.（1）E　（2）B　（3）A　（4）ABCDE　（5）C

2.（1）A　（2）ABCDE　（3）ABCD（4）ABE　（5）ABCDE

3.（1）C　（2）ABCDE　（3）ABCD（4）ABCDE　（5）ABCDE

4.（1）B　（2）ABCD　（3）ABC（4）ACD

5.（1）A（2）ABCDE（3）ABCDE（4）ABCDE（5）ABCDE

（沈　霞　周　薇　杜爱燕　许莹莹）

参考文献

[1]　王质刚 . 血液净化学 [M].4 版 . 北京：北京科学技术出版社，2016：153，163–164；181–182；200–201，204.

[2]　金其庄，王玉柱，叶朝阳，等 . 中国血液透析用血管通路专家共识（第 2 版）[J]. 中国血液净化，2019，18（6）：365–381.

[3]　沈霞，刘云 . 血液净化治疗护理 [M]. 北京：科学出版社，2018:31–38.

[4]　陈香美 . 血液净化标准操作规程（2021 版）[M]. 北京：人民卫生出版社，2021：8–10，72–88.

[5]　林惠凤 . 实用血液净化护理学 [M].2 版 . 上海：上海科学技术出版社，2016：55–56.

[6]　肖光辉，王玉柱 . 血液净化通路一体化管理手册 [M]. 北京：北京航空航天大学出版社，2018：51–53.

[7]　袁静 . 血液净化护理培训教程 [M]. 杭州：浙江大学出版社，2019：12–14.

[8]　匡斌 .286 例人工血管动静脉内瘘术临床应用分析 [J]. 中国血液净化，2017，16（9）：627–630.

[9]　葛玮婧 . 即穿型人工血管动静脉内瘘的初步应用 [J]. 中国血液净化，2019，18（9）：635–638.

[10]　张丽红 . 即穿型人造血管与肝素涂层人造血管在终末期肾病患者建立动静脉内瘘中的长期效果观察 [J]. 中国血液净化，2019，18（10）：701–704.

[11]　廖冬梅 . 新型即穿式人工血管在透析通路中的临床应用研究 [J]. 中国血液净化，2020，19（4）：278–281.

[12]　黄德绪 . 早期穿刺人工血管在血液透析血管通路中的临床应用 [J]. 实用医学杂志，2018，34（15）：2579–2582.

[13]　中国血液透析血管通路超声介入治疗共识专家组 . 中国血液透析血管通路超声介入治疗专家共识（2024 年版）[J]. 中华肾脏病杂志，2024，40（11）：918–930.

[14]　杨雨雯，伍刚 . 血液透析血管通路临床监测新进展 [J]. 中华肾病研究电子杂志，2020，9（3）：131–134.

[15]　贾艳清，董永泽，许秀君，等 . 维持性血液透析病人血管通路全生命周期管理实践效果研究 [J]. 护理研究，2023，37（4）：742–745.

第4章

抗凝剂的选择与使用

血液净化抗凝治疗是在评估患者的凝血状态后,个体化地选择使用抗凝剂种类、剂量,定时监测、调整,以保证透析的顺利进行,防止体外循环发生血液凝固,是保证血液透析质量的重要环节。尿毒症患者因自身原有疾病因素,加之长期血液透析治疗,导致患者的凝血机制出现紊乱,凝血功能发生异常变化。因此,在血液净化治疗时合理、合适、准确地选择抗凝方式尤为重要。理想的抗凝效果是能够达到血液透析治疗过程中体外循环管路不凝血且患者未出现出血的临床表现。

第一节 概 述

一、凝血生理

凝血反应是机体创伤后发生的组织修复,从而制止出血、维护血管完整性和血液流动性的生理过程。凝血因子级联反应促进凝血酶原活化成为凝血酶,催化可溶性纤维蛋白原(fibrinogen,FIB)裂解成为纤维蛋白从而使血液凝固。当血液与体外循环材料接触后,血小板和中性粒细胞被激活,释放的微囊和微粒中含有大量的组织因子,它们与凝血因子Ⅶa结合,启动组织因子凝血途径(又称外源性凝血途径),催化裂解凝血因子Ⅸ和Ⅹ,后者在凝血因子Ⅴ的帮助下催化凝血酶原成为活化凝血酶。组织因子凝血途径并不足以完成止血反应,但是这一反应途径促进包括凝血因子Ⅷ与活化凝血因子Ⅸa参与的共同凝血途径,高效活化凝血因子Ⅹ,快速扩增凝血反应产生大量凝血酶,从而使FIB转化成为纤维蛋白。当接触带有负电的分子表面时,血液还可通过凝血因子Ⅻ自身活化启动内源性凝血途径,催化凝血因子Ⅺ成为Ⅺa,后者高效催化Ⅸ裂解成为Ⅸa,促进凝血反应的进行。血小板活化是凝血反应发生的必要条件,活化的凝血因子如Ⅶa、Ⅸa、Ⅹa和凝血酶等在钙离子存在的情况下结合于活化血小板膜表面磷脂,提高局部浓度,从而使凝血反应得以高效进行。

二、抗凝机制

机体中抗凝系统主要由组织因子途径抑制物、抗凝血酶、蛋白C及蛋白S组成,分别通过抑制组织因子途径活化、灭活凝血因子酶活性或辅酶活性发挥对凝血反应的调控作用。当凝血因子表达及活性受到抑制或者抗凝系统活性提升时,凝血反应便无法高效进行。因此，螯合凝血反应所必需的钙离子（如枸橼酸盐）、降低肝脏细胞表达维生素 K 依赖的凝血因子（如华法林）、提升抗凝血酶对凝血因子的灭活活性（如肝素）以及直接抑制凝血因子酶活性（如阿加曲班等）都可以阻滞凝血反应的进行，减少凝血酶的产生（图 4-1）。

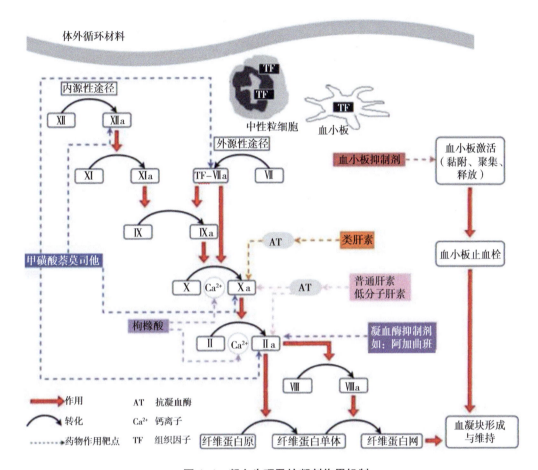

图 4-1 凝血生理及抗凝剂作用机制

三、抗凝剂的分类

按作用机制不同，抗凝剂分为：①抑制凝血因子合成药，如香豆素类（华法林）、茚二酮类（双苯茚二酮）。②增强凝血抑制因子活性药，如肝素、低分子肝素、磺达肝癸钠及类肝素（藻酸三酯、戊聚糖多硫酸酯）。③抑制凝血因子活性药，如合成的蛋白酶抑制药（甲磺酸奈莫司他、阿加曲班）、抗凝血酶药（水蛭素）、抗凝血因子Ⅹa 药（利伐沙班）及抗凝血因子Ⅸa 药。④凝血抑制因子制剂，如抗凝血酶Ⅲ、蛋白 C、血栓调节蛋白、肝素辅助因子Ⅱ、组织因子途径抑制因子等。⑤抗血小板药。

临床上常用的广义抗凝血药有抗凝药、抗血小板药和溶栓药。根据给药途径可分为静脉抗凝血药和口服抗凝血药，血液净化治疗过程中绝大部分患者均采用静脉抗凝血药。因此，本节着重介绍血液透析治疗相关的静脉抗凝血药的选择与使用。

四、抗凝剂的不良反应

抗凝剂的不良反应有：①肝素诱导血小板减少症（heparin-induced thrombocyto-penia，HIT）；②高脂血症、骨质脱钙；③低钙血症、高钠血症和代谢性碱中毒。

第二节　抗凝剂的选择与使用

一、全身性抗凝

（一）普通肝素

普通肝素（heparin），简称肝素，于1916年被发现，1934年开始应用于临床，作为一个经典的抗凝剂被沿用至今。肝素是一种带负电荷的氨基葡聚糖硫酸酯，商品用药的原料主要来源于猪肠或牛肺，其中市场上销售的肝素多来源于猪肠黏膜。肝素的相对分子质量为3000～30 000Da，其中只有1/3存在抗凝活性成分。

1. 作用机制　肝素属于间接凝血酶抑制药，通过与凝血酶结合从而抑制纤维蛋白块的生成，但对于已经和纤维蛋白结合的凝血酶是不能达到抗凝效果的。目前，我国大部分在用的肝素为125U/mg。肝素口服不能吸收，需静脉注射使用，而且肝素的血浆浓度和疗效存在明显个体差异。正常人肝素的半衰期随剂量的增加而延长，如给予患者每次100U、200U、400U的肝素静脉注射，半衰期分别为50min、96min、150min。同时也与肝素使用的持续时间有关。肝素经肝脏与肾脏进清除，不能被透析清除。肝素具有抗凝、抗感染、抗补体、抗动脉粥样硬化、调控生长因子、抗肿瘤等作用。

2. 适应证与禁忌证

（1）适应证：临床无出血倾向或出血性疾病，无HIT，血浆抗凝血酶活性≥50%，无明显脂代谢或骨代谢异常，活化部分凝血活酶时间（activated partial thromboplastin time，APTT）、凝血酶原时间（prothrombin time，PT）、凝血酶原时间国际标准化比值（prothrombin time – international normalized ratio，PT-INR）、D-二聚体正常或轻度异常的患者。

（2）禁忌证：①绝对禁忌证。各种部位的活动性出血、未控制的高血压、动脉瘤或主动脉夹层等。②相对禁忌证。各种出血倾向、血小板数量或功能缺陷、有创操作前后或围手术期、外伤后、伴有出血倾向的恶性肿瘤、可能合并出血倾向的浆膜腔积液等。

3. 用法及监测

（1）用法

1）应用于血液透析、血液滤过、血液透析滤过及连续性血液净化治疗。一般首剂量37.5～62.5U/kg（0.3～0.5mg/kg），追加剂量625～1250U/h（5～10mg/

h），间歇性静脉注射或持续性透析器 / 滤器前静脉输注（常用）；血液透析结束前 30 ～ 60min 停止追加。应依据患者的凝血状态个体化调整剂量。

2）血液灌流、血浆吸附或血浆置换一般首剂量 62.5 ～ 125U/kg（0.5 ～ 1.0mg/kg），追加剂量 1250 ～ 2500U/h（10 ～ 20mg/h），间歇性静脉注射或持续性透析器 / 滤器前静脉输注（常用）；预期结束前 30min 停止追加。实施前给予 500U/dl（4mg/dl）的肝素生理盐水预冲、保留 20min 后，再给予生理盐水 500ml 冲洗，有助于增强抗凝效果。肝素剂量应依据患者的凝血状态个体化调整。

3）连续性肾脏替代治疗（continuous renal replacement therapy，CRRT）采用前稀释的患者，一般首剂量 1875 ～ 2500U（15 ～ 20mg），追加剂量 625 ～ 1250U/h（5 ～ 10mg/h），静脉注射或持续性透析器 / 滤器前静脉输注（常用）；采用后稀释的患者，一般首剂量 2500 ～ 3750U（20 ～ 30mg），追加剂量 1000 ～ 1875U/h（8 ～ 15mg/h），静脉注射或持续性静脉输注（常用）；治疗结束前 30 ～ 60min 停止追加。抗凝药物的剂量依据患者的凝血状态个体化调整；治疗时间越长，给予的追加剂量应逐渐减少。

（2）监测：通过测量 APTT 以控制肝素用量，一般维持在正常值的 1.5 ～ 2.5 倍。同时，应依据患者的凝血状态进行个体化的调整。应用过程中应注意肝素应用的禁忌证、肝素耐药及反跳现象的出现。

4. 并发症

（1）出血：是肝素最常见的并发症，主要表现为消化道、泌尿系统、皮肤、神经系统等部位出血。鱼精蛋白作为肝素的拮抗剂可使肝素失去抗凝活性。

（2）HIT：HIT 是由肝素类药物导致的血小板减少，如同时合并血栓形成，则称为肝素诱导的血小板减少症和血栓形成。HIT 存在两种类型，Ⅰ 型 HIT 为非免疫原反应，常出现于使用肝素后 1 ～ 2d，血小板数量轻度下降且无血栓及出血，无须停药即可缓解；Ⅱ 型 HIT 为免疫反应介导的血小板减少，常出现于使用肝素后的 5 ～ 10d，也可出现于 24h 至 3 周，大部分表现为血小板显著降低至基线值 50% 以上，可伴有严重血栓栓塞和急性全身反应。一般在停药后 1 周内缓解，往往可确诊为 HIT。一旦诊断 HIT，立即停用肝素及低分子肝素，换用类肝素、阿加曲班或甲磺酸萘莫司他。

（3）骨质疏松：发生率降低，但随着肝素应用时间的延长则发生率会提高。

（4）其他：超敏反应、脂代谢紊乱、脱发、骨关节病、低醛固酮血症等；妊娠期妇女使用可能会引起早产或死胎。

5. 使用护理

（1）配制与使用

1）血液净化治疗前，由医师评估后制订抗凝处方，包括抗凝剂种类、使用途径及剂量。

2）遵医嘱双人核对抗凝剂处方，并进行药品配制，严格遵循无菌技术原则，在治疗室配制，一次性注射器遵循一人一管一用一抛弃原则，溶媒一人一使用。

3）抗凝剂现配现用，配制的抗凝剂必须标识明确：标明配制日期、时间、剂量、配制者及药品核对者。配制后短暂保存于无菌治疗盘内，明确无菌治疗盘铺盘时间及有效期。

4）配制时，配制方法可参考：抽取 0.9% 氯化钠注射液（NS）18ml+ 肝素原液

（12 500U/2ml）2ml，配制成肝素钠溶液（浓度 625U/ml）。

5）血液透析开始前 3～5min，遵医嘱从血管通路静脉端一次性注入肝素首剂量。追加肝素从体外循环管路的肝素管路端，通过肝素泵持续输注，注意保持肝素泵输注通畅。

（2）使用调整

1）抗凝不足：透析中因各种原因（下机解便、穿刺失误等）导致的透析中断再上机，应根据中断时间长短，评估患者及透析器情况后遵医嘱适当追加抗凝剂，避免因抗凝剂不足导致凝血发生。

2）抗凝过量：因抗凝剂选择不合理或使用过量，治疗过程中患者出现出血的情况时，须立即停止或减少抗凝剂的使用，重新选择抗凝血药，并针对不同部位的出血予以相应处理。必要时，给予肝素拮抗剂硫酸鱼精蛋白，比例一般为 1：1 或 4：5。

（3）使用注意事项：①既往存在肝素或低分子肝素过敏史。②既往诊断过 HIT。③合并明显的出血性疾病。④有条件的单位推荐检测患者血浆抗凝血酶活性，对于血浆抗凝血酶活性＜50% 的患者，不宜直接选择肝素或低分子肝素；应适当补充抗凝血酶制剂或新鲜血浆，使患者血浆抗凝血酶活性≥50% 后，再使用肝素或低分子肝素。

（4）血液透析抗凝护理

1）使用前护理评估

①出血风险评估：评估内容包括以下几种。a.基础疾病，包括控制不良的高血压、消化性溃疡、肝硬化、支气管扩张等；b.创伤、手术或有创性操作；c.同时接受抗凝或抗栓治疗，包括抗血小板药物、抗凝药物和溶栓药物等；d.凝血时间延长或凝血因子缺乏；e.血小板减少或功能缺陷；f.活动性出血和出血控制情况等。评估患者有无出血倾向或出血现象，如皮肤淤青、眼底出血、牙龈出血、痰中带血、鼻出血、月经过多、痔疮出血。

目前临床中对患者出血风险的评估主要依据 Swartz 等分级（表 4-1）。

表 4-1　Swartz 等分级

危险度	出血倾向
极高危	活动性出血
高危	活动性出血停止或手术、创伤后＜3d
中危	活动性出血停止或手术、创伤后 3～7d
低危	活动性出血停止或手术、创伤后＞7d

②凝血风险评估：FIB、D-二聚体或Ⅷ因子水平升高，APTT 缩短等；其他因素，如血容量不足、血细胞比容过高、高脂血症、高球蛋白血症和高黏滞血症等。

③凝血指标的监测与评估：准确评估患者凝血相关实验室检查指标，有助于正确判断患者出凝血情况，协助准确选择抗凝方案和及时监测抗凝效果。如常规监测 APTT、活化凝血时间（activated clotting time，ACT）、PT、凝血酶时间（thrombin time，TT）、INF、D-二聚体、纤维蛋白降解产物（fibrindegra dation products，FDP）、FIB 等评估潜在出血倾向，通过血小板计数了解血小板功能。有条件还可监测抗凝血酶（anti-thrombin，AT）活性、抗Ⅹa因子活性；临床常见凝血指标的监测目的及意义见表 4-2。

表 4-2　肾脏替代治疗抗凝需要监测的部分出凝血指标的临床意义

监测项目	监测目的	临床意义
活化部分凝血活酶时间（APTT）	内源性凝血途径	内源性凝血因子（Ⅻ、Ⅺ、Ⅸ、Ⅷ、激肽释放酶原、高分子量激肽原）以及共同途径凝血因子（Ⅹ、Ⅴ、Ⅱ及 FIB）缺乏可导致 APTT 延长；狼疮抗凝物虽然是血栓危险因素，但其干扰凝血功能也可导致 APTT 假性延长
活化凝血时间（ACT）	床旁肝素监测	肝素类药物应用、凝血功能缺陷、血小板缺乏或功能异常等可使 ACT 延长
凝血酶原时间（PT）	外源性凝血途径	外源性凝血途径（Ⅶ）及共同途径因子（FIB，凝血酶原，凝血因子Ⅴ、Ⅶ、Ⅹ）先天性缺乏；或肝功能衰竭及干扰维生素 K 代谢药物导致的Ⅱ、Ⅶ、Ⅹ因子获得性缺乏可使 PT 延长
凝血酶时间（TT）	抗凝血酶物质和 FIB 活性筛查	TT 延长常因血液中抗凝血酶物质增加，如使用肝素类药物、系统性红斑狼疮、肝脏疾病、低纤维蛋白原血症等
D-二聚体/纤维蛋白降解产物（FDP）	活动性血栓形成和纤溶亢进	D-二聚体/FDP 升高可见于动静脉血栓栓塞、妊娠、感染、恶性肿瘤、手术外伤等，提示血液高凝状态/血栓形成；也可由弥散性血管内凝血继发纤溶亢进导致。D-二聚体正常而 FDP 升高则提示原发性纤溶亢进可能
纤维蛋白原（FIB）	FIB 活性	急性期反应如炎症、肿瘤、烧伤等可导致 FIB 升高，FIB 显著升高是血栓的危险因素之一。FIB 降低导致凝血功能缺陷，可由先天性 FIB 缺乏或肝硬化、重症肝炎等 FIB 合成不足以及纤溶亢进 FIB 消耗过多所致
抗凝血酶活性（AT）	易栓症筛查	AT 减低见于遗传性 AT 缺乏，可导致动静脉血栓形成，影响肝素抗凝治疗效果。AT 减低也可由血栓形成急性期消耗所致
抗Ⅹa 活性	凝血因子Ⅹa 活性	抗Ⅹa 活性增加常因使用肝素类抗凝剂或口服直接Ⅹa 因子抑制剂
蛋白 C/蛋白 S	易栓症筛查	蛋白 C/蛋白 S 减低见于遗传性蛋白 C/蛋白 S 缺陷症，是遗传性易栓症的危险因素。弥散性血管内凝血、肝脏疾病、手术、妊娠等也可使其降低。干扰维生素 K 代谢药物如口服抗凝药物等可降低蛋白 C/蛋白 S 合成
狼疮抗凝物	易栓症筛查	常见于自身免疫性疾病，如抗磷脂综合征等，是获得性易栓症危险因素之一

临床中，需准确采集凝血相关实验标本，排除各项干扰因素所导致的标本结果异常：a. 标本采集时机为透析治疗前，未使用抗凝剂时；b. 通过患者内瘘动脉或者静脉端使用干燥的注射器采集，且穿刺针不需要 NS 预冲，导管患者抽出封管液后进行血标本采集；c. 在治疗过程中采集凝血相关实验室标本，应准确识别需要采集的部位，当需要了解患者凝血相关指标者从患者外周静脉采血或者动脉端采血，当需要了解体外循环抗凝质量时，从管路静脉端采血。

④了解上次治疗时使用的抗凝血药的种类、剂量及抗凝效果，以及透析结束后内瘘穿刺处按压止血时间是否过长。

2）血液透析中护理评估

①评估血管通路的通畅情况：血管通路的通畅是治疗的关键。确保血管通路的通畅性，防止因通路不畅引起的管路凝血情况发生。

②评估肝素的输注情况：保障抗凝血药物的有效输注，在推注抗凝血药物前确保血管通路的通畅性，并关注抗凝血药物的输注时机和剂量是否准确；如有透析中维

持使用抗凝血药物，必须使用微量泵或输液泵将抗凝血药物的追加量持续泵入患者体内，以达到持续抗凝效果，并时刻关注抗凝剂的持续输注情况。透析治疗结束前30～60min，停止肝素泵入。

③评估患者出血情况：透析治疗过程中须加强巡视，保证每15～30分钟巡视患者一次，观察患者穿刺部位有无渗血，患者皮下、鼻腔、口腔黏膜等部位有无出血，一旦有新的出血或原有的出血情况加重，须立即汇报给医师，及时采取处理措施。

④评估透析治疗过程中的凝血情况：在治疗过程中须每30～60分钟记录机器各压力值，观察静脉压、跨膜压和血滤器外观情况，尤其是在患者更改抗凝剂种类及调整抗凝剂剂量期间，必要时用生理盐水冲洗管路及滤器进行凝血情况观察，保证治疗顺利进行。

3）使用后护理评估

①准确评估透析器凝血情况，评估本次透析抗凝效果通过透析器和静脉壶凝血评定，采用半定量测量法进行判定。透析器凝血效果评判标准如下。0级：无凝血或数条纤维凝血；Ⅰ级：＜10%纤维凝血；Ⅱ级：10%～50%纤维凝血；Ⅲ级：＞50%纤维凝血，透析器及透析管路需要更换（严重凝血）。抗凝效果不佳的，及时汇报医师，调整抗凝剂处方。由于血液透析患者肝素代谢时间延长，透析治疗结束后仍有凝血障碍问题，应做好凝血评估。透析结束后，应告知患者避免碰撞、擦伤、摔倒等外伤。若不慎外伤，予局部按压止血；出血皮下血肿，可用冰袋外敷20～30min，防止血肿进一步扩大，24h后确定无继续出血后，可予血肿处热敷30min左右，促进血肿吸收，可以辅助使用多磺酸黏多糖乳膏（喜辽妥）消肿，可使用硫酸镁湿敷或马铃薯切薄片后敷于血肿处；如出血量大，立刻至医院就诊。

②评估内瘘穿刺处止血时间，若超过20min未能有效止血，应及时告知医师进一步处理。

③透析结束后为避免出血，应避免进食过烫、过硬食物。保持大便通畅，避免用力解便引起出血。

④避免创伤性的检查与治疗（如拔牙、胃肠镜活检等），如有安排透析后进行创伤性的检查与治疗，应提前告知医师，予提前调整抗凝方案，或应在透析结束后4～6h进行或者选择非透析日。

（二）低分子肝素

低分子肝素（low molecular weight heparin，LMWH）于1976年被发现，属于间接凝血酶抑制药。低分子肝素的相对分子质量一般为3000～6000Da。注射低分子肝素后，血浆浓度高，生物利用度高，其半衰期为普通肝素的2～4倍，半衰期也呈现剂量依赖性，并经肾脏进行清除。

1. 作用机制 低分子肝素由标准肝素经化学或酶学方法降解后分离所得。肝素对凝血因子Ⅹa的灭活仅需与抗凝血酶Ⅲ（AT-Ⅲ）结合即能达到，而对凝血酶（因子Ⅱa）的灭活则需与AT-Ⅲ及因子Ⅱa同时结合才能达到。随着肝素分子量的下降，分子中糖基数减少，与因子Ⅱa的结合力下降，而与AT-Ⅲ的结合力有所增加。肝素的抗栓作用主要与抑制因子Ⅹa的活性有关，而抗凝作用则与抑制因子Ⅱa的活性有关。

因此，低分子肝素的抗栓作用保留而抗凝作用较弱，呈明显的抗栓 / 抗凝作用分离现象。这种现象可以用抗 Xa / 抗 IIa 比值作为数量上的衡量，标准肝素比值为 $1:1$，而低分子肝素为 $(2\sim3):1$。低分子肝素半衰期较长，约为标准肝素的 2 倍，主要经肾脏排泄，在肾衰竭时半衰期延长且不易被血液透析清除。低分子肝素抗栓作用以抗 Xa 因子活性（anti-Xa）为指标。体外研究表明，抗 Xa 因子活性需在 0.5A Xa u/ml 以上才能有效抗栓，体内实际抗栓作用强于体外测定值。血液透析时维持血浆抗 Xa 因子活性在 $0.4\sim1.2A$ Xa u/ml 较为合适。

2. 适应证　临床无出血倾向或出血性疾病，无 HIT，血浆抗凝血酶活性 $\geqslant 50\%$，有明显脂代谢或骨代谢异常，APTT、PT、PT-INR、D- 二聚体轻度延长具有潜在出血风险的患者。

3. 用法及监测　低分子肝素作为血液净化治疗常用的抗凝剂，多应用于血液透析、血液灌流、血液滤过、血液透析滤过、血浆吸附或血浆置换。一般 $60\sim80IU/kg$ 静脉注射，非 CRRT 患者无须追加剂量，CRRT 患者可每隔 $4\sim6h$ 追加 $30\sim40IU/kg$。且随着治疗时间的延长，追加的剂量应相应减少。体外循环管路动脉端或静脉端给药，由于低分子肝素可被高通量透析和血液透析滤过清除，故动脉端给药剂量略高于静脉端。各种低分子肝素由于分子量不同，在间歇性血液透析（intermittent hemodialysis，IHD）和 CRRT 中的用量也不同。

低分子肝素一般不会引起 APTT 的延长，因此导致出血的风险较小。若日常采用固定剂量的低分子肝素治疗，一般不强调监测；如必须监测时，可以测定血浆抗活化凝血因子 X（FXa）的活性，根据测定结果调整剂量。

4. 并发症

（1）出血：过量使用低分子肝素可引起出血，减少剂量或停药可止血，必要时可以进行硫酸鱼精蛋白中和。

（2）HIT：低分子肝素引起的 HIT 虽较普通肝素少见，但仍可发生；一旦发生 HIT，应停用低分子肝素。

5. 使用护理

（1）配制与使用

1）低分子肝素的配制操作要求同普通肝素。配制时，据低分子抗凝剂原液量加合适的生理盐水配制成适于临床操作的溶液浓度。以 5000IU 一支的达肝素钠为例，将低分子抗凝剂原液 5000IU 加生理盐水，配制成 10ml 溶液，则每毫升溶液含低分子肝素 500IU，根据医嘱推注抗凝所需用量。

2）血液透析开始前 $3\sim5min$，遵医嘱从血管通路静脉端一次性注入低分子肝素。根据患者病情及治疗需要，遵医嘱予透中抗凝追加。

（2）使用调整：低分子肝素应急处理同肝素。

（3）使用注意事项：低分子肝素使用禁忌证同普通肝素。

（4）血液透析抗凝护理

1）使用前护理评估：出血风险评估、凝血风险评估、凝血指标的检测与评估同普通肝素。

2）血液透析中护理评估：评估血管通路的通畅情况、患者出血情况以及透析治疗过程中的凝血情况同普通肝素。低分子肝素一般无须持续追加，若透析时间过长或有凝血倾向，根据实际情况及医师医嘱，给予一定追加。

3）使用后护理评估：低分子肝素抗凝使用后护理同普通肝素。

（三）类肝素

1. 作用机制　类肝素主要包括达那肝素（danaparoid）和磺达肝癸钠（fondaparinux）。

（1）达那肝素：分子量为5500Da，通过激活抗凝血酶作用于凝血因子Ⅹa，抗Ⅹa/抗Ⅱa活性比值高达28∶1。达那肝素主要由肾脏代谢，在肾功能正常患者体内半衰期为25h，在肾功能不全患者中可延长至36～48h。

（2）磺达肝癸钠：是通过人工合成的戊糖，分子量为1728Da。磺达肝癸钠与抗凝血酶结合，快速抑制凝血因子Ⅹa；它不与其他血浆蛋白相互作用，也不延长PT或APTT，且与HIT抗体无交叉反应，故建议HIT患者使用。其半衰期为17～21h，主要由肾脏代谢，因此在肾功能不全患者体内半衰期可延长至29～72h。

2. 并发症　出血是类肝素主要并发症；迄今尚无拮抗剂，输注新鲜冰冻血浆或凝血因子Ⅶa可止血。

由于本药品在肾功能不全患者体内半衰期较长，且无拮抗剂，临床中应用较少，本节不再详述。

（四）凝血酶抑制剂

1. 作用机制　阿加曲班（argatroban）是一种直接凝血酶抑制药，相对分子质量为526.66Da。可与凝血酶催化位点可逆性结合，抑制凝血酶催化的反应，包括血纤维蛋白的形成、凝血因子Ⅴ、Ⅷ、蛋白C的活化及血小板聚集。肾功能正常人群半衰期为15～50min，停药后1～2hAPTT可恢复正常。血液透析患者中半衰期为35min。阿加曲班主要由肝脏代谢，肝功能异常时，其半衰期可延长2～3倍。在高通量透析时很少清除，血液透析滤过影响不确定。

2. 适应证　存在明显活动性出血性疾病或明显出血倾向的患者，APTT、PT和PT-INR明显延长的患者，合并HIT的患者，抗凝血酶活性＜50%的患者。但由于阿加曲班价格较高，临床普及率较低。

3. 用法及监测

（1）IHD：首剂250μg/kg静脉注射，2.0μg/（kg·min）或6～15mg/h维持。透析过程中，维持APTT为基线2.0～2.5倍。

（2）CRRT：首剂250μg/kg静脉注射，0.5～2.0μg/（kg·min）维持，均结束前20～30min停用。建议每2～4小时监测APTT一次，维持APTT为基线1.5～2.0倍，稳定后可降至每12小时监测一次。根据监测结果，随时调整剂量。

4. 并发症　出血是阿加曲班主要并发症，目前无拮抗剂，减少剂量或停药可止血。

5. 阿加曲班的使用护理

（1）配制与使用

1）阿加曲班的配制操作要求同普通肝素。临床上阿加曲班的药液规格一般10mg/20ml和10mg/2ml，如果为10mg/20ml阿加曲班，则配制时，使用阿加曲班原液即可，

1mg/2ml。若阿加曲班剂量为 10mg/2ml，则配制时，可抽取 NS 加至 20ml，调整溶液浓度为 1mg/1ml。

2）血液透析开始前 3 ～ 5min，遵医嘱从血管通路静脉端一次性注入肝素首剂量。追加阿加曲班从体外循环管路的抗凝管路端，通过肝素泵持续输注，注意保持肝素泵输注通畅。

（2）使用调整：阿加曲班抗凝应急处理同肝素。

（3）注意事项

1）禁忌证：合并明显肝功能障碍时不宜选择阿加曲班。

2）应依据患者血浆 APTT 的监测来调整剂量。

（4）血液透析阿加曲班抗凝护理

1）使用前护理评估：出血风险评估、凝血风险评估、凝血指标的检测与评估。

2）血液透析中护理评估：评估血管通路的通畅情况、患者出血情况以及透析治疗过程中的凝血情况同普通肝素。阿加曲班半衰期 15 ～ 30min，在透析结束前 20 ～ 30min 停用。

3）使用后护理评估：阿加曲班使用后护理同普通肝素。

（五）丝氨酸蛋白酶抑制剂

1. 作用机制　甲磺酸萘莫司他（nafamostat mesylate，NM）是一种丝氨酸蛋白酶抑制剂，分子量为 539.58Da。NM 药理作用包括：①抗凝作用，通过抑制凝血酶、Ⅶa、Ⅹa 和 Ⅻa 因子活性而发挥抗凝作用；②抗纤溶作用，可与纤溶酶结合，延长纤维蛋白溶解时间；③抗血小板活性，抑制血小板聚集，并可促进聚集的血小板解聚；④抑制胰蛋白酶作用，对游离胰蛋白酶及与 α_2- 巨球蛋白结合的胰蛋白酶、磷脂酶 A2 都具有抑制作用；⑤其他，抑制激肽释放酶 - 激肽系统和补体系统等。

NM 在体内迅速被代谢、降解，其半衰期为 5 ～ 8min。一般情况下，80% 和 20% 的 NM 分别经肝脏和血液清除，血液清除中约 90% 的 NM 经红细胞降解。血液净化可通过弥散、对流和吸附在体外清除部分 NM。IHD 经透析器可清除约 40% 的 NM，进入体内的 NM 不足 4%。

2. 适应证　与其他抗凝剂应用于全身抗凝相比，NM 显著降低出血发生率，不仅适用于常规血液净化抗凝，还适用于存在出血风险和活动性出血的患者。目前，NM 已应用于除活性炭吸附以外的所有血液净化模式。正在接受抗凝和抗栓治疗的患者血液净化治疗的同时使用全身抗凝剂可能增加出血风险，可采用 NM 体外局部抗凝，并严密观察出血情况和凝血功能等。

根据最新专家共识，NM 显著降低出血发生率，不仅适用于存在出血风险和活动性出血的患者，也适用于传统抗凝策略使用受限的情况。

3. 用法及监测　泵注液配制和初始剂量采用 5% 葡萄糖注射液溶解并配制 NM 泵注液；体外循环开始的同时持续推注，初始剂量一般为 20 ～ 50mg/h。建议通过监测 ACT（硅藻土法）或 APTT 评估 NM 的抗凝效果和安全性。在首次使用或剂量调整后常规监测凝血功能，并制订个体化监测方案。治疗前和治疗过程中应于外周静脉或体外循环的动脉端采血，评估 NM 对体内凝血功能的影响。治疗过程中于透析器后或静脉端采血，监测体外抗凝效果。必要时也可在透析器前采血。

在设置 NM 抗凝剂量时，应综合考虑治疗模式和膜材料特性，并根据出血和凝血风险、血管通路、肝功能情况，以及疾病状态等情况决定，可参考以下使用范围。具体 NM 抗凝初始剂量及调整范围建议见表 4-3。①高剂量（40～50mg/h）：如血液灌流（活性炭吸附除外）、双重滤过血浆置换、血浆吸附等治疗模式；或存在无法纠正的高凝状态等情况。②中剂量（30～40mg/h）：如血液透析、CRRT、血浆置换、双重血浆分子吸附系统、合并胰腺炎或弥散性血管内凝血等。③低剂量（20～30mg/h）：存在非危及生命的活动性出血、中高危出血风险、严重贫血、肝功能受损等情况时选择，但应避免剂量过低导致抗凝不充分。④超低剂量（15～20mg/h）：部分活动性出血、同时接受抗凝或抗栓治疗、肝衰竭或其他原因导致的严重凝血功能障碍等。⑤超高剂量（>50mg/h）：当出现严重高凝状态、血细胞比容>50%、血液净化治疗过程中频繁输注血制品、体外循环时间过长或进行多种技术组合的杂合模式等情况时，常规剂量可能达不到有效抗凝效果，需要提高 NM 剂量至 50～60mg/h。文献报道的最高剂量达 2.0mg/（kg·h）。超高剂量使用 NM 时必须严密监测体内外凝血时间和出血情况。

表 4-3　NM 抗凝初始剂量及调整范围建议

适用治疗模式	预冲剂量	抗凝剂量
间歇性血液透析	NM20mg 加入 NS1000ml	30～50mg/h，初始 40mg/h
血液滤过或血液透析滤过	NM20mg 加入 NS1000ml	30～50mg/h，初始 45mg/h
CRRT（AN69 膜材）	NM40mg 加入 NS1000ml	30～50mg/h，初始 35mg/h
CRRT（非 AN69 膜材）	NM20mg 加入 NS1000ml	25～50mg/h，初始 30mg/h
血浆置换	NM40mg 加入 NS1000ml	30～50mg/h，初始 35mg/h
双重滤过血浆置换	NM40mg 加入 NS2000ml	30～50mg/h，初始 40mg/h
双重血浆分子吸附系统	NM60mg 加入 NS3000ml	30～45mg/h，初始 0.5mg/（kg·h）
免疫吸附等血浆吸附	NM40mg 加入 NS2000ml	30～50mg/h，初始 40mg/h
血液灌流	NM50mg（或普通肝素 100mg）先加入吸附柱中浸泡 20min，再以 80mg NM 加入 2000ml NS 预冲	40～50mg/h，初始 45mg/h
血液净化联合体外膜氧合	在普通肝素预冲后随即给予 NM	30～50mg/h，初始 0.6mg/（kg·h）

4. 并发症防治　①过敏；②消化道症状：如恶心、呕吐等；③高钾血症；④低钠血症；⑤血小板减少。发生并发症时，停药后症状较快消失。

5. NM 的使用护理

（1）配制与使用

1）NM 配制操作要求同普通肝素。

2）商品 NM 为粉剂，配制 NM 预冲液时，须以 5% 葡萄糖注射液溶解。取 5% 葡萄糖注射液不少于 1ml 加入规格 10mg 的 NM 药瓶中，或取 5% 葡萄糖注射液不少于 5ml 加入规格 50mg 的 NM 药瓶中，使其完全溶解。不宜使用灭菌注射用水、NS 或含无机盐类注射液直接溶解本品，以免出现浑浊或析出结晶。溶解后取适量 NM 抽吸至注射器内，注入 1000ml NS 中，配成含 NM20 或 40mg/L 的预冲液。一般先进行 NS 预冲，再使用含 NM 的预冲液预冲,治疗开始前无需再使用 NS 冲洗,预冲液用量一般为 1～3L,具体用量根据不同血液净化模式决定。

3)配制泵注液时,采用 5% 葡萄糖注射液溶解适量 NM,最终配制成含 NM 3～10mg/ml 的泵注液 20～50ml,根据治疗时间和维持剂量计算所需 NM 总量,配制的泵注液于室温下需 24h 内使用。

(2)NM 药物不良反应:药品说明书以及日本厚生劳动省公布的报告中记录了使用 NM 过程中出现过敏性休克、皮疹、发热等不良反应,但在多项临床研究中并未观察到这些反应。

1)NM 必须使用 5% 葡萄糖注射液溶解。

2)在设置 NM 抗凝剂量时,应综合考虑治疗模式和膜材料特性,并根据出血和凝血风险、血管通路、肝功能情况以及疾病状态等情况决定。

3)NM 对凝血酶、Ⅶa、Ⅹa 和Ⅻa 等凝血因子具有广泛的抑制作用,推荐监测 ACT,用于指导调整 NM 剂量。

(3)血液透析 NM 抗凝护理

1)使用前护理评估:出血风险评估、凝血风险评估、凝血指标的检测与评估同普通肝素。使用前,评估患者有无 NM 过敏史。

2)血液透析中护理评估:评估血管通路的通畅情况、患者出血情况及透析治疗过程中的凝血情况同普通肝素。

3)使用后护理评估:NM 使用后护理评估同普通肝素。

二、局部抗凝

(一)局部枸橼酸钠抗凝(regional citrate anticoagulation,RCA)

1. 作用机制　枸橼酸钠(sodium citrate),又称为柠檬酸钠,化学名称为 2-羟基丙烷-1,2,3-三羧酸钠二水化合物,相对分子质量为 294.1。其抗凝特性与其对二价钙离子(Ca^{2+})的高亲和力有关。血液引出体外后加入枸橼酸钠,形成枸橼酸盐-钙复合物,有效降低离子化游离钙的水平。钙离子是参与体内凝血过程的重要物质,也称凝血因子Ⅳ,参与内外源性凝血途径的各个环节。在透析管路动脉端输入枸橼酸,使其与钙离子螯合,减少局部游离钙,以实现区域性局部抗凝;当血液重新回至体内时,部分枸橼酸以枸橼酸钙螯合物形态在滤器中被清除,进入体内的部分在肝脏等组织中快速代谢。在此过程中,理论上在血液回输至体内前补充足够量的钙,患者体内的凝血功能便不会受到影响,同时,体外局部抗凝的目的也能实现。

2. 适应证　存在明显活动性出血性疾病或明显出血倾向的患者,APTT、PT 和 PT-INR 明显延长的患者,合并 HIT 患者,抗凝血酶活性<50% 的患者。2023 年版《抗凝技术在危重症肾脏替代治疗应用的中国专家共识》推荐,RCA 方式是 CRRT 治疗时的首选抗凝方法。

3. 用法及监测　临床中枸橼酸钠常用的抗凝方案有:①经典试错法。在体外循环管路滤器前持续从动脉端输注 4% 枸橼酸钠溶液,起始剂量 100～200ml/h(多为 170～180ml/h),控制滤器后游离钙离子浓度为 0.25～0.35mmol/L,一般调节滤器后

（ACT）在 200～250s；在管路静脉端补充氯化钙 NS 0.056mmol/L（10% 氯化钙 80ml 加入 1000ml NS 中）40ml/h，控制管路动脉端（滤器前）游离钙离子浓度为 1.0～1.35mmol/L。②公式法。枸橼酸钠自管路动脉端持续泵入，枸橼酸 - 葡萄糖抗凝溶液（ACD-A）初始泵速为血流速度（BFR）的 2%～2.5%，泵速（ml/h）=（1.2～1.5）× BFR（ml/min）；10% 葡萄糖酸钙自管路静脉端持续输注，泵速 8.8～11.0ml/h（为 ACD-A 泵速的 6.1%），保持滤器后管路中游离钙离子浓度为 0.25～0.35mmol/L，外周静脉或动脉游离钙离子浓度为 1.0～1.35mmol/L。置换液应使用无钙或低钙配方，并以前稀释方式补充。

分段式枸橼酸钠抗凝。目前血液透析常规使用含钙透析液，枸橼酸钠抗凝治疗时无须额外补充钙剂，但静脉壶的凝血发生率常较高，影响透析效果。既往临床上多采用一段式枸橼酸钠抗凝治疗，近年来各临床中心多探讨使用两段式枸橼酸钠抗凝治疗的效果，但关于滤器及静脉壶枸橼酸钠的剂量各有不同。对存在出血或高危出血风险的患者行血液透析治疗时，采用两段式枸橼酸钠抗凝治疗能提高静脉壶抗凝有效率，保证透析效果。

重要的是，无论采用何种透析液 / 置换液，均应控制体外循环的游离钙离子浓度在 0.25～0.35mmol/L，否则达不到抗凝作用；控制体内游离钙离子浓度 1.0～1.35mmol/L，否则将增加出血风险；RCA 时，需要考虑患者实际血流量、透析器情况并应依据游离钙离子的检测相应调整枸橼酸钠（或枸橼酸透析液 / 置换液）和钙剂的输入速度。

RCA 时，需监测离子钙、钠离子、pH、碳酸氢根，起始每 1～2 小时测定一次，稳定后 6～8h 复测一次；每 24 小时测定总钙、乳酸、血镁水平一次；RCA 并发症风险较高的患者可缩短监测时间。滤器后管路中采血测定体外循环离子钙，离子钙维持在 0.25～0.35mmol/L；取患者外周血或体外循环动脉端起始处采血代表体内离子钙水平，维持于 1.0～1.35mmol/L。

4. 并发症

（1）代谢性碱中毒：枸橼酸盐是一种有机酸盐，当枸橼酸盐代谢水平下降，透析患者出现代谢性碱中毒。急性肝衰竭或慢性肝衰竭急性发作的患者通常被认为代谢枸橼酸盐的能力下降。但是，最近有文献表明，上述疾病的大多数患者都可以代谢枸橼酸盐，而肝功能的经典标志物不能很好地预测枸橼酸盐蓄积的风险。这些患者代谢枸橼酸盐的能力并非无效，只是降低。文献报道枸橼酸钠可经肝脏、骨骼肌和肾脏皮质等部位进入三羧酸循环并完全氧化代谢产生碳酸氢盐；因此，在严密监测下，降低枸橼酸盐的输注是可以接受的。可通过增加透析原理的模式增加枸橼酸的体外排出，如连续性静脉 - 静脉血液透析（CVVHD）、连续性静脉 - 静脉血液透析滤过（CVVHDF）模式。

（2）枸橼酸中毒：人体代谢枸橼酸盐的能力是会饱和的，如果输注的枸橼酸盐超过代谢能力，则枸橼酸蓄积，导致强离子间隙增加和代谢性酸中毒。枸橼酸盐蓄积的最可靠迹象是总钙 / 离子钙（Ca/iCa）比值增加。该比值的增加表明血清中阴离子结合钙的水平增加。临界值 2.5 通常认为存在大量蓄积。建议将以下指标作为枸橼酸蓄积的预警标志：①总 Ca/iCa > 2.25，且呈上升趋势；②低钙血症逐渐加重；③钙的补充量逐渐增加。RCA 易导致枸橼酸积聚和酸碱平衡失调风险增加。最新研究表明，在透析前未出现代谢性酸中毒患者中，通过在线下调透析液碳酸氢盐的浓度，有助于预防 RCA 抗凝血液酸碱平衡失调。

（3）低钙或高钙血症：低钙血症临床表现如口周及颜面的麻木感，进一步发展可出现手足抽搐，严重时可表现为低血压及心脏抑制；在治疗过程中大量的钙-枸橼酸盐复合物被滤过丢失，易导致低钙血症发生；若在治疗早期就将钙离子浓度补充至正常范围，则可能会导致后期发生高钙血症。因为后期仅需要补充被滤器清除的钙，而前期还需要补充与枸橼酸螯合的钙。若早期已经维持钙离子浓度至正常范围，则后期很可能出现高钙血症或组织钙沉积。此外，若体内枸橼酸代谢障碍，钙-枸橼酸盐复合物不能充分及时代谢，也会造成高钙血症。因此，需要注意钙离子浓度的监测与补充。有研究者尝试通过在管路中置入芯片实时监测钙离子水平，再通过内置算法自动判断枸橼酸抗凝的充分性和安全性，作出医嘱调整建议，为枸橼酸抗凝的智能化和自动化进行了探索。

（4）高钠血症：使用 1mmol 的枸橼酸盐抗凝治疗，最终体内将增加 3mmol 钠、1.5mmol 钙和 3mmol 碳酸氢根。因此，需要酸性的置换液进行中和以维持体液和循环稳定。临床上常用的枸橼酸盐包括 4% 枸橼酸钠或 2.2%ACD-A，其钠浓度分别为 408mmol/L 和 224mmol/L。因此，对应的置换液和透析液需降低碱基和钠浓度来补偿枸橼酸的高碱和高钠负荷。

（5）低镁血症：需密切监测血清电解质水平，尤其是钙和镁水平，及时发现和治疗电解质异常。补充镁的要求取决于所使用的置换液或透析液的组成，建议每天测量一次血清镁。

5. 局部枸橼酸钠抗凝的护理

（1）配制与使用：RCA 药品配制操作要求同普通肝素。

1）枸橼酸钠补充途径：准备输液泵，透析前将枸橼酸钠连接至透析管路动脉端，泵后。体外循环启动后，调节血流量至处方目标量，同时启动枸橼酸钠注射泵，根据医嘱调整泵入速率。避免使用动脉端泵前补液口，以免因为通路流量不足而负压抽吸导致枸橼酸钠泵入速度异常。

2）枸橼酸钠补充剂量：枸橼酸钠输注速度（mmol/h）为患者血浆流量（L/h）的 4.5 ～ 5.0 倍。

3）钙补充途径：临床有学者认为通过含钙透析液和置换液即可满足治疗的有效性和安全性而无须额外补充，并通过试验得到了证实。然而，也有学者提出，即使置换液含钙，也需要持续额外补充钙剂。目前尚未统一标准，仍需大量临床研究支持。钙离子的补充途径可以选择血液滤过管路静脉端或除管路所在静脉之外的深静脉，国外多为前者，国内则两种均有使用。避免在静脉壶补液口补充钙剂，以防引起静脉壶凝血发生。

4）钙补充剂量：理论上透析治疗中钙剂的补充，来源于两个因素：枸橼酸螯合的钙，以及被滤器清除的钙；目前，钙的补充方式主要有置换液配比钙剂、单独输注以及二者混合补充。以不同人群体内枸橼酸代谢动力学和肾脏替代治疗（renal replacement therapy，RRT）溶质清除动力学为原理，按照患者透析处方、白蛋白、体重等指标计算 RRT 不同阶段的补钙剂量。

5）监测电解质采样位点：实时监测钙离子浓度，采样位点准确。采集滤器后管路中的血液监测体外循环离子钙，离子钙应维持在 0.25～0.35mmol/L；采集患者外周血或体外循环动脉端起始处的血液监测体内离子钙水平，应维持在 1.0～1.35mmol/L。

（2）RCA 调整

1）代谢性碱中毒：代谢性碱中毒是 RCA 最常见的并发症，主要处理策略是减少碳酸氢盐输注量，如果不减少碳酸氢盐输注，则增加置换液或透析液的流速。

2）枸橼酸中毒：检查是否有枸橼酸钠蓄积证据，如果确定原因是枸橼酸钠蓄积，可采取以下措施：优化血流动力学和组织灌注，纠正缺氧和休克；降低枸橼酸钠输注速率；如果上述治疗无效，则更换抗凝方法。同时，也可以通过补充额外的碱，如碳酸氢钠，也可以通过降低置换液或透析液流速缓解代谢性酸中毒。

3）低钙或高钙血症：建议至少 6h 监测一次滤器和体内血液中 iCa 浓度，枸橼酸钠蓄积风险较低的患者，每天测量一次总钙和总钙/iCa，高危患者每 6 小时测量一次。通过遵循标准的 RCA 治疗方案并监测血钙水平，高钙血症发生的可能性较小。在诸如枸橼酸钠蓄积的少数情况下，由于体内 iCa 减少而增加钙补充量，可能导致高总钙和低 iCa 水平，这种情况应该按照枸橼酸钠蓄积来处理。

4）高钠血症：当发现高钠血症，检查枸橼酸钠输注部位是否正确，有无存在枸橼酸钠输入位置错误，导致枸橼酸钠直接输入患者体内，给予调整正确的枸橼酸钠输入位置即刻。若枸橼酸钠输注部位正确，在保障抗凝有效的情况下，降低枸橼酸抗凝剂泵速 25%，2～4h 后测定血钠，若测定结果仍不正常，可输注 5% 葡萄糖。

5）低镁血症：当发生低镁血症，则根据监测结果，进行相应的补充。

（3）注意事项

1）枸橼酸钠使用相对禁忌证：①对枸橼酸钠抗凝剂过敏的患者；②合并严重肝功能障碍的患者；③低氧血症和（或）组织灌注不足；④代谢性碱中毒；⑤高乳酸血症患者；⑥高钠血症。

2）未被滤过的钙-枸橼酸盐络合物在体内经过代谢后生成碳酸氢盐，故而在长时间无置换液的治疗模式中并不适合使用枸橼酸进行抗凝。如单纯血液灌流、单纯血浆吸附或双重血浆置换时，不宜采用枸橼酸钠抗凝。

3）枸橼酸钠流速必须与血流速相匹配才能保证体外循环中足够的抗凝浓度，血流速越大，所需的枸橼酸钠量也越大。如果使用前置换，则进入滤器的血液会被稀释，钙离子浓度下降，因而枸橼酸钠的需要量也会减少。

4）RCA 时，需监测钙离子、钠离子、pH、碳酸氢根，起始每 1～2 小时测定，稳定后每 6～8 小时复测；每 24 小时测定总钙、乳酸、血镁水平。

5）临床中，中心静脉导管（centeal venous cater，CVC）有单腔、双腔和三腔型。目前，双腔 CVC 导管最为常用，存在再循环现象。若在静脉端补充钙剂，可能会因部分钙再循环而影响枸橼酸的调节速度，若在反接时采用静脉端补钙，钙再循环率更高；若避开静脉端选择其他深静脉，则可以适当降低钙再循环。

6）滤器后钙离子浓度与滤器膜材料也有关系，不同的膜材料，具有不同的性能，对溶质的清除、吸附能力也有所区别，故选用不同的膜材料，离子钙的靶目标值也应做相应的调整。

7）若治疗过程中血泵停止数分钟以上，必须停止枸橼酸钠和钙剂的泵入，以防过量枸橼酸钠和钙离子进入患者体内。

（4）血液透析局部枸橼酸抗凝护理

1）使用前护理评估：出血风险评估、凝血风险评估、凝血指标的检测与评估同普通肝素。

2）血液透析中护理评估：①评估血管通路的通畅情况、患者出血情况及透析治疗过程中的凝血情况同普通肝素。②特别关注患者血管通路通畅情况，有无流量不足或者再循环的发生，防止因通路流量不足，导致枸橼酸钠泵入剂量异常。③透析中，密切观察、询问患者有无唇周、四肢发麻，肌肉痉挛等低钙症状。一旦发生低钙血症状，迅速降低输注速度或停止枸橼酸钠的输注，并根据医嘱及时补充钙剂。④透析中，根据枸橼酸用量，遵医嘱增加脱水量，防止容量负荷增加。

3）使用后护理评估：RCA 使用后护理同普通肝素。

（二）局部肝素抗凝

1. 作用机制　局部肝素抗凝即在动脉端给予普通肝素，静脉端硫酸鱼精蛋白进行体外中和。

2. 适应证　仅用于存在高出血风险的患者。

3. 用法及监测　局部肝素抗凝即在动脉端给予普通肝素，静脉端硫酸鱼精蛋白进行体外中和，硫酸鱼精蛋白与普通肝素比例约为 1mg ： 100U，使用 4 ～ 15min 后即开始检测 APTT。

4. 并发症防治　局部肝素抗凝存在许多缺点，如肝素 - 鱼精蛋白复合物被网状内皮系统分解并释放到体循环，易出现反跳性出血；两者半衰期差异明显，肝素和鱼精蛋白的输注比例非恒定且需经常调整；部分患者存在低血压、炎症介质激活等鱼精蛋白带来的不良反应；局部肝素化仍存在诱发 HIT 的风险，故目前不推荐选择局部肝素法。

由于本药品在临床中应用较少，本节不再详述。

三、其他抗凝药物

其他凝血酶抑制剂：重组水蛭素及其类似物；血小板抑制剂：前列环素。因临床中应用较少，本节中不再详述。

四、抗凝药物选择原则

1. 无出血风险患者　IHD 患者推荐肝素、低分子肝素；没有显著的脂代谢和骨代谢异常，血浆抗凝血酶活性在 50% 以上，血小板计数、APTT、PT、INR、D- 二聚体正常或轻度异常的患者，推荐选择普通肝素作为抗凝药物；但脂代谢和骨代谢的异常程度较重，或 APTT、PT 延长和 INR 增加具有潜在出血风险的患者，推荐选择低分子肝素作为抗凝药物；CRRT 患者推荐使用 RCA，对于合并血液高凝状态和（或）血栓栓塞性疾病高危因素的患者建议采用普通肝素或低分子肝素等其他抗凝剂。

2. 轻中度出血风险患者　推荐 RCA，也可选择小剂量肝素或低分子肝素、NM。

3. 重度出血风险及活动性出血患者　推荐 RCA，也可选择 NM 等半衰期短且易被透析清除的抗凝剂，无抗凝剂模式仅用于其他抗凝技术不可及的患者。

4.HIT 患者　可选择阿加曲班、类肝素。

5.肝衰竭患者　RCA 存在枸橼酸蓄积风险，如使用 RCA 建议采用枸橼酸清除效率高的 RRT 模式，同时通过降低体外循环血流量减少枸橼酸负荷；不建议使用阿加曲班；可选择 NM 等半衰期短且易被透析清除的抗凝剂；对于血小板显著降低、APTT 明显延长且无条件使用 RCA 的患者也可尝试无抗凝剂抗凝。

五、用于血液净化治疗的抗凝新进展

凝血是一个复杂过程，涉及免疫系统和不同血细胞的激活。因此，研究逐渐关注结合或灭活凝血因子的新领域，以阻断凝血途径。此外，还包括利用修饰的亲水性膜来抑制凝血激活或增强凝块溶解的活性蛋白，如经聚阳离子聚乙烯亚胺修饰的 AN69 膜、维生素 E 涂层膜。同时，血流动力学和血细胞的变化对体外循环凝血也有重要影响。值得关注的是，目前其他治疗模式如微流控血液透析、人工肾单位过滤器和主动透析器以及自抗凝材料或将成为研究新领域。

第三节　无抗凝剂的使用与护理

为了防止血液体外循环时发生凝血，血液透析中需要使用肝素钠等抗凝剂。尽管阿加曲班、枸橼酸钠以及萘莫司他抗凝在临床上取得一定效果，但如患者已出现活动性出血、脑出血，应用任何抗凝剂都是危险的，可以考虑采用无抗凝剂治疗（也称无肝素透析）。

一、理论基础

施行无肝素透析之前，对透析器进行预处理，方法是透析前用 NS 预冲透析器和管路后，使用含肝素 NS 闭式循环吸附，再用 NS 冲洗管路中的肝素，以防止肝素进入体内，随后开始透析，即所谓"吸附法无肝素透析"，吸附法无肝素透析目前在临床上已被广泛应用于伴有高危出血倾向的透析患者，其优点在于无继发性出血现象，但易发生凝血，需要定时用 NS 冲洗透析器和管路，目前对冲洗盐水的频率和冲洗量尚未达成共识，定时用 NS 冲洗透析管路和透析器，可以冲掉刚刚开始聚集的血细胞和纤维蛋白进而打断凝血的过程、及时清除可能形成的凝血块，保持透析器和管路的通畅，保证透析的充分性，同时也便于护士观察体外循环凝血情况。但是我们在临床实践中发现，过于频繁的冲水使超率量明显增加，血液浓缩也可以导致透析器及管路凝血加重，同时盐水冲洗量的增加也会增加危重患者的心脏负担，大量的冲洗将附着在管路和透析器各处的小血栓集中到静脉壶的滤网上从而形成较大的凝血块。此外，盐水冲管注意盐水温度，关注患者舒适度。

无抗凝剂治疗的适应证与禁忌证如表 4-4。

表 4-4　无抗凝剂治疗的适应证与禁忌证

适应证	禁忌证
1. 出血风险高的患者 （1）外科术后患者 （2）创伤患者 （3）出血性疾病患者 2. 肝素过敏或 HIT 患者 3. 特殊部位出血风险患者：如颅内出血、眼部手术或有出血倾向患者	1. 无法承受频繁 NS 冲洗的患者 2. 高凝状态且无有效替代抗凝措施的患者：如肾病综合征、多发性骨髓瘤患者

二、护理实践环节

1. 关于预冲液在无肝素血液透析治疗中的使用（表 4-5）。

表 4-5　预冲液在无肝素血液透析治疗中的使用

	高出血风险患者（或存在肝素类药物禁忌的患者）	无或轻度出血风险的患者
预冲液的选择	单纯使用 NS 预冲	实施前给予 500U/dl（4mg/dl）的肝素盐水预冲保留 20min
肝素盐水预冲液的处理		预冲完毕后在管路连接至血管通路之前使用 500ml 的 NS 冲净血液净化管路内的肝素盐水
治疗中的冲洗环节	1. 治疗过程中每 30～60 分钟，给予 100～200ml NS 冲洗管路和滤器，过程中仔细观察动静脉壶及滤器的凝血情况	
	2. 如过程中无冲水，需严密观察静脉压、跨膜压、滤前压的变化趋势，做好体外循环凝血的应急预案	

2. 透析膜、透析器的选择。尽可能选择抗凝性能和生物相容性良好的透析膜，如三醋酸膜、EVA 膜（乙烯醇聚合物）透析器，规范化预冲，有条件建议选择高通量透析器用于无肝素透析治疗。

三、操作规程

无抗凝剂血液透析操作规程内容见表 4-6，具体步骤见图 4-2。

表 4-6　无抗凝剂血液透析操作规程

	内容
评估	1. 患者：评估患者全身情况（生命体征、血管通路、水负荷情况，检查局部有无感染、出血，对疼痛的敏感度）
	2. 内瘘情况（1min 快速体格检查，包括问诊、视诊、触诊等）

续表

	内容
健康科普	1. 告知患者治疗的目的与基本原理
	2. 告知患者治疗过程中可能出现的并发症，如有不适，及时告知医护人员
	3. 告知患者在治疗过程中保持合适体位的重要性
准备	护士：着装整洁、洗手，戴口罩、帽子、护目镜/面屏
	患者：体位安全、舒适；穿刺部位皮肤清洁完好（如有肉眼可见的脏污，用抗菌皂和水进行清洁；如有必要，修剪去除多余的毛发）。指导患者提前排便
	环境整洁干净、空间开阔，操作前 30min 停止打扫，减少人员走动，避免尘埃飞扬

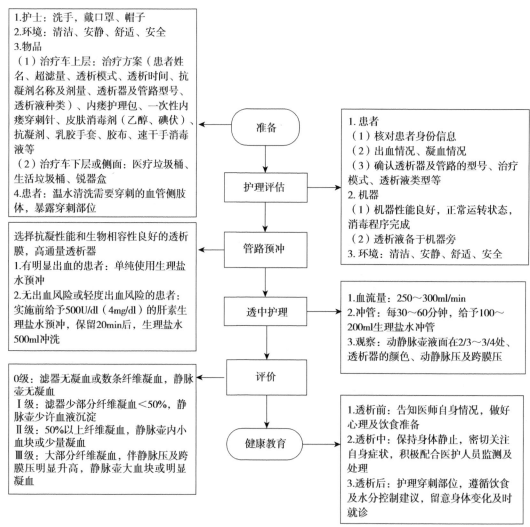

图 4-2 无抗凝剂血液透析操作步骤

四、重点注意事项

1. 透析参数设置

（1）血流速设置：保证血流速 ≥ 250ml/h 或达到患者最大耐受血流，同时注意避免动脉压负值过大（一般不大于 200mmHg），若负值过大，易使微小气泡进入动脉壶及管路致凝血，甚至动脉压报警停泵，必要时可降低血流速度。

（2）超滤率控制：冲洗的 NS 应计入超滤量。避免超滤率过大，过大超滤量会使进入静脉壶的血液过度浓缩，呈高凝状态，增加凝血风险。

（3）动静脉壶液面调整：动静脉壶液面在 2/3 ～ 3/4 处较合理，减少血液和空气接触面。

（4）单次透析时间：无抗凝剂治疗体外凝血风险大于常规抗凝的血液透析，对严重贫血、血小板减少患者凝血风险相对小可能完成全程治疗。无贫血、有高凝状态的患者凝血风险大，故单次透析时间一般达不到 4h。在临床实际应用中，还需根据患者的具体情况设定合理的透析时间，治疗前应充分评估并告知患者治疗的凝血风险及对策。

（5）模式选择：当采用无肝素血液透析滤过 / 血液滤过治疗时，推荐使用前稀释模式。

2. 透析过程连续性保障

（1）血泵运行维护：确保血泵不停，这是无肝素透析顺利进行的关键，出现报警需及时正确处理。若透析中不能快速调节好血流量，应立刻回血后再处理通路问题，避免停泵太久导致凝血和血液丢失。

（2）避免液体输入：透析过程中避免输血、输高张盐、高渗糖，以防促进凝血。

（3）冲洗方法：冲洗时先将动脉端阻断，此时 NS 随血泵将体外循环管路及透析器进行冲洗。同时，观察透析器及管路是否有血凝块，是否有小血栓堵塞中空纤维或黏附在透析器膜的表面，中空纤维的凝集及大量纤维素附着于透析膜会影响溶质清除效果并可加速凝血。

3. 透析过程观察

（1）压力监测：密切观察静脉压、跨膜压、滤前压波动变化趋势。静脉压及跨膜压上升提示有凝血的可能，如两者压力持续上升，可用 NS 冲洗，如确有凝血给予更换管路后继续治疗。

（2）壶内凝血观察：透析中后期可用电筒照射观察动、静脉壶凝血情况，注意不要敲击或摇晃，通过观察血凝块位置和大小粗略判断透析可维持时间，做好回血准备。

（3）透析器外观观察：观察透析器颜色变化，有无黑色线条及阴影。

（4）体外循环凝血识别：熟悉体外循环凝血征象，包括管路血液颜色加深、透析器出现黑色或深褐色索状纹路、动静脉壶外壳变硬且血液分层壶壁有类似气泡小白点和血凝块、血液迅速充满传感器、静脉压持续升高（＞ 200 ～ 300mmHg）、跨膜压持续升高或较前降低明显甚至出现负值、凝血三级时管路出现滋滋声音。

4. 透析结束操作

（1）物品准备：提前准备好下机物品和凝血应急处置物品，上机后确保有连接回血的盐水，以备紧急回血。

（2）回血方式：推荐采用不停泵密闭式双向回血方式。确保泵前补液侧支的管路无空气；确保补液侧支的微小血栓被驱赶到血泵后；将血流量降至 50 ～ 100 ml/min，打开动脉管路预冲侧管回输盐水，同时回输动脉端和静脉端血液，待动脉端血液回输完毕，夹闭动脉端开关，调整血流量至 100ml/min，回输静脉端血液，待静脉端血液回输完毕，夹闭静脉端开关。

（3）治疗后观察

1）治疗结束后评估体外循环管路及透析器的残、凝血程度，及时记录，并反馈医师作为后续治疗处方制订依据。

2）详细记录患者透析过程中的病情变化及出血量，包括患者口腔黏膜、皮肤、伤口、大便、小便、各种引流管等，并做好护理记录。

五、无肝素透析预冲方法的进展与争议

关于无肝素透析预冲方法目前存在许多争议，同时相关研究在延缓凝血时间、降低凝血风险等也取得一定的进展，具体方法如表 4-7。

表 4-7　无肝素透析预冲方法

名称	方法	优点
改良密闭式循环预冲方法	闭式循环时设置模拟超滤量 1000ml，时间 20min，超滤速率 3000ml/h。每 60 分钟以 100ml/min 的血泵速度，给予 NS 200ml 冲管路及透析器一次	减少残余气泡，提高透析充分性，减少凝血发生，延缓凝血时间，减少医疗费用，提高满意度
自拟慢泡快冲改良预冲法	实施前共 200ml NS 慢冲浸泡 2 次，每次 10min；再用 NS 250ml 快速冲洗 2min；最后超滤 20～30min 排尽管路中空气	降低凝血风险，节约透析器成本，减轻护士工作量，避免加重心脏负担
高温高通量预冲管路法	透析液温度设为高温 39℃，密闭循环预冲析管路 30min，高通量透析器	提高预冲效果，减少凝血程度，顺利完成透析率更高，平均治疗时间更长，平均盐水预冲量更少
逆超滤冲洗法	使用超纯透析液，上机前设置自动间歇补液，冲洗间隔时间为 30min，每次冲洗量 200ml，逆向冲洗	降低透析器及静脉壶凝血程度，提高血液透析正常完成率，不增加出血风险，护理操作便捷，节省人力

六、无肝素透析预冲技术发展新方向

无肝素透析技术在肾衰竭合并高危出血患者的治疗中起着至关重要的作用。随着医疗技术的不断进步，未来无肝素透析技术可能会有以下几个新的发展方向。

1. 材料创新

（1）生物相容性更好或者抗凝血的透析膜：目前的透析器在无肝素透析过程中，仍可能存在一定程度的凝血风险。未来可能会研发出生物相容性更好的透析膜，减少血液与透析膜之间的相互作用，从而降低凝血的可能性。例如，采用新型材料制成的透析膜，能够更好地模拟人体生理环境，减少对血液成分的激活，降低凝血因子的活性；或者透析膜表面具有抗凝血的功能，从而实现膜表面与血液接触后能实现抑制组织因子途径活化、灭活凝血因子酶活性或辅酶活性，通过发挥对凝血反应的调控作用从而实现抗凝血。

（2）智能材料及智能传感器的应用：智能传感器具有对环境变化作出响应的特性。在无肝素透析中，可以利用智能传感器来监测透析过程中的凝血状态，以及透析过程中各种离子及物质的浓度变化，从而预测和推荐适当的抗凝方案和治疗方案。例如，当检测到凝血或者凝血风险增加时，智能材料可以释放抗凝物质，及时阻止凝血的发生；或者在凝血风险增加时，智能传感器和 AI 系统及时推荐抗凝方案从而降低风险。

2. 预冲方法优化

（1）个体化预冲方案：不同患者的病情和生理状况存在差异，因此未来可能会根据患者的具体情况制订个体化的预冲方案。通过对患者的凝血功能、血液成分、透析需求等进行全面评估，为患者量身定制最适合的预冲方法，提高透析的安全性和有效性。

（2）多模式预冲技术：结合多种预冲方法的优势，开发多模式预冲技术。例如，将传统的 NS 预冲与新型的肝素吸附预冲相结合，或者将密闭式循环预冲与加温预冲相结合，以达到更好的抗凝效果和透析效果。

总之，未来无肝素透析预冲技术将朝着更加安全、有效、个体化的方向发展。通过材料创新、预冲方法优化、联合治疗等方面的努力，有望为肾衰竭合并高危出血患者提供更好的治疗选择。

习题与答案

【习题】

一、单项选择题

1. 抗凝剂从作用机制分类中，以下哪种药物属于抑制凝血因子合成药（　　）

A. 肝素

B. 华法林

C. 利伐沙班

D. 阿加曲班

E. 以上都是

2. 在临床中对患者出血风险的评估，主要依据 Swartz 等分级标准。请问以下哪种情况属于出血风险评估的"极高危"类别（　　）

A. 活动性出血停止或手术、创伤后＞7d

B. 活动性出血停止或手术、创伤后 3～7d

C. 透析期间有活动性出血

D. 活动性出血停止或手术、创伤后＜24h

E. 透析期间不出血

3. 在血液透析、血液滤过、血液透析滤过及连续性血液净化治疗中，关于肝素的使用，以下哪项描述是正确的（　　）

A. 肝素的首剂量通常为 62.5～125U/kg，追加剂量为 1250～2500U/h，需持续性静脉注射

B. 肝素的首剂量一般为 37.5～62.5U/kg（0.3～0.5mg/kg），追加剂量为 625～1250U/h（5～10mg/h），可以根据患者的凝血状态个体化调整剂量，并在血液透析结束前 30～60min 停止追加

C. 肝素的首剂量和追加剂量均应根据患者的体重和年龄固定不变，无须个体化调整

D. 肝素的使用过程中，不需要根据

血液透析的持续时间来调整追加剂量

E. 以上都不对

4. 关于肝素诱导的血小板减少症（HIT），以下哪项描述是正确的（ ）

A.HIT 只存在一种类型，即免疫反应介导的血小板减少

B. Ⅰ型 HIT 常出现于使用肝素后的 5～10d，表现为血小板显著降低至基线值 50% 以上，并伴有严重血栓栓塞

C. Ⅱ型 HIT 为非免疫原反应，常出现于使用肝素后的 1～2d，血小板数量轻度下降且无血栓及出血，无须停药即可缓解

D.HIT 存在两种类型，其中Ⅱ型 HIT 为免疫反应介导，常出现于使用肝素后的 5～10d（也可在 24h 至 3 周），大部分表现为血小板显著降低至基线值 50% 以上，可伴有严重血栓栓塞和急性全身反应，一般在停药后 1 周内缓解

E. 以上都对

5. 关于肝素的使用禁忌，以下哪项描述是正确的（ ）

A. 既往存在肝素或低分子肝素过敏史的患者可以谨慎使用肝素

B. 肝素诱发的血小板减少症患者治愈后，可以重新使用肝素

C. 合并明显的出血性疾病是肝素的绝对禁忌证

D. 对于血浆抗凝血酶活性 < 50% 的患者，可以直接使用肝素或低分子肝素，无须额外处理

E. 以上都正确

6. 在血液透析过程中，对于透析器及静脉壶凝血效果的评判，以下哪项描述是正确的（ ）

A. 凝血 0 级表示透析器或血路管中凝血情况严重，需立即更换透析器

B. 凝血 1 级表示超过 2/3 的透析纤维或动脉 / 静脉壶出现凝血

C. 准确评估透析器凝血情况，并将凝血效果进行分级，其中 0～2 级被定义为抗凝有效，而 3 级为抗凝无效

D. 凝血 2 级表示透析器或血路管中无凝血，透析过程顺利

E. 以上都不正确

7. 血液透析患者做凝血检测的血样，应从（ ）采血，以反映患者而非体外循环的凝血状态

A. 动脉管路上肝素注入处后

B. 动脉管路上肝素注入处前

C. 静脉管路上

D. 应用抗凝剂封管的深静脉

E. 以上都对

8. 普通血液透析患者的低分子肝素一般的治疗量是（ ）

A. 30～40IU/kg 静脉注射

B. 40～50IU/kg 静脉注射

C. 50～60IU/kg 静脉注射

D. 60～80IU/kg 静脉注射

E. 以上都可以

9.CRRT 患者的低分子肝素一般治疗量是（ ）

A. 每 4～6 小时给予 30～40IU/kg 静脉注射

B. 每 2～4 小时给予 30～40IU/kg 静脉注射

C. 每 4～6 小时给予 40～60IU/kg 静脉注射

D. 每 4～6 小时给予 40～50IU/kg 静脉注射

E. 每 2～4 小时给予 20～40IU/kg 静脉注射

10. 甲磺酸萘莫司他（NM）的哪种作用机制是正确的（ ）

A. 抑制Ⅷa 因子活性发挥抗凝作用

B. 不能与纤溶酶结合

C. 不能促进已聚集的血小板解聚

D. 抑制游离胰蛋白酶及与 α_2-巨球蛋白结合的胰蛋白酶

E. 以上都对

11. 老年男性，维持性透析治疗 20 年，昨日居家时跌倒，透析前主诉头痛、呕吐，血压 190/120mmHg，首先进行头部 CT 检查，排除脑部出血，并采取（　　）抗凝方法

A. 肝素抗凝

B. 低分子肝素抗凝

C. 无肝素抗凝

D. 阿加曲班抗凝

E. 小剂量肝素化

12. 无肝素血液透析治疗中，操作方法错误的是（　　）

A. 肝素盐水预冲血路

B. 生理盐水定时冲洗血路

C. 血流量 100～150ml/min

D. 调整脱水量，以维持血容量平衡

E. 血流量 250～300ml/min

13. 血液透析后创伤性的检查和治疗应在（　　）h 后进行

A. 2～3

B. 3～4

C. 4～5

D. 4～6

E. 5～6

14. 无肝素血液透析治疗，护理措施正确的是（　　）

A. 为便于观察，动静脉滤网的液面在 1/3 处较为合理

B. 发现血凝块附着于动静脉管路的壁上，可敲拍透析器及管路

C. 随着冲洗生理盐水的增加，调整脱水量，维持血容量平衡

D. 为便于观察，动静脉滤网的液面

在 1/2 处较为合理

E. 采用无肝素血液透析滤过时，使用后稀释模式

15. 无肝素血液透析技术的应用指征除外（　　）

A. 脑出血

B. 透析器过敏

C. 肝素过敏

D. 创伤性检查

E. 大面积创伤

16. 无肝素血液透析治疗，护理措施错误的是（　　）

A. 观察的动静脉滤网的液面无特殊要求

B. 相对无肝素治疗时用肝素预冲

C. 随着冲洗生理盐水的增加，调整脱水量，维持血容量平衡

D. 治疗过程中输血，可从体外循环管路输注

E. 选择生物相容性好的透析器

17. 无肝素血液透析治疗的哪些护理措施不利于治疗完成（　　）

A. 在患者可耐受的情况下，尽可能提高血流量

B. 密切观察透析器、管路凝血状况

C. 选择生物相容性好的透析器

D. 为便于观察，动静脉滤网的液面在 1/2 处较为合理

E. 经常无肝素透析患者建议透析前一日清淡饮食

二、多项选择题

1. 肝素常见的相关并发症有（　　）

A. 血脂升高

B. 血小板减少

C. 瘙痒

D. 高血钾

E. 骨质疏松

2. 局部枸橼酸钠抗凝的禁忌证有（　　）

A. 严重肝功能障碍

B. 低氧血症

C. 组织灌注不足

D. 代谢性碱中毒

E. 高钠血症

3. 患者采用枸橼酸钠抗凝方法，在透析过程中出现唇周、四肢发麻及肌肉抽搐、痉挛等症状，分析原因不可能发生（　　）

A. 低钾血症

B. 高钾血症

C. 低钙血症

D. 高钙血症

E. 高镁血症

4. 采用局部枸橼酸钠抗凝时，必须监测哪些项目（　　）

A. 电解质

B. 血糖

C. 血气

D. 凝血功能 ACT 和 APTT

E. 以上都需要

5. 低分子肝素抗凝治疗过程中要严格执行巡视制度，巡视的内容有（　　）

A. 动静脉压力

B. 跨膜压

C. 管路有无血凝块

D. 透析器有无发黑

E. 以上都不对

6. 无肝素血液透析的注意事项有（　　）

A. 对肝素过敏者，可行无肝素透析

B. 对于无肝素血液透析患者，应加强透析过程中对透析器及动静脉壶的观察

C. 无肝素透析中冲洗透析器及管路时，血流量应保持在 200ml/min 以防止凝血

D. 无肝素血液透析效率会下降，因此需要增加透析频率

E. 可在动脉管路上输注血制品、脂肪乳剂等

7. 无肝素透析治疗有多种技术要求，包括（　　）

A. 肝素预冲

B. 高血流量

C. 选择生物相容性好的透析器

D. 治疗过程中输血，可从透析通路输注

E. 透析过程中输血应在外周静脉输注

8. 血液透析体外循环治疗中，提示凝血征象的有（　　）

A. 血液发黑

B. 透析器中有阴影或黑色条纹

C. 透析器动脉端口出现血凝块

D. 透析器后静脉管路中的血液不能继续进入静脉壶而倒灌入管路

E. 动脉壶中出现泡沫，继之血凝块形成，血液迅速冲入传感监测器

三、案例分析题

1. 患者，男，83 岁，患者 1 年前因双下肢水肿、少尿行右颈部半永久导管置入，并行规律血透治疗。现每周周一、周四透析 2 次，透析过程平稳。1 周前患者不慎摔倒后出现左髋部疼痛，活动受限，不能站立及行走，不伴头晕、头痛及意识丧失，查骨盆及左髋平片示：左股骨颈骨折，行股骨颈骨折闭合复位内固定术，术后恢复良好，现为进一步治疗收入院，病程中。患者有咳嗽，无痰，无畏寒、发热，无头痛、头晕，近期食欲缺乏，少尿，尿量每日 200～300ml，尿色黄，大便成形，2～3d 一次，无黑粪及血便，近期体重无明显改变。凝血功能示：纤维蛋白原 4.63g/L，D- 二聚体 2.35mg/L，余正常；超敏 C 反应蛋白 21.10mg/L，降钙素原 0.116ng/ml；尿常规提示：尿蛋白（+-），尿隐血（+），25-羟维生素 D 53.71nmol/L，血常规示：白细胞计数 8.5×10⁹/L，红细胞计数

5.11×10^{12}/L，网织红细胞 1.34，中性粒细胞 66.30%，血红蛋白 155g/L，血小板计数 194×10^9/L。

（1）判断上述患者透析时可以使用低分子肝素抗凝的条件是（　　）

A. 患者无出血倾向或出血性疾病

B. 无肝素诱导的血小板减少症

C. 血浆抗凝血酶活性≥50%

D. 有明显脂代谢或骨代谢异常

E. APTT、PT、PT-INR、D-二聚体轻度延长，具有潜在出血风险

（2）下列关于低分子肝素抗凝剂治疗具体实施方案的正确的是（　　）

A. 一般给予 60～80IU/kg 静脉注射

B. 常规患者日常各种血液净化治疗过程中无须追加剂量，CRRT 患者每 4～6 小时给予 30～40IU/kg 静脉注射，治疗时间越长，追加的剂量应逐渐增加

C. 不同的低分子肝素的半衰期有所不同，抗 Xa 与抗 IIa 效价比值也有所不同，因此作用时间与抗凝剂效果也略有不同

D. 目前临床应用的低分子肝素剂量均在 4000～6000IU，其保留抗栓作用而抗凝作用较弱，呈现明显的抗栓及抗凝作用分离的现象

E. 低分子肝素不能完全避免出血并发症，此时可以使用硫酸鱼精蛋白，按照 1：1 的剂量中和低分子肝素制剂

（3）下列关于影响低分子肝素抗凝效果的不正确的是（　　）

A. 无论普通肝素还是低分子肝素，均需通过体内抗凝血酶的存在而发挥作用，抗凝血酶活性低于 50% 的患者，上述两种抗凝剂的作用均会降低，抗凝效果不满意时应考虑监测抗凝血酶活性

B. 低分子肝素是相对分子量 1000～10 000 的混合物，滤器前给药会使部分经滤器清除（特别是使用高通量滤器的情况下），与抗凝血酶结合而发挥抗凝作用的低分子肝素并不能从滤器清除，滤器前给药不能达到单纯体外抗凝的效果，因此，低分子肝素应直接静脉注入患者体内，不宜从肝素泵追加剂量

C. APTT 能反映低分子肝素的有效抗凝作用，APTT 延长提示低分子肝素应用剂量偏大，患者有出血风险，此时应适当减量

D. APTT 不能反映低分子肝素的有效抗凝作用，APTT 延长提示低分子肝素应用量偏大，患者有出血风险，此时应适当减量

E. 与普通肝素相比，低分子量的肝素对凝血因子 Xa，XIIa 灭活作用强，对 IIa 作用弱

2. 患者，女，61 岁，因"规律血透 6 年，血尿 1 个月"入院。1 个月前患者无明显诱因下出现肉眼血尿，为全程血尿，伴有腰部酸痛，无血凝块，无尿频、尿急、尿痛，无恶寒、发热。血常规示：白细胞计数 5.04×10^9/L，红细胞计数 3.05×10^{12}/L，网织红细胞 1.82，中性粒细胞 65.40%，血红蛋白 92g/L，血小板计数 169×10^9/L；尿红细胞位相示：红细胞满视野，多形型 20%；尿常规示：尿白细胞(+-)，尿蛋白(++)，尿隐血(+++)；C反应蛋白 7.06mg/L；甲状旁腺激素 371.50pg/ml；大便隐血(++)；曲霉菌试验 0.377。

（1）该患者当日透析时抗凝剂使用应如何调整（　　）

A. 低分子肝素 3000IU

B. 低分子肝素 2000IU

C. 低分子肝素 1000IU

D. 无肝素

E. 低分子肝素 4000IU

（2）下列条件中哪些符合当日抗凝方式的使用条件（ ）

A. 血液流速 250ml/min

B. 患者血压 139/69mmHg

C. 透析器能够承受最大跨膜压 600mmHg

D. 患者当日体重增长为 1kg

E. 患者要求从透析器前输入 2U 红细胞悬液

（3）下列说法正确的是（ ）

A. 无肝素就是首剂给予肝素但后面不追加

B. 无肝素就是首剂不给予肝素但后面追加

C. 无肝素透析就是使用透析器前用生理盐水或肝素化生理盐水冲洗透析器和管路，使用时弃去肝素化生理盐水，并定时进行生理盐水冲洗

D. 无肝素透析就是使用透析器前用生理盐水或肝素化生理盐水冲洗透析器和管路，使用时不需要弃去肝素化生理盐水，并定时进行

E. 以上方法都可以使用

【参考答案】

一、单项选择题

1.B 2.C 3.B 4.D 5.C 6.C 7.B
8.D 9.A 10.D 11.C 12.D 13.B
14.C 15.B 16.D 17.D

二、多项选择题

1.ABCDE 2.ABCD 3.ABD 4.ACD
5.ABCD 6.ABD 7.ABCE 8.ABCDE

三、案例分析题

1.（1）ABCDE （2）ACD （3）C
2.（1）D （2）ABCD （3）C

（陈静芳　韩　伟）

参考文献

[1] 上海市医学会肾脏病专科分会，《甲磺酸萘莫司他的血液净化抗凝应用专家共识》编写组，丁小强，等.甲磺酸萘莫司他的血液净化抗凝应用专家共识[J].上海医学，2024，47（3）：129-144.

[2] 敖广宇，黄兰，陈亭宇，等.血液透析中甲磺酸萘莫司他抗凝的血药浓度与抗凝有效性观察[J].中国血液净化，2023，22（8）：579-583.

[3] 庄冰，叶红，曹红娣，等.注射用甲磺酸萘莫司他用于血液透析抗凝治疗的多中心随机对照研究[J].中国血液净化，2022，21（10）：739-743.

[4] Liu SY, Xu SY, Yin L, et al.Management of regional citrate anticoagulation for continuous renal replacement therapy: guideline recommendations from Chinese emergency medical doctor consensus[J]. Mil Med Res, 2023, 10（1）: 23.

[5] 共识专家组.抗凝技术在危重症肾脏替代治疗应用的中国专家共识（2023年版）[J].中华肾脏病杂志，2023，39（2）：155-164.

[6] 宋国姣，周露，张凌，等.连续性肾脏替代治疗的精准处方：抗凝、剂量和容量管理[J].华西医学，2024，39（7）：1126-1130.

[7] 何喜梅，万立平，李甜，等.血液净化体外循环凝血机制及抗凝策略的研究新进展[J].中国血液净化，2024，23（10）：771-774.

[8] 宁立娟，杨发奋，谭军华，等.甲磺酸萘莫司他的体外抗凝研究进展[J].临床医学研究与实践，2024，9（4）：191-194.

[9] 重庆市医院协会药事管理专业委员会，钱妍，赵春景.抗凝药物审方规则专家共识[J].中国药房，

2023，34（24）：2951-2967.

[10] 吴会军，童辉，张仲华，等 . 两段式枸橼酸抗凝在日间连续性肾脏替代治疗中的应用研究 [J]. 中华急危重症护理杂志，2023，4（3）：197-201.

[11] 肇冬梅，马晓春 . 血液净化：抗凝的策略 [J]. 中国实用内科杂志，2023，43（12）：996-999.

[12] 姜变通，张志刚，靳修，等 . 枸橼酸用于 CRRT 局部抗凝时的离子钙管理的研究进展 [J]. 中国血液净化，2019，18（8）：553-556.

[13] NataleP，Palmer SC，Ruospo M，et al.Anticoagulation for people receiving long-term haemodialysis[J]. Cochrane Database Syst Rev，2024，1（1）：CD011858.

[14] 李晓燕，谈红 . 抗凝与溶栓 [M]. 北京：科学技术文献出版社，2011：220-238.

[15] 王质刚 . 血液净化学 [M].4 版 . 北京：北京科学技术出版社，2016：126.

[16] 张之南，郝玉书，赵永强，等 . 血液病学 [M].2 版 . 北京：人民卫生出版社，2014：110-180.

[17] 左力 . 血液净化手册 [M]. 北京：人民卫生出版社，2016：61.

[18] Vandenbosch I，Dejongh S，Claes K，et al.Strategies for asymmetrical triacetate dialyser heparin-free effective haemodialysis：the SAFE study[J]. Clin Kidney J，2020，14（8）：1901-1907.

[19] Brunot V，Serre JE，Mourad G，et al.Heparin-free renal replacement therapy for chronic hemodialyzed patients at high risk for bleeding：a comparison of on-line predilution hemodiafiltration with conventional hemodialysis[J]. Hemodial Int，2018，22（4）：463-473.

[20] 陆晓凤，金炜，杨丽红，等 . 自拟慢泡快冲改良预充法在无肝素血液透析中的临床观察 [J]. 中国血液净化，2020，19（2）：85-87.

[21] 吕锦旭，牛洪艳，胡璐璐，等 . 超纯透析中逆超滤冲洗用于无肝素血液透析患者效果观察 [J]. 护理学杂志，2024，39（11）：42-45.

第5章

血液透析治疗与护理

第一节　血液透析的指征与禁忌证

随着透析技术的日益成熟和我国医疗保障体系的不断完善，人们对终末期肾衰竭的认识已从不治之症过渡到接受透析治疗以维持生命。目前，接受透析治疗的患者呈爆发式增长，因此对透析技术的要求更加严格。如何规范血液透析护士操作，保障患者安全，从而使血液净化操作达到规范、有序、标准、同质化发展，成为重中之重。

一、定义及概述

血液透析（hemodialysis）实质是将患者的血液引流至体外循环，通过弥散和对流原理清除血液中代谢废物、有害物质和过多水分，是终末期肾脏病患者最常用的肾脏替代治疗方法之一，也可用于治疗药物或毒物中毒等。

二、指征与禁忌证

患者是否需要血液透析治疗应由有资质的肾脏专科医师决定，但患者具有最终决定权。肾脏专科医师负责患者的筛选、治疗方案的确定等。

（一）指征

1.终末期肾病（end-stage renal disease，ESRD）

（1）决定是否开始透析的原则

1）应对患者的症状、体征以及代谢异常、容量状态、营养和药物干预效果进行综合评估，决定透析开始时机。

2）肾脏专科医师应充分告知患者及其家属血液透析的必要性及其并发症的风险，患者或其家属按相关规定签署血液透析知情同意书后，才能开始血液透析治疗。

（2）血液透析时机

1）建议患者导入透析治疗指征：肾小球滤过率（glomerular filtration rate，GFR）< 15ml/（min·1.73m^2），且出现下列临床表现之一者：①不能缓解的乏力、恶心、呕吐、瘙痒等尿毒症症状或营养不良；②难以纠正的高钾血症；③难以控制的进展性代谢性酸中毒；④难以控制的水钠潴留和高血压，合并充血性心力衰竭或急性肺水肿；⑤尿毒症性心包炎；⑥尿毒症性脑病和进展性神经病变；⑦医师认为其他需要血液透析的病因。

2）高风险患者（合并糖尿病），应适当提早开始透析治疗。

3）无论临床症状如何，患者 GFR ＜ 6ml/（min · 1.73m²）应开始透析治疗。

2. 急性肾损伤。

3. 药物或毒物中毒。

4. 严重水、电解质和酸碱平衡紊乱。

5. 其他，如严重高热、低体温，以及常规内科治疗无效的严重水肿、心力衰竭、肝衰竭等。

（二）禁忌证

无绝对禁忌证，但下列情况应权衡利弊以决定是否进行透析：

1. 颅内出血或颅内压增高。

2. 药物难以纠正的严重休克。

3. 严重心肌病变并有难治性心力衰竭。

4. 活动性出血。

5. 精神障碍不能配合血液透析治疗。

6. 肿瘤晚期恶病质。

第二节　高（低）通量血液透析操作与护理

一、理论基础

高通量血液透析（high-flux hemodialysis，HFHD）和低通量血液透析（low-flux hemodialysis，LFHD）是血液透析的两种类型，主要区别体现在以下方面。

（一）透析膜特性

1. LFHD

（1）透析器膜孔径小、中大分子清除率低：低通量透析器的透析膜孔径相对较小，一般只能允许分子量较小（通常小于 500kDa）的物质通过，如尿素、肌酐、尿酸等水溶性小分子毒素。这些小分子物质主要是通过弥散的方式进行清除。由于透析膜孔径的限制，对中大分子毒素的清除能力非常有限。这就导致中大分子毒素容易在患者体内蓄积，长期可能引发透析相关性慢性并发症的发生。

（2）超滤系数低：低通量透析器的超滤系数通常低于 20ml/（h · mmHg），对水的清除能力相对较弱。

2. HFHD

（1）透析器膜孔径大、中大分子清除率高：高通量透析器的透析膜孔径较大，不仅能够通过弥散让水溶性小分子物质自由通过，还可以通过内滤过效应产生的对流作用允许分子量较大（500 ～ 5000kDa）的物质通过，对中大分子毒素的清除效果显著优于低通量透析器。何同林等研究发现，HFHD 组在 3 个月、6 个月、12 个月、18 个月 β_2- 微球蛋白显著低于 LFHD 组，HFHD 能有效减少中大分子毒素在体内的蓄积，降低因中大分子毒素引起的并发症的发生风险，如肾性骨病、腕管综合征等。

（2）超滤系数高：其超滤系数 $\geq 20ml/（h \cdot mmHg）$，对水的清除能力较强，能够更有效调节患者的液体平衡。

（二）对患者的影响

1. 营养物质流失

（1）LFHD：对营养物质的流失相对较少。因为透析膜的孔径小，一些分子量较大的营养成分，如蛋白质等，不容易通过透析膜而丢失。

（2）HFHD：在高通量透析器的膜材料结构当中，也分为蛋白非透过/不透过型以及蛋白透过型高通量透析器，由于透析膜的高通量通透性，在清除毒素的同时，可能会在使用部分高通量透析器时导致一些营养物质的流失。例如，一些分子量在中大分子范围的蛋白质、氨基酸等营养成分可能会随着透析液丢失，所以进行 HFHD 的患者可能需要更加注意营养的补充。

2. 并发症风险

（1）LFHD：长期 LFHD 可能会因为中大分子毒素在体内的蓄积而引发并发症，如透析相关淀粉样变，主要是由于 β_2- 微球蛋白在关节、骨骼等部位沉积引起；还可能出现肾性骨病，这与甲状旁腺激素等中大分子毒素有关。

（2）HFHD：可能会增加一些其他并发症的风险。例如，由于透析膜的高通量通透性，需要超纯透析液的供给，反则透析液中的内毒素容易进入患者血液，引起致热反应，出现发热、寒战等症状。而且在透析过程中，部分药物也可能会因为透析膜的高通透性而被清除，影响药物的治疗效果。

二、护理实践

（一）评估内容

详见表 1-2。
1. 评估患者的神志、面色、贫血的程度，体重增长情况。
2. 评估患者的血管通路使用情况。
3. 评估患者对饮水控制重要性的了解程度。
4. 评估患者的营养状况、食欲情况、睡眠状况。
5. 评估患者对透析相关知识的了解情况。
6. 评估患者有无出血倾向、抗凝剂的应用情况。

（二）血液透析操作步骤

见表 5-1。

表 5-1　血液透析操作步骤

步骤	内容	
操作前准备	1. 物品准备血液透析器、血液透析管路、穿刺针、无菌治疗巾、生理盐水、一次性冲洗管、消毒物品、止血带、一次性手套、透析液等	
	2. 护士治疗前核对 A、B 浓缩透析液浓度、有效期；检查 A、B 透析液连接	
开机自检	1. 检查透析机电源线连接是否正常	
	2. 打开机器电源总开关	
	3. 按照机器要求完成全部自检程序，严禁简化或跳过自检步骤	
血液透析器和管路的安装	1. 检查血液透析器及透析管路有无破损，外包装是否完好	
	2. 查看有效日期、型号	
	3. 按照无菌原则进行操作	
	4. 管路安装顺序应按照体外循环的血流方向依次安装	
	5. 密闭式预冲	（1）启动透析机血泵 80～100ml/min，用生理盐水先排净透析管路和透析器血室（膜内）气体。生理盐水流向为动脉端→透析器→静脉端，不得逆向预冲
		（2）将泵速调至 200～300ml/min，连接透析液接头与透析器旁路，排净透析器透析液室（膜外）气体
		（3）生理盐水预冲量应严格按照透析器说明书中的要求；进行闭式循环或肝素生理盐水预冲，应在生理盐水预冲量达到后再进行
		（4）推荐预冲生理盐水直接流入废液收集袋中，并且废液收集袋放于机器液体架上，不得低于操作者腰部以下；不建议预冲生理盐水直接流入开放式废液桶中
		（5）冲洗完毕后根据医嘱设置治疗参数
建立体外循环（上机）	1. 核对姓名、床号	
	2. 血管通路准备	（1）动静脉内瘘穿刺 ①检查血管通路：有无红肿、渗血、硬结；并摸清血管走向和搏动 ②选择穿刺点，用碘伏消毒穿刺部位 ③根据血管的粗细和血流量要求等选择穿刺针 ④采用阶梯式、扣眼式等方法，以合适的角度穿刺血管；先穿刺静脉，再穿刺动脉，动脉端穿刺点距动静脉内瘘口 3cm 以上，动静脉穿刺点的距离 5cm 以上为宜，固定穿刺针；根据医嘱推注首剂量肝素（使用低分子肝素作为抗凝剂，应根据医嘱上机前静脉一次性注射） （2）中心静脉留置管连接 ①准备透析护理包和医用垃圾袋 ②打开静脉导管外层敷料 ③患者头偏向对侧，将无菌治疗巾垫于静脉导管 ④取下静脉导管内层敷料，将导管放于无菌治疗巾上 ⑤分别消毒导管和导管夹子，放于无菌治疗巾内 ⑥先检查导管夹子处于夹闭状态，再取下导管肝素帽 ⑦分别消毒导管接头 ⑧用注射器回抽导管内封管肝素，推注在纱布上检查是否有凝血块，回抽量为动、静脉管各 2ml 左右；如果导管回血不畅，认真查找原因，严禁使用注射器用力推注导管腔

续表

步骤	内容
	⑨根据医嘱从导管静脉端推注首剂量肝素（使用低分子肝素作为抗凝剂，应根据医嘱上机前静脉一次性注射），连接体外循环 ⑩医疗污物放于医疗垃圾桶中
血液透析中的监测	1.体外循环建立后，立即测量血压、脉搏，询问患者的自我感觉，详细记录在血液透析记录单上
	2.自我查对 （1）按照体外循环管路走向的顺序，依次查对体外循环。管路系统各连接处和管路开口处，未使用的管路开口应处于加帽密封和夹闭管夹的双保险状态 （2）根据医嘱查对机器治疗参数
	3.双人查对：自我查对后，与另一名护士同时再次查对上述内容，并在治疗记录单上签字
	4.血液透析治疗过程中，每小时1次仔细询问患者自我感觉，测量血压、脉搏，观察穿刺部位有无渗血、穿刺针有无脱出移位，并准确记录
	5.如果患者血压、脉搏等生命体征出现明显变化，应随时监测，必要时给予心电监护
回血下机	1.推荐密闭式回血下机 ①调整血液流量至50～100ml/min ②打开动脉端预冲侧管，用生理盐水将残留在动脉侧管内的血液回输20～30s ③关闭血泵，靠重力将动脉侧管近心侧的血液回输入患者体内 ④夹闭动脉管路夹子和动脉穿刺针处夹子 ⑤打开血泵，用生理盐水全程回血。回血过程中，可使用双手揉搓滤器，但不得用手挤压静脉端管路。当生理盐水回输至静脉壶、安全夹自动关闭后，停止继续回血。不宜将管路从安全夹中强制取出 ⑥夹闭静脉管路夹子和静脉穿刺针处夹子 ⑦先拔出动脉内瘘针，再拔出静脉内瘘针，压迫穿刺部位2～3min；用弹性绷带或胶布加压包扎动、静脉穿刺部位10～20min后，检查动静脉穿刺针部位无出血或渗血后松开包扎带 ⑧整理用物 ⑨测量生命体征，记录治疗单，签名 ⑩治疗结束嘱患者平卧10～20min，生命体征平稳，穿刺点无出血 ⑪听诊内瘘杂音良好 ⑫向患者交代注意事项，送患者离开血液净化中心
	2.特殊回血法：对于少部分内瘘压力过高、凝血异常、进行无抗凝剂透析等可使用此方法 ①消毒用于回血的生理盐水瓶塞和瓶口 ②插入无菌大针头，放置在机器顶部 ③调整血液流量至50～100ml/min ④关闭血泵 ⑤夹闭动脉穿刺针夹子，拔出动脉针，按压穿刺部位 ⑥拔出穿刺针，将动脉管路与生理盐水上的无菌大针头连接 ⑦打开血泵，用生理盐水全程回血 ⑧夹闭静脉管路夹子和静脉穿刺针处夹子，拔出静脉针，压迫穿刺部位2～3min ⑨用弹性绷带或胶布加压包扎动、静脉穿刺部位10～20min后，检查动静脉穿刺针部位无出血或渗血后松开包扎带 ⑩整理用物 ⑪测量生命体征，记录治疗单，签名 ⑫治疗结束嘱患者平卧10～20min，生命体征平稳，穿刺部位无出血，听诊内瘘杂音良好 ⑬向患者交代注意事项，送患者离开

（三）关键环节操作规程

见图 5-1。

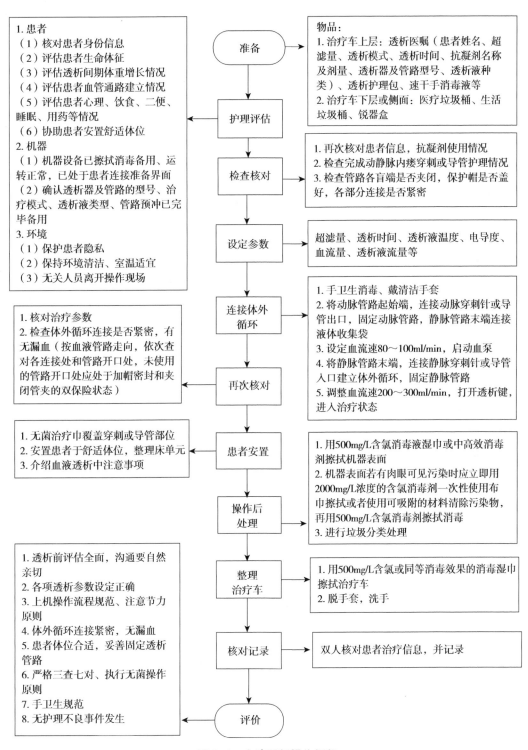

1.患者
（1）核对患者身份信息
（2）评估患者生命体征
（3）评估透析间期体重增长情况
（4）评估患者血管通路建立情况
（5）评估患者心理、饮食、二便、睡眠、用药等情况
（6）协助患者安置舒适体位
2.机器
（1）机器设备已擦拭消毒备用、运转正常，已处于患者连接准备界面
（2）确认透析器及管路的型号、治疗模式、透析液类型、管路预冲已完毕备用
3.环境
（1）保护患者隐私
（2）保持环境清洁、室温适宜
（3）无关人员离开操作现场

准备

物品：
1.治疗车上层：透析医嘱（患者姓名、超滤量、透析模式、透析时间、抗凝剂名称及剂量、透析器及管路型号、透析液种类）、透析护理包、速干手消毒液等
2.治疗车下层或侧面：医疗垃圾桶、生活垃圾桶、锐器盒

护理评估

检查核对

1.再次核对患者信息，抗凝剂使用情况
2.检查完成动静脉内瘘穿刺或导管护理情况
3.检查管路各盲端是否夹闭，保护帽是否盖好，各部分连接是否紧密

设定参数

超滤量、透析时间、透析液温度、电导度、血流量、透析液流量等

连接体外循环

1.手卫生消毒、戴清洁手套
2.将动脉管路起始端，连接动脉穿刺针或导管出口，固定动脉管路，静脉管路末端连接液体收集袋
3.设定血流速80～100ml/min，启动血泵
4.将静脉管路末端，连接静脉穿刺针或导管入口建立体外循环，固定静脉管路
5.调整血流速200～300ml/min，打开透析键，进入治疗状态

1.核对治疗参数
2.检查体外循环连接是否紧密，有无漏血（按血液管路走向，依次查对各连接处和管路开口处，未使用的管路开口处应处于加帽密封和夹闭管夹的双保险状态）

再次核对

1.无菌治疗巾覆盖穿刺或导管部位
2.安置患者于舒适体位，整理床单元
3.介绍血液透析中注意事项

患者安置

1.用500mg/L含氯消毒液湿巾或中高效消毒剂擦拭机器表面
2.机器表面若有肉眼可见污染时应立即用2000mg/L浓度的含氯消毒剂一次性使用布巾擦拭或者使用可吸附的材料清除污染物，再用500mg/L含氯消毒剂擦拭消毒
3.进行垃圾分类处理

操作后处理

整理治疗车

1.用500mg/L含氯或同等消毒效果的消毒湿巾擦拭治疗车
2.脱手套，洗手

1.透析前评估全面，沟通要自然亲切
2.各项透析参数设定正确
3.上机操作流程规范、注意节力原则
4.体外循环连接紧密，无漏血
5.患者体位合适，妥善固定透析管路
6.严格三查七对、执行无菌操作原则
7.手卫生规范
8.无护理不良事件发生

核对记录

双人核对患者治疗信息，并记录

评价

图 5-1　血液透析操作规程

三、重点注意事项

1. 透析治疗前的准备

（1）完善相关检查，根据传染病结果，分配好区域，做好消毒隔离措施。

（2）遵照治疗方案进行管路及透析器的安装连接。正确安装透析器及管路，并检查连接是否紧密、牢固，排尽透析器及管路内和透析液侧气体，预充完毕后设置相关治疗参数。

（3）全面了解患者的整体状况，包括心理状态、自觉症状、营养状况、治疗依从性、居家自我照顾能力、前次透析记录、用药情况、有无出血情况等，以便对患者实施个体化的预见性护理。

（4）测量生命体征及体重，出入量情况，评估干体重，制订治疗处方。患者需能承受高血流量、高超滤量才能做 HFHD 治疗。

（5）常规评估血管通路，包括视、触、听，尤其是人造血管内瘘患者，必须用听诊器沿内瘘血管听诊杂音大小、清晰度、音调，发现异常及时汇报并处理。做 HFHD 时需保证血流量充足，可达到 250ml/min 以上，以避免再循环发生。

（6）HFHD 用物准备要求严格，包括必须使用超滤系数 ≥ 20ml/（h·mmHg）的高通量量透析器及超纯透析液；透析用水为无致热源碳酸氢盐透析液且反渗水的细菌菌落计数 < 0.1CFU/ml，内毒素 < 0.03EU/ml，须达到静脉输液标准；透析装置要能调节钠离子浓度和透析液流量，有细菌和内毒素滤过器，以及高效精确的超滤装置。

2. 透析中注意事项

（1）密切观察患者神志状态、询问有无不适；观察机器各项压力及治疗参数；观察血管通路及管路固定情况。

（2）做 HFHD 时，提高透析液钠离子浓度时避免患者出现水电解质紊乱，减少低血压发生，同时加强患者透析间期水分控制的健康宣教，体重增长不得超过干体重的5%。

（3）严密观察患者生命体征，定时监测透析机的静脉压和跨膜压变化，使用 HFHD 时防止反超滤发生，可适当提高患者的血液流速和超滤量以避免反超滤。

（4）一旦出现急性并发症及内毒素反应，及时干预。

（5）机器外部有血液或体液污染时，应立即消毒。

（6）透析中出现低血压时，减慢脱水速度，酌情补充生理盐水；对于经常低血压者可采用序贯透析、高钠透析或低温透析。

（7）随时检查穿刺部位有无渗血、漏血，及时处理；拔针时正确按压针眼，防止局部血肿、假性动脉瘤，并向患者解释。

3. 透析后注意事项

（1）患者下机后，平卧 5～10min，以避免直立性低血压的发生。发生低血压患者应立即采取平卧位及相应处理，确认生命体征平稳，同时做好交接和宣教工作。

（2）注意避免针刺伤发生，同时防止血液和体液喷溅。

（3）动静脉内瘘穿刺点的按压时间和力度，应根据患者具体情况采用个体化方式。

（4）透析机具有自动废液排放功能时，先对透析器进行凝集度测定，然后按照机器要求进行排空；没有自动排放功能的机器应通过透析器膜内外压力差的方式，进行人工密闭式排放。

（5）阳性区域治疗物品与阴性区域分开，工作人员相对固定，一人一巾一止血带一手套，严格执行手卫生规范。

（6）教会患者保护内瘘的方法，发现异常及时就医。

（7）对于少部分内瘘压力过高、凝血异常、进行无抗凝剂透析等情况，可采用特殊回血方法；回血过程中，可使用双手左右转动透析器，但不得用手挤压静脉端管路，禁止管路从空气监测安全夹中强制取出；具有自动回血功能的透析机，参照使用说明书规范操作。

（8）每个月进行透析用水及透析液的细菌学及内毒素监测，患者定期查血生化、血常规、评估透析的充分性，修改透析方案，每 6 个月进行乙型肝炎、丙型肝炎、梅毒、艾滋病等病原学检查。

（9）透析治疗结束后，根据感控要求对透析机器、物体表面及空气进行消毒。

4. HFHD 并发症及预防措施

（1）致热源反应：致热源反应的原因可能为：第一，患者本身处于感染状态；第二，患者有导管相关感染存在；第三，透析用水管理相关指标超标，非超纯净透析液供给；第四，使用高通量透析器在治疗进程中跨膜压（TMP）为负值，内滤过效应过程中透析液的内毒素反超滤进入血液，进而引发致热源反应。

临床中可通过以下措施加以预防：①提升跨膜压；②选用超滤性能出色的高通量透析器；③使用透析液滤过器（细菌过滤器）提供超纯透析液，并定期进行监测、及时更换，以降低致热源反应的发生率。

（2）内滤过效应：高通量透析器具有较大的超滤系数和膜孔径，水与溶质极易通过。当血液侧压力偏低而透析液流量较大时，透析液侧压力会大于血液侧，从而导致内滤过效应。

临床中可采用如下方法预防和避免内滤过效应的副作用：①高通量透析器的宏观结构和微观结构有避免患者发生临床副作用的结构；②透析机的设计应具备防止内滤过效应副作用的功能，即使用透析液滤过器；③可在机器内设置最小脱水量为 50 ~ 100ml/h，以此防范出现反超滤。

（3）耗损综合征：在运用高通量透析器时，会出现体内营养物质流失的情况，即耗损综合征。高通量透析器的膜孔径及膜面积较大，能够透出中大分子毒素，其中包括有益的白蛋白及维生素等。

临床中可通过以下举措预防：①针对不同患者，挑选合适的透析器即低蛋白滤出型高通量透析器及透析模式；②在 HFHD 期间增加营养摄入。

第三节　高截留量与中截留量血液透析

中截留量血液透析（medium cut-off hemodialysis，MCO-HD）和高截留量血液透析

（high cut-off hemodialysis，HCO-HD）是较为新颖的血液透析技术，其透析膜孔径处于中等范围，能够有效清除特定分子量区间的毒素，在血液净化治疗领域展现出独特的应用价值。

一、发展历程与现状

随着对 ESRD 病理生理机制研究的不断深入，人们逐渐认识到除小分子毒素外，中大分子毒素在患者体内的积聚也会引发一系列严重并发症。尽管 HFHD 已广泛应用，其无法有效通过传统高通透析器膜孔隙，在清除炎性因子等中大分子毒素方面仍存在一定局限性。为突破这一限制，一种新的透析膜应运而生，即高截留量（high cut-off，HCO）膜。HCO 膜具有较大的膜孔径（8 ~ 12nm），截留分子量通常在 60 ~ 100kDa，近年来在脓毒血症、横纹肌溶解综合征、骨髓瘤、药物中毒等领域的研究取得了诸多新进展。

然而，随着 HCO-HD 在临床应用中的深入，发现其会导致大量白蛋白流失，甚至引发低蛋白血症，这在一定程度上限制了其在尿毒症患者中的常规应用。2015 年，Boschetti-de-Fierro A 等报道了中截留量（medium cut-off，MCO）膜。该膜孔径（约 5nm）相较于高通透析器膜略大且更为均匀，能提高对较大中分子尿毒症毒素的清除率，同时减少白蛋白丢失。使用 MCO 膜的血液透析成为一种新型疗法——延展性血液透析，相关临床研究证实其具有良好的安全性、显著的短期临床疗效，并有望改善维持性血液透析患者的长期预后。

二、膜的特点

（一）更广的尿毒症毒素清除谱

1. 高分子保留起始点与分子截留量　分子保留起始点（molecular weight retention onset，MWRO）是指筛选系数（sieving coefficient，SC）等于 0.9 时对应的溶质分子量，此时膜对溶质截留开始明显变化；而分子截留量（molecular weight cut-off，MWCO）是指 SC=0.1 时对应的溶质分子量，此时膜对溶质的清除变得不显著。既往高通量膜的特点是 MWCO 小于 68 000，但 MWRO 常远小于 10 000，因此其 SC 曲线相对平缓，对较大的中分子毒素清除不甚理想（图 5-2）。相反，HCO 膜的 MWRO 可接近 10 000，但 MWCO 大于 68 000，因此在治疗过程中会损失较多白蛋白。MCO 膜的特点是在 MWCO 低于 68 000 的同时，MWRO 可达到 10 000 甚至更高，SC 曲线陡峭，对较大的中分子尿毒症毒素的清除能力更高，而不会过多丢失白蛋白。

2. 基于清除率的分类方法　依据 β_2- 微球蛋白和人类软骨糖蛋白 -39（YKL-40）清除率是否大于 20ml/min，可精准区分低通量透析器、高通量透析器和 MCO 透析器；而单次透析治疗白蛋白丢失量则成为区分 MCO 膜和 HCO 膜的关键指标。这一分类方法为临床透析器的选择提供了重要依据，有助于医护人员根据患者具体情况制订个体化透析方案（图 5-3）。

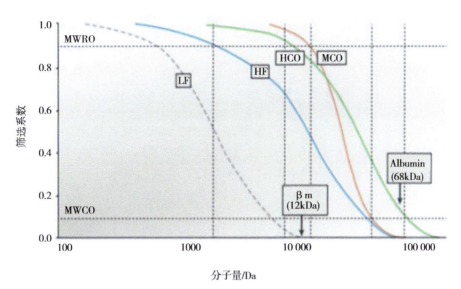

图 5-2　不同透析膜的筛选系数与中大分子毒素清除的关系

LF. 低通量；HF. 高通量；MCO. 中截流量；HCO. 高截流量；β_2-m. β_2 微球蛋白；Albumin. 白蛋白；MWCO. 分子截流量；MWRO. 分子保留起始点

（二）高 / 中截留量膜孔径大

HCO 膜孔径为 10 ~ 12nm 是高通量膜孔径（约 5nm）的 2 ~ 3 倍，约为血浆分离器膜孔径（0.2μm）的 1/20。MCO 膜孔径（6 ~ 8nm）比高通量膜大，但比 HCO 膜小，截留分子量通常在 20 ~ 40kDa。这种较大的孔径赋予了 HCO 膜强大的截留能力。

（三）膜材料与结构

HCO 膜与 MCO 膜多采用具有高度选择性的合成膜材料，具备较好的生物相容性。其分子结构能够有效减少血液与透析膜之间的非特异性相互作用，降低免疫激活和炎症反应的风险，从而减少患者过敏等免疫相关并发症的发生。通过优化膜的孔隙结构、分布密度以及表面电荷等特性，确保在有效清除中大分子毒素的同时，尽可能减少营养物质和有益蛋白的流失。

三、临床优势

不同种类的尿毒症毒素及其分子大小及相关临床效果见图 5-4。

（一）高截留量血液透析治疗

1. 多发性骨髓瘤肾损害治疗　多发性骨髓瘤患者体内大量游离轻链的蓄积是导致肾脏损害的关键因素。HCO-HD 凭借其卓越的膜孔径优势，能够高效地从血液中清除游离轻链，显著减轻肾脏的滤过负担，从而为肾功能的恢复创造有利条件。临床研究表明，经 HCO-HD 治疗后，患者血液中的游离轻链水平可大幅降低，部分患者的肾功能得到了不同程度的改善。

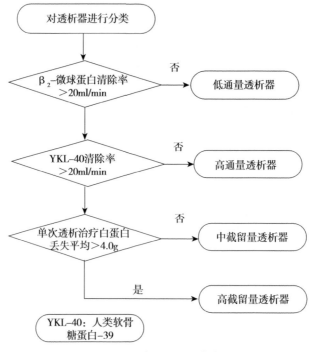

图 5-3　血液透析器分类方法

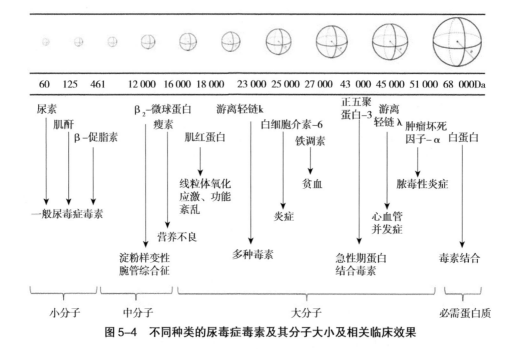

图 5-4　不同种类的尿毒症毒素及其分子大小及相关临床效果

2. 炎症介质清除机制与临床应用价值探讨　在全身炎症反应综合征（SIRS）和脓毒症等疾病状态下，机体免疫系统过度激活，释放出大量炎症介质，如白细胞介素 -6（分子量约 26kDa）、肿瘤坏死因子 -α（分子量约 17kDa）等。这些炎症介质不仅会引发全身性炎症反应，导致组织损伤和器官功能障碍，还会进一步加重患者的病情，增加死亡率。临床实践证实，在脓毒症患者中应用 HCO-HD，可显著降低血液中炎症介质的浓度，改善患者的炎症状态，进而降低患者的死亡率，为患者的治疗提供了新的希望和有效的治疗手段。

3. 自身免疫性疾病治疗应用前景与挑战分析　在系统性红斑狼疮（SLE）、抗中性粒细胞胞质抗体（ANCA）相关性血管炎等自身免疫性疾病中，患者体内的免疫系统紊乱，产生大量自身抗体和免疫复合物。这些大分子物质不仅会直接攻击肾脏等器官的组织细胞，导致器官损伤，还会引发全身的免疫反应，进一步加重病情。HCO-HD 能够利用其特殊的膜孔径，选择性地清除部分自身抗体和免疫复合物，从而减轻肾脏的免疫损伤保护肾脏功能。同时，通过减少循环中的自身抗体和免疫复合物水平，也有助于缓解全身的免疫反应，改善患者的症状。

4. 肌红蛋白清除研究成果　横纹肌溶解综合征患者由于肌肉组织受损，大量肌红蛋白释放进入血液。肌红蛋白在肾小管内积聚，可导致急性肾小管坏死，严重威胁患者的肾功能。研究发现 HCO 膜对肌红蛋白的清除效率是传统血液透析膜的 5 倍以上，其清除效率可高达 70ml/min 以上，为临床上治疗横纹肌溶解综合征提供了重要的理论依据和有效的治疗手段。

（二）中截留量血液透析治疗

1. 改善维持性血液透析患者炎症状态　MCO-HD 在清除中分子毒素方面具有独特优势，这些中分子毒素是引发炎症反应的重要因素之一。在透析过程中，MCO 膜能够精准地过滤掉这些毒素，从而有效减少体内炎症因子的来源。

2. 氧化应激调节作用与细胞保护机制　氧化应激在慢性肾脏病的发生发展中起着关键作用。MCO 膜不仅能够高效清除血液中的中分子毒素，还能有效去除氧化产物等有害物质，从而减少氧化应激的刺激因素。例如，丙二醛（MDA）是脂质过氧化的终产物，其水平的高低直接反映了体内氧化应激的程度。通过 MCO-HD 治疗后，MDA 的水平明显降低，同时抗氧化酶的活性得到显著提高，有助于恢复身体的氧化-还原平衡，保护细胞免受氧化损伤。

3. 红细胞生成素抵抗改善效果与贫血纠正机制　在慢性肾脏病患者中，中分子毒素的蓄积会干扰红细胞生成素与其受体的结合，以及下游信号通路的传导，从而导致红细胞生成素抵抗现象的发生。MCO-HD 通过有效清除这些毒素，优化了体内的微环境，使红细胞生成素能够正常发挥作用，促进红细胞的生成。

4. 减轻血管钙化　中大分子尿毒症毒素会促进血管平滑肌细胞向成骨样细胞转化，从而导致血管钙化的发生。MCO-HD 能够提高对这些较大分子的清除率有望可以改善 ESRD 人群心血管事件的发生率。

5. 横纹肌溶解综合征　横纹肌组织坏死释放的肌红蛋白（相对分子质量 17 000）进入肾小管引起急性肾小管坏死是横纹肌溶解相关急性肾损伤的主要原因。MCO 膜在 17 000 分子水平的 SC 显著高于高通量膜，因此理论上在防治横纹肌溶解引起的肾衰竭并发症方面有优势。

6. 生活提高维度与生存时间延长趋势　从长期来看，MCO-HD 通过持续清除中分子毒素，能够有效减少慢性肾脏病相关并发症的发生频率和严重程度。患者因炎症、贫血、血管钙化等问题导致的不适症状逐渐减轻，身体功能得到显著改善。哥伦比亚的一项 992 例患者的观察性研究显示：接受 MCO 膜透析的患者死亡率为 8.54 例 /（100·人年），住院率为 0.79/ 年，住院天数为 6.91 天 / 年。这些数据比既往同中心的 HF-HD 的研究［死亡率 14.6 例 /（100·人年）和住院率 1.15/ 年］有所改善。

7. 可能的其他获益　HDx 还有望改善尿毒症继发性免疫缺陷、尿毒症、肌少症、管型肾病和蘑菇中毒等。大中分子如游离轻链、成纤维细胞生长因子 23 和 α_1- 酸性糖蛋白被描述为损害中性粒细胞的正常功能，促进尿毒症继发性免疫缺陷。

四、注意事项

（一）高截留量血液透析

1. 营养物质丢失　尽管透析膜的设计在尽量减少营养物质丢失，但由于其高截留特性，仍不可避免地会导致一些较大分子量的营养成分，如蛋白质、多肽等的丢失。这可能会使患者出现营养不良等问题，应在每次透析治疗开始时测定血清白蛋白水平，如果偏低，则应在血流透析后静脉补充白蛋白。

2. 密切监测患者的生命体征和生化指标　由于 HCO-HD 可能引起一些并发症，如液体反超滤、低血压、电解质紊乱、失衡等，需要密切监测患者的生命体征、电解质等指标，及时调整治疗方案。

3. 感染风险　由于膜孔径大，可能增加细菌和内毒素反渗的风险，需要严格执行感染控制措施，如无菌操作、环境消毒等，同时必须使用超纯透析液。

4. 凝血和生物相容性问题　尽管部分 HCO-HD 膜具有抗凝血性能，但由于透析过程中血液与透析膜的接触面积较大，且透析时间可能较长，仍存在一定的凝血风险。另外，虽然透析膜材料具有较好的生物相容性，但对于某些敏感患者，可能仍会出现过敏反应等生物相容性问题。

（二）中截留量血液透析

1. 尽管 MCO-HD 相比一些其他透析方式能更好地保留白蛋白，但长期透析过程中，仍可能因营养物质的丢失而导致营养不良。透析过程中，除了蛋白质外，一些小分子的营养物质如氨基酸、水溶性维生素等也可能会丢失。如果患者的饮食摄入不能满足需求，就会逐渐出现营养不良的症状，如体重减轻、肌肉萎缩、免疫力下降等。

2. 致热源反应。透析器由于膜孔径大，治疗过程中可能引起透析液中内毒素进入血液，引起致热源反应。临床中可通过下列措施预防：①提高跨膜压；②使用超纯透析液定期监测并及时更换细菌滤过器，减少致热源反应，反渗水的细菌菌落计数＜0.1CFU/ml，内毒素＜ 0.03EU/ml，须达到静脉输液标准。

五、护理实践

HCO-HD 与 MCO-HD 常规护理操作参考血液透析相关护理操作流程，其重点操作内容如下。

1. 患者评估

（1）无顽固性低血压、严重心功能不全等。

（2）透析间期水分控制相对稳定。

（3）血管通路评估　血流量充足，可达到 250ml/min 以上，以避免再循环发生。

（4）评估患者中大分子毒素和白蛋白浓度。

2. 用物准备

（1）透析器：根据病情选择合适的 MCO/HCO 的透析器。HC 膜孔径为 10 ～ 12nm，MCO 膜孔径 6 ～ 8nm。

（2）透析用水：必须使用无致热源的碳酸氢钠透析液，反渗水的细菌菌落计数＜ 0.1CFU/ml，内毒素＜ 0.03EU/ml，须达到静脉输液标准。

（3）透析装置

1）在透析液进入透析器前，须加装有细菌和内毒素滤过器。超纯透析液是由标准透析液流入透析机前通过细菌和内毒素滤过器直接滤过生成。

2）具备高效精确的超滤装置和定量控制超滤性能。

3. 护理操作技术

（1）规范预冲体外循环管路和 MCO/HCO 透析器，确保透析器使用的安全性，预防首次使用综合征的发生。

（2）治疗过程中，提高透析液钠离子浓度的同时，避免患者出现水电解质紊乱，以减少治疗中低血压的发生。加强患者透析间期水分控制的健康宣教，体重增长不得超过干体重的 3% ～ 5%。

（3）透析过程中严密观察患者生命体征，询问患者透析中有无不适。一旦出现急性并发症及内毒素反应，及时干预。

（4）定时监测透析机的静脉压和跨膜压变化，防止反超滤发生。为避免治疗过程中反超滤现象的发生，视患者整体情况可适当提高患者的血流速和超滤量。

（5）严格落实透析用水和透析液的质量控制，确保达标。

（6）长期 HDx 患者，鼓励其增加优质蛋白质的摄入。

六、并发症及预防措施

致热源反应：高通量透析器由于膜孔径大，治疗过程中可能引起透析液中内毒素进入血液，引起致热源反应。临床中可通过下列措施预防：①提高跨膜压；②使用超滤性能较好的 MCO/HCO 透析器；③使用超纯透析液定期检测并及时更换滤过器，减少致热源反应。

习题与答案

【习题】

一、单项选择题

1. 下列哪种情况需要行紧急透析治疗
（ ）
   A. 水肿
   B. 高血糖
   C. 低血糖
   D. 血钾≥7.0mmol/L
   E. 脑出血

2. 首次血液透析时间过长、血流量过高常会导致（ ）
   A. 低血压
   B. 肌肉痉挛
   C. 失衡综合征
   D. 高血压
   E. 透析器破膜

3. 下列哪项不是血液透析的相对禁忌证
（ ）
   A. 休克或低血压（血压＜80mmHg）
   B. 严重心律失常
   C. 晚期恶性肿瘤
   D. 精神病不合作患者
   E. 糖尿病患者

4. 下列哪种药物中毒后可以用血液透析清除（ ）
   A. 乙醇
   B. 有机磷农药
   C. 非水溶性的药物
   D. 与蛋白结合的药物
   E. 以上都不对

5. 血液透析操作流程以下哪项是正确的
（ ）
   A. 开机自检—安装管路及透析器—密闭式管路预冲—物品准备—建立体外循环—血液透析—密闭式回血

   B. 物品准备—开机自检—安装管路及透析器—密闭式管路预冲—建立体外循环—血液透析—密闭式回血

   C. 物品准备—安装管路及透析器—开机自检—密闭式管路预冲—建立体外循环—血液透析—密闭式回血

   D. 安装管路及透析器—开机自检—物品准备—密闭式管路预冲—建立体外循环—血液透析—密闭式回血

   E. 以上都不对

6. 透析器及管路密闭式预冲，是用生理盐水先排净透析管路和透析器膜内的气体，使用的血流量是（ ）
   A. 100～120ml/min
   B. 200～300ml/min
   C. 150～180ml/min
   D. 80～100ml/min
   E. 100～180ml/min

7. 血液透析管路密闭式预冲完成后（ ）
   A. 尽快连接患者
   B. 5min后连接患者
   C. 15min后连接患者
   D. 30min后连接患者
   E. 以上说法都不对

8. 责任护士血液透析上机操作前哪项不用核对（ ）
   A. 透析器管路
   B. 透析器
   C. 治疗参数设置
   D. 促红素的使用
   E. 以上都不用

9. 血液透析治疗结束，责任护士采用密闭式回血，回入体内的生理盐水量一般为（ ）
   A. ＞100ml
   B. ＞200ml

C. > 400ml

D. > 500ml

E. > 600ml

10. 血液透析治疗结束，责任护士密闭式回血的血流量为（　　）

A. < 100ml/min

B. < 120ml/min

C. < 150ml/min

D. < 180ml/min

E. < 200ml/min

11. 责任护士进行密闭式回血操作，先夹闭血泵前动脉管路，打开动脉管路预冲侧管，将存留在管侧内的血液回输（　　）

A.10 ～ 20s

B.20 ～ 30s

C.40 ～ 50s

D.50 ～ 60s

E. 以上都不对

12. 责任护士在进行密闭式回血操作过程中以下哪项不正确（　　）

A. 回血过程中注意力集中，不能离开患者

B. 全程生理盐水回血，严禁空气回血

C. 回血过程中，可以使用锤子、血管钳等工具协助回血

D. 拔针后，评估内瘘正常，患者方可离开血透室

E. 以上都不正确

13. 血液透析结束后，透析机器外部消毒以下哪项正确（　　）

A. 用清洁毛巾擦拭

B. 用消毒毛巾擦拭

C. 用 500mg/L 的含氯消毒剂擦拭

D. 用一次性湿纸巾擦拭

E. 以上都不正确

14. 血液透析机器外部被血液污染后，以下处理措施正确的是（　　）

A. 用 500mg/L 的含氯消毒剂擦拭

B. 用 1000mg/L 的含氯消毒剂擦拭

C. 用 1500mg/L 的含氯消毒剂擦拭

D. 用 2000mg/L 的含氯消毒剂擦拭

E. 用 2500mg/L 的含氯消毒剂擦拭

15. 血液透析排放的废液是指（　　）

A. 透析器膜外的液体

B. 透析器膜内的液体

C. 血液透析管路中的液体

D. 生理盐水

E. 以上不是

16. 血液透析废液排放的原则是（　　）

A. 严格遵循密闭式排放原则

B. 操作中避免断开体外循环，不得产生二次污染

C. 依靠机器的自身功能排放，避免人为干预

D. 不要将管路内外液体到处洒漏

E. 以上都对

17. 高通量透析器在透析液的流出端可导致透析液向血腔的逆向超滤，有引发内毒素血症的风险，下列哪项措施可以消除这个不利因素（　　）

A 维持低 TMP

B 降低超滤率

C 应用超纯水

D 透析液与血流方向一致

E 低透析液流量

18. 高通量透析器要求透析膜的通透性（透析膜超滤系数）≥（　）ml/（h·mmHg）

A.10

B.20

C.30

D.40

E.50

19. 高通量血液滤过清除中大分子物质的理论基础在于其（　　）原理，而此原理是模拟肾小球的滤过作用进行溶质清除

A. 弥散

B. 对流

C. 吸附

D. 超滤

E. 渗透

20. 高通量血液透析对患者血管通路的要求是，血流量达到（　）ml/min 以上，避免再循环

A.180

B.200

C.230

D.250

E.300

21. 高通量血液透析对水处理设备系统评估要求透析用水必须使用超纯无致热源的碳酸氢盐透析液，反渗水的细菌菌落计数＜0.1CFU/ml，内毒素＜（　）EU/ml

A.2

B.1

C.0.25

D.0.03

E.0.01

22. 高通量血液透析防止水电解质紊乱，提高透析液中（　）浓度以增加毛细血管再充盈率，减少治疗中低血压的发生

A. 钠

B. 钾

C. 钙

D. 镁

E. 磷

23. 实施高通量血液透析可达到的目的不包括（　）

A. 较好地保存残余肾功能

B. 较易引起炎症反应

C. 较高的血清白蛋白

D. 较少的淀粉样变

E. 降低 β_2- 微球蛋白水平

24. 高通量透析器要求透析膜对 β_2- 微球蛋白的清除率大于（　）ml/min

A.10

B.20

C.30

D.40

E.50

25. 下列哪项不是高通量透析器透析膜的特点（　）

A. 生物相容性高

B. 膜孔径大

C. 具有很高的扩散性能和水力学通透性

D. 有效清除小分子溶质

E. 增加了对流传递的阻力

26. 高通量血液透析减少 β_2- 微球蛋白释放的机制在于（　）

A. 对透析用水和透析液质量要求高，炎症因子和氧自由基释放减少，单核细胞分泌 β_2- 微球蛋白减少

B. 膜孔径大清除量加大

C. 血流速度快清除快

D. 对 PTH 清除量大

E. 透析液流速快

27. 高通量血液透析时注意观察静脉压和跨膜压的变化，观察有无反超滤，为防止反超滤，可适当提高（　）流量，增加超滤量

A. 反渗水

B. 透析液

C. 血流量

D. 废液排放

E. 肝素泵

28. 长期高通量血液透析患者，鼓励其增加（　）的摄入

A. 优质蛋白

B. 钾

C. 钠

D. 钙

E. 镁

29. 影响高通量血液透析的因素不包括
（　　）

A. 膜孔大小

B. 超滤率

C. 透析时间

D. 血流量

E. 电导度

30. 高通量血液透析清除溶质的机制不包括（　　）

A. 弥散

B. 对流

C. 吸附

D. 超滤

E. 反超滤

31. 下列不是高通量血液透析治疗成功的标准为（　　）

A. 在适当的时间内清除足够的溶质

B. 在适当的时间内清除足够的水分

C. 血浆毒素水平接近正常

D. 血红蛋白达到标准要求

E. 体重达到干体重

32. 高通量血液透析临床应用不包括(　　)

A. 对 β_2- 微球蛋白的清除

B. 降低甲状旁腺激素

C. 低蛋白血症

D. 清除炎症因子

E. 降低血磷

33. 以下关于中截留量血液透析（MCO-HD）膜特点的描述，错误的是（　　）

A. 孔径约为 5nm，比高通量膜略大且更均匀

B. 对较大的中分子尿毒症毒素清除率有所提高

C. 截留分子量通常在 60 ～ 100kDa

D. 不会过多丢失白蛋白

E. 膜材料主要为纤维素膜

34. 高截留量血液透析（HCO-HD）膜的孔径为（　　）

A. 3 ～ 6nm

B. 5nm

C. 8 ～ 12nm

D. 0.2μm

E. 12 ～ 15nm

35. 国际骨髓瘤工作组（IMWG）在 2016年关于骨髓瘤相关肾损害的建议中，对高截留量血液透析（HCO-HD）的推荐是（　　）

A. 不推荐使用

B. 可单独使用

C. 推荐与抗骨髓瘤治疗联合使用

D. 仅用于轻症患者

E. 推荐用于骨髓瘤终末期患者

36. 中截留量血液透析在临床应用中的短期疗效不包括以下哪项（　　）

A. 改善炎症状态

B. 延长生存时间

C. 改善红细胞生成素抵抗

D. 抑制血管钙化

E. 提高生活自理能力

二、多项选择题

1. 关于诱导期血液透析，下列治疗方案正确的是（　　）

A. 开始每次透析时间 2 ～ 3h

B. 血流量小，以 150 ～ 200ml/min为宜

C. 超滤脱水不宜超过体重的 5%

D. 透析频率为第 1 周 3 ～ 5 次，以后根据病情等逐步过渡到每周 2 ～ 3 次

E. 对于严重心力衰竭的患者，可以先行单纯超滤，再进行透析

2. 理论上，血液透析患者干体重确定的方法有（　　）

A. X 线评估心胸比

B. 超声评估

C. 人体成分分析仪测定评估

D. 临床评估

E. 居家监测体重

3. 以下情况须紧急行血液透析的指征为（　　）

A. 药物不能控制的高钾血症（＞6.5mmol/L）

B. 药物不能控制的水、钠潴留

C. 药物不能纠正的代谢性酸中毒（$CO_2CP < 13mmol/L$）

D. 并发尿毒症性心包炎

E. 肌酐＞707μmol/L

4. 下列哪些药物可以通过血液透析或腹膜透析清除（　　）

A. 地西泮

B. 乙醇

C. 阿司匹林

D. 有机磷农药

E. 地高辛

5. 血液透析的相对禁忌证是（　　）

A. 收缩压＜80mmHg

B. 严重心律失常

C. 糖尿病患者

D. 晚期恶性肿瘤

E. 脑出血

6. 每次血液透析结束后的消毒工作包括（　　）

A. 对透析单元内透析机等设备设施表面、物品表面进行擦拭消毒

B. 对透析机进行有效的水路消毒

C. 对透析单元地面进行清洁

D. 地面有血液、体液及分泌物污染时使用消毒液擦拭

E. 以上都不是

7. 血液透析器使用前外观检查包括（　　）

A. 标签字迹清楚

B. 血液透析器无结构损坏和堵塞

C. 血液透析器外观正常

D. 存储时间在规定期限内

E. 血液透析器端口封闭良好，充满消毒液无泄漏

8. 血液透析使用连接管废液排放的注意事项以下正确的是（　　）

A. 使用连接管的废液排放流程，穿刺针在床旁断开，严格避免管路中的液体滴洒

B. 如果穿刺针与管路连接过紧而无法断开时，可以使用剪刀等工具断开，放入医疗垃圾

C. 严禁将拔出的穿刺针直接插入生理盐水瓶中回血，造成二次污染

D. 透析器发生破膜，严禁将膜内膜外废液排放，应直接放入医疗废弃袋中，避免污染环境

E. 以上都正确

9. 血液透析患者内瘘压力过高时，以下回血方法正确的是（　　）

A. 内瘘压力过高时，可以将内瘘针拔出直接插入生理盐水瓶中回血

B. 内瘘压力过高时，可使用三通或断开动脉穿刺针方法回输回血

C. 内瘘压力过高时，可使用袋装的生理盐水加压回输回血

D. 内瘘压力过高时，可以在内瘘穿刺针和透析管路之间加三通，先阻断动脉端，再用生理盐水注射器推注内瘘穿刺针的血液，再回血

E. 以上都正确

10. 血液透析使用便携式锐器盒废液排放的流程以下正确的是（　　）

A. 分别拔出动、静脉穿刺针，快速放置在透析穿刺针专用锐器盒中，将锐器盒悬挂在机器旁，夹闭穿刺针管路上的夹子，打开动、静脉监测管的夹子

B. 将静脉壶卸下，静脉壶倒置

C. 将动脉端补液侧管，动、静脉压监测管，肝素管夹闭；将泵管、动、静脉压传感器卸下

D. 将透析器翻转180°，静脉端向上；

将透析液的入液接头放回机器旁路接口，同时用透析器原帽覆盖，排出膜内液体

 E. 以上都正确

11. 血液透析使用便携式锐器盒的废液排放的注意事项以下正确的是（　　）

 A. 确保穿刺针固定在便携式锐器盒中，不得脱出，针内液体不得滴洒

 B. 断开透析液旁路时，注意将透析器倾斜，开口向上，避免液体滴洒

 C. 如果膜内废液排出不畅，将管路抬高至滤器之下即可

 D. 如果压力不足，可重复开关透析液 2～3 次加压排放，避免液体外流

 E. 以上都不正确

12. 血液透析使用连接管的废液排放流程以下正确的是（　　）

 A. 回血完毕，动、静脉管路分别与动、静脉穿刺针断开，用穿刺针原帽分别盖好穿刺针，拔除，将穿刺针及尾端全部放入大容量锐器盒中

 B. 使用连接管，将动、静脉管路连接，形成闭式循环

 C. 将动、静脉压监测管，肝素管夹闭；将泵管，动、静脉压传感器卸下

 D. 打开冲洗管排气孔和管夹

 E. 以上都不正确

13. 体外循环系统预冲的注意事项以下正确的是（　　）

 A. 在预冲过程中，所有管路上的给液口随液体充满一个管路，夹闭一个，并盖好保护帽

 B. 膜内排气时，透析器所有旁路开口不得打开

 C. 预冲完毕要尽快连接患者，不要放置过长时间，避免空气从静脉端反吸

 D. 在透析器预冲时，先膜内后膜外，或一起预冲

 E. 以上都正确

14. 高通量透析与低通量透析相比，在毒素清除能力方面的特点有（　　）

 A. 对小分子毒素清除效率更高

 B. 对中大分子毒素清除能力更强

 C. 对所有毒素清除能力都优于低通量透析

 D. 对小分子毒素清除主要靠弥散，对中大分子毒素清除靠对流和弥散相结合

 E. 对中大分子毒素如 β_2- 微球蛋白的清除率明显高于低通量透析

15. 高通量透析可能引发的并发症及相应预防措施正确的有（　　）

 A. 致热源反应，可通过提升跨膜压、使用超纯透析液并定期监测和更换滤过器预防

 B. 反超滤，可通过确保患者透析达到平衡状态、透析机设置最小脱水量预防

 C. 耗损综合征，可通过选择合适透析器及透析模式、高通量透析期间增加营养摄入预防

 D. 凝血，可通过增加抗凝剂使用量预防

 E. 低血压，可通过降低透析液温度预防

16. 高截留量血液透析（HCO-HD）的临床应用包括（　　）

 A. 治疗多发性骨髓瘤肾损害

 B. 清除炎症介质

 C. 清除肌红蛋白

 D. 治疗系统性红斑狼疮

 E. 改善慢性炎症

17. 中截留量血液透析（MCO-HD）的优势有（　　）

 A. 改善 ESRD 患者预后

 B. 改善慢性炎症

 C. 减轻红细胞生成素抵抗

D. 减轻血管钙化

E. 可能改善尿毒症继发性免疫缺陷

18. 高截留量血液透析注意事项包括(　　)

A. 营养物质丢失问题

B. 密切监测患者生命体征和生化指标

C. 感染风险防控

D. 凝血和生物相容性问题

E. 避免使用超纯透析液

三、简答题

1. 患者，男，58岁，维持性透析11年，因胸部不适于今日行冠脉造影术。造影术后遵医嘱立即给予血液透析滤过治疗4h。

（1）请问在该项治疗过程中是通过哪些原理达到了清除毒素及造影剂的目的？

（2）影响这些透析原理的因素有哪些？

2. 患者，男，68岁，CKD5期，维持性血液透析，3次/周，最近一次透析时间为2d前的周五上午，于今晚因四肢及口周感觉麻木、肌肉酸痛、极度疲乏来院就诊。查心电图示T波高尖。患者自述因近期砂糖橘上市，口感好，2d之内吃了近1000g。

（1）请问该患者最有可能发生了什么合并症？

（2）此时应该采取何种治疗措施最为有效？

3. 患者，女，36岁，规律血透8年。今日透析，治疗刚开始透析器膜外有空气，突然机器（Blood Leak）灯亮，报警声响起，护士发现透析液正常，无漏血发生。

（1）护士应立即进行怎样处理？

（2）应该如何预防？

4. 患者，男，42岁，规律透析3年。今日护士在给患者上机时，机器出现静脉低报警，护士查看患者的静脉穿刺处无血肿。

（1）考虑有哪些原因造成机器报警？

（2）如何处理？

5. 患者，男，68岁，规律透析15年，高位内瘘。今日患者结束透析时，护士予密闭式回血的方法回血，再回动脉管侧时，血液冲进生理盐水瓶中。

（1）请问该种情况是什么原因造成的？

（2）如何预防？

【参考答案】

一、单项选择题

1.D　2.C　3.E　4.A　5.B　6.D　7.A
8.D　9.B　10.A　11.B　12.C　13.C
14.D　15.D　16.E　17.C　18.B　19.B
20.D　21.D　22.A　23.B　24.B　25.E
26.A　27.C　28.A　29.E　30.E　31.D
32.C　33.C　34.C　35.C　36.B

二、多项选择题

1.ABCDE　2.ABCD　3. ABCD　4.ABCE
5.ABDE　6.ABCD　7.ABCDE　8.ACD
9.BCD　10. BCD　11.ABCD　12.ABCD
13.ABC　14.ABE　15.ABC　16.ABCD
17.ABCDE　18.ABCD

三、简答题

1.（1）在该项治疗过程中，是通过弥散与对流的原理达到了清除毒素及造影剂的目的。

（2）影响弥散的因素有：溶质运动的距离、浓度梯度差、弥散面积和弥散系数。影响对流的因素有：膜的特性、消毒剂、血液成分、液体动力学及温度。

2.（1）患者最有可能出现了高钾血症。因患者距离上次透析间隔2d时间，大量进食砂糖橘，有引起高钾血症的危险。且患者出现四肢及口周感觉麻木的临床症状，生化电解质检查提示血钾7.0mmol/L，心电图检查提示高钾血症波形。

（2）应立即行急诊血液透析。

3.（1）处理：应把透析器动脉端向上，透析器倾斜，排尽透析器膜外的空气。

（2）预防：在预冲透析器和管路时，透析器的静脉端向上先预冲膜内，排尽膜内空气后，安装透析液旁路，按液体流向安装，与血流方向相反，再把透析器动脉端向上，200～300ml/min 冲洗，预冲液体不少于 800ml。

4.（1）考虑：①刚上机血流量低；②血液透析管路打折。

（2）处理：上机的正确流程。

5.（1）原因：高位瘘压力过大导致血回至生理盐水中。

（2）预防：①可使用三通或断开动脉穿刺针方法回输血液；②可用袋装的生理盐水加压回输血液；③可以在内瘘穿刺针和透析管路之间加三通，先阻断动脉端，用生理盐水注射器推注内瘘穿刺针中的血液，再回输血液。

（韩　伟）

参考文献

[1] 陈香美.血液净化标准操作规程（2021 版）[M].北京：人民卫生出版社，2021.

[2] 王质刚.血液净化学 [M].4 版.北京：北京科学技术出版社，2016.

[3] 何同林，何兰，刘俊，等.高通量透析模式对改善维持性血液透析患者 β_2 微球蛋白清除率及高血压的影响 [J].广州医药，2021，52（5）：35-39，68.

[4] 姜冉，邬步云.中截留量膜与延展性血液透析应用进展 [J].中国血液净化，2023，22（11）：856-860.

[5] 李静晶，张文君，唐亚，等.高截留量透析在骨髓瘤管型肾病引起的严重急性肾损伤中的应用 [J].中国血液净化，2023，22（12）：929-933.

[6] 郝冬冬，李平，张颖，等.高截留量血液透析对维持性血液透析患者血清超敏C反应蛋白、白介素6、白介素 12 及肿瘤坏死因子 α 的清除作用 [J/CD].中华临床医师杂志（电子版），2020，14（9）：704-708.

[7] Ronco C.The rise of expanded hemodialysis[J]. Blood Purif，2017，44（2）：I-VIII.

[8] Kim YG，Lee SH，Jung SW，et al.The medium cut-off mem brane does not lower protein bound uremic toxins[J]. Toxins（Basel），2022，14（11）：779.

[9] Bunch A，Sanchez R，Nilsson LG，et al.Medium cut- off dialyzers in a large population of hemodialysis patients in Colombia：COREXH registry[J]. Ther Apher Dial，2021，25（1）：33-43.

[10] 丁红赟，姜安雅，颜华仙，等.延展性血液透析在血液透析患者中的有效性及安全性的Meta分析[J].中国血液净化，2024，23（3）：170-176.

第6章

血液透析滤过治疗与护理

第一节　血液透析滤过定义与概述

血液透析滤过（hemodiafiltration，HDF）是一种将血液透析（hemodialysis）和血液滤过（hemofiltration）相结合的血液净化技术，采用高通量透析膜生产的血滤器，通过弥散清除小分子溶质，通过对流清除中大分子溶质。因而 HDF 具有 2 种治疗模式的优点，能更高效地清除血液中蓄积的小分子和中大分子物质、毒素，维持血流动力学稳定。目前，在线 HDF（on-line HDF）方式被认为是最先进和最适合的临床肾脏替代治疗模式。

一、原理

HDF 清除溶质有 3 种方式：弥散、对流和吸附，主要以前两者为主。

1. 弥散　主要清除小分子物质，由膜两侧溶质的浓度差决定清除率。此外，其还受以下 3 个因素影响。

（1）血流量变化血流量增加到 500～600ml/min 时小分子溶质清除率仍然增加，中、大分子溶质清除率在血流量超过 200～250ml/min 后不再增加。

（2）透析器膜孔径和面积溶质弥散率随膜面积加大而增加。

（3）透析液流量变化从 500ml/min 增加到 800ml/min，小分子溶质的清除率逐步增加，大分子溶质清除率无明显变化。

2. 对流　HDF 中对流是清除中、大分子物质最主要的方式。对流清除率主要取决于跨膜压，超滤系数反映膜对溶液的通透性，两者呈正相关。

3. 吸附　部分血滤器具有吸附功能，主要吸附炎症介质、内毒素等。

理想的血液滤过器具备以下特点：①生物相容性好，无毒性；②高滤过率；③截留相对分子质量通常小于 60 000Da，完全截留血清蛋白；④理化性质稳定。

二、指征与禁忌证

1. 终末期肾衰竭（ESRD）患者的维持性透析治疗。

2. 合并以下并发症的维持性血液透析患者优先选择 HDF 治疗。

（1）反复血液透析治疗过程中出现低血压。

（2）合并心脏疾病。

（3）高 β_2- 微球蛋白血症及透析相关淀粉样变性等慢性并发症。

（4）存在炎症 / 微炎症状态。

（5）促红细胞生成素治疗反应不佳的肾性贫血。

（6）营养不良 / 蛋白能量消耗。

（7）神经系统并发症。

3. 治疗无绝对禁忌证，但存在以下情况患者应当谨慎使用。

（1）首次透析或诱导期透析的患者。

（2）各种原因所致的严重低血压、休克、血流动力学不稳定患者。

（3）严重心律失常等难以耐受治疗者。

（4）精神障碍不能配合治疗者。

三、置换液

HDF 治疗过程中超滤清除的液体量大大超过设定的净超滤量，因而需要输注无菌、无致热原的置换液来维持患者的容量平衡，且置换液细菌数 $< 1 \times 10^{-6}$CFU/ml，内毒素含量 < 0.03EU/ml。

HDF 置换液作为直接输入血液的成分，其溶质成分主要包括钠、钾、氯、碱基、钙、镁及葡萄糖等，配方原则上要与生理浓度相符，并能改善 ESRD 患者的内环境。

常用置换液配方：钠 135 ～ 145mmol/L、钾 2.0 ～ 3.0mmol/L、钙 1.25 ～ 1.75mmol/L、镁 0.50 ～ 0.75mmol/L、氯 103 ～ 110mmol/L、碳酸氢盐 30 ～ 34mmol/L。

四、模式选择

置换液现在多由联机在线（on-line）制备，补液入口有前稀释、后稀释及混合稀释。目前，我国能够进行混合稀释 HDF 治疗的透析机使用率很低。另外，在临床实践过程中，将患者血细胞比容检测数据作为区分前后置换液补液方案的依据。HDF 机器与血液透析机器的最大区别在于前者设有体液平衡装置，超滤液与置换液的不平衡可快速导致危及生命的容量性循环衰竭，因此连续监测至关重要。因此，此处主要介绍前稀释 HDF 和后稀释 HDF。

1. 前稀释置换法　置换液由透析器上游（动脉端）接入。优点是血液在进入滤器前已被稀释，具有血流阻力小，残余血量少，不易形成滤过膜上的蛋白覆盖层，不易发生体外循环凝血等优点。缺点是溶质清除率低，置换液用量大。根据滤器的超滤系数及血流速度，前稀释置换液量为血流量的 50% ～ 60%，HDF 治疗 4h 前稀释置换量30 ～ 50L，无肝素或小剂量抗凝剂治疗时选择前稀释法，临床经验血红蛋白大于 100g/L的患者使用前稀释法补充置换液。

2. 后稀释置换法　置换液由透析器下游接入，通常注入静脉壶中。优点是清除率高，可减少置换液用量。其潜在的缺点是较高的超滤率会引起血液浓缩，从而导致血浆蛋白沉积于半透膜的表面，堵塞透析器的膜孔和血液通道。这些效应会升高跨膜压（transmembrane pressure，TMP）引发报警，降低溶质清除能力并可能导致体外循环凝血的发生。根据滤器的超滤系数及血流速度，后稀释置换液量为血流量的25% ～ 30%，建议 HDF 治疗 4h 后稀释置换量 18 ～ 25L。如若为无肝素或小剂量抗凝剂治疗及高凝倾向的患者，不宜选择此方法。临床经验血红蛋白小于 100g/L 的患者使用后稀释法补充置换液。前后稀释 HDF 模式的优势、局限性、适用人群见表 6-1。

表 6-1　前后稀释 HDF 的优势对比

模式	优势	局限性	可能的适用人群
前稀释 HDF	低血流速度也能达到充分对流量 白蛋白丢失少，生物相容性好 稳定血流动力学	溶质清除率不及后稀释 临床获益的证据有限	血管通路欠佳 高出血风险 低白蛋白血症 存在高凝状态 血红蛋白 100g/L 以上
后稀释 HDF	溶质清除率高 更易实现有效对流量 患者生存获益循证据充分	白蛋白丢失量大 体外循环凝血风险增加	血管通路良好，血流量充分 血流动力学稳定 无抗凝剂使用禁忌 无营养不良 血红蛋白 100g/L 以下

第二节　血液透析滤过操作流程

一、操作目的

1. 利用弥散和对流机制清除血液中的中、小分子毒素。
2. 稳定的血流动力学使血液净化治疗更安全、舒适。

二、操作流程

见表 6-2。

表 6-2　HDF 操作流程

步骤	内容
护理评估	1. 透析医嘱：核对患者、治疗模式、透析液连接是否正确
	2. 水处理系统运行正常：机器电源、水源正常，内、外部消毒完成，处于完好备用状态
	3. 桶装液配方正确、标识清楚、密封良好，在有效期内
	4. 检查透析器及管路：一次性血滤器、补液管及血路管标签清楚，型号正确，在有效期内，无破损，无潮湿
准备	1. 护士衣帽整洁，七步洗手法洗手，戴口罩、护目镜/面屏
	2. 空气清新，环境整洁安静、宽敞明亮，尽可能避免人员走动
	3. 患者准备：清洁穿刺侧肢体，准备治疗过程中的饮食等
	4. 治疗车上层：基础治疗盘物品、快速手消毒液、透析器、透析管路、内瘘护理包；治疗车下层：锐器桶及医疗垃圾桶
	5. 机器自检准备：开电源总开关及机面开关（ON/OFF）选择治疗后，连接透析液，机器自动进入自检程序
管路安装	1. 查血滤器及管路规格，型号，包装有无破损，潮湿，以及灭菌方式，有效期等
	2. 拆除透析器外包装，将透析器垂直正置于透析器支架上（血液出口端朝上）
	3. 拆血透管路包装，取管路前先旋紧肝素帽等接头

步骤	内容
	4. 根据血流的方向，依次连接动静脉管路、透析器、置换液管路和肝素注射器；安装管路时，将管路固定于管路固定槽中，理顺管路，防止扭结。保持透析液接口防尘帽处于密闭状态
	5. 安装完成后关闭盖门，血泵管和置换液泵管和动脉压力探测器会自动安装到位并进行检测（密闭渗漏、肝素注射器、透析器等）
	6. 当连接好全部管路后，根据机器提示开启预充（可设置预冲量 1000ml，超滤量 500ml）
	7. 机器提示安装透析液旁路接口，按要求完成连接
管路预冲	1. 机器自动以 100ml/min 的血流量进行膜内预冲，静脉壶检测到生理盐水后，自动调节静脉壶液位
	2. 完成预设的预冲量后，机器自动进入超滤预冲，此时血流量自动调节至 400ml/min
	3. 完成预设的超滤量后，排净透析器 / 血滤器透析液室（膜外）气体预充完成，机器进入待机循环状态
上机治疗	设置治疗参数
	（1）检查透析液参数及查对医嘱：处方 Na、处方 Bic、透析液温度、Na 曲线
	（2）检查超滤参数及查对医嘱：超滤目标、超滤时间、超滤曲线或单超 ISO 目标及单超 ISO 时间等
	（3）检查肝素泵设定参数及查对医嘱：肝素速率、停止时间、必须确认注射器型号是否与实际应用相符
	（4）检查在线参数设定：遵医嘱选择相应的治疗模式，如需手动设置置换液速率 / 总量，需关闭自动置换液追加功能，合理设置置换速率或置换目标总量
	（5）设定及检查联机清除率监测 OCM：目标 Kt/V、HCT、V（Urea）→可通过机器辅助计算，需要手动输入患者干体重、身高、年龄、性别，输入后返回即可
连接患者	1. 冲洗量已经达到，关闭血泵开关触发下一步治疗提示，选择退出冲洗。正确连接动静脉和置换液的接口
	2. 关门后按确认引血，当光学探测器探测到不透明的液体后提示进入治疗，治疗界面的超滤、在线、OCM、肝素等监测项将自动启动运行，先调节实际血流量 150ml/min，15min 左右，根据动脉压调高血流量至目标血流量，并记录
	3. 双人查对透析处方，并双签名于透析记录单
	4. 部分机型开始治疗后可设定 RBV 参数，开启 BTM 温度控制，稳定治疗 30min 后开启再循环测量。0 ~ 10% 考虑正常的心肺再循环（CPR）；10% ~ 20% 潜在通路再循环（ACR）；> 20% 患者通路再循环，需要检查通路及管路
结束回血	1. 当治疗目标已经达到，治疗结束记录患者 RBV、动静脉端血温、再循环数值、Kt/V 数值
	2. 机器信息显示"治疗目标已达到 – 治疗继续 – 回输开始"选择回输开始，或者点击再灌充菜单选定回输方式、确认回输量后打开"回输开关"
	3. 回输流量：血泵运转速度自动恢复为 100ml/min
	4. 回输方式：两种回输方式供选择（Nacl、在线回输），在不影响安全监测的同时，均可使用密闭式回输方式，并且在激活任意一种回输方式后可随时切换为另一种回输方式
	（1）开门，分离置换液管，连接至动脉端输液侧管，关闭红色动脉夹，打开输液侧管夹子，关门，按确定按钮，机器以 100ml/min 的速度开始回血（先回血泵端管路血液）
	（2）待置换液回输到血泵时，打开红色动脉夹，两端同时回输（血泵不停）
	（3）患者动脉端回输干净后关闭动脉夹，继续回输（回输全程不需要晃动透析器和折血路管）
	（4）当光学探测器监测到透明的液体时，血泵停止，按继续回输以回净静脉端管路里的血液

续表

步骤	内容
	（5）直至静脉端回输干净，停止血泵，夹闭静脉夹，点击移除管路（机器自动清空 Bibag）
	（6）分离患者动脉端管路，动脉端管路连接至无菌连接桥，用管路的肝素帽封闭动脉针，分离患者静脉端管路，静脉端管路连接至动脉端管路，用管路的肝素帽封闭静脉针，打开动静脉夹，挂管路于输液架上，拔动静脉针（保持管路密闭）
排废液消毒	1. 按废液排放流程排空管路及透析器内的液体
	2. 按机器消毒要求进行内部消毒和外部擦拭
	3. 一次性物品医疗垃圾处理
	4. 登记、记录、交班

三、治疗中的注意事项

1. 严格观察患者的生命体征变化和神志变化。护士在巡视中要注意倾听患者的主诉和观察临床症状，是否有恶心、呕吐、心慌、胸闷、寒战、出血倾向。

2. 密切监视血滤机器运转情况。治疗中注意观察动脉压、静脉压、跨膜压，以及血流量、置换量的变化。仔细检查并确认置换液泵管与机器置换液出口连接紧密，没有渗漏，每小时记录透析参数。

3. 严格执行查对制度，预防急性并发症，如液体平衡误差、置换液污染导致的细菌污染反应、置换液成分错误、低血流量、凝血。

4. 水质管理。注意透析用水和置换液的质量管理。联机 HDF 透析液需要达到超纯水程度，细菌数 $< 1 \times 10^{-6}$CFU/ml，内毒素含量 < 0.03EU/ml。

5. 设备管理。反渗水进入透析机器与透析液混合后，还需要进一步净化处理，要通过两个内毒素细菌过滤器后才能成为置换液。内毒素细菌过滤器 3 个月或使用 100 次后更换。定期检测水质和置换液的细菌数和内毒素，停机日需要开机冲洗 20～30min，排空管道内水，使机器管道内水静止不超过 24h，停机超过 3d 需要重新消毒后方可使用。

6. 饮食指导。患者接受 HDF 治疗后会丢失蛋白质等营养物质，须在饮食中及时补充。蛋白质摄入量 1.5g/（kg·d），其中 50%～70% 是高生物效价蛋白质。

习题与答案

【习题】

一、填空题

1. 血液透析滤过（HDF）清除溶质有三

种方式，即_____、_____和_____。

2. 血液滤过中溶质的滤过率主要受_____、_____、_____及_____的影响。

3. 血液透析滤过（HDF）是清除_____、_____物质最主要的方式。

4. 理想的血液滤过膜具备以下特点：_____、_____、截留相对分子质量通常_____、完全截留_____、理化性质稳定。

5. 血液透析滤过内毒素细菌过滤器使用_____月，或_____次后更换。

二、单项选择题

1. 血液滤过机器与血液透析机器的最大区别是（　　）

　　A. 重量平衡装置

　　B. 体液平衡装置

　　C. on-line 系统

　　D. 具有血液滤过器

　　E. 超纯装置

2. 以下哪项不是前稀释的优点（　　）

　　A. 血流阻力小

　　B. 滤过量稳定

　　C. 置换液需求量小

　　D. 可减少肝素用量

　　E. 不易在膜上形成蛋白覆盖层

3. 以下哪项是后稀释的特点（　　）

　　A. 清除率相对较高

　　B. 置换液用量大

　　C. 肝素用量小

　　D. 血流阻力小

　　E. 不会在膜上形成蛋白覆盖层

4. 以下关于 on-line HDF 的描述不正确的是（　　）

　　A. 关键是超纯透析液和置换液制备

　　B. 必备单极反渗膜系统

　　C. 必备两个内毒素过滤器

　　D. 是目前对中、大分子毒素清除率最高的方式

　　E. 治疗过程中有大量蛋白质的丢失

5. 联机 HDF 透析液需要达到超纯水程度，细菌数（　　），内毒素含量（　　）

A. 100CFU/ml，2EU/ml

B. 200CFU/ml，1EU/ml

C. ＜ 10^{-4} CFU/ml，＜ 0.02EU/ml

D. ＜ 10^{-6} CFU/ml，＜ 0.03EU/ml

E. ＜ 10^{-2} CFU/ml，＜ 0.03EU/ml

三、多项选择题

1. 理想的血液滤过膜具备的特点有（　　）

　　A. 生物相容性好，无毒性

　　B. 低滤过率

　　C. 截留相对分子质量通常小于60 000，完全截留血清蛋白

　　D. 理化性质稳定

　　E. 以上都对

2. 血液透析滤过的适应证有（　　）

　　A. 高血压

　　B. 低血压

　　C. 中分子毒素积聚引起的神经病变、视物模糊、皮肤瘙痒

　　D. 高磷血症患者

　　E. 以上都是

3. 关于血液透析滤过的描述以下正确的是（　　）

　　A. HDF 主要以对流和弥散的方式清除溶质

　　B. 血流量增加到 500 ～ 600ml/min 时小分子溶质清除率仍然增加

　　C. 中、大分子溶质清除率在血流量超过 200 ～ 250ml/min 后不再增加

　　D. 透析器膜孔径和面积，溶质弥散率随膜面积加大而减少

　　E. 透析液流量变化，从 500ml/min 增加到 800ml/min，小分子溶质的清除率逐步增加，大分子溶质清除率无明显变化

4. 血液透析滤过清除溶质的方式有（　　）

　　A. 对流

　　B. 弥散

　　C. 超滤

　　D. 吸附

E. 以上都对

四、案例分析题

1. 患者,女,40岁,2年前诊断慢性肾炎尿毒症期行规律血液透析治疗,透析期间经常血压升高,头痛明显,伴恶心、心悸,下机及加服降压药物后可好转,血压波动在 190～150/110～90mmHg,无尿,否认糖尿病、心脏病史,无药物及食物过敏史。

透析方案:维持性血液透析。患者每周3次碳酸氢盐透析,每次4h,血流量250ml/min,低分子肝素2500IU抗凝,FX60透析器,血管通路AVF。目前针对该患者计划更改透析方式。

（1）下述透析方式适合该患者的是（ ）
A. 血液透析滤过
B. 短时高效血液透析
C. 低温血液透析
D. 高钠血液透析
E. 无肝素血液透析

（2）影响透析器溶质清除的因素有（ ）
A. 透析器厂家
B. 透析器批号
C. 透析器消毒方式
D. 透析器包装
E. 透析器膜孔径和面积

（3）使用新的透析方式时透析液流量变化为（ ）
A. 300～500ml/min
B. 400～600ml/min
C. 500～800ml/min
D. 500～1000ml/min
E. 500～1200ml/min

（4）新的透析方式清除中大分子物质的最主要方式是（ ）
A. 弥散
B. 渗透
C. 对流
D. 吸附

E. 反超滤

（5）根据我国质控要求,on-line置换液细菌数应小于（ ）CFU/ml,内毒素含量小于 0.03EU/ml
A. 10^{-5}
B. 10^{-6}
C. 10^{-8}
D. 10^{-10}
E. 10^{-12}

2. 患者,女,60岁,因慢性肾衰竭接受规律血液透析滤过治疗。近1周来,患者在进行HDF治疗时频繁出现低血压,并伴有恶心、呕吐等症状。查体:血压 85/50mmHg,心率100次/分,律齐,无杂音。实验室检查:血红蛋白 85g/L,血肌酐 900μmol/L,尿素氮 30mmol/L。

（1）患者HDF治疗中频繁出现低血压的可能原因是（ ）
A. 超滤速度过快
B. 患者血容量不足
C. 透析液钠离子浓度过低
D. 透析不充分
E. 失衡综合征

（2）监测和评估患者的透析充分性通常包括哪些方式?（ ）
A. 尿素清除率（Kt/v）
B. 尿素下降率（URR）
C. 患者的临床表现
D. 实验室检查结果
E. 营养评估

【参考答案】

一、填空题
1. 对流　弥散　吸附
2. 膜对水的通透性　跨膜压　血流量膜的几何性　血浆蛋白浓度
3. 中分子　小分子

4. 生物相容性好　无毒性　高滤过率小
　于 60 000　血清蛋白
5. 2～3 个月　900

二、单项选择题

1.B　2.C　3.A　4.B　5.D

三、多项选择题

1.ACD　2.ABCDE　3.ABCE　4.ABD

四、案例分析题

1.（1）A　（2）E　（3）C　（4）C
　（5）B

2.（1）ABC　（2）ABCDE

（李英娜）

参考文献

[1]　陈香美.血液净化标准操作规程（2021 版）[M].北京：人民卫生出版社，2021.

[2]　王质刚.血液净化学 [M].4 版.北京：北京科学技术出版社，2016.

[3]　袁静.血液净化护 [M].杭州：浙江大学出版社，2019.

第7章

血液灌流治疗与护理

第一节 血液灌流透析的指征与禁忌证

一、概述

血液灌流（hemoperfusion，HP）是将患者血液从体内引到体外经过血液灌流器进行循环，血液通过血液灌流器中吸附剂（活性炭、树脂等材料）的吸附作用，达到清除人体内源性和外源性毒性物质的治疗方法。血液灌流分为非特异性和特异性两种吸附治疗，该治疗一般不影响血容量。近年来，随着新型灌流器的研发、杂合技术模式及临床治疗技术的发展，除药物或毒物中毒外，血液灌流在重症感染、严重肝衰竭、终末期肾脏疾病，以及各种自身免疫性疾病等多种临床严重疾病的抢救与治疗方面得到了更为广泛的应用。

二、原理

血液灌流是根据固态吸附剂的吸附作用，吸附患者血液中游离的蛋白和与蛋白结合的有毒物质，从而达到净化血液及解毒的目的。目前，常用于血液灌流的吸附材料根据吸附谱可分为广谱非特异性吸附材料和特异性吸附材料，常见广谱吸附材料有合成树脂和活性炭。活性炭是一种非常疏松多孔的物质，有比较强的吸附性，现在的生产工艺有很大的改进，与树脂灌流器均具备血液相容性好、吸附能力强、无毒、无过敏反应、耐磨损等特性。

三、指征与禁忌证

1. 指征

（1）急性药物或毒物中毒，如巴比妥类药物、非巴比妥类药物催眠镇静剂、抗精神病药、有机磷农药等；食物中毒如青鱼胆中毒、毒蕈中毒等。

（2）终末期肾脏疾病，尤其是合并顽固性瘙痒、难治性高血压、高 β_2- 微球蛋白血症、继发性甲状旁腺功能亢进、周围神经病变等并发症。

（3）重症肝炎，特别是暴发性肝衰竭导致的肝性脑病、高胆红素血症。

（4）系统性炎症反应综合征、脓毒症等重症感染。

（5）银屑病或其他自身免疫性疾病。

（6）其他疾病，如海洛因等毒品成瘾、家族性高胆固醇血症、重症急性胰腺炎、甲状腺功能亢进危象等。

2. 禁忌证

（1）对血液灌流治疗相关材料过敏者。

（2）休克或严重低血压慎用。

（3）严重出血或感染、晚期恶性肿瘤、极度衰竭慎用。

（4）因精神疾病不能合作则慎用。

（5）严重血小板减少及严重凝血障碍慎用。

第二节　血液灌流操作与护理

一、血液灌流的治疗方案

1. 治疗方式　根据患者病情需要，选用适宜的治疗方式，如单纯血液灌流治疗、血液灌流联合血液透析治疗等。

2. 血管通路　药物中毒等短时性血液灌流者宜采用临时血管通路，如无隧道无涤纶套中心静脉置管等；维持性血液透析患者则应采用已建立的血管通路进行治疗，如带隧道带涤纶套中心静脉置管、自体动静脉内瘘等。

3. 血液灌流器选择　灌流器内部的吸附剂在治疗中发挥关键作用，临床上要根据清除的目标溶质选择相应的灌流器。

4. 血液灌流器肝素化　灌流器使用前需要解读说明书，根据要求进行肝素化，临床常用的肝素化方式有静态肝素化和动态肝素化两种，建议首选静态肝素化法，即将肝素注入灌流器中混匀静置 20 ～ 30min 后使用。

5. 抗凝治疗方案　治疗前患者凝血状态评估和抗凝药物的选择可参考血液透析治疗，但由于吸附器易产生血液凝集，血液灌流治疗所用抗凝剂的剂量应相较其他血液净化治疗方式更大，不推荐采用无抗凝技术。

6. 血液流速　治疗初始时血液流速应慢，设置为 50 ～ 100ml/min。15min 后，若患者无不良反应且机器运行正常，可增加流速至 100 ～ 200ml/min，速度过慢易出现凝血。

7. 治疗时间　灌流器中吸附材料的吸附能力与饱和速度决定了每次血液灌流治疗的时间。常用树脂、活性炭吸附剂对大多数溶质的吸附一般在 2h 内达到饱和，因此一般单次治疗时间常为 2h，如病情需要，可每间隔 2h 更换一个血液灌流器，但一次连续血液灌流时间一般不超过 6h。

8. 治疗频率　具有高脂活性的药物或毒物会在脂肪中蓄积，在一次治疗结束后很可能会有脂肪组织中的相关物质释放入血的情况，可根据不同物质的特性制订治疗频率。

二、治疗前评估与沟通

1. 评估

（1）评估患者病情、治疗目的以及是否签署知情同意书。

（2）评估患者神志、生命体征、有无出血倾向等病情。

（3）评估患者合作程度，对烦躁、昏迷、神志不清等的患者应加强安全护理，防止坠床，必要时进行约束。

（4）评估患者有无血灌器过敏史及其他过敏史。

（5）糖尿病患者评估进食情况，防止低血糖的发生。

（6）评估血管通路。

（7）危重患者应详细了解病情，进行风险评估，并做好相应风险防范准备，如备齐抢救用品及药物等。

2. 沟通　向患者及家属解释操作的目的、方法、注意事项及配合要点，并签署血液灌注治疗的知情同意书。

三、单纯血液灌流治疗操作流程

（一）操作前准备

1. 医务人员准备　仪表大方，举止端庄，服装、鞋帽整洁；修剪指甲；按七步洗手法洗手；正确佩戴口罩、护目镜。

2. 核对信息　核对患者信息、治疗方式；机器类型、血液灌流器与管路的型号及有效期。

3. 机器准备　可选择血液灌流机、单纯血泵、血液透析机、血液透析滤过机或连续性肾脏替代治疗（CRRT）机。检查机器电源线连接是否正常、打开机器电源总开关，按要求进行机器自检。

4. 治疗车上层物品准备　消毒物品、灌流器、配套的循环管路、治疗巾、5% 葡萄糖 500ml（预冲活性炭灌流器用）生理盐水 2000～5000ml、肝素钠注射液、20ml 注射器、5ml 注射器、血压计、听诊器、洗手液、血液净化治疗单。置管患者：一次性置管护理包（包括手套、纱布、治疗巾、肝素帽、消毒棉签、胶布、护理盘）；内瘘患者：内瘘穿刺针 2 根、一次性内瘘护理包（包括手套、纱布、治疗巾、消毒棉签、胶布、创可贴、压迫棉球）、止血带。

5. 治疗车下层物品准备　锐器盒、可回收用物桶（袋）、医用垃圾桶（袋）、生活垃圾桶（袋）。

6. 急救物品准备　常规准备地塞米松、肾上腺素等急救药品以及心电监护仪等急救设备。

7. 灌流器肝素化

（1）动态肝素化操作按照产品说明书进行。

（2）静态肝素化操作在治疗室中进行，严格执行无菌原则，具体操作方法见图 7-1。

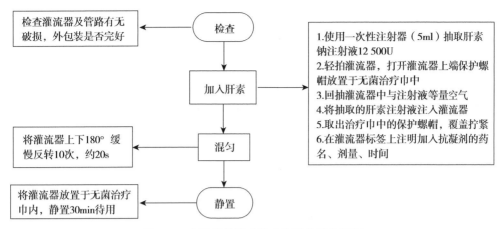

图 7-1　血液灌流治疗静态肝素化操作流程

（二）血液灌流器和管路的安装

安装过程严格按照无菌原则进行操作。首先检查血液灌流器及配套管路外包装是否完好无损、是否在有效期内、型号是否正确，然后按照体外循环的血流方向依次安装管路，血液入口在灌流器底部，血流方向与灌流器标识方向一致，如图 7-2。注意灌流器垂直固定于支架上。

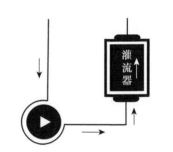

图 7-2　血液灌注管路安装示意图

（三）血液灌流器和管路的预冲

动脉端血路与生理盐水相连接并充满生理盐水，然后正确连接于灌流器动脉端口，同时静脉端血路连接于灌流器的静脉端口。连接完毕后启动血泵，速度为200～300ml/min，一般预冲盐水总量为2000～5000ml，或参照相关产品说明书为宜。如果在预冲过程中发现存在游离的吸附剂颗粒冲出，提示吸附剂包膜破损，必须更换灌流器。

如果患者处于休克或低血容量状态时，可于灌流治疗开始前进行体外预冲，预冲液可采用生理盐水、代血浆、新鲜血浆或 5% 白蛋白。

（四）治疗操作步骤

预冲完毕后可进行上机治疗，单纯血液灌流治疗上机、下机的具体操作步骤见表7-1。

表 7-1 单纯血液灌流治疗的基本操作流程

项目	操作步骤	注意事项
治疗上机		
介绍	自我介绍，告知患者血液灌流治疗的目的、方法、注意事项，取得患者配合	
核对	备齐用物，携至床旁，核对患者信息与治疗方案	
评估	1. 评估患者生命体征、神志、出血倾向、过敏史、疾病史、血管通路等 2. 确认治疗管路正确且紧密连接	注意管路和灌流器固定牢固，防止导管滑脱，各管路接头应紧密连接
体位	协助患者取适宜卧位，置管患者佩戴口罩	
建立血管通路	1. 洗手、戴口罩、戴护目镜（或面屏） 2. 戴手套进行内瘘穿刺或置管护理	紧急灌流治疗的患者应建立临时血管通路，首选股静脉、颈内静脉
抗凝治疗	遵医嘱使用抗凝剂，双人核查无误	
核对与设置参数	1. 脱手套，洗手 2. 进行操作中查对，并设置参数	
建立体外循环	1. 洗手，戴手套 2. 按照血流方向连接体外循环，灌流器动脉端在下 3. 脱手套，洗手	对于血流动力学稳定的患者先连接动脉端引血，在排出管中大部分生理盐水后连接静脉端，即单接；不稳定者可动、静脉端同时连接，即双接
开启血泵	1. 开启血泵，设置血泵速度 50～100ml/min，开始引血 2.15min 内患者无不适，可逐步调节血流量至 100～200ml/min	
核对	核对患者信息、治疗参数、体外循环连接、机器运转情况等	
测量生命体征	测量生命体征，询问患者有无不适	
宣教	向患者宣教血液灌流注意事项，如有不适及时告知医护人员，翻身需由医务人员协助，防止用力拉扯穿刺针及管路，以免其受压、扭曲、滑脱	
整理床单元	协助患者取舒适体位、整理床单元	
记录	1. 填写记录单 2. 双人查对并签字	
回血下机		
核对	核对治疗参数、确认治疗完毕	

续表

项目	操作步骤	注意事项
回血	1. 密闭式回血：降低血流速度至＜100ml/min 进行回血，回血操作参考血液透析 2. 空气回血：利用空气替代生理盐水	1. 回血过程中注意力集中，不得离开患者，严禁使用锤子、止血钳等工具敲打灌流器及管路 2. 急性药物中毒抢救时，为减少所吸附药物与吸附剂被生理盐水洗脱解离后再次入血，使用空气回血法，但应注意空气栓塞风险；其余情况均应使用密闭式回血
去除体外循环	1. 移除管路动、静脉端 2. 拔针或进行置管护理	
评估	1. 测量生命体征 2. 评估血管通路情况	
宣教	嘱患者治疗结束后休息 10～20min，待生命体征平稳，血管通路无异常，方可离开	
消毒	整理用物，机器消毒	
记录	记录，双人核对，签字	

四、组合式血液灌流联合血液透析治疗操作

（一）操作前准备

准备血液透析机；准备血液透析器，并核对其型号及有效期，其余同单纯血液灌流治疗。

（二）血液灌流器、血液透析器和管路的安装

组合式血液灌流联合血液透析治疗时，按照体外循环的血流方向依次安装管路，且灌流器应置于透析器之前，可避免血液经透析器脱水后在灌流器中发生凝血，同时也有利于治疗对电解质和酸碱平衡的调节。目前常用于组合式血液灌流联合血液透析治疗的管路有 2 种，分别为组合式人工肾一体化体外循环管路和透析治疗体外循环管路联合短连接管，见图 7-3。

（三）血液灌流器、血液透析器和管路的预冲

1. 灌流器动态肝素化后的预冲。用生理盐水排净动脉端透析管路气体后，连接动脉端透析管路到灌流器，再连接灌流器与静脉端透析管路，用肝素 100mg/500ml 生理盐水缓慢冲洗，静置 20～30min 后，再用 1000ml 生理盐水冲洗。

2. 灌流器静态肝素化后的预冲流程见图 7-4。

3. 预冲要点

（1）灌流器排气过程中泵速不宜过慢，不低于 150ml/min 有利于快速排尽气体。

（2）灌流器冲洗过程中应动脉端在下，垂直固定。

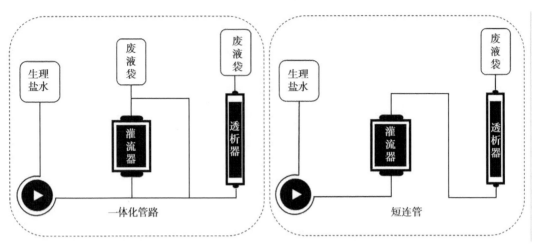

图7-3　一体化管路与短连接管示意图

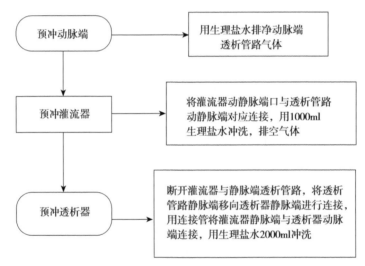

图7-4　组合式血液灌流联合血液透析治疗的预冲流程图

（3）有过敏史、高龄、免疫力低等特殊人群，可增加生理盐水预冲量，降低过敏风险。

（4）推荐使用快速排气法，使预冲液自下而上流动预冲，使用有弹性的排气工具沿握持方向敲击底部12点区域，且敲击排气时，灌流器静脉端向上倾斜，水平夹角30°～60°。

4.注意事项

（1）组合式血液灌流操作复杂，断开、连接环节多，要严格无菌操作，严禁出现液体滴洒和空气进入现象。

（2）灌流器必须独立预冲后，再将灌流器与透析器连接进行串联预冲，严格按照预冲剂量和顺序进行。

（3）生理盐水直接流入废液收集袋中，并且废液收集袋放于机器液体架上，不得低于操作者腰部以下。不建议预冲生理盐水直接流入开放式废液桶中。

（4）推荐使用有多功能连接装置和 2 个废液收集袋的管路，实现灌流器、透析器分别密闭式独立预冲，避免预冲和撤出灌流器过程中的断开环节。

（四）组合式血液灌流联合血液透析治疗操作流程

预冲完毕后可进行上机治疗，具体操作步骤见表 7-2。

表 7-2　组合式血液灌流联合血液透析治疗操作流程

项目	操作步骤	注意事项
治疗上机		
介绍	同单纯血液灌注治疗	
核对		
评估		
体位		
建立血管通路		
抗凝治疗		
核对与设置参数		
建立体外循环	1. 洗手，戴手套 2. 连接体外循环：使灌流器动脉端在下，血流方向自下而上，灌流器静脉端连接血液透析器动脉端，血液透析器动脉端在上 3. 脱手套，洗手	根据患者血流动力学的稳定程度选择单接或双接
开启血泵	1. 开启血泵，设置血泵速度 50～100ml/min 开始引血 2. 15min 内患者无不适，可逐步调节血流量至 200～250ml/min	
核对	同单纯血液灌注治疗	
测量生命体征		
宣教		
整理床单元		
记录		
结束血液灌流治疗		
核对	核对治疗参数、确认血液灌流治疗完毕	
撤除灌流器	1. 降低血流速度至 50～100ml/min 2. 将灌流器倒置，动脉端向上 3. 全程生理盐水密闭回血	1. 撤除灌流器操作全程均应严格执行无菌操作 2. 切勿拍打、敲击或摇晃灌流器 3. 使用一体化管路结束血液灌流治疗后，无须卸下灌流器，夹闭相应支路即可继续血液透析治疗
继续血液透析治疗	设置参数，提高血液流速至 200～400ml/min，继续行血液透析治疗	
回血下机	同单纯血液灌注治疗	

五、患者监测和护理

1. 治疗前患者准备

（1）初诊患者确认已签署知情同意书。

（2）指导协助患者做好治疗前的准备工作，为患者安置舒适安全的卧位，核对患者信息。

（3）根据患者的心理状态及合作程度、病情的危重程度进行风险评估，并做好相应的风险防范准备，如适当约束、给予心电监护及备好抢救物品。

2. 治疗中患者监测和护理

（1）体外循环监测

1）机器情况：确认机器处于治疗状态，抗凝泵已正确设置，各项参数设置准确。

2）体外循环管路情况：采用专用设备进行灌流时，要密切观察动脉压、静脉压的变化。动脉管端出现低压报警时，常见于各种原因导致的血流量不足现象；动脉管端出现高压报警则常见于灌流器内血液阻力增加，多见于患者合并高凝状态；静脉管端出现低压报警，多见于灌流器内凝血；静脉管端出现高压报警时多见于除泡器内凝血、滤网堵塞。

（2）病情观察和护理

1）生命体征的监测：在灌流治疗的过程中应密切监测患者血压、脉搏等生命体征，至少每小时进行巡视，如发现血压下降，应立即减慢血泵速度，保持患者头低足高位，遵医嘱扩充血容量，必要时应用升压药物。如非血容量减少引起的血压降低，可边滴注升压药边进行灌流治疗，对药物中毒者尤其不要轻易停止灌流治疗，以免丧失抢救时机。

2）判断患者神志状况：药物中毒患者大多数在血液灌流前，由于药物影响处于昏迷状态，随着血液灌流的治疗，药物被逐渐吸附，一般在治疗30min后患者出现躁动不安，故应加强安全护理，防止坠床及非计划拔管，必要时进行约束并保持呼吸道通畅。

3）血液灌流联合血液透析治疗的患者，在开始引血时，体外循环量增加，应注意低血压的发生。

4）注意观察患者的不良反应：观察患者治疗中是否出现寒战、发热、胸闷等症状，如果发生上述不良反应可能是灌流器生物相容性所致，一般不需要中止灌流治疗，可静脉注射地塞米松、吸氧等处理，如果经过上述处理症状不缓解并严重影响生命体征者，应及时中止灌流治疗。

3. 治疗后患者护理

（1）观察反跳现象：部分脂溶性较高的药物（如催眠药或有机磷类）中毒经血液灌流后，可以很快降低外周循环的药物或毒物水平，患者临床症状与体征得到暂时性缓解，治疗结束后数小时或次日，外周组织中的药物或毒物再次被释放入血，可导致患者症状二次加重，护士需密切观察病情变化。一旦出现反跳现象，可再次进行血液灌流等治疗。

（2）心理护理：对于有自杀倾向的服毒患者在清醒时，护士应给予心理疏导，使其情绪稳定，从而积极配合治疗。

4. 并发症护理

（1）空气栓塞

1）原因：预冲不充分、输液完毕后未及时处理、治疗结束后使用空气回血或回血速度过快等。

2）临床表现：少量空气进入患者体内一般不会引起患者不适，如有大量气体（>5ml）进入体内，可引起明显症状，如胸闷、呼吸困难、剧烈咳嗽，严重时患者会出现发绀、心律失常、血压下降、心脏骤停等。

3）预防：有效预冲管路、输液时严密观察、非必要情况严禁使用空气回血、回血速度维持在 50～100ml/min、回血完毕立即关闭血泵与静脉端夹子。

4）处理：发生空气栓塞，应立即使患者处于头低足高左侧卧位，避免空气堵塞肺动脉入口，并给予氧气吸入，必要时采取高压氧治疗。如若发生其他严重情况，应及时采取抢救措施并对症处理。

（2）吸附剂颗粒栓塞

1）原因：使用不包膜的吸附剂直接进行全血吸附、灌流器破损。

2）临床表现：胸闷、气短、呼吸困难、憋闷，甚至休克。

3）预防：使用有包膜的灌流器、操作前检查灌流器是否有破损、灌流器正确肝素化。

4）处理：立即吸氧、高压氧治疗，对症处理。

（3）凝血

1）原因：抗凝剂剂量不足、血流速度过慢、血管通路不畅等。

2）临床表现：灌流器凝血表现为动脉压明显升高，静脉压下降，动脉端管路张力过高；体外循环管路凝血表现为压力的异常，如滤器前压过高或静脉压过高等，同时用生理盐水冲洗管路可以发现体外循环管路中有凝血块。

3）预防：合理使用抗凝剂、治疗过程中血流量不应低于 100ml/min、治疗过程中严密监测各项压力值并及时处理。如因患者病情致血流速度过慢，应定时使用生理盐水冲洗管路防止凝血。

4）处理：如发生凝血情况应立即终止治疗，回血下机，避免因凝血导致患者失血或出现低血压的情况。

（4）出凝血功能紊乱

1）原因：使用活性炭作为吸附剂治疗时很可能会吸附较多纤维蛋白原等凝血因子导致出血；进行肝性脑病灌流治疗时，易导致血小板的聚集而发生严重的凝血，而血小板大量聚集并活化后可以释放出大量的活性物质，进而诱发血压下降。

2）预防：治疗中注意观察出血、凝血现象、可预先使用抗血小板聚集药物等。

3）处理：患者发生严重出血、凝血、血压下降等情况，建议终止血液灌流治疗，如必须治疗应先控制活动性出血后再进行治疗。

（5）血压下降

1）原因：引血导致有效循环血量减少、灌流器血液相容性较差导致血管活性物质释放过多、患者伴有肝衰竭及心功能不全等。

2）预防：缓慢引血、必要时遵医嘱予双接进行上机治疗、适量补充体液以维持血容量、治疗过程中严密监测生命体征。

3）处理：减慢血流量、调整患者体位（头低足高位）、适当补充血容量、必要时使用升压药物、无法改善时应立即停止治疗，回血下机。

（6）吸附剂生物不相容性及处理

1）临床表现：吸附剂生物不相容的主要临床表现为灌流治疗开始后 0.5～1.0h 患者出现寒战、发热、胸闷、呼吸困难、白细胞或血小板一过性下降（可低至灌流前的 30%～40%）。

2）处理：一般不需要中止灌流治疗，可行静脉注射地塞米松、吸氧等处理；上述处理后症状不缓解并严重影响生命体征，应及时终止灌流治疗。

（7）溶血

1）原因：凝血未及时处理导致红细胞被破坏、血流速度过快等。

2）临床表现：突然出现寒战、高热、面色苍白、腰酸背痛、气促、乏力等症状。

3）预防：合理使用抗凝剂、血流速度适中、密切观察各项检测指标、一旦发生凝血应立即对症处理。

4）处理：立即终止治疗，舍弃体外循环中的血液，给予吸氧、输液、输血等对症治疗，监测血钾水平。

习题与答案

【习题】

一、单项选择题

1. 下列哪项不是血液灌流的适应证（　　）

　A. 终末期肾脏疾病

　B. 有机磷农药中毒

　C. 暴发性肝衰竭导致高胆红素血症

　D. 脓毒症

　E. DIC

2. 血液灌流器中的吸附剂对溶质的吸附作用在（　　）h 内达到饱和

　A. 1

　B. 2

　C. 3

　D. 4

　E. 5

3. 在血液灌流治疗中，毒物主要是通过（　　）被清除

　A. 弥散

　B. 对流

　C. 超滤

　D. 置换

　E. 吸附

4. 组合式血液灌流联合血液透析治疗时灌流器应置于透析器之前，因为可以（　　）

　A. 方便操作

　B. 预防低血压

　C. 预防低血糖

　D. 减少凝血

　E. 预冲彻底

5. 下列哪项不是以活性炭作为吸附剂的特点（　　）

　A. 血液相容性好

　B. 吸附能力强

　C. 吸附选择性高

D. 炭微颗粒脱落易引起微血管栓塞

E. 无毒

6. 血液灌流器进行静态肝素化时，需要将肝素注入灌流器中混匀静置（ ）min，使其充分肝素化后使用

A. 3 ～ 5

B. 5 ～ 10

C. 10 ～ 15

D. 15 ～ 20

E. 20 ～ 30

7. 下列哪项不是血液灌流的并发症（ ）

A. 血压下降

B. 吸附剂颗粒栓塞

C. 出血

D. 空气栓塞

E. 低钾血症

8. 下列哪项不是组合式血液灌流联合血液透析治疗的预冲要点（ ）

A. 灌流器排气过程中泵速不宜过慢

B. 灌流器冲洗过程中应静脉端朝上

C. 预冲使用的生理盐水量不可＞2000ml

D. 严格无菌操作

E. 必须独立预冲灌流器后，再进行串联预冲

9. 血液灌流治疗中动脉管端出现低压报警，常因（ ）

A. 血流量不足

B. 灌流器内血栓形成

C. 患者血液高凝状态

D. 灌流器未充分肝素化

E. 患者发生低血压

二、多项选择题

1. 血液灌流治疗前需核对的信息包括（ ）

A. 患者姓名

B. 灌流器型号

C. 抗凝治疗方案

D. 透析管路型号

E. 患者血型

2. 血液灌流的并发症有（ ）

A. 吸附剂颗粒栓塞

B. 血小板减少

C. 电解质紊乱

D. 凝血因子丢失

E. 血压下降

3. 血液灌流治疗中出现凝血的原因可能是（ ）

A. 血流速度过慢

B. 血管通路不畅

C. 抗凝剂用量不足

D. 患者凝血功能异常

E. 红细胞被破坏

参考答案

一、单项选择题

1.E 2.B 3.E 4.D 5.C 6.E 7.E 8.C 9.A

二、多项选择题

1.ABCD 2.ABDE 3.ABC

（袁怀红 刘 俊）

参考文献

[1] 李运梅，李家莲，梁小燕.血液净化与临床护理 [M].2 版.北京：科学出版社，2023：98-100.

[2] 史铁英.辽宁省血液净化护理标准操作规范 [M].沈阳：辽宁科学技术出版社，2020：162-178.

[3] 于海娜，赖静，马莉.基于奥马哈系统的血液透析患者健康教育手册 [M].西安：西安交通大出版

社，2021：99-101.

[4] 王丽芹，成红梅，黄贤伟.血液透析护理实践精讲 [M].北京：中国医药科技出版社，2020：114-116.

[5] 王兴，王蕾，孟月.血液透析与患者健康解读 [M].北京：中国医药科技出版社，2022：19-20.

[6] 陈静，林惠凤.实用血液净化护理 [M].3 版.上海：上海科学技术出版社，2024：149-156.

[7] 中华护理学会血液净化专业委员会.组合式血液灌流联合血液透析治疗专科护理操作专家共识[J].中国血液净化，2023，22（5）：364-368，380.

[8] 陈香美.血液净化标准操作规程（2021 版）[M].北京：人民卫生出版社，2021.

[9] 袁静.血液净化护理培训教程 [M].杭州：浙江大学出版社，2019：116-119.

第8章

血浆免疫吸附治疗与护理

第一节　血浆免疫吸附治疗的指征与禁忌证

血浆吸附根据吸附剂的特性主要分为两大类，一类是分子筛吸附，即利用分子筛原理通过吸附剂携带的电荷和孔隙，非特异性地吸附电荷和分子大小与之相对应的物质，吸附材料包括活性炭、树脂、碳化树脂和阳离子型吸附剂等。另一类是免疫吸附（immunoadsorption，IA），即利用高度特异性的抗原、抗体或某些有特定物理化学亲和力的物质（配基）结合在吸附材料（载体）上，制成吸附柱，利用其特异性吸附性能，选择性清除血液中内源性中大分子致病物质（配体）的一种血液净化治疗方法。IA 通过吸附作用直接清除血液循环中致病性抗体、循环免疫复合物和炎症因子等中大分子致病物质，并可改善机体免疫状态。临床常见与血浆置换组合，无须补充置换液。

IA 是血液引出后先进入血浆分离器，应用膜式分离技术，将血液的有形成分（血细胞、血小板）和血浆分开，血浆再进入吸附柱进行吸附、清除患者血浆中的致病物质，吸附后血浆与分离的有形成分再回输至体内。IA 是一种利用高度特异性的抗原、抗体或具有特定物理化学亲和力的物质（配体）与吸附材料（载体）结合制成吸附剂（柱）的方法，通过选择性或特异地清除血液中的致病因子。IA 可以净化血液从而缓解疾病症状。另外，在移植准备清除群体抗体或在不同血型的移植应用也有很好的效果，IA 治疗已逐渐成为血液净化技术的一个重要组成部分，日益受到医学界的广泛关注。

一. 指征

1. 肾脏和风湿免疫系统疾病　系统性红斑狼疮和狼疮性肾炎、抗肾小球基底膜病、Wegener 肉芽肿、新月体肾炎、局灶节段性肾小球硬化、溶血性尿毒症综合征、免疫性肝病脂蛋白肾病、冷球蛋白血症、类风湿关节炎、单克隆丙种球蛋白血症、抗磷脂抗体综合征等。

2. 血液系统疾病　特发性血小板减少性紫癜、血栓性血小板减少性紫癜、血友病等。

3. 神经系统疾病　重症肌无力、吉兰 - 巴雷综合征等。

4. 血脂代谢紊乱　严重的家族性高胆固醇血症、高甘油三酯血症等。

5. 肝衰竭　重症肝炎、严重肝衰竭，尤其是合并高胆红素血症患者等。

6. 器官移植排斥　肾移植和肝移植排斥反应、群体反应性抗体（panel reactive antibody，PRA）升高、移植后超敏反应等。

7. 其他疾病　血管炎、扩张型心肌病、微球蛋白相关性淀粉样变、银屑病、甲状腺功能亢进等。

二、禁忌证

无绝对禁忌证，相对禁忌证包括以下几项。

1. 对血浆、人血白蛋白、抗凝剂、血浆分离器、透析管路等具有严重过敏史。

2. 全身循环衰竭无法通过药物纠正。

3. 非稳定期的心肌梗死或缺血性脑卒中。

4. 存在颅内出血或重度脑水肿且伴有脑疝。

5. 患有精神障碍，无法很好配合治疗。

第二节　血浆免疫吸附操作与护理

血浆 IA 是通过体外循环将血液引出至血浆分离器分离出血浆，再经过吸附柱除去致病物质的血液净化方法。该技术利用抗原抗体的生物化学反应理论，将抗原或抗体固定在特定的载体上制成吸附柱，当血浆流经吸附柱时，血浆中的抗体或抗原可被吸附柱吸附、清除。IA 是近 10 多年来，在血浆置换（plasma exchange，PE）的基础上发展起来的一种血液净化新技术，临床适应证与 PE 大致相同，优点是对血浆中致病因子清除的选择性更高，而血浆中有用成分的丢失范围与数量更小，同时避免了血浆输入所带来的各种不良影响。PE 和 IA 是神经免疫性疾病的有效的治疗方法，通过快速去除自身抗体和体液因素改善预后，起效迅速，为危重免疫疾病的主要治疗选择之一。对于绝大多数疾病虽然只是暂时缓解症状，但是为原发病的治疗争取了时间并创造了有利的条件。由于血浆吸附疗法存在不同的吸附柱类型和不同的治疗模式，其操作程序也有不同，应参见不同治疗方法、不同吸附柱及不同的机器设备的相关说明书进行。主要程序如下。

一、免疫吸附的操作

（一）治疗前评估

1. 医院资质：建议在二级以上综合性医院或肾脏病专科医院进行。

2. 治疗前常规检查：血常规、出凝血指标、血清白蛋白、血清球蛋白、电解质（钠、钾、氯、钙、磷）、肝肾功能、免疫学指标、免疫功能（淋巴细胞亚群）以及与原发病相关的特异性指标等。

3. 评估患者适应证和禁忌证：由有资质的专科医师综合评估，确定血浆吸附治疗模式及选用何种吸附柱。

4. 向家属或患者介绍病情及治疗方式，签署知情同意书。

（二）建立血管通路，保证血路通畅

治疗前及早建立血管通路，以保证整个 IA 治疗的顺利完成。一般选择颈内静脉、股静脉的穿刺置管，若是血液透析患者可采用套管针进行内瘘穿刺即可。

（三）操作流程

血浆吸附时，需先用膜分离器使血液的有形成分和血浆分开，血浆通过吸附柱后与细胞成分汇合，并输回体内。临床上一般采用单柱吸附，但为了减少治疗时间，可将两个吸附柱交替使用，即当一个吸附柱用于吸附的同时，另一个柱进行再生处理。具体操作流程见图 8-1、图 8-2。

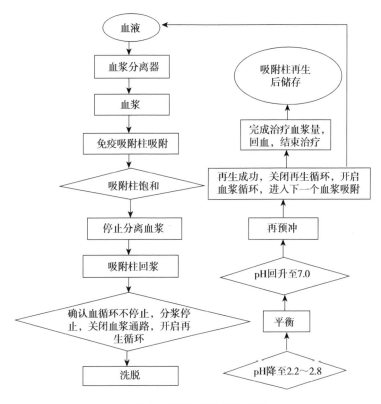

图 8-1　单柱 IA 治疗的步骤

IA 治疗首先建立血液循环，血液泵流速不宜过大以避免血浆分离器破膜，一般为以 100 ～ 150ml/min，先通过血液引至血浆分离器将血浆分离出来，再引导血浆进入吸附柱，血浆泵流速一般为血液泵速的 25% ～ 30%，常用 15 ～ 35ml/min，将血浆中的致病物质被吸附柱吸附，当吸附柱吸附饱和后（根据吸附柱的容量来决定单次血浆吸附的量），需进行再生（洗脱 - 平衡 - 生理盐水冲洗），然后再进行吸附，一般一次治疗需 10 ～ 15 个循环，以达到设定的治疗目标；如果双柱吸附，当第一个柱吸附饱和后，需进行再生同时用第二个柱开始吸附治疗，两个柱工作状态开始转换，即此时第二个柱开始吸附血浆，而第一个柱进行再生。

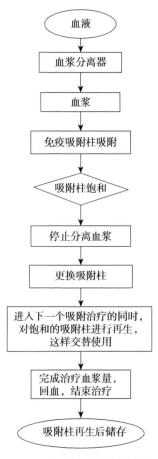

图 8-2　双柱 IA 治疗的步骤

再生的具体方法是由洗脱液进行洗脱直至吸附柱 pH 达到 2.2～2.8，用缓冲液进行平衡直至吸附柱 pH 达到 7.0，然后用生理盐水冲洗完成再生。形成一个 pH 梯度的液体进入该柱，使吸附柱上的抗体遇酸后脱落，直至冲净，随即用缓冲液进行平衡，最后用生理盐水进行预冲。再生过程中应随时检测吸附柱的 pH，以确保患者治疗安全。

二、护理实践

（一）治疗前护理

1. 了解患者病史，熟悉目前病情，做好相关检查，包括出血时间、凝血时间、活化部分凝血活酶时间（APTT）、免疫全套、抗体、肝肾功能、电解质，老年患者要查血液流变性。

2. 做好心理护理。多数患者担心治疗不成功导致经济上受损失，身体上受痛苦，故很紧张。护士应帮助患者熟悉环境，细致地解释疑问，说明治疗目的，详细介绍治疗机制和操作过程；应关心、体贴患者，了解他们的心理变化；操作时动作熟练、稳健，消除患者紧张、焦虑的情绪，使患者对治疗充满信心，积极配合治疗。

（二）治疗中的护理

1. 由 2 名有血液净化治疗经验的护士担任吸附治疗的操作与护理工作，护士应熟悉治疗的操作规程、步骤、并发症，并掌握抢救流程。

2. 患者取半卧位，床头抬高 30°，以利于回心血量的增加。嘱患者如有不适应及时告知医护人员。

3. 保持血管通路通畅，保证 IA 治疗顺利进行。

4. 密切观察患者的生命体征，一般 30 ～ 60min 测量一次。注意神志、呼吸、面色等改变并做好护理记录，经常询问患者有无头晕、心悸等症状。由于每次吸附治疗需要较长的时间，因此要做好心理护理，使患者顺利完成吸附治疗。

5. 在吸附过程中，注意各种参数的准确选择，如血泵流速、血浆分离量等，防止血浆分离器破膜、凝血等。

6. 在再生过程中，严密观察吸附柱的洗脱、平衡过程并监测 pH，防止血浆丢失，防止洗脱液流入体内。在人工再生时，操作护士必须坚守岗位，使用定时装置，严格确认 pH。

7. 准确合理使用抗凝剂，观察抗凝剂的使用效果和使用后的并发症。

8. 吸附治疗中使用枸橼酸抗凝的患者，易引起低钙血症。治疗中常规给予葡萄糖酸钙，以免发生严重的枸橼酸反应。

9. 吸附完毕后，准确留取血液标本和流出液标本，以评价治疗效果。

三、不良反应及预防处理

见表 8-1。

表 8-1　IA 治疗的不良反应及预防处理

低血压	多由体外循环引起，治疗前患者的生命体征以及容量状况评估不足	对存在低血容量的患者，在上机前酌情补充必要的胶体或晶体溶液
过敏反应	治疗前各种滤器、管路要充分预冲，并且预冲时注意检查吸附柱	治疗过程中出现过敏症状时给予肾上腺糖皮质激素和（或）抗组胺药物、吸氧等对症治疗，必要时终止血浆吸附治疗，严重者出现休克时按过敏性休克处理
感染	医护人员需严格执行无菌原则，规范操作以避免因操作导致的感染	IA 治疗会使机体免疫物质下降，需增加营养
出血及破膜	患者出血多为抗凝剂过量所致，治疗前需评估患者凝血功能，合理选择使用抗凝剂	滤器破膜多由血流量过大造成，需要在治疗过程中控制血泵在 150ml/min 以内，避免导致滤器破膜
凝血	血浆分离器、血浆吸附柱内凝血和管路凝血，多与术前肝素使用剂量不足，或患者处于高凝状态，或伴有高脂血症有关	开始治疗半小时以内的充分抗凝非常重要。术中密切观察跨膜压变化，调整肝素追加量。如跨膜压短时间内迅速升高，可临时追加肝素量。若出现滤器破膜，应立即更换
穿刺局部血肿、气胸、腹膜后出血	肝衰竭患者凝血功能差，可酌情于治疗前输血浆、凝血酶原复合物等补充凝血因子。治疗中注意肝素用量	术中、术后要卧床休息，减少穿刺部位的活动，或局部止血

习题与答案

一、名词解释

免疫吸附

二、填空题

1. 免疫吸附治疗的过程可经历 _____、_____、_____、_____ 4个步骤。

2. 吸附柱经有效洗脱后 pH 维持的范围为 _____，吸附柱经平衡液平衡后，pH 回升至 _____。

3. 免疫吸附治疗过程中，血液泵的流速为 _____，血浆泵的速度为 _____，一般一次吸附治疗剂量约为 _____ 个血浆体积。

4. 吸附的效率是由吸附器表面的无数细孔的 _____ 与 _____ 间的关系决定的。

5. 每次免疫吸附治疗结束时，先将 _____ 回输给患者，然后对吸附柱进行 _____，再应用储存液灌满吸附柱，将管路两端进行密闭连接，置于无菌袋内，于 _____ ℃下冷藏保存。

三、单项选择题

1. 下列关于免疫吸附的描述中哪项是错误的（　　）
    A. 免疫吸附单次血浆吸附量根据实际吸附柱的容量而定
    B. 免疫吸附治疗过程长，术前应当做好心理护理
    C. 免疫吸附利用抗体在酸性环境下吸附、在碱性环境下脱落的原理
    D. 免疫吸附治疗过程中不需要补充血制品
    E. 免疫吸附利用抗体在碱性环境下吸附，在酸性环境下脱落的原理

2. 吸附柱的平衡液为以下哪种溶液？（　　）
    A. 酸性溶液
    B. 碱性溶液
    C. 中性溶液
    D. 强酸溶液
    E. 以上都不对

3. 蛋白A免疫吸附是将生物活性物质基因重组蛋白A固定在特定的载体上制成蛋白A免疫吸附柱，当血浆流经吸附柱时，选择性特异性地有效吸附和去除血液中的过量抗（　　）和免疫复合物，清除患者血液中的致病因子，从而达到净化血液，缓解病情的目的
    A. IgG
    B. IgM
    C. IgA
    D. IgE
    E. 以上都是

4. 蛋白A免疫吸附疗法临床应用广泛，且疗效确切，其适应证不包括（　　）
    A. SLE
    B. TTP
    C. 重症肌无力
    D. MODS
    E. 肾移植前

5. 蛋白A免疫吸附柱中的蛋白A与血浆中致病性抗体及其免疫复合物结合，当吸附柱上的抗体饱和时，将吸附柱的pH降至（　　），蛋白A与所结合抗体解离，抗体被脱清除
    A. 2.2～2.8
    B. 3.0～4.5
    C. 5.0～6.5
    D. 7.0～7.5
    E. 8.0～8.5

6. 单柱免疫吸附治疗中，洗脱过程完成后，夹闭洗脱泵，打开平衡泵，用平

衡液对吸附柱进行平衡，用精密 pH
试纸于废液出口处进行测试，当 pH
（　）时，平衡过程完成

A. 2.0～2.5

B. 3.0～4.5

C. 5.0～6.5

D. ≥ 7.0

E. ＜ 2.0

7. 单柱蛋白 A 免疫吸附疗法包括（　）
和血浆吸附两个过程

A. 血浆分离

B. 血液滤过

C. 单纯超滤

D. 血浆吸附

E. 血液灌注

8. 在免疫吸附治疗过程中应特别注意下
列哪种降压药物可能引起血压下降甚
至休克的危险（　）

A. β 受体阻断剂

B. 血管紧张素转化酶抑制剂

C. 血管紧张素 Ⅱ 受体拮抗剂

D. 钙离子拮抗剂

E. 以上都不正确

9. 下列哪项不是免疫吸附治疗的不良反
应（　）

A. 低血压

B. 过敏反应

C. 感染

D. 低钙血症

E. 出血

10. 临床上常用的葡萄球菌蛋白 A 吸附
柱属于以下哪种类型（　）

A. 生物亲和型

B. 能与抗体 Fc 段结合的物质

C. 抗原性物质

D. 抗体

E. 半抗原物质

四、多项选择题

1. 利用吸附的原理进行血液净化治疗的
模式有（　）

A. HD

B. CRRT

C. HP

D. PE

E. IAPP

2. 下列可以给予免疫吸附治疗的疾病有
（　）

A. 新月体肾炎

B. 血友病

C. SLE

D. TTP

E. 吉兰 - 巴雷综合征

3. 免疫吸附治疗的相对禁忌证有（　）

A. 严重的活动性出血

B. 难以纠正的全身循环衰竭

C. 非稳定期心、脑梗死

D. 精神障碍不能配合者

E. 对吸附柱有过敏史者

4. 下列关于吸附柱的描述中哪些是正确
的（　）

A. 吸附柱可分为选择性吸附与非选择
性吸附两大类

B. 吸附柱只是清除病原物质，对血流
量、血浆容量都没有影响，所以不
需要补充血液制品

C. 吸附柱都是一次性使用的，不可
复用

D. 根据吸附剂与被吸附剂之间的作
用原理可分为生物亲和型和物理化
学亲和型吸附柱

E. 吸附治疗过程中单次吸附血浆剂量
完全取决于吸附柱的单次饱和容量

5. 免疫吸附系统通常由哪些部分组成
（　）

A. 动力系统

B. 血浆分离器

C. 再生系统

D. 血浆成分分离器

E. 免疫吸附装置

五、简答题

1. 简述免疫吸附治疗过程中的护理要点。

2. 简述再生的方法。

六、案例分析

患者，女，51岁，体重67kg，确诊 SLE 10年，此次因关节疼痛、面部红斑入院治疗。查抗 ds-DNA 782U/ml，红细胞沉降率77mm/h，医嘱行蛋白 A 免疫吸附治疗，股静脉置管，血流量130ml/min，血浆流量30ml/min，患者进行吸附治疗15min 左右（第一个循环治疗刚结束在进行吸附柱的洗脱）出现了呼吸加快、恶心、呕吐、烦躁不安，立即通知医师，遵医嘱处理。

问题：

（1）此患者治疗过程中发生了什么情况？

（2）此并发症的发生原因是什么？如何预防？

【参考答案】

一、名词解释

免疫吸附：是吸附疗法中的一种，它利用抗原抗体的生物化学反应理论，将抗原或抗体固定在特定的载体上制成吸附柱，当血浆流经吸附柱时，血浆中的抗体或抗原可被吸附柱吸附、清除。

二、填空题

1. 血浆分离　血浆吸附　洗脱　平衡

2. 2.2 ~ 2.8　7.0

3. 100 ~ 150ml/min　15 ~ 35ml/min 2 ~ 3

4. 大小　相对分子质量

5. 血浆　洗脱、平衡　1 ~ 10

三、单项选择题

1.C　2.C　3.A　4.D　5.A　6.D　7.A

8.B　9.D　10.B

四、多项选择题

1.CE　2.ABCDE　3.ABCDE　4.ABDE

5.ABCE

五、简答题

1.（1）由2名有临床经验的护士担任吸附治疗的操作与护理工作，护士应熟悉治疗的操作规程、步骤、并发症，并掌握抢救措施。

（2）患者取半卧位，床头抬高30°，嘱患者如有不适应及时告知医护人员。

（3）保持血管通路通畅，保证免疫吸附治疗顺利进行。

（4）密切观察生命体征，一般30 ~ 60min 测量一次。注意神态、呼吸、面色等改变，并做好护理记录，经常询问患者有无头晕、心悸等症状。由于每次吸附治疗需要较长的时间，所以要做好心理护理，使患者顺利完成吸附治疗。

（5）治疗过程中，注意各种参数的准确选择，如血泵流速、血浆分离量等，防止血浆分离器破膜、凝血等。

（6）再生过程中，严密观察吸附柱的洗脱、平衡过程并监测 pH，防止血浆丢失，防止洗脱液流入体内。人工再生时，操作护士必须坚守岗位，确认定时装置有效完好，严格确认 pH。

（7）准确合理使用抗凝剂，观察抗凝剂的使用效果和使用后的并发症。

（8）吸附治疗中使用枸橼酸抗凝的患者，易引起低钙血症。治疗中常规给予葡萄糖酸钙，以免发生严重的枸橼酸反应。

（9）吸附完毕后，准确留取血液标本和流出液标本，以作对照。

2. 再生的方法是用洗脱液进行洗脱直至

吸附柱 pH 达到 2.2～2.8，用缓冲液进行平衡直至吸附柱 pH 达到 7.0，完成再生后用生理盐水进行预冲备用。

六、案例分析题

（1）发生了代谢性酸中毒。

（2）原因：血浆泵未关闭，无菌的洗脱液（pH 2.2）进入体内。预防：①再生过程中，严密观察吸附柱的洗脱、平衡过程并监测 pH，防止血浆丢失防止洗脱液流入体内。②人工再生时，操作护士必须坚守岗位，确认定时装置有效完好，严格确认 pH。③严格按照操作流程进行，确定上一环节操作完成后再进行下一环节的操作。

（袁 静 王微娜）

参考文献

[1] 袁静. 血液净化护理培训教程 [M]. 杭州：浙江大学出版社，2019.

[2] 王质刚. 血液净化学 [M].4 版. 北京：北京科学技术出版社，2016.

[3] 陈香美. 血液净化标准操作规程（2021 版）[M]. 北京：人民卫生出版社，2021.

[4] 沈霞，刘云. 血液净化治疗护理学 [M]. 北京：科学出版社，2018.

第9章

单（双）重血浆置换治疗与护理

单（双）重血浆置换是通过从体外循环的血液中去除血浆或血浆中的致病因子（如自身抗体、免疫复合物、脂蛋白、与蛋白质结合的毒物等），同时将细胞成分和等量的新鲜血浆或所需的平衡液、白蛋白溶液回输到患者体内，从而达到治疗疾病的目的。目前，这一技术已广泛应用于自身免疫性疾病、血液系统、消化系统、器官移植等疾病的治疗。

第一节　单（双）重血浆置换治疗的指征与禁忌证

一、定义

单重血浆置换（plasma exchange，PE）是一种用来清除血液中大分子物质的体外血液净化疗法，将患者的血液经离心法或膜分离法分离血浆和血细胞成分，弃去血浆，同时用等量的新鲜血浆或平衡溶液（如人血白蛋白和晶体溶液的组合）与血细胞一起回输入患者体内。原理见图9-1。

双重血浆置换（double filtration plasmapheresis，DFPP）也称为二次膜分类法，是先将患者的血液通过血浆分离器将血浆分离出来，然后通过血浆成分分离器将血浆中的致病物质（如球蛋白和免疫复合物等）去除，保留白蛋白等中分子物质与血细胞混合后返回患者体内。原理见图9-2。

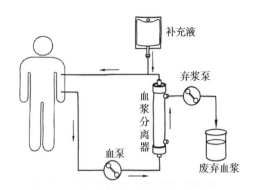

图9-1　单重血浆置换（PE）原理图

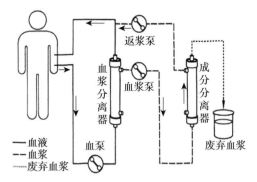

图9-2　双重血浆置换（DFPP）原理图

二、指征

血浆置换对于绝大多数疾病并非病因性治疗，通过有效的分离置换方法迅速地、选择性地从循环血液中去除病理血浆或血浆中的病理成分，如自身抗体、免疫复合物、免疫球蛋白和蛋白质结合的毒物等，降低体内致病因子的浓度，减轻或终止由此导致的组织损害。

1. 消化系统疾病　重症肝炎、急性肝衰竭、术后肝衰竭、高胆红素血症、肝性脑病等。
2. 免疫性神经系统疾病　重症肌无力、吉兰－巴雷综合征、多发性硬化等。
3. 风湿病、胶原病　重症系统性红斑狼疮、抗磷脂综合征等。
4. 皮肤疾病　天疱疮、大疱性表皮坏死松解症。
5. 肾脏疾病　急进性肾小球肾炎、抗肾小球基底膜肾病等。
6. 血液系统疾病　多发性骨髓瘤、高黏滞综合征等。
7. 器官移植　ABO 血型不兼容移植、群体抗体高、术后抗体排异反应。
8. 药物毒物中毒、代谢性疾病　如家属性高胆固醇血症。
9. 其他　多脏器衰竭、重度血型不合的妊娠等。

三、相对禁忌证

血浆置换无绝对禁忌证，以下情况属于相对禁忌证。
1. 包括对血浆、人血白蛋白等有严重过敏史。
2. 药物难以纠正的全身循环衰竭。
3. 非稳定期的心肌梗死、脑梗死。
4. 颅内出血或重度脑水肿伴有脑疝。
5. 精神障碍不能很好配合治疗者。

第二节　单（双）重血浆置换操作与护理

一、护理评估

1. 评估患者生命体征、意识状态、自理能力、皮肤情况、饮食与睡眠及二便情况；现病史、既往史、过敏史、家族史等；了解患者心理、社会支持及经济状况等。
2. 评估患者的异常实验室检查，确定治疗目的和治疗模式。
3. 评估患者血管通路情况，保证治疗血流量。
4. 评估患者出凝血及抗凝情况，观察和询问有无出血征象，同时结合相关实验室检查，评估透析器及管路凝血风险，选择合适的抗凝方法。
5. 评估患者容量负荷情况，如 24h 出入量、血压、水肿程度、体位、尿量、肾功能、心肺功能等。
6. 评估血浆容量，根据公式计算患者血浆容量，一般单次置换剂量以患者血浆总量的 1.0～1.5 倍为宜，不建议超过 2 倍。

计算公式 1：PV=（1–HCT）（B+C×W），式中：PV 为血浆容量；HCT 为血细胞比容；W 为干体重；B 男性为 1530，女性为 864；C 男性为 41，女性为 47.2。

计算公式 2：血浆量 = 患者体重（kg）×70×[（1.0– 血细胞比容）×0.911]。

7. 做好各项风险评估，如跌倒风险评估、压疮风险评估、穿刺针或导管滑脱风险评估。

二、操作准备

见表 9-1。

表 9-1　单（双）重血浆置换操作准备

物品准备	按需准备耗材 [血路管、血浆分离器、血浆成分分离器（双重血浆置换用）、生理盐水、护理包等]、机器、心电监护仪、血气分析仪等
置换液及血制品准备	置换液成分原则上根据治疗方式和患者的基础疾病确定
	单重血浆置换一般选择新鲜冰冻血浆肌少量的白蛋白；双重血浆置换一般选择林格液 + 白蛋白
	肝功能损害严重、低蛋白血症的患者应适当提高白蛋白成分
	血栓性血小板减少性紫癜患者除了常规血浆置换外，可适当补充新鲜血小板
	严重肝功能损害患者在血浆置换以后可适当补充凝血因子、纤维蛋白原等
抗凝剂准备	根据患者凝血功能、肝功能情况准备适合的抗凝剂
葡萄糖酸钙准备	单重血浆置换时，在输入大量新鲜血浆的同时，枸橼酸钠也被输入体内，可以与体内钙离子结合，造成低血钙，故可适当补充葡萄糖酸钙
激素	由于血浆置换时输入了大剂量的异体蛋白，患者在接受治疗过程中可能出现过敏反应，可遵医嘱使用激素药物
血管通路	临床多使用无隧道无涤纶套中心静脉导管，动脉血流量应达到 150ml/min，注意防止再循环

三、操作步骤

见表 9-2。

表 9-2　单（双）重血浆置换操作步骤

操作前核对	核对患者床号、姓名、性别、年龄、住院号、治疗知情同意书等，告知治疗目的，评估患者神志、配合程度、血管通路状况等，测量生命体征并记录
操作流程	检查机器电源线连接是否正常，打开机器电源总开关，完成机器自检
	检查血浆分离器及管路有无破损，外包装是否完好；查看有效日期、型号
	按照机器要求进行管路连接，按照体外循环血流方向的顺序，依次检查体外循环管路系统各连接处和管路开口处，未使用的管路开口应使用保护帽并夹闭管夹
	然后预冲管路及血浆分离器，双重血浆置换同时预冲血浆成分分离器
	按无菌操作原则建立体外循环

续表

根据医嘱设置	核对治疗参数：如血浆置换目标量、各个泵的流速，双重血浆置换时，还需设置血浆分离流量与血流量比率、弃浆量和分离血浆比率等
	置换液的加温：血浆置换治疗中患者因输入大量液体，如液体未经加温输入后易致畏寒、寒战，故所备的血浆等置换液需经复温后输入，应干式加温
开始治疗	开始时，一般先血液循环 5 ~ 10min，观察正常后再进入血浆分离程序
调节各泵速	单重血浆置换时血流量为 80 ~ 150ml/min，分浆速度一般是血流量的 12% ~ 15%，弃浆速度和补浆速度相同
	双重血浆置换时血流量为 80 ~ 150ml/min，分浆速度一般不超过血流量的 25% ~ 30%，弃浆速度和补浆速度为分浆速度的 7% ~ 10%
过程观察	密切观察患者生命体征，包括每 30 分钟测血压、心率、呼吸、脉搏，询问患者有无不适
	密切监测血浆置换相关并发症（过敏反应、低血压、电解质异常、出血、感染等），若有需及时处理
	密切观察机器运行情况，包括血流速、血浆流速、弃浆速度、补浆速度、动脉压、静脉压、跨膜压等变化，还需观察血浆分离器有无破膜或溶血，体外循环有否凝血先兆及时处理
治疗结束	达到血浆治疗目标量后留取检查标本，如血常规、肝肾功能电解质、血清免疫球蛋白、废弃液的免疫球蛋白等
	观察患者的生命体征，记录病情变化及血浆置换治疗参数和结果
	回血下机，终末处理

四、健康教育

1. 介绍血浆置换的目的、操作注意事项，取得患者及家属的理解和配合。

2. 指导患者保持血管通路的清洁、干燥，避免剧烈运动，以免牵拉导管，如局部一旦出现红、肿、热、痛等现象，应立即汇报医师，以防感染扩散。

3. 指导患者优质蛋白饮食，避免吃刺激食物。高脂血症的患者严格控制饮食，减少脂肪、胆固醇的摄入，供给充足的蛋白质，多吃富含维生素的食物，适当减少碳水化合物的摄入量，选用降脂食物。

4. 指导患者自我观察有无皮肤、牙龈、消化道出血情况，及时汇报。

5. 指导患者自我监测体温变化，预防感染等并发症。

习题与答案

【习题】

一、单项选择题

1. 双重血浆置换的主要原理是（ ）

　A. 通过膜分离技术去除大分子物质

　B. 通过离心分离技术去除血细胞

　C. 通过吸附技术去除血液中的毒素

　D. 通过置换技术去除血液中的水分

　E. 通过膜分离技术去除血液中的水分

2. 血浆置换的主要目的是（ ）

　A. 去除血液中的红细胞

　B. 去除血液中的白细胞

C.去除血液中的血浆有害成分

D.增加血液中的氧气含量

E.去除血液中的水分

3.血浆置换通常用于治疗以下哪种疾病
（   ）

    A.贫血

    B.糖尿病

    C.免疫性疾病

    D.骨折

    E.高脂血症

4.在血浆置换（PE）过程中，通常使用
哪种物质替代移除的血浆（   ）

    A.生理盐水

    B.葡萄糖

    C.新鲜冰冻血浆

    D.红细胞

    E.林格液

5.血浆置换的相对禁忌证不包括（   ）

    A.严重感染

    B.严重出血倾向

    C.严重心功能不全

    D.轻度贫血

    E.严重贫血

6.血浆置换中，以下哪种情况需要特别
注意抗凝剂的使用（   ）

    A.患者有高血压

    B.患者有糖尿病

    C.患者有出血倾向

    D.患者有高脂血症

    E.患者有贫血

二、多项选择题

1.双重血浆置换的并发症可能包括（   ）

    A.感染

    B.出血

    C.过敏反应

    D.低血压

    E.高血压

2.在双重血浆置换过程中，以下哪些措
施可以减少并发症的风险（   ）

A.使用无菌技术

B.密切监测生命体征

C.合理使用抗凝药物

D.快速进行操作

E.按惯例操作

3.以下哪些因素可能影响血浆置换的疗
效（   ）

    A.血浆成分分离器的孔径

    B.抗凝剂的选择

    C.置换液的剂量

    D.患者的年龄

    E.患者的性别

4.双重血浆置换与单重血浆置换相比，
具有哪些优势（   ）

    A.操作更简单

    B.更少的血浆丢失

    C.减少对血浆的需求

    D.对致病因子有更好的选择性

    E.对机器要求低

5.在血浆置换（PE）过程中，哪些因素
可能影响治疗效果（   ）

    A.血浆分离器的孔径大小

    B.患者的血容量

    C.置换液的选择

    D.治疗的频率和持续时间

    E.患者的年龄

三、案例分析题

患者，男，45岁，因系统性红斑狼疮（SLE）
并发急性肾炎入院。患者近期出现尿
少、水肿、高血压等症状，实验室检
查显示血清肌酐升高，尿蛋白阳性，
抗双链DNA抗体阳性。经医师评估，
决定进行血浆置换治疗。

（1）血浆置换治疗前，需要对患者进行
哪些评估（   ）

    A.患者的凝血功能

    B.患者的血容量和心功能

    C.患者的血型和交叉配血

    D.患者的营养状况

E. 患者的肾功能和电解质平衡

（2）在血浆置换过程中，可能遇到哪些并发症（　　）

A. 过敏反应

B. 低血压

C. 出血

D. 感染

E. 溶血

（3）血浆置换治疗后，如何评估治疗效果（　　）

A. 观察患者的临床症状是否有所改善

B. 检查患者的血清肌酐和尿蛋白水平

C. 评估患者的抗双链 DNA 抗体水平

D. 监测患者的血压和水肿情况

E. 进行肾脏影像学检查

（4）在血浆置换治疗中，如何选择合适的血浆代用品（　　）

A. 根据患者的凝血功能选择

B. 选择与患者血型相容的血浆代用品

C. 考虑患者的过敏史

D. 根据患者的经济状况选择

E. 选择经过严格筛选和处理的血浆代用品

（5）如果患者对血浆代用品过敏，应该如何处理（　　）

A. 立即停止血浆置换

B. 给予抗组胺药物

C. 观察患者的过敏症状

D. 必要时给予皮质激素治疗

E. 考虑使用其他类型的血浆代用品

【参考答案】

一、单项选择题

1.A　2.C　3.C　4.C　5.D　6.C

二、多项选择题

1.ABCD　2.ABC　3.ABC　4.ABC

5.ABCD

三、案例分析题

（1）ABCDE　（2）ABCDE

（3）ABCD　（4）ABCDE

（5）ABCDE

（刘金凤　牛洪艳）

参考文献

[1] 付平 . 连续性肾脏替代治疗 [M]. 北京：人民卫生出版社，2016：160-169.

[2] Connelly-Smith L, Alquist CR, Aqui NA, et al.Guidelines on the use of therapeutic apheresis in clinical practice-evidence-based approach from the writing committee of the American Society for Apheresis：the ninth special issue[J].JClinApher，2023，38（2）：77-278.

[3] 王质刚 . 血液净化学 [M].4 版 . 北京：北京科学技术出版社，2016：627-629.

[4] 中华医学会肝病学分会重型肝病与人工肝学组，白浪，陈煜，等 . 人工肝血液净化技术临床应用专家共识（2022 年版）[J]. 实用肝脏病杂志，2022，25（3）：457-468.

[5] 陈香美 . 血液净化标准操作规程（2021 版）[M]. 北京：人民卫生出版社，2021.

[6] 袁静 . 血液净化护理培训教程 [M]. 杭州：浙江大学出版社，2019：108-115.

第 10 章

连续性血浆滤过吸附治疗与护理

免疫吸附治疗指通过吸附作用直接清除血液循环中的致病性抗体、循环免疫复合物及炎症因子等中大分子致病性物质，并可改善机体免疫状态。连续性血浆滤过吸附（continuous plasma filtration adsorption，CPFA）治疗是一种连续性的、联合应用血浆吸附与血液滤过的新技术，它保留了传统续性肾脏替代治疗技术的诸多优点，并能通过吸附技术有效清除大分子炎性介质和内毒素。该技术不需要输入外源性血浆或白蛋白，避免了输入血液制品后可能出现的不良反应。

第一节　连续性血浆滤过吸附治疗的指征与禁忌证

一、定义

CPFA 也称配对血浆滤过吸附，是指全血先由血浆分离器分离出血浆，分离的血浆通过吸附柱吸附后再与血细胞混合，继而流入第 2 个滤器（血液透析器或血液滤过器），行血液透析或血液滤过后回输体内的治疗方式。CPFA 通常用树脂为吸附剂，清除炎症介质和细胞因子等中、大分子物质。

CPFA 的独特之处在于血液经血浆分离器分为血浆和血细胞两部分，血浆经吸附柱被吸附后，与血细胞部分混合，再经过透析器，清除多余的水分和小分子毒素，避免了血细胞与吸附剂的直接接触，既有效清除了不同大小的介质，又避免了生物不相容反应或红细胞破坏。CPFA 能有效避免细胞成分损伤和微栓塞，对吸附剂生物相容性的要求大大减低，使得更多材料可用作吸附剂，较血液灌流吸附分子谱明显扩大（图 10-1）。

二、指征

CPFA 的主要原理是对流和吸附，可用于各种原因导致的肝衰竭、高胆红素血症、重症急性胰腺炎、横纹肌溶解、严重的自身免疫性疾病、高蛋白结合毒物或药物中毒及脓毒症等危重患者的抢救。

三、禁忌证

CPFA 治疗无绝对禁忌证，以下情况属于相对禁忌证：严重过敏史；药物难以纠正的全身循环衰竭：非稳定期的心肌梗死、缺血性脑卒中；颅内出血或重度脑水肿伴有脑疝；精神障碍不能很好配合治疗者。

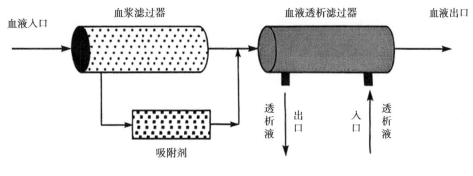

图 10-1　CPFA 治疗

第二节　连续性血浆滤过吸附操作与护理

一、护理评估

1. 执行医嘱，评估和选择机器设备处于备用状态，血浆分离器和吸附柱满足治疗需要。

2. 评估患者生命体征、意识状态、自理能力、皮肤情况、饮食与睡眠及二便情况；现病史、既往史、过敏史、家族史等。

3. 评估患者的异常实验室检查、治疗目的和治疗模式。

4. 评估患者血管通路情况，保证治疗血流量。

5. 结合相关实验室检查，询问有无出血征象，评估凝血风险并选择合适的抗凝方法。

6. 评估患者容量负荷情况，如 24h 出入量、血压、水肿程度、体位、尿量、肾功能、心肺功能等。

7. 做好各项风险评估，如跌倒风险评估、压疮风险因子评估、营养风险评估、穿刺针滑脱风险评估，并记录。

8. 了解患者心理、社会支持及经济状况等

二、CPFA 操作流程

见表 10-1。

表 10-1　CPFA 操作流程

治疗前准备	1. 根据治疗目的及医嘱准备血浆分离器、吸附柱、透析器、机器及配套路管
	2. 准备各种液体：预冲用生理盐水、成品置换液等
	3. 根据患者凝血功能、肝功能情况准备适合的抗凝剂
	4. 建立血管通路：临床多使用无隧道无涤纶套中心静脉导管，动脉血流量应达到 150ml/min，注意防止再循环
	5. 心电监护仪以及吸氧等抢救物品
预冲准备	1. 检查机器电源线连接是否正常，打开机器电源总开关，完成机器自检
	2. 检查血浆分离器、血浆成分吸附柱及管路有无破损，外包装是否完好；查看有效日期、型号；按照治疗方式、机器及各种耗材的产品说明书进行安装连接，连接预冲生理盐水
	3. 自动预冲管路、血浆分离器及血浆成分吸附柱
开始治疗	1. 核对患者基本信息，告知患者治疗目的，评估患者神志、合作程度、血管通路状况等，测量生命体征并记录
	2. 设定血浆吸附治疗参数，包括血液泵、血浆泵、废液泵和肝素泵流量、血浆处理目标量、温度，设定各种报警参数
	3. 连接体外循环：按照中心静脉导管的操作流程
	4. 查对：按要求完成自我查对和双人查对，并在治疗记录单上签字
	5. 治疗开始时，先全血自循环 5～10min，观察正常后再进入治疗程序
	6. 密切观察机器运行，包括全血流速、血浆流速、动脉压、静脉压、跨膜压等变化，及时、妥善处理机器报警
	7. 治疗开始时血流量从 50～80ml/min 逐渐增加至 100～150ml/min，分离的血浆以 25～50ml/min 的流速流经吸附柱后回输体内。具体根据血浆分离器产品说明书设置血浆分离速度，并控制 TMP 在要求范围
	8. 密切观察各种滤器情况，有无吸附颗粒抱团现象，及早发现凝血征兆；观察血浆颜色，注意有无溶血的发生，如有破膜应及时更换分离器
	9. 密切观察患者生命体征，包括每 30 分钟测血压、心率、呼吸、脉搏、询问有无不适
	10. 保证血管通路妥善固定，避免管路受压、折叠、扭曲
治疗结束	1. 评价治疗效果及达到治疗量后，按机器程序回血
	2. 观察并记录患者生命体征、病情变化、治疗参数、治疗过程及结果
	3. 一次性医疗垃圾处理治疗用管路滤器吸附柱等物品
	4. 机器内部按程序结束关机，机器外部擦拭清洁，并进行使用记录

三、健康教育

1. 介绍血浆吸附的目的，操作注意事项，取得患者及家属的理解和配合。

2. 指导患者注意局部卫生，保持导管周围皮肤的清洁、干燥，避免剧烈运动，避免导管牵拉、扭曲；观察导管局部有无红、肿、热、痛等或出血、渗血，如有异常立即汇报医师。

3. 教会患者自我监测体温变化，观察有无皮肤、牙龈、消化道出血情况，及时汇报。

4. 指导患者定期检测血常规、凝血指标、电解质、肾功能及与原发病相关的特异性指标等。

习题与答案

一、单项选择题

1. 下列哪项不是血浆滤过吸附治疗的适应证（　　）
   - A. 贫血
   - B. 系统性红斑狼疮
   - C. 急性肾损伤
   - D. 肝衰竭
   - E. 重症胰腺炎

2. 下列哪项不是血浆滤过吸附的适应证（　　）
   - A. 急性肾损伤
   - B. 慢性肾衰竭
   - C. 严重感染
   - D. 贫血
   - E. 肝衰竭

3. 血浆滤过吸附治疗中，通常不包括以下哪种物质的清除（　　）
   - A. 胆红素
   - B. 内毒素
   - C. 白蛋白
   - D. 肌酐
   - E. 尿素氮

4. 血浆滤过吸附过程中，下列哪项参数不需要监测（　　）
   - A. 血压
   - B. 心率
   - C. 血流量
   - D. 血糖
   - E. 压力变化

5. 在血浆滤过吸附治疗中，血浆分离器的作用是（　　）

   - A. 清除血液中的红细胞和白细胞
   - B. 将血浆从全血中分离出来
   - C. 直接清除血浆中的特定物质
   - D. 调节血浆的 pH
   - E. 吸附血浆中的大分子物质

6. 血浆滤过吸附治疗的主要优点不包括（　　）
   - A. 清除血液中的大分子毒素
   - B. 减少对有益物质的丢失
   - C. 完全替代了血浆置换
   - D. 选择性地清除特定致病因子
   - E. 减少血浆的用量

7. 在血浆滤过吸附治疗中，下列哪项不是治疗前需要评估的指标（　　）
   - A. 血常规
   - B. 凝血功能
   - C. 肝功能
   - D. 血型
   - E. 血管通路

8. 血浆滤过吸附治疗中，下列哪项不是治疗过程中需要监测的参数（　　）
   - A. 血压
   - B. 血流量
   - C. 血浆分离器的压力
   - D. 血红蛋白水平
   - E. 心率

9. 血浆滤过吸附治疗的禁忌证不包括（　　）
   - A. 对血浆分离器材料过敏
   - B. 严重活动性出血
   - C. 药物难以纠正的全身循环衰竭
   - D. 轻度贫血
   - E. 颅内出血或严重脑水肿有脑疝

10. 血浆滤过吸附治疗中，下列哪项不是可能的并发症（　）

    A. 出血

    B. 过敏反应

    C. 感染

    D. 高血压

    E. 低血压

二、多项选择题

1. 血浆滤过吸附治疗中，可能使用的吸附剂包括（　）

    A. 活性炭

    B. 树脂

    C. 胆红素吸附剂

    D. 蛋白A吸附剂

    E. 透析膜

2. 血浆滤过吸附治疗的适应证包括（　）

    A. 肝衰竭

    B. 系统性红斑狼疮

    C. 重症肌无力

    D. 家族性高胆固醇血症

    E. 高血压

3. 血浆滤过吸附治疗的潜在并发症可能包括（　）

    A. 出血

    B. 过敏反应

    C. 溶血

    D. 感染

    E. 凝血

4. 在血浆滤过吸附治疗中，需要监测的安全性指标包括（　）

    A. 凝血功能

    B. 血浆电解质水平

    C. 血浆渗透压

    D. 血浆 pH

    E. 血脂水平

5. 血浆滤过吸附治疗中，影响治疗效果的因素可能包括（　）

    A. 吸附剂的选择

    B. 治疗的频率

    C. 治疗的持续时间

    D. 患者的营养状态

    E. 机器的选择

三、案例分析题

患者，女，34岁，因系统性红斑狼疮引起的急性肾损伤和严重高胆红素血症入院。患者表现为乏力、黄疸、尿量减少。实验室检查显示：血肌酐水平为225μmol/L，总胆红素水平为136.8μmol/L，抗双链DNA抗体阳性。医师决定进行血浆滤过吸附治疗。

（1）针对该患者的情况，血浆滤过吸附治疗的主要目的是（　）

    A. 清除血浆中的胆红素

    B. 清除血浆中的炎症介质

    C. 降低抗双链DNA抗体水平

    D. 改善肾功能

    E. 以上都对

（2）在血浆滤过吸附治疗中，患者需要的置换液最可能是（　）

    A. 新鲜冰冻血浆

    B. 白蛋白溶液

    C. 血浆代用品

    D. 成品置换液

    E. 生理盐水

（3）治疗过程中，医师应密切监测的患者生命体征包括（　）

    A. 血压

    B. 心率

    C. 呼吸频率

    D. 体温

    E. 血氧饱和度

（4）如果在治疗过程中患者出现寒战和发热，应立即考虑的可能原因包括（　）

    A. 感染

    B. 过敏反应

    C. 血浆置换反应

    D. 抗凝剂副作用

E. 失衡

（5）治疗结束后，评估治疗效果的指标
可能包括（　　）

A. 血肌酐水平的变化

B. 总胆红素水平的变化

C. 抗双链 DNA 抗体水平的变化

D. 患者的临床症状改善

E. 血脂水平

【参考答案】

一、单项选择题

1.A　2.D　3.C　4.D　5.B　6.C　7.D

8.D　9.D　10.D

二、多项选择题

1.ABCD　2.ABCD　3.ABCD　4.ABCD

5.ABCD

三、案例分析题

（1）E　（2）D　（3）ABCD

（4）BC　（5）ABCD

（刘金凤　牛洪艳）

参考文献

[1] 中华医学会肝病学分会重型肝病与人工肝学组，白浪，陈煜，等. 人工肝血液净化技术临床应用专家共识（2022 年版）[J]. 实用肝脏病杂志，2022，25（3）：457–468.

[2] 陈香美. 血液净化标准操作规程（2021 版）[M]. 北京：人民卫生出版社，2021.

[3] Ankawi G，Neri M，Zhang J，et al.Extracorporeal techniques for the treatment of critically ill patients with sepsis beyond conventional blood purification therapy: the promises and the pitfalls[J].CRIT CARE，2018，22（1）：262.

[4] 王质刚. 血液净化学 [M].4 版. 北京：北京科学技术出版社，2016：453–457.

[5] 付平. 连续性肾脏替代治疗 [M]. 北京：人民卫生出版社，2016：367–370.

第11章

连续性血液净化治疗与护理

第一节　连续性血液净化指征与禁忌证

连续性血液净化（continuous blood purification，CBP）作为一种重要的肾脏替代治疗手段，在临床上被广泛应用于多种危重症患者的治疗，通过持续清除血液中的溶质和液体，为患者提供生命支持。正确把握 CBP 的指征与禁忌证对于提高治疗效果、减少并发症具有重要意义。

一、指征

1. 急性肾损伤（acute kidney injury，AKI）　当患者出现 AKI，特别是伴有多器官功能障碍时，CBP 可以有效地清除代谢废物和维持电解质平衡。

2. 严重电解质和酸碱失衡　在电解质紊乱和酸碱失衡难以通过药物治疗纠正时，CBP 提供了一种有效的替代方案。

3. 液体过载　对于心力衰竭或液体过载的患者，CBP 可以帮助控制液体平衡，减轻心脏负担。

4. 中毒和药物过量　在某些中毒或药物过量的情况下，CBP 可以迅速清除血液中的毒素和药物，减少对器官的损害。

5. 热射病和恶性高热　在高体温状态下，CBP 有助于降低体温，保护器官功能。

6. 肝衰竭　在肝衰竭患者中，CBP 可以辅助清除体内的毒素，减轻肝脏的负担。

二、禁忌证

1. 严重出血倾向　在有活动性出血或出血风险极高的患者中，使用 CBP 可能会加重出血情况，尤其是在需要抗凝的情况下。

2. 血流动力学不稳定　对于血流动力学极不稳定的患者，CBP 可能会加重血流动力学的不稳定，需要谨慎考虑。

3. 无法建立血管通路　CBP 需要稳定的血管通路，如果无法建立，CBP 将无法实施。

4. 对治疗材料过敏　对 CBP 中使用的材料或药物有过敏史的患者应避免使用。

5. 严重的血小板减少　在血小板计数极低的情况下，CBP 可能增加出血风险。

6. 严重的凝血功能障碍　在凝血功能严重受损的患者中，CBP 可能会加重出血倾向。

第二节　连续性血液净化的液体管理

CBP 治疗时需要使用大量置换液和透析液，如果液体配制不严格，平衡失控，则可导致严重的并发症，因此液体的管理十分重要。CBP 治疗中液体管理主要靠 CBP 机器来实现。而 CBP 机器首先必须保证从体内清除与输入置换液或透析液等量的水分，在此基础上，再根据患者的容量及血流动力学状态，从体内清除适量水分，以此达到对患者容量的控制。

一、液体管理的病理生理学基础

1. 液体过负荷对机体的影响　机体细胞外液受多种机制如化学感受器、压力感受器及激素如心房利钠肽、抗利尿激素等的调节。一个正常成人的体液占体重的55%～65%，而体液中55%～75%为细胞内液。细胞外液分为血管内及血管外水，两者比例为 1 ：3。如果每天机体水摄入量约为 2500ml，其中饮水 1200ml，食物水 1000ml，内生水 300ml，每天排出水也达 2500ml，保证进出平衡，其中呼气排水500ml，皮肤蒸发 400ml，粪便排出 100ml，尿液排出 1500ml。

病理情况下，患者由于血管通透性增加，机体对细胞外液的调节出现障碍，不能维持有效的血浆胶体渗透压，当肾脏本身或者 CBP 排出血管内液体时，血管再充盈不足，引起间质水肿。液体负荷过多、间质水肿会影响氧输送和代谢物排泄，从而破坏组织结构，导致毛细血管和淋巴回流障碍，细胞间的相互作用破坏后又会进一步造成器官功能障碍（图 11-1）。

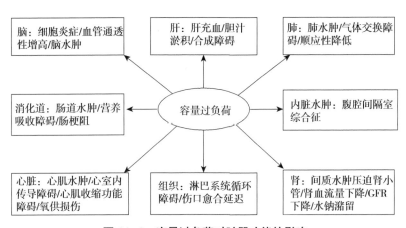

图 11-1　容量过负荷对脏器功能的影响

2. 患者容量不足对机体的影响　对于继发性 AKI 患者液体治疗大多基于肾前性肾衰竭和急性肾小管坏死的理论基础。重症患者最初出现少尿与肾小球滤过率下降及水钠潴留有关，发生 AKI 则是心排血量下降、低血压和神经内分泌反应激活的结果。肾脏功能早期是可逆的，当肾缺血和肾毒性持续存在时，则会导致肾小管损伤。在此情况下，通过大量补液能够逆转肾缺血和稀释肾毒性物质，以避免急性肾小管坏死的发生或预防肾脏再损伤。越来越多的证据表明，当患者液体正平衡达到体重的 5%～10%，将增加器官功能障碍和各类外科常规手术后不良事件的发生率，且不能改善肾脏功能。

临床重症患者的容量不足非常普遍，原因有很多，如有显性丢失的腹泻，不显性丢失的毛细血管渗漏。这些患者中有绝对性低血容量的情况，如失血、液体丢失、严重创伤、大面积烧伤、严重腹泻、呕吐等所致血浆或其他液体丢失；也有相对性低血容量的情况，如血管扩张，而血管扩张有可能与某种疾病有关，也有可能与治疗药物有关。

重症患者在 CBP 开始时，若存在血液循环速度过快或单位时间内超滤量过多〔毛细血管再充盈率的速度为 0.25ml/（kg·min）〕、置换液性质异常（温度高、低钠、低渗）、血滤器的生物不相容性，以及不正确使用降压药等因素，都将导致机体容量不足，引起有效循环血容量减少，回心血量不足，导致心排血量减少和动脉血压降低。颈动脉窦和主动脉弓上的压力感受器对平均动脉压及脉压下降甚为敏感，会反射性引起交感神经张力增高，导致肾上腺髓质系统兴奋，从而引起小血管收缩，外周阻力增高，同时对心肌有正性肌力作用，会出现代偿性心动过速和收缩力增加。容量不足可引起机体组织、器官灌注不足，引起功能代谢改变及血流动力学障碍，出现低血容量性休克。

二、液体管理的原理

（一）CBP 液体管理水平

根据管理频度及强度可分为三级：

1. 一级水平　是最基本的液体管理水平，以 8～24h 作为一个时间单元，估计 8～24h 应去除的液体量，然后计算超滤率设定超滤量，即预测 CBP 治疗的出超量。例如，预计 24h 内需清除液体量为 4L、则超滤率可设在 170ml/h，此级水平的液体管理从整个时间单元来看，患者达到预定容量控制目标，但可能在某一时间点，存在超滤量过多或过少的现象，即患者容量状态存在一定波动。如果患者液体输入计划出现变更，也将影响最终的容量控制目标。

因此，一级水平的液体管理适用于治疗计划变化小，患者血流动力学相对稳定，能耐受暂时性容量波动的情况。

2. 二级水平　是较高级的液体管理水平，不仅要求从整个时间单元来看达到最终容量控制目标，而且还要求在每一时间段都能达到容量控制目标。首先，将总体容量控制目标均分到每一时间段，以此确定超滤率，再根据即时的液体输入量来调整超滤率，以此保证每小时患者都达到液体平衡，避免患者在某一时间点出现明显容量波动现象。因此，二级水平需要每小时进行计算和调整，以完成每小时的液体平衡，最终实现 24h 的液体平衡。

二级水平的液体管理适用于治疗计划变动大，且患者不能耐受明显血容量波动的情况。二级水平的容量控制目标是根据患者临床的基本生命体征变化，以及一些间接反映容量状态的指标来确定的。

3. 三级水平　扩展了二级的概念，调节每小时液体的净平衡，达到要求的血流动力学指标。此级水平根据血流动力学指标，如中心静脉压（CVP）、肺动脉楔压（PAWP）

或平均动脉压（MAP），来调整液体出入量，以使患者达到更符合生理要求的最佳容量状态。例如，要求患者 PAWP 维持在 $14 \sim 16mmHg$，当 PAWP 在目标范围内时，液体净平衡为 0；如 $PAWP > 16mmHg$，则给予脱水；当 $PAWP < 14mmHg$，则需补充液体。

与二级水平相比，此级水平液体管理更有科学依据，也更安全。虽然三级水平液体管理更好，但由于需有创血流动力学监测的支持，因此临床上使用更多的还是一、二级水平液体管理。

（二）CBP 的液体成分管理

CBP 治疗中，维持患者内环境电解质及酸碱平衡是液体补充的主要目的之一，因此，所选用的液体及其管理至关重要。透析液或置换液作为 CBP 治疗中用量最大的液体，急性疾病质量倡议（ADQI）建议，商品化透析液和置换液可以满足大部分临床对血浆成分管理的灵活需要，故不建议自行制备液体，如有需要，必须要有经验的药剂师和严格的质量控制才能避免制备风险。

临床医师评估患者治疗需要后，根据血浆成分、酸碱平衡和抗凝需求个体化选择透析液和置换液，同时根据患者的病情进展情况，动态评估（如每 $6 \sim 12$ 小时），以确保其适合。

1. 根据电解质紊乱状况选择置换液　AKI 危重患者普遍存在多种复杂的电解质紊乱，接受 CBP 治疗期间需密切监测电解质，并根据具体情况给予个体化处方。目前成品置换液有枸橼酸钠血滤置换液、无钙置换液、含磷置换液等多种不同规格，可为临床提供有效、可靠、简便的置换液组合，精准调节电解质紊乱的同时减少重复性的电解质补充和医疗成本。

2. 根据酸碱平衡选择置换液　置换液碱基的离子包括乳酸根、醋酸根、碳酸氢根及枸橼酸根，碳酸氢根为生理性碱基，最符合生理需要。严重酸中毒的患者，可提高置换液中碱基浓度，以促进酸中毒的纠正。碱中毒患者可降低置换液碱基浓度，以清除血清中过量的碱基。

应用枸橼酸抗凝时，枸橼酸盐的代谢会产生额外的 HCO_3^-，与较高浓度碱基的半成品碳酸氢盐置换液联合使用时，常导致代谢性碱中毒风险增加，因此低碱基成品碳酸氢盐置换液为较合理的选择。

3. 根据抗凝需求选择置换液　使用含钙透析液施行局部枸橼酸抗凝时，存在低钙血症风险。为保证枸橼酸与体外循环血液中的钙离子充分地络合，经典的局部枸橼酸抗凝 CBP 均使用无钙置换液 / 透析液，并在体外循环回路或外周静脉补充钙剂，用以维持体内钙离子的平衡。

三、液体平衡目标的制订

国内学者刘大为等提出"不设液体平衡目标，勿做 CBP"的理念和目标指导容量管理策略，2016 年 ADQI 指南也强调容量管理目标设定的重要性。通过对容量平衡目标及容量安全值进行动态设定和反馈的机制，促进医护配合，实现 CBP 精准的容量管理。

液体平衡目标指单位时间内要求实现的液体平衡计划。在临床实践中，根据患者的生命体征、病理生理状态、疾病发展阶段、近期液体平衡状况以及血流动力学监测数据等多方面因素，综合制订 CBP 的液体平衡目标值和容量安全范围。液体平衡目标的确定是保证正确的液体管理实现的关键。通常情况下目标值为出超，也有少数情况下要求出入平衡，即"0"平衡；还有部分容量不足患者可能要求入超。当前，中心静脉压（CVP）和无创监测技术，如重症超声，仍然是临床上设定液体平衡目标和安全范围的主要监测指标。

1. 对患者的容量状况进行正确评估，需要全面了解机体总水量，循环量及细胞外液量。

重症患者的容量状况往往难以评估，除了通过测量各种排泄量来计算液体排出量外，还要考虑大量的非显性失水（如烧伤和外伤等）。并通过测定中心静脉压、肺动脉楔压、心排血量等来确定循环容量。

如果液体清除的速度超过了机体调动组织间以及细胞外液移至血管内的速度，那么将导致血压及血氧明显下降。同样，如果低估了体内容量，制订的净超滤率过低，则可能导致容量负荷过多。进行二级或三级水平的液体管理可使上述问题明显减少。

2. 临床研究发现，三级水平液体管理可更好地达到控制患者容量平衡的目的。

第一步：准确评估单位时间内患者液体的出入量。患者的出入量应当包括外周输液量、口入量、尿量、引流量以及非显性失水量等，而进行 CBP 治疗后计算出入量还需加入 CBP 所带来的液体排出量。因此，提出"CBP 出超"的概念，即 CBP 机器净超滤量（机器显示脱水量）减去 CBP 相关液体入量（包括循环冲水量，分开输入的碳酸氢钠量，钙剂补量等），它反映了 CBP 治疗实际从机体清除的液体量。

第二步：准确记录及计算单位时间内的液体平衡，特别是在二、三级管理水平中，可能要求每小时甚至更为频繁地评估液体平衡。可以使用特殊的表格进行记录，清晰简明、精确完整，便于计算。当然，最好能够实现电子化表格，采用摄入/排出的表格形式记录 CBP 参数，这种做法的主要优点是可以自动进行运算，从而避免人为的计算误差。

第三步：准确设置置换液、透析液及超滤液的速度，并能够及时纠正偏差。关键性参数发生变化时，应当由医师重新评价患者体液平衡与机器平衡的动态变化，整合两者对治疗方案加以调整。临床进行精准液体调节如图 11-2。

3. 根据容量控制目标及液体输入量来调整 CBP 治疗中的净超滤率目前有两种方法。

（1）根据治疗医嘱，保证总超滤液量不变情况下，设定其他液体出入量，达到净超滤的治疗目的。

总超滤液量是指滤器废液出口端流出液的总量。总超滤量 = 置换液交换量 + 透析液量 + 净超滤量。如果需提高或降低净超滤量，则要相应地降低或提高置换液交换量及透析液量。

例如，连续性静脉-静脉血液滤过患者，医嘱确定总超滤量为 2000ml/h，根据容量控制目标确定净超滤为 200ml/h，则置换液和透析液的总和 =1800ml/h。如果净超滤率调整为 500ml/h，则置换液和透析液的总和 =1500ml/h。因此，这种做法保证了治疗剂量，不因补液量及净超滤率的变化而变化。

目前的 CBP 机器中部分治疗参数设置即采用了这种模式，治疗中需设定总超滤量及净超滤率，置换液量及透析液量根据两者差值自动调整示范如表 11–1。

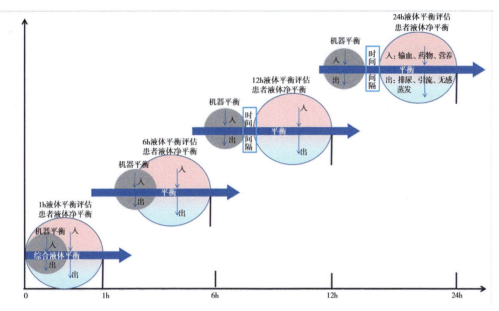

图 11–2 精准 CBP 液体平衡状态

表 11–1 CBP 出入量统计

	出入液量（ml）	6：00	8：00	10：00	12：00	6h 总量
1	置换液量	2000	2000	4000	4000	
2	透析液量	2000	2000	2000	2000	
3	其他入量	200	100	100	100	
4	其他出量	0	100	0	200	
5	目标液体平衡	−100	−100	0	−200	
6	设定出超	300	100	100	100	
7	超滤液总量	4300	4100	6100	6100	
8	实际净平衡	−100	−100		−200	−400

（2）根据治疗医嘱，保证置换液的给予量和净超滤量情况下，设定其他出入量，达到治疗目标。

例如，确定置换液量为 2000ml/h，净超滤量为 200ml/h，这样总超滤量为 2200ml/h，如果净超滤率分开，设置及调整时互不影响，而总超滤量则受到两者的影响。如果净超滤量调整至 500ml/h，而置换液量不变，则总超滤量变为 2500ml/h。

目前，临床部分连续性肾脏替代治疗（continuous renal replacement therapy，CRRT）机器参数设置采用该种方法。示范如表 11–2。

表 11-2　CBP 出入量统计

	出入液量（ml）	6：00	8：00	10：00	12：00	6h 总量
1A	超滤液量	1600	1600	1200	1600	
1B	透析液量	1000	1000	1000	1000	
1C	实际出超（1A-1B）	600	600	200	600	
2	其他出量	100	100	50	0	
3	总的出量（1C+2）	700	700	250	600	
4	其他入量	400	400	400	750	
5	每小时液体平衡（4-3）	−300	−300	150	150	
6	目标液体平衡	−100	200	−100	0	
7	置换液量（6-5）	200	500	0	0	
8	实际净平衡（5+7）	−100	200	150	150	400

四、液体管理中的实际问题

1.CBP 机器是保证液体管理实现的硬件设施。CBP 机器通常分为独立的泵系统、联动的系统及自动平衡系统 3 种。它们具有一体化及高效能的泵系统，可进行自动预冲，准确测量多种压力，自动计算跨膜压，具有自动容量平衡系统。新一代设备的使用，为安全地实施 CBP、精确实现液体管理目标、减少护理工作量提供了保障。

自动容量平衡系统一般采用两级控制，即泵和精确的电子秤系统来控制容量平衡，两者之间相互反馈和联动。电子秤实时监测液体重量的改变，将信息反馈给液体控制泵，包括透析液泵、置换液泵及超滤泵，调整各个泵的速度，即调整液体的进出速度，从而使液体平衡达到预定目标。

如果通过这种反馈仍无法达到预定目标，机器则出现平衡报警，需人工干预。在血滤器凝血，超滤能力下降的情况下，机器电子秤监测到废液重量的增加未达到设定速度，即通过反馈使超滤泵速度加快，加大负压抽吸的作用，由此增加跨膜压，以维持设定超滤率，这样机器可通过增加跨膜压来达到容量控制的目标。

如果滤器凝血严重，使得机器增加跨膜压仍无法维持设定目标滤率，则机器出现平衡报警，提示操作人员进行干预即更换滤器。

2. 有的 CBP 机器采用三个电子秤分别监测透析液、置换液及超滤液的重量变化；多数 CBP 机器采用两个秤，即一个秤监测透析液与置换液重量，另一个秤监测超滤液重量；少部分机器采用一个秤，监测置换液 / 透析液、超滤液总重量的变化。从理论上讲，所使用的秤越少，出现误差的可能性越小，但临床实际上并未发现使用一个秤的机器在容量平衡控制精度上的优势，容量平衡精度可能更多地取决于机器所使用秤的性能。这些机器所使用的电子秤不仅监测动态的液体重量变化，还定期根据实际容量平衡误差进行调整，从总体上减少误差的出现。

3. 极少部分 CBP 机器只有动态的监测，而无总体误差的控制，即取一小部分进（置换液或透析液）、出（超滤液）液体分别进入两个小容器中称量，通过无数次这种小容器的称量来达到容量控制,这样每次称量的误差可能被累积,最终出现比较明显的误差,临床上也观察到这种机器存在这种弊端。

虽然现代 CBP 机器使 CBP 治疗中容量控制变得容易,但还必须时刻警惕机器可能出现的误差及由此导致的严重并发症。电子秤的精确度在使用时间较长,或机器震动后可能发生改变,因此定期对电子秤的精确度进行校准,是保证容量平衡准确的必要条件。

五、液体管理的并发症

最常见和最严重的并发症是:①液体平衡问题导致低容量或容量负荷过多;②液体配制或使用错误导致电解质、酸碱失衡,由于配制或使用过程中液体污染而导致细菌感染。常见并发症见表 11-3。

表 11-3　CBP 液体管理中常见的并发症

类型	原因	并发症
制订目标	不适当的目标	容量负荷过重
	清除液体总量	低容量
	液体清除率	血流动力学不稳定
液体平衡	测量出入量:	
	手动测量	不精确
	自动测量	泵的误差
	记录错误	不精确
	计算错误	不精确
	置换液更换延误	血流动力学不稳定
液体配制	置换液配制	电解质、酸碱失衡
	透析液配制	电解质、酸碱失衡
	药物配制	感染风险
CBP 设备	非一体化泵系统	增加滤器凝血
	不精确的平衡系统	容量过多/过少
	温度控制不佳	体温过低
液体管理	误操作	目标不能实现
	随意改变医嘱	不恰当的液体平衡

六、液体管理中的监测

尽管文献已证实,CBP 在改善血流动力学方面明显优于间歇性血液透析(Intermittent hemodialysis,IHD),能够有效地保护急性肾衰竭患者的残余肾功能,然而对于多数危重患者而言,清除多余水分与防止治疗中发生低血压仍然是一对无法回避的矛盾。

1.CBP 技术很容易迅速改变患者的液体状态,经观察常发生血流动力学参数的变化,因此，应定期进行评估，特别是在治疗最初的 6h 中应当密切监测。系统应当能够检测液体的配方以及测定正确的输入路径。预防对 CBP 机器功能的不经意误操作，还要十分强调"实时监测"。

2. 通常在上机时，已测定患者的电解质及血糖浓度，此后应 4～6h 测定一次，直至这通过监测血清电解些指标稳定，然后至少每 12 小时常规复查一次。电解质、血糖水平与患者代谢状况、抗凝方式、透析液、置换液相关，若上述指标异常，可以通过改变透析液或置换液配方进行调整。

3. 除了液体管理的监控外，液体的配方及配制过程也需要严密监控，建议将各种液体予以不同的标记，以区别用途、容量及用药途径。这主要由于大部分透析液和置换液是根据患者个体情况不同而变化，因此护士应将液体挂在正确的位置，确保透析液、置换液以及其他静滴液体不相互混淆，否则可能导致患者水、电解质失衡。

4. CBP 容量评估方法。从评估血管内外容量的角度，将急性肾衰竭时的容量评估方法进行分类。

（1）对血管内容量进行评估的方法

1）中心静脉压（CVP）监测：CVP 是 CBP 时血管内容量评估的指标，是临床上指导液体复苏的经典指标。2001 年 Rivers 等提出早期目标导向治疗策略，最初 6h 内液体复苏的目标包括 CVP。之后多版感染性休克指南将 CVP 作为液体复苏的重要指标，但有研究提出 CVP 预测容量反应性并不完全准确。因为 CVP 除受心功能、血管内容量及血管顺应性影响，还受总容量、腹内压及血管张力等影响。虽然 CVP 不能作为一个独立指标直接反映患者容量状态，但其重要性仍不可忽视。欧洲大样本调查结果显示61% 的临床医师仍采用 CVP 指导液体复苏。杜微和刘大为提出的容量三角中，联合使用 CVP、乳酸和容量反应性 3 个基本指标提高容量评估的准确性。有研究表明，CBP 的血流速设置在 0～200ml/min 时，CBP 不影响 CVP 测量的准确性。因此，CVP 是 CBP 容量管理的重要评估指标。此外，CVP 也是 CBP 的重要容量安全指标。

2）容量负荷试验：也称快速补液试验，是指短时间内快速输入一定量晶体液或胶体液判断患者液体反应性及耐受性，是临床常用的容量评估方法。传统补液试验一般是 30min 内输入晶体液 500～1000ml 或胶体液 300～500ml。但对于容量过多患者，补液试验可能会加重液体过负荷，需谨慎应用。而小剂量的快速补液试验仅需输 50～150ml 液体，能够降低液体过负荷危险，值得在临床上推广使用。

3）被动抬腿试验（passive leg-raising test，PLRT）：PLRT 是通过抬高下肢，快速增加静脉血液回流，通过血流动力学指标变化，判断血管内容量和容量反应性。PLRT 相当于可逆的自体输液，不会增加液体过负荷风险。但 PLRT 不能用于胸腹部术后、腹腔高压及下肢不能移动者，临床应用受限。

4）血细胞比容（hematocrit，HCT）监测：HCT 监测主要用于透析患者的血管内容量评估，从而达到理想干体重水平。由于 HCT 评价 CBP 治疗患者的容量存在不足，目前未常规采用。首先，重症患者常存在失血或红细胞破坏，或者毛细血管渗漏、血管外液体快速返回血浆，造成血管内外液体大量转移，HCT 不能准确评估容量。其次，CBP 较透析脱水缓慢，HCT 变化较小。近年已出现可连续监测 HCT 的 CBP 设备或外置连续 HCT 监测仪，为 CBPT 时容量评估提供更多参考。

（2）对血管外容量进行评估的方法

1）颅内压力（intracranial pressure，ICP）监测：颅脑作为人体重要脏器，在制订 CBP 脱水目标时应将其考虑在内。对脑水肿失代偿患者，ICP 升高程度可反映脑水肿严重程度。2019 年脑创伤协会（BTF）指南建议，将连续 ICP 监测与影像学检查结合来评估患者脑水肿程度。但对脑萎缩等 ICP 基础值较低者，需个体化评估 ICP 升高程度，还可通过影像学手段联合评估。

2）外周组织水肿评估：外周组织水肿是指血管外水分布于全身软组织内，常与重要器官水肿同步出现，且外周组织可容纳数升容量，所以 CBP 液体管理时应重视外周组织水肿。外周组织水肿表现为低垂部位甚至周身的对称凹陷性水肿。按压皮肤后的凹陷程度可评估水肿程度，水肿深度计可对其进行定量测定。对于卧床患者应多部位综合评价，凹陷程度越深，体表面积越大，累及部位越多，水肿程度越重。但该方法主观性较大，测量易出现误差，可结合超声、磁共振等进行评估。

（3）兼顾血管内、外容量的评估方法

1）超声：超声通过预测液体反应性来评估血管内容量，也可评估血管外容量增多的情况，是 CBPT 常用的容量评估手段。目前临床应用最广泛的预测液体反应性的超声指标为下腔静脉（inferior vena cava，IVC）呼吸变异度（吸气末与呼气末最小直径差值/呼气时最大直径比值）。2016 年美国重症医学会制定的重症患者床旁超声指南建议，对机械通气患者，IVC 呼吸变异度 > 15% 具有液体反应性。自主呼吸状态的患者，IVC 呼吸变异度 > 50% 且 IVC 直径 ≤ 2 cm 时，提示血管内容量不足。但呼吸动度、腹腔高压、心律失常等会干扰这些指标的准确性，且操作者选取的采值点也会影响测量准确性。超声评估血管外容量主要包括肺水肿、浆膜腔积液的监测。肺部超声是评估肺血管外体液量的快速简单的半定量方法，肺水增多时可检测到彗星尾状线，即"B 线"。B 线数量可反映肺水肿严重程度。超声还可对浆膜腔积液作出较准确的判断，是其诊断及评估的首选方法。虽受患者体位、胸腹膜腔粘连程度、超声医师主观判断等影响，但床旁超声可进行实时评估、动态监测。

2）生物电阻抗分析（bioelectrical impedance analysia，BIA）：BIA 是无创的血管内容量评估方法，其结果也受血管外容量的影响。BIA 通过收集细胞外水（extracellular water，ECW）和总体水（total body water，TBW）数据，计算其比率来确定水合程度，评估容量状态。无创心输出量监测仪（NICOM）则是经胸的电阻抗分析方法，通过每搏量、每搏量指数（stroke volume index，SVI）等评估容量状态。有数据表明补液 500ml 后 SVI 增加 10% 有较好的液体反应性。但 NICOM 对血管张力变化较敏感，心脏结构异常患者测量误差较大。目前有关 BIA 和 NICOM 在行 CBPT 患者中应用的研究较少，其有效性尚需更多研究来证实。

3）温度稀释血流动力学监测技术：温度稀释血流动力学监测技术包括脉搏指示连续心输出量监测（PiCCO）或 VolumeView 监测、肺动脉导管（PAC）监测。PiCCO 或 VolumeView 监测是利用经肺热稀释和脉搏波型轮廓分析技术，通过 CVP、每搏量变异等评估血管内容量，监测血管外肺水（EVLW）的动态变化评估血管外容量。PAC 监测又称右心漂浮导管（Swan-Ganz 导管）监测，是血流动力学监测的金标准。PAC 通过右室舒张末期容积、CVP 等容量负荷指标，相对精准并全面地评估容量。但 PAC 监测为有创检查，且花费较高，不能作为 CBPT 标配，且一般 3d 左右需拔除 PAC 置管，对长时间 CBPT 患者不适用。有研究表明，CBPT 稳定运行期间，PiCCO 监测结果不受其影响，PAC 受到影响的概率更小。采用温度稀释技术监测时，大部分误差发生在 CBPT 启停时刻，因此不推荐测量前暂停 CBPT，而应稳定运行 CBPT 一段时间后进行测量。

（4）无法区分血管内、外容量的整体评估方法：称重法。患者的体重可直观反映总体容量状况。称重法常规用于透析患者，监测患者干体重的变化来评估容量状态并逐渐调整。称重法目前不常规用于 CBP 患者的原因如下：第一，卧床患者需使用带电子床秤的多功能床测重，但其成本高昂，国内尚未普及。第二，患者入 ICU 前无准确基础体重值。第三，称重法监测的是总容量，无法对血管内外容量分别评价，若组织水肿加重导致总体重增加而血管内血容量不足，单独根据体重调整 CBP 脱水率，可能导致休克加重。第四，短时间内（少于 1 周）体重变化几乎完全是体液量变化的结果。但随着 ICU 住院时间延长，肌肉、脂肪等组织消耗，会干扰称重法对容量评估的准确性。

容量评估方法的整体发展趋势是从有创、微创再到无创的过程。所以，温度稀释法的使用在下降，而超声和 BIA 等无创方法在普及。此外，由于 CBP 本身需要中心静脉导管作为血管通路，采用三腔中心静脉导管可方便实现 CVP 监测，CVP 监测是 CBPT 最易获得的容量评估方法。

容量评估是 CBPT 时液体平衡目标制订的重要前提。CBP 时，不仅要对血管内容量进行评估，还要对同样影响患者预后的血管外容量进行评估，以更加准确地制订并实现脱水目标。各种容量评估方法均各有利弊，临床上可根据患者的具体病情及容量评估方法的特征选用适当的方法进行综合评估。CVP 监测结合超声、BIA 等无创血流动力学方法进行容量评估是今后的趋势。

第三节　连续性血液净化的血管通路管理

CBP 是指所有连续、缓慢清除机体过多水分和溶质，对脏器功能起支持作用的各种血液净化技术的总称。血管通路是血液净化患者的生命线，为了保证治疗过程中获得足够的血流量并保证患者治疗的安全，临床中多采用中心静脉置管。

一、CBP 患者血管通路的选择

1. 无隧道无涤纶套中心静脉导管是实施各种血液净化治疗的临时血管通路。包括单腔、双腔和三腔导管，目前双腔导管最常用。常用置管方式为颈内、股静脉及锁骨下静脉，因锁骨下静脉穿刺的血栓、狭窄发生率高，不做常规选择。右侧颈内静脉及股静脉插管均可作为首选。股静脉留置导管长度建议 20～25cm，右侧颈内静脉留置导管长度建议 12～15cm，左侧颈内静脉留置导管长度建议 15～20cm。置管时应严格无菌操作。提倡在超声引导下置管，可提高成功率和安全性。

2. 带隧道带涤纶套中心静脉导管并不推荐常规使用，若预计治疗时间超过 3 周，可使用带隧道带涤纶套中心静脉导管，置管方式首选右侧颈内静脉。其他部位有左侧颈内静脉、颈外静脉、股静脉，尽量避免使用锁骨下静脉。

3. 长时间 CBP 治疗不推荐使用患者的动静脉内瘘进行治疗，特别是昏迷或者意识模糊的患者更不推荐选择动静脉内瘘进行 CBP 治疗，避免患者躁动导致动静脉内瘘不可逆的损伤。如需使用，必须遵医嘱做好约束、镇静的临床护理。

二、血管通路建立的术前评估与准备

1. 评估患者能否配合，并签署知情同意书。

2. 确定是否有可以供置管用的中心静脉，如颈内静脉、股静脉及锁骨下静脉等。

3. 根据条件选择患者的体位和穿刺部位。

4. 建议采用超声引导穿刺。

5. 建议在手术室或治疗室内进行操作，其环境应当符合《医院消毒卫生标准》中医疗机构 Ⅱ 类环境要求。

6. 患疖肿、湿疹等皮肤病或呼吸道疾病（如感冒、流感等）的医务人员，在未治愈前不应进行置管操作。

7. 操作应由经过培训的专业医师完成，置管时应遵守最大限度的无菌屏障要求。置管人员应戴帽子、口罩、无菌手套，穿无菌手术衣。

三、CBP 患者中心静脉留置导管的并发症及处理、预防

（一）感染

1. 临床表现　①出现不能解释的寒战、发热，尤其是在透析过程中。②局部压痛和炎症反应。③白细胞计数增高，血培养确诊。

2. 处理与预防

（1）进行血培养及管腔内容物培养。

（2）药敏结果未出前，常规应用广谱抗革兰阳性球菌药物抗菌治疗。

（3）抗菌治疗无效及时拔除管。

（4）严格无菌操作：①护理过程中严格按照操作标准操作，降低局部感染的风险。CBP 过程中，如需断开再连接导管需再次消毒接头部位后，方可连接。②若发现导管有部分脱出，应原位缝合固定好，或更换新导管，不要重新送回血管内。若确有必要送回血管内，应严格消毒并进行无菌操作。③避免重复用肝素帽，CBP 后应更换新的一次性肝素帽。④ CBP 操作人员常规戴口罩、帽子、洁净手套，患者也应佩戴口罩。⑤导管皮肤出口处每周换药 2～3 次，建议使用含洗必泰醇浓度＞ 0.5% 的消毒液消毒，消毒后使用无菌透明、透气性好的敷料覆盖，对于高热、出汗、穿刺点出血、渗血的患者可使用无菌纱布覆盖。如有污染，立即更换，并标注导管换药时间。⑥每次 CBP 时都要观察导管出口处有无红肿、渗出等，若有上述情况，应及时做相应处理。⑦导管的使用过程中，每日评估留置导管的必要性，评估 CBP 治疗的必要性，尽早拔除导管，减少因导管留置带来的相关并发症。

（二）出血

1. 常见原因　①反复穿刺血管损伤。②CBP 过程中应用抗凝剂，且患者血小板低于正常值。

2. 处理与预防　①医师置管时避免反复穿刺损伤血管。②CBP 过程合理使用抗凝剂，减少留置导管处渗血。③一旦发生出血应压迫局部或用冰袋冷敷，必要时拔管止血，并嘱患者穿刺部位不能剧烈运动，静卧休息。

（三）功能不良

1. 常见原因　①导管阻塞：包括纤维蛋白鞘或血栓形成。②置管位置：导致患者活动受限，活动后容易导致导管移位，引起血流量不足。③患者活动：患者活动导致血液反流至管腔，形成血栓阻塞导管。④血管狭窄或畸形。

2. 处理与预防　①导管血栓形成可直接更换导管。②出现纤维蛋白鞘包裹可先进行球囊破坏纤维蛋白鞘再联合抓捕器抓取纤维蛋白鞘。③血管狭窄可先行球囊对狭窄段进行扩张，扩张后观察狭窄段回缩程度，若狭窄段回缩大于 50% 时进行支架置入。④嘱患者透析间期卧床休息，少走动，避免久坐、受压，以防管路打折或断裂。⑤CBP 过程中发现导管流量问题时，应及时检查导管有无打折，适当调整导管位置，避免出现导管侧孔贴壁的问题，嘱患者尽可能减少体位变化。如发现静脉压高限，可考虑体外循环凝血原因。⑥尿激酶溶栓处理。⑦仍旧流量不足，予以考虑更换中心静脉留置导管。

（四）滑脱

处理与预防：①保持压迫穿刺点 15 ~ 30min，待穿刺部位止血后进行包扎处理。②加强医护人员巡视，指导患者体位、活动注意事项和导管固定等。③保持导管翼缝合线不松动或脱落，必要时随时重新缝合，以防导管脱落。④若发现导管有部分脱出，应原位缝合固定好，或更换新导管，不要重新送回血管内。

四、CBP 患者中心静脉留置导管的封管

1. 对于没有活动性出血或出血风险的患者，建议采用 1000U/ml 肝素盐水封管。

2. 对于有活动性出血的患者，建议采用 4% 的枸橼酸钠液封管，每 12 ~ 24 小时一次。

3. 封管液的剂量不推荐超出中心静脉留置导管管腔容积进行封管，建议等容积封管，避免封管液进入体内导致患者凝血功能紊乱。

4. 封管操作时，采用脉冲式正压封管，使冲管液在导管及附近血管内形成小漩涡，冲洗管内残留药物及血液，缩短静脉内沉积物及药物滞留时间，避免血液回流和血栓形成。

第四节　连续性血液净化的抗凝管理

重症患者往往面临严重的健康危机，其病情复杂且变化多端，经常伴随着多个器官功能衰竭的情况。对于这些同时患有全身性炎症反应综合征和多器官功能障碍综合征的重症患者，他们通常需要依赖体外多器官功能支持治疗。在这些治疗中，肾脏替代疗法（renal replacement therapy，RRT）扮演着至关重要的角色，体外循环的凝血是 CRRT 所面临的一个主要问题，频繁的凝血不仅会缩短有效治疗时间，增加治疗成本和医护人员的工作量，同时也会造成患者较多的血液丢失甚至需要输血。因而减少体外循环的凝血，延长滤器及管路的寿命具有重要的临床意义。

一、抗凝剂使用原则

1. 无出血风险患者　CRRT 推荐使用局部枸橼酸盐抗凝（regional citrate anticoagulation，RCA），也可选择肝素、低分子肝素（low molecular weight heparin，LMWH）等其他抗凝剂。

2. 轻中度出血风险患者　推荐 RCA，也可选择小剂量肝素、LMWH 或甲磺酸萘莫司他（nafamostat mesylate，NM）。重度出血风险及活动性出血患者，推荐 RCA，也可选择 NM 等半衰期短且易被透析清除的抗凝剂，无抗凝剂模式仅用于其他抗凝技术不适用的患者。

3. 肝素诱导的血小板减少症（heparin induced thrombocytopenia，HIT）患者　可选择阿加曲班、类肝素。

4. 肝衰竭患者　RCA 可能导致枸橼酸积累，因此推荐使用清除枸橼酸效率高的 RRT 模式，并减少体外循环血流量以降低枸橼酸负担；避免使用阿加曲班；可选用半衰期短、易于透析清除的抗凝剂，如 NM；对于血小板显著减少、APTT 显著延长且不能使用 RCA 的患者，亦可尝试无抗凝剂的抗凝方法。

二、抗凝剂分类

（一）全身性抗凝

1. 肝素　肝素是由肥大细胞和嗜碱性粒细胞产生的，分子量在 3000 ~ 40 000，主要存在于肺、血管壁、肠黏膜等组织中，现在主要从牛肺或猪小肠黏膜提取。肝素属于间接凝血酶抑制药，主要通过增强抗凝血酶的活性，抑制凝血酶和其他凝血因子的活性来实现。我国大部分在用的肝素为 125U/mg，肝素口服不能被吸收，需静脉注射使用。

（1）适应证：临床无出血倾向或出血性疾病，无肝素诱导的血小板减少症，血浆抗凝血酶活性 ≥ 50%，无明显脂代谢或骨代谢异常，APTT、PT、PT-INR、D- 二聚体正常或升高的患者。

（2）禁忌证：①绝对禁忌证。各种部位的活动性出血、未控制的高血压、动脉瘤或主动脉夹层等。②相对禁忌证。各种出血倾向、血小板数量或功能缺陷、有创操作前后或围手术期、外伤后、伴有出血倾向的恶性肿瘤、可能合并出血倾向的浆膜腔积液等。

（3）抗凝方法及监测：CRRT 首剂 5 ~ 15U/kg（0.04 ~ 0.12 mg/kg）静脉注射，5 ~ 10U/（kg·h）［0.04 ~ 0.08mg/（kg·h）］维持。每 6 小时管路采血测定 APTT 一次，维持 APTT 在 45 ~ 60s 或抗 Xa 活性 0.3 ~ 0.6U/ml。如无特殊情况，可延长至每 12 小时测定一次。

（4）并发症

1）出血：普通肝素最常见的并发症，主要表现为消化道、泌尿系统、皮肤、神经系统等部位出血。鱼精蛋白作为普通肝素的拮抗剂可与富含酸性基团的肝素结合形成稳定的盐，使肝素失去抗凝活性。

2）HIT：使用普通肝素的患者中 0.1% ~ 5% 可出现 HIT。HIT 存在两种类型，Ⅰ型 HIT 为非免疫原反应，常出现于使用肝素后的 1 ~ 2d，血小板数量轻度下降且无血栓及出血，无须停药即可缓解；Ⅱ型 HIT 为免疫反应介导的血小板减少。常出现于使用肝素后的 5 ~ 10d，也可出现于 24h 至 3 周，大部分表现为血小板显著降低至基线值 50% 以上，可伴有严重血栓栓塞和急性全身反应。一旦诊断 HIT，立即停用普通肝素及 LMWH，换用类肝素、阿加曲班或 NM，但使用半衰期短的抗凝剂（如阿加曲班、NM）时在 RRT 间期仍需全身抗凝避免血栓栓塞。

3）高甘油三酯血症。

4）骨质疏松。

2. LMWH　LMWH 是普通肝素经过化学或酶处理后形成的抗凝血药物，其分子量大在 4000 ~ 6000Da。相较于普通肝素，LMWH 与血管内皮细胞、血浆蛋白和血小板的非特异性结合更少，因此具有更高的生物利用度，能够更快地发挥作用，减少了透析器表面的纤维蛋白沉积。LMWH 的半衰期为 2 ~ 4h，它主要通过肾脏清除，因此在肾功能不全或透析患者中，其代谢时间会显著延长，使用过量时可能会增加出血的风险。

（1）适应证：临床无出血倾向或出血性疾病，无 HIT，血浆抗凝血酶活性 ≥ 50%，有明显脂代谢或骨代谢异常，APTT、PT、PT-INR、D-二聚体轻度延长具有潜在出血风险的患者。

（2）用法及监测：CRRT：给予首剂量 LMWH，然后给予维持剂量。体外循环管路动脉端或静脉端给药，由于 LMWH 可被高通量透析和血液透析滤过清除，故动脉端给药剂量略高于静脉端。各种 LMWH 由于分子量不同，在间歇性血液透析（IHD）和 CRRT 中的用量也不同，LMWH 的拮抗剂为硫酸鱼精蛋白，比例一般为（2 ~ 4）：1。

（3）并发症：①出血。过量使用 LMWH 可引起出血，减少剂量或停药可止血。② HIT。LMWH 引起的 HIT 虽较普通肝素少见，但仍可发生；一旦发生 HIT，应停用 LMWH。

3. 凝血酶抑制剂（阿加曲班）　阿加曲班是一种合成小分子药物，分子量 527Da，可与凝血酶催化位点可逆性结合，抑制凝血酶催化的反应，包括血纤维蛋白的形成、凝血因子 Ⅴ、Ⅷ、PC 的活化及血小板聚集。阿加曲班主要由肝脏代谢，在高通量透析时很少清除，血液透析滤过影响不确定。肾功能正常人群半衰期 15 ~ 30min，血液透析患者中半衰期为 35min。

（1）适应证：存在明显活动性出血性疾病或明显出血倾向的患者，APTT、PT 和

PT-INR 明显延长的患者，合并肝素诱导的血小板减少症的患者，抗凝血酶活性＜ 50% 的患者。

（2）用法及监测：CRRT，首剂 250μg/kg 静脉注射，0.5 ～ 2.0 μg/（kg·min）维持；建议每 2 ～ 4 小时监测 APTT 一次，稳定后可降至每 12 小时监测一次。

（3）并发症：脑梗死、出血现象或倾向、休克或过敏性休克等。若患者表现为出血、血小板减少、严重高血压、正在服用其他抗凝血或抗血小板药物，以及严重肝功能损害，则应避免使用阿加曲班。目前尚无特定的拮抗剂，通过减少剂量或停药可以控制出血。

4. NM 萘莫司他甲磺酸盐　一种快速作用丝氨酸蛋白酶抑制剂，主要作用于凝血酶、凝血因子Ⅶ a、Xa、Ⅻ a、激肽释放酶、血纤维蛋白溶解酶、补体及血小板活化。该化合物的分子量为 540Da，其主要的代谢途径发生在肝脏和血液中，其半衰期仅为 5 ～ 8min，且有 40% 可通过透析清除。由于其快速代谢和部分可被透析清除的特性，它具有类似局部抗凝血的效果，从而降低了患者的出血风险。与全身抗凝血治疗使用的其他抗凝剂相比，萘莫司他显著减少了出血事件的发生，不仅适用于常规血液净化的抗凝治疗，也适用于有出血风险或正在经历活动性出血的患者。

（1）适应证

1）NM 可作为常规抗凝剂，适用于低危出血风险时体外循环的抗凝。

2）活动性出血并不是 NM 抗凝的绝对禁忌证，对于以下几种活动性出血的情况，可考虑 NM 体外局部抗凝：①危及生命或重要部位的活动性出血基本控制后；②非危及生命的活动性出血，皮肤黏膜出血、手术切口表浅出血等；③对于可监测、控制且相对稳定的活动性出血，如消化道出血、已引流的胸腹腔和心包出血等，尤其在无抗凝治疗难以实施时，也可考虑 NM 体外局部抗凝。但以上情况需严密监测体内外凝血功能、出血情况和透析器管路使用情况等，并及时调整剂量。

（2）用法及监测：NM20mg 先用 5% 葡萄糖溶解后，后加入 0.9% 氯化钠注射液 1 ～ 2L 中，预冲体外循环和透析器。体外循环建立后，NM 以 0.1 ～ 0.5mg/（kg·h）持续输注，无首剂负荷。

（3）并发症：①过敏；②消化道症状：如恶心、呕吐等；③高钾血症；④低钠血症；⑤血小板减少。发生并发症时，停药后症状较快消失。

（二）局部抗凝

枸橼酸钠（sodium citrate），又称为柠檬酸钠，枸橼酸钠可经肝脏、骨骼肌和肾脏皮质等部位进入三羧酸循环并完全氧化代谢产生碳酸氢盐；枸橼酸抗凝的原理是通过枸橼酸螯合管路内血液中的钙离子（凝血因子–Ⅳ），使其浓度降低到极低水平（一般在 0.2 ～ 0.4mmol/L），从而干扰凝血通路（内源性和外源性）中的钙离子参与的凝血环节，发挥阻断凝血、阻断血凝块形成、减少凝血因子消耗的作用；为最大程度减少对机体内凝血功能的影响，在体外血液经过滤器后回输体内前，予以额外补充离子钙，恢复到接近正常的离子钙水平（一般 1.0 ～ 1.2mmol/L），从而恢复体内的凝血功能。在此过程中，螯合形成的枸橼酸钙，一部分将通过血液净化功能通过废液排出，另外一部分则通过在肝脏等进行有氧代谢，分解成 HCO_3^- 和 Ca^{2+}，发挥补充体内离子钙的功能。

（1）适应证：存在明显活动性出血性疾病或明显出血倾向的患者，APTT、PT 和 PT-INR 明显延长的患者，合并肝素诱导的血小板减少症患者，抗凝血酶活性＜50% 的患者。

（2）用法及监测：临床上常用的枸橼酸盐包括 4% 枸橼酸钠或 2.2% 枸橼酸 - 葡萄糖抗凝溶液，其钠浓度分别为 408mmol/L 和 224mmol/L，因此对应的置换液和透析液需降低碱基和钠浓度来补偿枸橼酸的高碱和高钠负荷。目前 RCA 的实施方法有：①经典试错法，即开始经验性地按照一定剂量予以枸橼酸盐及钙剂，再通过频繁监测患者体外循环及体内的离子钙水平调整两者的输注速度。②公式法，即根据患者个体情况及透析处方，以患者血流量、实验室指标等为基础建立不同的输注速度公式。枸橼酸盐输注速度（mmol/h）为患者血浆流量（L/h）的 4.5 ～ 5.0 倍；以不同人群体内枸橼酸代谢动力学和 RRT 溶质清除动力学为原理，按照患者透析处方、白蛋白、体重等指标计算 RRT 不同阶段的补钙剂量。RCA 时，需监测离子钙、钠离子、pH、碳酸氢根，起始每 1 ～ 2 小时测定一次，稳定后 6 ～ 8h 复测一次；每 24 小时测定总钙、乳酸、血镁水平一次；RCA 并发症风险较高的患者可缩短监测时间。滤器后管路中采血测定体外循环离子钙，离子钙维持在 0.25 ～ 0.40mmol/L；取患者外周血或体外循环动脉端起始处采血代表体内离子钙水平，维持于 1.1 ～ 1.3mmol/L。

（3）并发症：①代谢性碱中毒；②代谢性酸中毒；③低钙或高钙血症；④低镁血症；⑤高钠血症。

（三）其他直接凝血酶抑制药

重组水蛭素及其类似物：主要包括来匹卢定、地西卢定、比伐卢定等，但因该药物主要是从肾脏清除，因此肾衰竭患者禁用。其他还有福沃肝素钠、培莫西卢定等，临床中应用较少，本节中不再详述。

三、抗凝剂使用的护理

对于进行维持性血液透析的患者而言，确保有效的抗凝作用是至关重要的。这需要使用最小剂量的抗凝剂，以保障血液透析过程中循环管路和滤器的顺畅运作，同时避免对患者整体凝血功能产生不利影响。因此，透析前、透析期间以及透析后的评估和护理对于抗凝剂的正确使用扮演着核心角色。

1.血液透析治疗前患者出凝血风险评估　在使用抗凝药物前，医师必须仔细了解患者的过往病史，评估患者出血和血栓形成的潜在风险。这包括参考其他疾病情况下的评估准则。实验室测试结果对于选择恰当的抗凝治疗方案以及监控治疗效果同样至关重要。例如，监测活化部分凝血活酶时间（APTT）、活化凝血时间（ACT）、凝血酶原时间（PT）、凝血酶时间（TT）、国际标准化比值（INR）、D- 二聚体、纤维蛋白降解产物（FDP）和纤维蛋白原（FIB）等指标，有助于评估患者出血的风险，同时血小板计数可以反映血小板的功能。在条件允许的情况下，还可以检测抗凝血酶活性（AT）、抗 Xa 因子活性，以及筛查蛋白 C、蛋白 S、狼疮抗凝物和抗磷脂抗体，以识别那些处于高凝状态的遗传性或获得性易栓症患者。对于有血栓家族史的患者，还应考虑进行相关基因突变的筛查。必须综合所有这些因素，才能制订出合理的抗凝治疗策略。

2. 透析过程中使用抗凝剂的监测

（1）必须仔细监测患者的血压、脉搏和心率。若发现患者生命体征有变化或出现新的出血情况，应立刻停止使用肝素，并按照医师指示使用鱼精蛋白来中和肝素，比例为 1 ：1；或者改用无肝素透析。同时，要密切监控肝素是否通过肝素泵持续输入，以及肝素管路夹子是否打开。

（2）还需密切观察透析管路和透析器内血液的颜色。如果血液颜色变深或透析器出现"黑线"，或者透析管路的动静脉滤网中血液出现泡沫或小凝块，这可能表明肝素剂量不足。

（3）要密切观察动脉压、静脉压和跨膜压（TMP）。透析器两端压力的变化可以指示血凝块堵塞的位置，例如，动脉压高可能表示堵塞发生在血泵前，而静脉压和跨膜压高则可能表示堵塞发生在血泵后。如果动脉压、静脉压和跨膜压突然下降，且不是由于血流量等原因造成的，这通常意味着血液管路和透析器发生了严重凝血，应立即回血更换透析器或者结束治疗，并查明原因。

（4）在血液透析过程中，关注患者的血流量，一旦血流量不佳（管路出现抽吸现象，动脉压力下降），应立即采取措施处理。

（5）血液透析结束前 30 ～ 60min，应关闭肝素泵和肝素管路上的夹子。

四、无抗凝剂治疗与护理

通常情况下，鉴于患者可能患有出血性疾病或面临高风险的出血问题，医师倾向于建议使用枸橼酸钠作为抗凝剂，或者选择不使用抗凝剂进行治疗。相较于不使用抗凝剂，枸橼酸钠抗凝治疗更为安全。然而，考虑到患者的经济状况，以及大多数维持性血液透析患者的治疗时间不超过 4h，大多数患者采用无肝素透析。

1. 无肝素血液透析临床分类

（1）相对无肝素：在治疗前给予 4mg/dl 的肝素生理盐水预冲、保留灌注血路管和透析器 / 滤器 20min 后，再给予生理盐水 500ml 冲洗。

（2）绝对无肝素：只使用生理盐水冲洗透析器及管路。

2. 透析器和管路预冲方法　安装透析器和管路后，用肝素盐水从动脉端开始向静脉端进行预冲洗，排除空气并接上旁路，让其浸泡 20min。之后用生理盐水清洗管路，接着开机并设定超滤量和冲盐水量。在治疗期间，每 30 ～ 60 分钟用 100 ～ 200ml 的盐水对管路和透析器进行冲洗（通常泵速设定为 150ml/min），同时检查透析器、滤网和管路是否有凝血现象。

3. 注意事项

（1）血液流量需达到 250 ～ 300ml/min，且患者未出现低血压症状。

（2）血滤器应能耐受超过 300mmHg 的跨膜压，或者使用高通量透析器，若跨膜压达到 450 ～ 750mmHg，每次脱水不超过 4kg。

（3）透析治疗过程中必须有专科护士提供"一对一"的护理服务。

（4）应避免在透析器前输入血制品和肠外营养液，容易导致血栓形成。

4. 护理实践

（1）保障血流量：无肝素透析中血流量越小，越容易发生凝血现象。在患者能耐受的范围内尽量提高血流量，临床中一般把血流量控制在 250 ～ 300ml/min。对于一些耐受程度低的特殊患者应调整透析办法，如对于尿氮高、身材矮小的患者需采用膜面积较小的透析器、降低透析液流速来预防凝血；叮嘱高血压患者透析前谨慎服用降压药；对于血容量低的患者在透析前先静脉滴注氯化钠溶液补充体液，提高血容量调整血液透析过程中的环境温度，做好保暖措施，防止患者因寒冷而导致的血管收缩；穿刺时由经验丰富的护理人员来进行，避免因穿刺位置不当影响血流量的事件发生。

（2）高凝状态：对于高血压、高血脂患者须在血液透析前 1 周告诫患者禁止高脂饮食。透析过程中根据实际情况增加用生理盐水冲洗管路的频率。

（3）合理控制超滤速度：为防止水流失过快而使血液黏稠度增加，需合理控制超滤速度。一定时间内超滤量不宜太大，防止患者血压过低（降低透析液温度等提升血压的方式会增强凝血能力）。在透析前应控制患者的饮水，透析间期间患者的体重增加不宜超过 3%。

（4）无肝素血液透析时间：一般情况下需要 2.5 ～ 3h，时间不宜太长，凝血风险与血液透析时间长短成正比。

（5）保持循环管路通畅：在预冲洗过程中需加强对管路的检查，防止空气进入管路；减少血液与空气的接触，使静脉壶水平面高度控制在 2/3 处左右，防止产生血块堵塞管路；透析前需把管路放在合适的位置，减少因触碰而发生管路弯折的现象。透析过程中密切关注管路的状态，及时疏导弯折的管路。

（6）避免使用透析系统为患者补充营养物质：透析过程中避免输血、输高张盐、高渗糖、脂肪乳等，以免造成凝血，超滤除水不宜过多，以免血液浓缩引起凝血。

（7）提高护理人员的专业素养：加强对护理人员专业技能的培训，提升其专业能力。透析过程中勤于巡视并记录，对比分析各参数变化意义。保证静脉压监测正常运转，如果血压、血流量、静脉压稳定，TMP 与脱水速度成正比，无肝素透析过程中静脉压前后相差不应 > 30 ～ 50mmHg，并应与常规透析时的记录对比分析。如果静脉压持续升高但速度变慢，警惕透析器中空纤维凝血，视情况减少透析时间。如果突然升高，警惕静脉壶滤网堵塞，应立即冲生理盐水检查。如果静脉压降低，警惕静脉压监测口滤网堵塞和动脉壶滤网堵塞或者透析器严重堵塞，也应观察血流量是否充足。冲生理盐水时避免附着于壶壁的凝血物脱落。

（8）严格落实透析前的评估工作：如注意询问大便颜色、有无新近外伤、牙龈出血、月经期、有无摔倒等，及时和医师确认透析方案是否需要调整。

第五节　连续性血液净化操作与护理

CBP 是指所有连续、缓慢清除机体过多水分和溶质，对脏器功能起支持作用的各种血液净化技术的总称。CBP 不再仅局限于 CRRT 的肾脏替代功能，还具有清除炎性介质、免疫复合物、毒素、脂质、变性蛋白的能力，以及稳定血流动力学、保证营养支持、保护重要脏器功能等多方面功能。CBP 的重要特征之一是其作用机制并非针对某一病原体（非病因疗法）或某一发病机制，而是处理危重疾病的重要手段，此外还具有血流动力学稳定、溶质清除率高、有利于营养支持及清除炎性介质的特点。

一、治疗模式

目前 CBP 主要包括以下技术：

1. 连续性动静脉血液滤过（continuous arteriovenous hemofiltration，CAVH）。

2. 连续性静脉 – 静脉血液滤过（continuous veno–venous hemofiltration，CVVH）。

3. 缓慢连续性超滤（slow continuous ultrafiltration，SCUF）。

4. 连续性动静脉血液透析（continuous arteriovenous hemodialysis，CAVHD）。

5. 连续性静脉 – 静脉血液透析（continuous veno–venous hemodialysis，CVVHD）。

6. 连续性动静脉血液透析滤过（continuous arteriovenous hemodialysis filtration，CAVHDF）。

7. 连续性静脉 – 静脉血液透析滤过（continuous veno–venous hemodialysis filtration，CVVHDF）。

8. 连续性高通量透析（continuous high flux dialysis，CHFD）。

9. 连续性高容量血液滤过（high volume hemofiltration，HVHF）。

10. 连续性血浆滤过吸附（continuous plasma filtration adsorption，CPFA）。

11. 日间连续性肾脏替代治疗（day–time continuous renal replacement therapy，DCRRT）。

除此之外，CBP 还会联合一些其他血液净化技术，例如血浆置换（plasma exchange，PE）、双膜血浆置换（double filtration plasmapheresis，DFPP）、内毒素吸附技术、体外二氧化碳去除技术（extracorporeal CO_2 removal，$ECCO_2R$）、体外膜氧合（extracorporeal membrane oxygenation，ECMO）及人工肝技术。因此，在临床具体操作中应依据患者的病情需要选择相应的机器。

二、操作规范

以颈内静脉导管为例，步骤见表 11–4。

表 11–4　CVVHDF 操作规范

	内容与步骤
治疗前评估	1. 评估患者意识、生命体征、配合程度
	2. 查阅患者检验结果：血常规、电解质、肝肾功能、凝血功能等
	3. 评估患者的水肿部位、程度及消长情况，体重、出入量等
	4. 评估患者使用药物情况，有无出血表现
	5. 评估患者血管通路情况，体位
	6. 明确 CRRT 治疗模式、时间、抗凝剂使用、液体种类、流速等指标选择合适的机器、血滤器和管路
	7. 评估 CRRT 机器是否处于备用状态

	内容与步骤
治疗前准备	1. 操作者按要求着装，洗手、戴口罩、帽子，必要时穿隔离衣，戴护目镜
	2. 准备血滤器、体外循环管路、置换液、透析液、肝素、注射器、导管护理包、棉签、无菌纱布、皮肤消毒液等物品
	3. 检查并连接电源，打开机器电源开关，按照要求完成全部自检程序，严禁简化或跳过自检步骤
	4. 检查血滤器及管路外包装是否完好，有无破损，查看有效期
	5. 根据机器显示屏提示步骤，逐步安装血滤器及管路，安放液袋，连接透析液、置换液、生理盐水预冲液及废液袋，打开各管路夹
	6. 机器自动预冲及自检。如未通过自检，应通知技术人员对 CRRT 机器进行检修
	7. 机器自检通过后，检查显示是否正常。管路预充完毕后关闭动静脉夹
开始治疗	1. 设置血流量、置换液流速、透析液流速、超滤等参数，血流量设置在 100ml/min 以下为宜
	2. 协助患者选择合适的体位，测量上机前血压
	3. 准备血管通路，按照"血液净化标准操作规程（SOP）"进行操作，确认导管通畅后从静脉端给予抗凝剂
	4. 将管路与导管动脉端连接，静脉端与废液袋连接，打开动脉夹及静脉夹，开血泵引血，血液流至静脉壶 2/3 时停泵，关闭静脉夹，将管路静脉端与导管静脉端连接后，打开夹子，开启血泵，体外循环连接好后，固定好管路，治疗巾遮盖
	5. 遵医嘱设置追加肝素，打开肝素夹。如无追加，此步骤省略
	6. 逐步调整血流量等参数至目标量，治疗开始，查看机器各监测系统处于监测状态，整理用物
	7. 洗手及记录，按照记录单逐项记录，并与另一名护士双人核对
过程监护	1. 检查管路是否紧密连接，有无夹子松开
	2. 机器是否处于正常工作状态（绿灯为正常）
	3. 根据医嘱及病情变化设置容量管理强度
	4. 患者参数是否设定正确，与医嘱一致
	5. 专人床旁监测，严密观察患者生命体征及病情变化，注意观察导管有无渗血、渗液，保持置管部位清洁干燥。观察凝血情况，正确记录治疗参数，每小时记录一次
	6. 根据机器提示，及时更换透析液与置换液，倒空废液袋
	7. 机器报警时，立即查看并解除报警。如遇机器无法解除报警且血泵无法运转，则立即停止治疗，手动回血，联系维修人员到场处理
治疗结束	1. 根据医嘱，需要结束治疗时，检查和评估是否达到治疗的毒素清除和容量清除目的，是否病情获得改善
	2. 准备盐水、皮肤消毒液、无菌纱布、棉签等物品，准备下机操作
	3. 按停止键，密闭式回血后，夹闭管路及导管动静脉夹
	4. 按照血液净化标准操作规程（SOP）进行导管下机护理，包扎固定后，标明封管时间及操作者姓名
	5. 根据机器提示步骤卸下管路、透析器及各液袋，关机，消毒湿巾擦拭机器后推至保管室备用
	6. 整理用物，终末处理，根据感控要求处理医疗废弃物、床单元、环境
	7. 安置患者
	8. 洗手，记录，交班

三、护理要点

1. 建立合理有效的血管通路，躁动患者适当约束。

2. 持续监测生命体征：①密切关注患者神志、意识状态，关注患者主诉。②对于血流动力学不稳定的患者，建议给予动态监测患者血流动力学，如患者发生异常病情变化时及时向医师汇报并调整治疗方案及参数。③给予心电监护持续监测，包括血压、心率、脉氧及呼吸。④对于行连续性血液净化治疗的患者应密切关注患者的体温变化，有异常及时寻找原因，并汇报给医师予以相应的对症处理。

3. 液体平衡管理在连续性血液净化治疗过程中至关重要，而这项工作更多的是依赖护理人员，因此，准确地计算患者的出入量关系到治疗的效果。

4. 严密监测患者的血生化、血气分析，能够及时保证患者电解质、内环境的稳定。

5. 密切监测机器运转情况，正确记录动脉压、静脉压、跨膜压、超滤速度，观察体外循环有无凝血。

6. 预防感染。血管通路、体外循环管路及置换液和（或）透析液的补充都会增加患者感染的机会，对于患者的血管通路必要时每天更换敷料，保持敷料的清洁干燥。凝血更换管路及更换置换液和（或）透析液的过程中要严格执行无菌操作原则，无菌观念是预防感染的重要措施。

7. 预防并发症的发生：①过敏反应。体外循环管路、血滤器都会使患者产生过敏反应，因此，在治疗时选择生物相容性好的耗材可以最大限度地避免过敏反应的发生。此外，在治疗操作前应详细评估患者的过敏史情况。②血管通路不畅及连接不良。血流量不足会导致体外循环管路中血流量下降，从而降低治疗的效果。③体外循环凝血及血栓。在治疗过程中护理人员应持续监测机器各压力值，并观察血滤器外观及动、静脉壶内的状况，必要时使用 0.9% 生理盐水进行冲洗管路查看凝血状况，早期诊断有无血栓形成。④出血。⑤气栓。⑥低温。⑦滤器功能丧失。⑧水、电解质平衡障碍。⑨感染。⑩营养丢失。

8. 正确填写 CRRT 记录单。

9. 治疗后注意事项：①指导患者保持血管通路敷料的清洁、干燥，避免剧烈运动，以免牵拉导管。②置管处一旦出现红、肿、热、痛等感染现象，立即汇报医师处理。③嘱患者注意休息，避免劳累。④予以患者饮食宣教。

四、CRRT 机器使用标准及维护

1.CRRT 机器要有国家食品药品监督管理局颁发的注册证、生产许可证。

2. 为保证治疗正常进行，每隔一年必须对机器进行技术安全性检查，其维护和维修需由厂家指定的专业工程师来完成。

3. 本单位专业工程师可参与日常维护操作，建立独立的运行档案记录。

习题与答案

【习题】

一、单项选择题

1. "高通量透析器"是指（　　）
   - A. 高血流量
   - B. 高溶质通量
   - C. 高超滤量
   - D. 透析膜对水和溶质的高通透性
   - E. 以上都对

2. CRRT抗凝时，使用枸橼酸钠，为了达到单纯体外循环内抗凝效果，必须从何处持续输入，直至CRRT结束（　　）
   - A. 滤器后
   - B. 静脉壶
   - C. 滤器前
   - D. 静脉端管路
   - E. 以上都可以

3. 报警动脉压值降低常见原因有（　　）
   - A. 血泵停止
   - B. 动脉端血液引出困难
   - C. 患者体位改变
   - D. 透析器或管路有凝血趋势
   - E. 临时补充液体

4. 急性肾损伤（AKI）患者血压平稳，小便减少，凝血指标异常，选择（　　）治疗
   - A. 血液透析
   - B. 血液透析滤过
   - C. CBP枸橼酸抗凝
   - D. 血液滤过
   - E. 以上都正确

5. 对于心力衰竭或液体过载的患者，可以帮助控制液体平衡，减轻心脏负担的血液净化手段是（　　）
   - A. 血液透析
   - B. 血液透析滤过
   - C. 血液灌流
   - D. 血液滤过
   - E. CBP

6. 热射病和恶性高热的患者，采用（　　）治疗，有助于降低体温，保护器官功能
   - A. 血液透析
   - B. CBP
   - C. 血液灌流
   - D. 血液滤过
   - E. 血液透析滤过

7. 在肝衰竭患者中，（　　）可以辅助清除体内的毒素，减轻肝脏的负担
   - A. CBP
   - B. HD
   - C. HDF
   - D. HP
   - E. 以上都可以

8. 一个正常成人的体液占体重的（　　），而体液中（　　）为细胞内液
   - A. 40%～50%，45%～65%
   - B. 55%～65%，55%～75%
   - C. 50%～60%，30%～40%
   - D. 55%～65%，30%～40%
   - E. 65%～85%，55%～75%

9. CBP液体管理一级水平，是最基本的液体管理水平，以（　　）作一时间单元，估计应去除的液体量，然后计算超滤率设定超滤量，即预测CBP治疗的出超量
   - A. 72h
   - B. 8～24h
   - C. 24h

D. 8h

E. 对时间无要求

10.CBP 液体管理二级水平，是较高级的液体管理水平，不仅要求从整个时间单元来看达到最终容量控制目标，而且还要求在（　）都能达到容量控制目标

A. 24h

B. 每天

C. 3d 内

D. 每个班次

E. 每一时间段

11.二级水平液体管理适用于治疗计划变动大，且患者（　）明显血容量波动的情况

A. 不能耐受

B. 能耐受

C. 血压下降

D. 脱水 1000ml 以上

E. 以上都不对

12.（　）的容量控制目标是根据患者临床的基本生命体征变化，以及一些间接反映容量状态的指标来确定的

A. 一级水平

B. 三级水平

C. 二级水平

D. 四级水平

E. 零级水平

13.液体管理的（　）水平，扩展了（　）的概念，调节（　）液体的净平衡，达到要求的血流动力学指标

A. 二级水平，三级水平，每千克体重

B. 三级水平，二级水平，每小时

C. 一级水平，二级水平，每天

D. 三级水平，三级水平，每千克体重

E. 三级水平，一级水平，每小时

14.连续性血液净化的血管通路是血液净化患者的生命线，为了保证治疗过程中获得足够的血流量并保证患者治疗

的安全，临床中多采用（　）

A. 内瘘血管

B. 移植血管内瘘

C. 外瘘

D. 中心静脉置管

E. 临时性中心静脉直穿

15.阿加曲班是凝血酶抑制剂，可与凝血酶催化位点可逆性结合，抑制凝血酶催化的反应，包括血纤维蛋白的形成、凝血因子 V、VIII、PC 的活化及血小板聚集。阿加曲班主要由（　）代谢。血液透析患者中半衰期为（　）

A. 呼吸，25min

B. 肾脏，40min

C. 消化道，35min

D. 汗液，25min

E. 肝脏，35min

二、多项选择题

1. 出血性脑血管意外行 CRRT 治疗，抗凝策略包括（　）

A. 急性期选择无肝素透析

B. 枸橼酸盐抗凝

C. 抗凝药物选择和剂量要个体化，动态调整

D. 出血缓解期可用局部抗凝、低分子肝素抗凝、阿加曲班抗凝

E. 以上都对

2.阿加曲班使用时的注意事项有（　）

A. 滤器前持续输入

B. 间断给药

C. 直接静脉注入

D. CRRT 结束前 20min 停止追加剂量

E. 以上都对

3. CRRT 的作用有（　）

A. 超滤、脱水、清除及置换液体

B. 清除致病性介质

C. 重建水、电解质和酸碱平衡

D. 维护机体内环境平衡

E. 重危病症救治

4. 血液透析相对禁忌证包括（　　）

A. 晚期恶性肿瘤患者

B. 非容量依赖性高血压患者

C. 严重心律失常不能耐受体外循环者

D. 严重出血倾向

E. 严重呕吐者

5. CBP 容量评估中从评估血管内外容量的角度看，有（　　）

A. 中心静脉压（CVP）监测

B. 容量负荷试验

C. 被动抬腿试验（PLRT）

D. 颅内压力（ICP）监测

E. 血细胞比容（HCT）监测

三、案例分析题

1. 患者，男，42岁，因"上腹持续胀痛1d"入院。患者3d前饮酒吃海鲜后出现上腹部胀痛不适，呈持续性疼痛，无恶心、呕吐，无腹泻、尿频尿急、心慌胸闷不适，急送当地医院就诊。查血淀粉酶 1028U/L，腹部彩超提示胰腺肿胀，考虑急性胰腺炎，门诊以"急性胰腺炎"收入院。患者自起病以来，精神、食欲、睡眠差，大便未解，小便少，体力、体重无明显减轻。行 CVVH 肾脏替代治疗，医嘱给予局部枸橼酸钠抗凝。

（1）该患者行 CRRT 治疗给予局部枸橼酸钠抗凝时，必须监测的项目是（　　）

A. 电解质

B. 血糖

C. 肾功能

D. 血气及离子钙浓度

E. 血小板

（2）选择枸橼酸钠抗凝的条件包括（　　）

A. 不存在活动性出血性疾病或无明显出血倾向的患者

B. APTT、PT 和 PT-INR 明显延长的患者

C. 合并肝素诱导的血小板减少症患者

D. 抗凝血酶活性 < 50% 的患者

E. 抗凝血酶活性 > 50% 的患者

（3）枸橼酸钠抗凝治疗具体实施方案以下正确的是（　　）

A. 在体外循环管路滤器前持续从动脉端输注 4% 枸橼酸钠溶液，起始剂量 100 ～ 200ml/h（多在 170 ～ 180ml/h），控制滤器后游离钙离子浓度 0.25 ～ 0.35mmol/L，一般调节滤器后 ACT 再 200 ～ 250s

B. 在管路静脉端补充氯化钙生理盐水 0.056mmol/L（10% 氯化钙 80ml 加入 1000ml 生理盐水中）40ml/h，控制管路动脉端（滤器前）游离钙离子浓度 1.0 ～ 1.35mmol/L

C. 4% 枸橼酸钠自管路动脉端持续泵入，ACD-A 初始泵速为血流速度（BFR）的 2.0% ～ 2.5%，泵速（ml/h）=（1.2 ～ 1.5）×BFR（ml/min）;10% 葡萄糖酸钙自管路静脉端持续输注，泵速 8.8 ～ 11.0ml/h（为 ACD-A 泵速的 6.1%），保持滤器后管路中游离钙离子浓度 0.20 ～ 0.40mmol/L，外周静脉或动脉游离钙离子浓度 1.00 ～ 1.20mmol/L

D. 枸橼酸钠抗凝治疗时，只有滤器中游离钙离子浓度降至 0.15mmol/L 以下才具有抗凝作用，并且血流量会影响枸橼酸钠的有效剂量，应予以考虑

E. 枸橼酸钠体外抗凝和局部体外肝素抗凝法均可用于存在出血倾向的患者，有观点认为两者的滤器使用寿命和疗效相当，但枸橼酸钠抗凝法有更少的出血并发症

2. 患者，女，70岁，因胸闷气急3d入院。

诊断为 CKD5 期，2 型糖尿病，肌酐 1115.5μmol/L，尿素氮 28.21mmol/L，予以行右侧颈内静脉置管术，进行 CRRT 治疗，为首次诱导血透。

（1）导管置入静脉优先选择（　　）

A. 锁骨下静脉

B. 右股静脉

C. 右颈静脉

D. 左颈内静脉

E. 左股静脉

（2）临时性中心静脉导管留置术适应证为（　　）

A. 初次透析或无长期血管通路患者

B. 感染

C. 急性肾衰竭

D. 中毒抢救

E. 血浆置换

（3）诱导透析注意事项有（　　）

A. 使用小面积、低效率透析器

B. 多次短时透析

C. 增加血浆渗透压

D. 选择适当血液净化方法

E. 使用大面积透析器

（4）临时性中心静脉导管并发症有（　　）

A. 穿刺部位出血

B. 局部血肿形成

C. 心律失常

D. 空气栓塞

E. 喉部血肿、喉返神经损伤

（5）静脉导管更换适应证为（　　）

A. 导管相关感染经抗感染无效者

B. 导管功能不良

C. 导管体外部分破损

D. 导管涤纶套托出

E. 导管漏血、漏气

【参考答案】

一、单项选择题

1.E　2.C　3.B　4.C　5.E　6.B　7.A　8.B　9.B　10.E　11.A　12.C　13.B　14.D　15.E

二、多项选择题

1.ABD　2.ABCD　3.ABCDE　4.ABCD　5.ABCE

三、案例分析题

1.（1）D　（2）BCD　（3）ABCE

2.（1）C　（2）ABCDE　（3）ABCD　（4）ABCDE　（5）ABCDE

（沈　霞　仲丽丽　屈　凯）

参考文献

[1] 刘书远，徐胜勇 . CRRT 中局部枸橼酸抗凝（RCA）管理指南：中国急诊医学专家共识指南建设 [J]. Mil Med Res, 2023, 10（1）：23.

[2] 陈香美 . 血液净化标准操作规程（2021 版）[M]. 北京：人民卫生出版社，2021.

[3] 魏甜甜，张凌，付平 . 急性肾损伤肾脏替代治疗的 KDIGO 与 ADQI 指南解读 [J]. 西部医学，2019，31（2）：175–179，184.

[4] 刘大为，杨荣利，陈秀凯 . 重症血液净化 [M]. 北京：人民卫生出版社，2017.

[5] 付平 . 连续性肾脏替代治疗 [M]. 北京：人民卫生出版社，2016.

[6] 丛刘霞，杨荣利，刘思伯 . 连续血液净化治疗的容量评估进展 [J]. 中华医学杂志，2020，100（23）：1837–1840.

[7] 王质刚 . 血液净化学 [M].4 版 . 北京：北京科学技术出版社，2016.

[8] 共识专家组 . 抗凝技术在危重症肾脏替代治疗应用中的中国专家共识（2023 年版）[J]. 中华肾脏病

杂志，2023，39（2）：155-164.

[9] 上海市医学会肾脏病专科分会，《甲磺酸萘莫司他的血液净化抗凝应用专家共识》编写组，丁小强，等 . 甲磺酸萘莫司他的血液净化抗凝应用专家共识 [J]. 上海医学，2024，47（3）：129-144.

[10] 吴会军，童辉，张仲华，等 . 两段式枸橼酸抗凝在日间连续性肾脏替代治疗中的应用研究 [J]. 中华急危重症护理杂志，2023,4（3）：197-204.

第12章

血液净化的用药护理

肾脏是重要的排泄器官同时也是一个内分泌器官，参与一些激素的生成和代谢。肾血供丰富、血流量大，排泄内、外源性化学物质（包括药物及其代谢产物）是肾脏的重要功能。临床所用药物中约有 2/3 完全或部分经肾排泄。因此，肾功能的变化必然会引起药代动力学和药效动力学的变化，对于以原型经肾排泄的药物，肾功能减低对其药代动力学和药效动力学的影响更大。药物排泄减少可能使药物的有效浓度和中毒浓度间的差距缩小，易出现药物的毒性反应。在进行透析治疗的患者中，由于药物排出途径的改变，药物的作用和副作用也会发生改变。因此，慢性肾衰竭患者的用药与肾功能正常者不同，需兼顾保证疗效和防止副作用两个方面，多数药物需调整治疗方案，包括用药剂量和（或）用药时间间隔。

第一节　肾脏的药物代谢作用

许多药物经肾排泄，有些药物的活性代谢产物经肾排泄，肾是药物排泄的主要器官，通过肾小球滤过、肾小管分泌、再吸收等过程转运，药物以不同方式自肾排出。

一、主要以原型自肾排出

直接由肾脏排泄的药物，如阿昔洛韦、氨基糖苷类、氨苄西林、阿替洛尔、青霉素 V、地高辛、万古霉素、维生素 B_{12} 等。

二、主要经肾排出活性代谢产物

药物活性代谢产物经肾脏排出，如醋丁洛尔、硫唑嘌呤、依那普利、甲基多巴、普鲁卡因苄胺等。如果药物的 30% 或以上以原型经肾排出，在肾功能不全时极易造成蓄积。有些药物即使不以原型经肾排出，在肾功能不全时也可能蓄积，如非甾体抗炎药的葡萄糖醛酸结合物。酮洛芬以原型物排出只有 10% 左右，大多数是以其代谢产物葡萄糖醛酸结合物形式通过尿液排出，肾功能不全时，酮洛芬及其葡萄糖醛酸结合物在血液中蓄积，血药浓度升高。

三、肾是一些药物灭活的主要场所

由肾脏灭活的药物，主要是一些肽类，如胰岛素、胰高血糖素、甲状旁腺激素、泰能，在肾功能不全时灭活减少，体内浓度将增高。

四、肾小球滤过

未与蛋白结合的药物可通过肾小球滤过，与血浆蛋白高度结合的药物，如非甾体抗感染药、青霉素类和利尿剂等难以通过滤过方式清除，特别是携带负电荷的药物，如肝素不能自由通过肾小球滤过屏障。当药物与血浆蛋白结合显著下降时（如与蛋白结合率由99%下降到95%），活性药物浓度将上升4倍。

五、主动分泌

药物由肾小管周围毛细血管进入肾小管腔，对于与蛋白结合率高的药物这是一个更有效的清除机制。因为约80%的肾血浆流量进入肾小管，而仅约20%的肾血浆流量通过肾小球，与蛋白结合的药物容易经肾小管分泌。近端小管有两套独立的分泌系统，有机阴离子系统分泌酸性物质，如阿司匹林、青霉素、呋塞米等；另一个系统分泌碱性物质，如麻黄碱、西咪替丁、吗啡等。当肾小管尿液偏碱性时弱酸性药物排泄较快，偏酸性时弱酸性药物排泄减少。反之，效果相反。

第二节　血液透析对药物清除的作用

进行透析治疗的患者，药物的清除规律更为复杂，目前对大多数药物及其代谢产物的可透析性还所知不多。因此对正在进行急性或慢性透析的患者用药时，首先应了解透析是如何清除该药物的，以此来确定为了维持治疗效果是否需要在透析后补充药物。当然也要结合患者病情、个体差异等，严密监测仍是非常必要的。

一、影响药物可透析性的因素

最重要的药物相关因素是药物的物理化学特性，如相对分子质量、蛋白结合程度、分布容积、水溶性和血浆清除率。血液透析、血液滤过、血液透析滤过时，透析膜的类型、血流量、透析液流量、超滤率、治疗时间也是重要的。对腹膜透析患者来说，交换容量、频度、是否合并腹膜炎等也需考虑在内。

（一）药物的转运

在透析治疗中，药物是通过弥散、对流或附着于透析膜上从血中移出。弥散指在单纯透析过程中药物从高浓度向低浓度移动，对流指单纯血液滤过时溶质伴随溶剂通过透析膜，药物也可附着在透析膜表面从循环中移除。

（二）药物特性的影响

药物的相对分子质量是决定能否经透析移出的重要因素。溶质相对分子质量的大小，通常按相对分子质量 < 300 为小分子，300 ~ 12 000 为中分子，> 12 000 为大分子。

小分子以弥散方式更容易通过透析膜孔，如果透析膜孔容许药物通过，则更便于大分子以对流方式通过。通常，相对分子质量＜1000的药物分子，在常规血液透析时更容易弥散。用高通透性透析膜，增加超滤并且延长透析时间会改善相对分子质量＞1000药物的移出能力。

（三）药物的结合型或游离型

许多药物在血流中结合到组织或蛋白质，只有游离型药物分子能通过膜孔，因此，与蛋白高度结合（如华法林）或组织高度结合（如地高辛）的药物不能被有效地透析清除。腹膜透析尤其是发生腹膜炎时，某些蛋白可通过腹膜丢失，致使一些与蛋白结合的药物有可能从腹膜透析出去，但其临床价值并不大。相对分子质量＜1000的药物大部分可通过透析清除，小部分通过弥散清除。蛋白结合率高者很少通过透析清除。由于透析液是水溶性的，高度水溶性的药物很容易透出，高度脂溶性的药物分布到全身组织，是不能被透析清除的。尿毒症时，药物固有的血浆清除受到影响，如果透析清除能增加机体清除率的30%，那么，其重要性是显而易见的。

二、透析因素对药物清除的影响

（一）透析器的选择

透析器的特性如透析膜的性质、面积，药物—透析膜的电荷作用和膜结合也影响药物的清除。各种膜对药物的清除不同，其中聚砜膜仅丢失微量蛋白。透析膜面积大者清除多。带负电荷的膜对带负电荷的药物有相斥作用，药物被膜吸收后其清除下降。孔径的大小支配着可能通过的药物的大小，某些药（如万古霉素）一般的透析方式难以透出，然而用有较大孔径的透析膜，就能移出较多。超滤系数（ultrafiltration coefficient，KUF）是指单位时间和单位跨膜压产生的超滤量［ml/（mmHg·h）］。具备较高KUF的膜，可通过对流方式移出未结合的药物。此外，高KUF的膜有较大的膜孔，容许移出大分子药物。透析器的表面积越大，药物接触膜的机会越多，药物移除也多。透析膜是由各种类型不同的材质制造，如二醋酸纤维素膜、三醋酸纤维素膜、聚砜膜、聚醚砜膜、聚丙烯腈膜等。用相同材质制成的膜也有不同性质，如对水和溶质的移出特点不同，构成各种透析器之间的清除率也相异。如此多样化的透析膜，在使用时要仔细了解其对药物的可透析性。腹膜是固有的，对药物的转运很少改变。

（二）液体流速的影响

药物的消除还受透析液的流量、血流量、溶质浓度、pH、温度以及透析对流等因素的影响。透析液和血液通过透析膜时往往呈相反方向移动。透析液流速取决于透析类型，可以达到800ml/min，血液流速可达500ml/min。血流越快，药物越容易接触透析膜而移出，一旦药物通过滤器，将蓄积到透析液中，使浓度梯度减少。透析液流速越快，药物从透析液中移出越快，维持了弥散所需的浓度梯度。因此，当解释药物的可透析性时，流速是必须考虑的因素。

（三）各种血液净化方式的影响

1. **维持性血液净化治疗**　慢性肾衰竭尿毒症患者要长期接受规律性血液透析或腹膜透析。血液透析方式可分为血液透析、血液滤过、血液透析滤过、血液灌流和高通量血液透析等。如上述，血液净化时与药物清除的相关因素包括透析器 KUF、透析时间、血液流速、透析液流速、透析膜的物理结构，以及滤器对水和溶质的移除特征。如果用膜孔较大、KUF > 20ml/（mmHg·h）、通透性较高的膜，用较快的血液和透析液流速及较高的超滤率等则会使药物的清除能力极大增强。

2. **急诊或诱导期血液净化治疗**　急性肾衰竭患者可能接受间歇性血液透析、间歇性血液滤过、腹膜透析和各种连续性肾脏替代治疗。CBP 对血浆中的水及未结合溶质具有强超滤作用，根据所用治疗方式不同，超滤率为 10 ～ 50ml/min。用高通透膜 CBP 治疗时，相对分子质量达 5000 的药物可以通过。血液滤过时药物的清除与药物的筛选系数（sieving coefficient，SCs）有关。筛选系数是指超滤前后血浆药物浓度的比例，用于评价血浆中未结合药物的百分数，如筛选系数接近 1，表明药物可通过膜几乎全部被移除。如果已知血浆中药物浓度，就可以用超滤率和筛选系数估价药物被移除的量。

$$血液滤过时药物的清除 = A \times 游离片段 \times UF$$

式中：A 为动脉端药物血浆浓度；UF 为超滤率。

连续性静脉 - 静脉血液滤过（continuous veno-venoushemofiltration，CVVH）时，血流量一般在 125 ～ 250ml/min，相当于内生肌酐清除率（creatinine clearance，Ccr）为 20 ～ 40ml/min，则根据（glomerular filtration rate，GFR）为 20 ～ 30ml/min 时用药即可。

3. **腹膜透析**　腹膜透析分为连续不卧床腹膜透析（continuous ambulatory peritoneal dialysis，CAPD）、连续周期腹膜透析（continuous cycle peritoneal dialysis，CCPD）及各种间歇腹膜透析，对药物清除稍有不同。腹膜透析对药物的清除有以下特点：①大多数口服或静脉所用药物经腹膜透析清除较少，主要是因为持续性腹膜透析时腹膜透析液的流速较低；②影响血液透析清除的药物特性同样也影响腹膜透析清除；③腹腔给药吸收入血液循环显著，这是因为腹腔分布容积较小，结合药物的蛋白也较少的缘故。腹膜透析只能靠改变透析液流速、流量，药物弥散到腹膜透析液中直至产生平衡，然后转运移除，须待注入新鲜透析液再重新建立浓度梯度，因此，增加交换频率或容量将移出更多药量。根据药物的理化特性不同，可能或不能影响治疗效果。

4. **血浆置换**　血浆置换是将患者血浆从体内移出代之以晶体或胶体液的过程，用于治疗某些免疫性疾病、感染或代谢性疾病或药物过量、中毒等。血浆置换能移出与蛋白结合的、亲脂的、不能用透析移出的药物，但这只是在交换过程中存在于血液中的药物被移除，而组织结合的药物与血浆的平衡还需要一个时间过程。

药物在透析中的变化是一个复杂的过程，还有许多未知数，医护人员应熟悉所用透析膜种类、性质，了解各种相关因素及药物的临床药理、药物动力学资料，参考已发表文献，作出正确判断。重要且必须强调的是应严密监测患者的反应。

第三节　肾性贫血的用药护理

慢性肾脏病（chronic kidney diseases，CKD）患者在疾病进展中常伴有贫血，临床上又称肾性贫血。肾性贫血的发病受多种因素影响，其中内源性红细胞生成素（Erythropoietin,EPO）缺乏是主要原因。此外，铁的绝对或相对缺乏以及叶酸、维生素 B_{12} 等造血原料缺乏、尿毒症毒素引起骨髓微环境病变及红细胞寿命缩短、继发性甲状旁腺功能亢进、铝中毒、失血、左旋肉碱缺乏等均参与肾性贫血的发生。无论是未透析或已透析患者，贫血与肾脏疾病进展、并发症及不良事件发生均有关。据多个研究报道，贫血会增加心血管终点事件发生率，包括心肌梗死、心力衰竭、冠状动脉血管重建风险，增加透析患者终点事件及并发症相对风险，增加全因死亡风险。进一步研究也发现 CKD 患者血红蛋白浓度低于 110g/L 的持续时间越长，其死亡风险越高。

在肾性贫血的治疗过程中要注意 Hb 的目标值，特别是对于伴有心血管疾病等其他并发症的患者。根据 2021 年的《中国肾性贫血诊治临床实践指南》，Hb 靶目标为 Hb ≥ 110g/L，但不超过 130g/L。《血液净化标准操作规程（2021 版）》也确定该治疗目标，并指出应依据患者年龄、透析方式、生理需求及并发症情况进行药物剂量的个体化调整。此外，补充铁剂是纠正贫血的重要手段，其治疗原则包括：存在绝对铁缺乏的患者必须补铁治疗；存在功能性铁缺乏的患者首先应尽可能纠正功能性铁缺乏，并且长期红细胞生成刺激剂（erythropoiesis-stimulating agent，ESA）或低氧诱导因子脯氨酰羟化酶抑制剂（hypoxia-inducible factor prolyl hydroxylase inhibitor，HIF-PHI）治疗期间一旦出现绝对铁缺乏，也必须补铁治疗。铁剂补充的目标为血清铁蛋白（serum ferritin，SF）浓度 > 200μg/L，血清转铁蛋白饱和度（transferrin saturation，TSAT）> 20% 或者网织红细胞血红蛋白含量（CHr）> 29pg/ 红细胞和（或）血清可溶性转铁蛋白受体/铁蛋白对数（sTfR/log Ferritin）比值 ≤ 2 水平。并维持 SF 200 ~ 500μg/L，TSAT20% ~ 50%。HIF-PHI 作为纠正贫血的新型药物，近年来在临床上的使用逐渐增多，对于贫血治疗具有一定效果。但由于该药在临床使用时间较短，并且影响的因素较多，仍需在长期基础及临床研究中进一步论证。总而言之，有效、规范纠正肾性贫血对 CKD 患者具有重要意义，目前临床上常用的药物治疗包括 ESA、铁剂及 HIF-PHI。

一、红细胞生成刺激剂

1. 剂型、剂量

（1）重组人促红细胞生成素（rHuEPO）：针剂，剂量为每支 2000IU、3000IU、10 000IU。

（2）达依泊汀 α：针剂，剂量为 10μg/0.5ml、20μg/0.5ml、30μg/0.5ml、40μg/0.5ml、60μg/0.5ml。

（3）甲氧聚二醇重组人促红素 -β：针剂，剂量为 50μg/0.3ml、75μg/0.3ml、100μg/0.3ml、120μg/0.3ml、150μg/0.3ml。

2. 药理作用

（1）重组人促红细胞生成素：本品主要作用在于与红系祖细胞的表面受体结合，

促进红系细胞增殖和分化，促进红母细胞成熟，增加红细胞数和血红蛋白含量；稳定红细胞膜，提高红细胞膜抗氧化酶功能。其半衰期为 4 ～ 12h，属于短效制剂。

（2）达依泊汀 α：本品是一种新型红细胞生成刺激蛋白，属于第二代 ESA。它是 rHuEPO 的高糖基化类似物，对传统 EPO 结构加以改造，在体内代谢时具有较高稳定性，其半衰期为 rHuEPO 的 3 ～ 4 倍。

（3）甲氧聚二醇重组人促红素 β：本品是持续性红细胞生成素受体激动剂（CERA）。通过与骨髓干细胞上的促红细胞生成素受体作用而刺激红细胞生成。肾脏缺氧会产生促红细胞生成素并释放入血，在缺氧条件下，促红细胞生成素与红系祖细胞之间发生相互作用，从而增加红细胞生成。本品具有超长的体内半衰期。

3. 护理要点

（1）用法用量

1）皮下或静脉注射给药：血液透析患者 Hb < 100g/L 时开始 ESA 治疗，Hb ≥ 100g/L 的部分血液透析患者应个体化 ESA 治疗。ESA 初始剂量应根据 Hb 浓度、体重和临床情况决定 ESA 初始治疗的剂量。rHuEPO 初始剂量应为每周 50 ～ 150U/kg，每周 1 ～ 3 次；达依泊汀 α 0.45μg/kg，每 1 ～ 2 周给药 1 次；CERA0.6μg/kg，每 2 ～ 4 周给药 1 次。

2）根据 Hb 的水平、变化速度及监测频率调整 ESA 剂量：初始治疗时 Hb 增长速度控制在每月 10 ～ 20g/L；若每月 Hb 增长速度 > 20g/L，应减少 ESA 剂量的 25%。若每月 Hb 增长速度 < 10g/L，应将 rHuEPO 的剂量每次增加 20U/kg，每周 3 次，或 10 000U，每 2 周 3 次。当 Hb 达到 115g/L 时，应将 ESA 剂量减少 25%；当 Hb 超过 130g/L 时，应暂停 ESA 治疗。

（2）定期监测指标：用药期间应定期评价用药效果，监测项目包括血常规、网织红细胞计数、铁状态指标等。监测频率在 ESA 的诱导治疗阶段至少每月检测一次，维持治疗阶段每 1 ～ 3 个月检测一次。根据检查结果随时调整 ESA 的用量及用药的频率。

（3）观察药物不良反应：注意观察药物的不良反应：rHuEPO 不良反应为高血压、头痛、皮疹、关节痛、发热、眩晕、血液透析血管通路血栓、血钾升高及血栓栓塞性疾病等；达依泊汀 α 不良反应为高血压、卒中、血栓栓塞事件、惊厥、过敏反应、皮疹／红斑和纯红细胞再生障碍性贫血等；甲氧聚二醇重组人促红素 –β 不良反应为高血压、罕见过敏反应、皮疹及高血压脑病等。用药期间如患者出现不良反应，应积极给予对症处理，酌情考虑调整剂量或停药。

（4）注意事项

1）在 2 ～ 8℃冷藏，勿冷冻，避光保存。使用前药品放置达室温，勿摇晃，不与其他药物混合使用。

2）在治疗前和治疗期间均需评估铁储备状态。发现不足需给予补铁治疗。应定期监测血钾水平。如血钾升高，应考虑停用药物，直至血钾恢复。

3）极少数患者出现过敏反应，严重者可出现过敏性休克，因此对于首次使用或重新使用者，应严密观察患者的使用情况，有无过敏反应的症状和体征，发现异常立即停药并妥善处理。

4）应用期间严格监测血压及血栓情况。由于血细胞比容过快增长，使患者血压升高，偶可诱发脑血管意外和癫痫发作，所以对于原有癫痫的患者、脑血栓形成者应慎用。

5）在 ESA 治疗前应纠正引起贫血的可逆因素，如铁缺乏、感染、微炎症状态等。

二、铁剂

铁剂是造血所需的主要原料之一，补充途径包括口服和静脉。口服铁剂经济且便利，但胃肠道不耐受发生率高，且由于慢性肾功能不全患者常铁调素水平升高而加重其吸收不良。静脉铁剂生物利用度高，胃肠道副作用小，但可能发生过敏反应，存在更高的铁过载风险，且急性感染期不建议使用。对于血液透析患者优先选择静脉补铁；非透析患者可根据缺铁严重程度、静脉通路、补铁的疗效和不良反应、患者依从性及费用来选择补铁途径。铁状态评估结果显示缺铁不显著患者，也可口服补充铁剂。

临床常用铁剂包括硫酸亚铁、多糖铁复合物、琥珀酸亚铁、右旋糖酐铁、蔗糖铁等。

1. 剂型、剂量

（1）硫酸亚铁：片剂，300mg。

（2）多糖铁复合物胶囊（力蜚能）：片剂，150mg。

（3）琥珀酸亚铁（速立菲）：片剂，100mg。

（4）右旋糖酐铁（科莫非）：针剂 2ml，每支含 100mg 铁。

（5）蔗糖铁（维乐福）：针剂，每支 5ml，含 100mg 铁。

2. 药理作用与适应证

（1）硫酸亚铁：铁元素可被人体吸收转化为血红蛋白中的铁离子，参与红细胞生成过程中。适用于各种原因引起的缺铁性贫血。

（2）多糖铁复合物胶囊（力蜚能）：作为铁元素补充剂，可迅速提高血铁水平及升高 Hb。适用于治疗单纯性缺铁性贫血。

（3）琥珀酸亚铁（速立菲）：可在胃肠道内迅速溶解，释放出二价铁离子，与体内铁蛋白结合后被吸收进入体内，最终被红细胞所利用，促进红细胞生成。适用于铁缺乏性贫血。

（4）右旋糖酐铁（科莫非）：适用于不能口服铁剂或口服铁剂治疗不满意的缺铁患者。

（5）蔗糖铁（维乐福）：用于口服铁剂效果不好需要静脉铁剂治疗的患者。

3. 护理要点

（1）用法用量：铁剂治疗时，对于未接受铁剂或 ESA 治疗的患者，若 TSAT ≤ 30% 和 SF ≤ 500μg/L，则可尝试使用静脉铁剂治疗；对于已接受 ESA 治疗但尚未接受铁剂治疗的患者，为了提高 Hb 水平或减少 ESA 剂量，若 TSAT ≤ 30% 和 SF ≤ 500μg/L，则可尝试使用静脉铁剂治疗；当 TSAT > 30% 或 SF > 500μg/L 时不应常规静脉补铁，但对于使用高剂量 ESA 而 Hb 仍未达标者，可尝试静脉铁剂治疗。

1）口服补铁：200mg/d，1～3 个月评估铁状态，未达目标值或口服不能耐受的患者，改用静脉补铁。常用口服铁剂的用法：硫酸亚铁用法为每次 1 片，每日 3 次，饭后服用。多糖铁复合物胶囊用法为成人每日 1 次，每次口服 1～2 粒。琥珀酸亚铁用法为治疗剂量每日 2～4 片，分次口服。

2）静脉补铁：①周期性静脉铁剂治疗：采用单次大剂量或多次小剂量静脉铁剂的

补充方式,每疗程补充静脉铁剂总量为 1000mg,治疗后若 TSAT ≤ 30% 和 SF ≤ 500μg/L,可重复上述疗程。② 维持性静脉铁剂治疗:当铁代谢指标达标后,根据 Hb 水平、铁剂治疗反应、ESA 用量及治疗反应,应每 1 ~ 2 周给予 100mg 静脉铁剂。③ 静脉铁剂治疗后,若 TSAT ≥ 50% 和(或)SF ≥ 800μg/L、HRC% < 10% 和(或)CHr > 33pg/RBC 或 sTfR < 1000μg/L,应停止铁剂治疗;3 个月后重新评估铁状态,若 TSAT ≤ 50% 且 SF ≤ 800μg/L、HRC% ≥ 10% 或 / 和 CHr ≤ 33pg/RBC 或 sTfR ≥ 1000μg/L 时,可考虑恢复铁剂治疗,每周剂量较停药前减少 1/3 ~ 1/2。

常用静脉铁剂的用法为 ① 右旋糖酐铁:静脉滴注,100 ~ 200mg 药液,用 0.9% 氯化钠溶液或 5% 葡萄糖溶液稀释至 100ml。给予首次剂量时,应先缓慢滴注 25mg 至少 15min,如无不良反应发生,可将剩余剂量在 30min 内滴注完毕;静脉注射,100 ~ 200mg 药液,用 0.9% 氯化钠溶液或 5% 葡萄糖溶液 10 ~ 20ml 稀释后缓慢推注 25mg(1 ~ 2min),如无不良反应,再给予剩余的剂量(0.2ml/min)。② 蔗糖铁:5ml 药液最多稀释到 100ml0.9% 生理盐水中,100mg 铁至少滴注 15min。也可不经稀释缓慢静脉注射,推荐速度为 1ml/min 药液。静脉注射后舒展患者的手臂。也可直接注射到透析器的静脉端。

(2)定期监测指标

1)监测铁状态指标:① 铁储备。SF 浓度。② 可利用铁。/TSAT。有条件可检测血清可溶性转铁蛋白受体(sTfR)/ 铁蛋白对数(sTfR/logFerritin)比值、网织红细胞血红蛋白含量(CHr)水平、低色素红细胞百分比(HRC%)或等效实验(地中海贫血不适用)等检测。推荐 SF 和 TSAT 联合检测评估铁代谢状态,而非单独的 SF 或 TSAT 检测。

2)监测频率:① ESA 和(或)铁剂治疗前监测;② ESA 诱导治疗阶段和维持治疗阶段贫血加重时,每月检测 1 次;③ ESA 稳定治疗期间或 Hb 较为稳定的患者,每 3 个月检测 1 次;④ 使用静脉铁剂的患者,必须在停用静脉铁剂 1 周后检测,否则检验结果受用药影响。

(3)观察药物不良反应:铁剂使用期间,应观察药物不良反应。

1)硫酸亚铁:不良反应包括极少出现胃肠刺激或便秘。

2)多糖铁复合物:不良反应包括胃肠道不适,如恶心、呕吐、腹泻、腹痛,极少数出现胃烧灼痛、便秘。

3)琥珀酸亚铁:不良反应包括恶心、呕吐、腹胀、腹泻、便秘、黑粪、过敏性皮疹、荨麻疹、头痛、胃痛、口渴等。

4)右旋糖酐铁:不良反应包括过敏样反应,如皮疹、瘙痒、恶心等。极罕见急性、严重的过敏样反应,如呼吸困难和(或)心血管性虚脱突然发作、过敏性休克等。可出现延迟反应,如关节痛、肌痛,有时伴有发热。也可出现注射部位疼痛、炎症和局部静脉炎等。

5)蔗糖铁:不良反应包括罕见过敏性反应,偶有头痛、金属味、恶心、呕吐、腹泻、低血压、肝酶升高、胃痉挛、胸痛、嗜睡、呼吸困难、瘙痒等;极少数出现副交感神经兴奋、肌肉痛、发热、风疹、面色潮红、四肢肿胀、呼吸困难,输液部位发生静脉曲张、静脉痉挛等。

（4）护理注意事项

1）使用静脉铁剂会出现急性过敏样症状，表现为呼吸困难、潮红、胸痛和低血压，缓慢静脉注射可降低急性严重反应，一般出现在给予试验剂量时间内。因此，首次使用静脉铁剂时，必须按照产品说明书的要求操作，输注铁剂后的 60min 应严密监测，并且需配备心肺复苏设备（包括药物），以及人员培训以评估和处理铁剂的不良反应。

2）急性活动性感染时避免输注静脉铁剂。

3）有支气管哮喘、铁结合率低和（或）叶酸缺乏症的患者，应特别注意过敏反应的发生。有严重肝功能不良、感染、过敏史的患者慎用。如果注射速度太快，可能会引发低血压。妊娠前 3 个月不建议使用，妊娠中、晚期慎用。

4）口服铁剂常有胃肠不适、腹痛及腹泻等；偶可致便秘。一般宜饭后服用。粪便可能呈黑色，须预先告知患者。

5）口服铁剂时忌茶，也不宜与鞣酸蛋白及抗酸药碳酸氢钠等同服，以防阻碍铁的吸收。稀盐酸与维生素 C 能促进铁剂吸收，常合并使用。

6）铁剂与四环素类药物可形成络合物，可互相阻碍吸收。对于胃肠道反应严重不能耐受者应停止使用口服铁剂，昏迷及不能口服的患者应改为静脉用药。

7）静脉铁剂治疗期间应监测铁代谢状态，避免出现铁过载。

8）静脉铁剂产生的羟基自由基能损伤肝脏，对肝功能不全者补充铁剂时要充分评估获益与风险比，严密观察铁代谢指标，避免出现铁过量而加重肝损伤。

9）任何右旋糖酐铁的肠道外给药都可能引起致命性的过敏反应。对药物有过敏史的患者这种可能性增加。给有自身免疫性疾病或有炎症的患者用药，可能会引起 Ⅲ 型变态反应。静脉注射过快可能引起低血压。对有感染的儿童可能会产生不利影响。

10）透析过程中避免大量脱水。单位时间内脱水量增加，机体循环血量将急剧下降，内环境不稳定，血压下降，可诱发静脉铁剂不良反应。因此，应向患者宣教透析间期要控制体重的增长，增长率小于干体重的 3% ～ 5%。

11）加强患者的饮食护理。维持性血液透析患者每次透析可丢失氨基酸和肽类，并有多种维生素和微量元素丢失，患者普遍存在营养不良、贫血。因此，应向患者介绍高铁饮食的意义及含铁丰富的食物如瘦肉、木耳等，治疗期间嘱患者及时补充蛋白质及含铁、维生素 B_{12}、叶酸等丰富的食物，多食新鲜水果、蔬菜，有助于铁的吸收。

12）预防药物外渗。药物外渗后可引起局部疼痛、炎症反应、局部褐色变，严重时发生坏死。如发生外渗应立即停止用药，局部给予热敷，用 30% ～ 50% 的硫酸镁湿热敷效果更好，温度宜在 45℃ 左右以防烫伤，10 ～ 15min 观察一次皮肤情况。

三、低氧诱导因子脯氨酰羟化酶抑制剂

HIF-PHI 是一种新型治疗肾性贫血的小分子口服药。《中国肾性贫血诊疗的临床实践指南》中建议应结合患者的体重、既往使用 ESA 剂量以及基础 Hb 值、铁代谢以及营养状态多种因素，个体化并以较小的起始剂量开始使用。目前罗沙司他（roxadustat）和伐度司他（vadadustat）已经在中国和日本上市，正在临床研发阶段的 HIF-PHI 包括达普司他（daprodustat）及莫立司他（molidustat）等。

1. 剂型、剂量　罗沙司他（爱瑞卓）：胶囊剂，20mg；50mg。

2. 药理作用上调内源性 EPO 产生和 EPO 受体表达；增加肠道铁转运蛋白和骨髓转铁蛋白受体表达，促进肠道对铁的吸收和骨髓对铁的利用；下调铁调素水平，促进单核吞噬细胞系统内铁释放，改善铁的利用，从而促进红细胞的生成。适用于 CKD 引起的贫血，包括透析及非透析患者。

3. 护理要点

（1）用法用量：①根据体重选择起始剂量。透析患者为每次 100mg（体重 45～60kg）或 120mg（体重≥60kg）。非透析患者为每次 70mg（40～<60kg）或 100mg（>60kg）。每周 3 次口服给药，建议从小剂量开始。②剂量调整在起始治疗阶段，建议每 2 周监测 1 次 Hb 水平，随后每 4 周监测 1 次 Hb。应根据 Hb 水平对罗沙司他的剂量进行调整。

（2）定期监测指标 初始治疗时应每 2 周监测 1 次 Hb，直至其达到稳定后，每 4 周监测 1 次 Hb，并监测血清铁蛋白、转铁蛋白饱和度等铁代谢参数。

（3）观察药物不良反应罗沙司他常见的不良反应：高血压、高钾血症、上呼吸道感染、恶心、乏力、转氨酶异常、头晕、低血压、肌肉痉挛等。

（4）护理注意事项：①进食不会显著影响罗沙司他的暴露量，可空腹服用或与食物同服。透析患者可在透析治疗前后的任何时间服用药物。如漏服药物，无须补服，按照原计划服用下次药物。②妊娠期和哺乳期女性，以及已知对罗沙司他活性成分或任何辅料过敏的患者禁用。③对于重度肝功能受损的患者需权衡利弊使用罗沙司他。④罗沙司他不应与 ESA 同时使用。

第四节 高血压的用药护理

慢性肾功能不全患者的高血压，尤其是终末期患者高血压发生率高达 90%。我国非透析 CKD 患者合并高血压的患病率高达 67.3%～71.2%。其主要发病机制为：①水、钠平衡紊乱，水钠潴留；②肾素 - 血管紧张素 - 醛固酮系统（Renin Angiotensin Aldosterone System，RAAS）及自主神经系统活性增高。高血压可加快肾脏疾病的进展，尤其对于糖尿病肾病和尿蛋白阳性的慢性肾小球肾炎。此外，高血压在心血管疾病的进展中也发挥重要作用。因此，目前各国指南均主张对 CKD 合并高血压患者进行强化降压达标，在最佳血压控制靶目标值整体上趋于更严格的水平。

高血压是血液透析患者最常见的主要并发症。血液透析患者高血压包括：①透析高血压，透析过程中平均动脉压较透析前升高 15mmHg 以上；②透析间期高血压，非透析血压符合高血压的诊断标准（居家自测血压连续 6 个非透析日早晨和夜间平均血压≥135/85mmHg、动态监测血压非透析日 24h 平均血压≥130/80mmHg，非透析日诊室血压≥140/90mmHg）。血液透析患者高血压的主要病因除了与残肾功能丧失导致的容量负荷过重，RAAS 活性增强有关，还与氧化应激与微炎症状态、甲状旁腺功能亢进、睡眠障碍、药物影响、透析对降压药物体内代谢影响等相关。

目前，各国指南针对 CKD 血压管理的目标不一致。我国 2018 版高血压防治指南及

2016 版中国肾性高血压管理指南中推荐，血压管理应根据白蛋白尿的情况而定，在白蛋白尿＜30mg/d 时，靶目标为＜140/90mmHg，在白蛋白尿 30 ～ 300mg/d 或更高时靶目标为＜130/80mmHg，60 岁以上的患者可适当放宽降压目标。《2021KDIGO 临床实践指南：慢性肾脏病患者的血压管理》中推荐如可耐受，以收血压＜120mmHg 为血压控制目标，建议采用标准化诊室血压测量来管理血压。血液透析患者血压控制的靶目标是诊室透析前血压 60 岁以下患者＜140/90mmHg，60 岁以上（含）患者＜160/90mmHg（含药物治疗）。

高血压管理包括低钠饮食、运动锻炼、药物治疗等多种方式联合应用，临床常见的降压药物类型包括利尿剂、钙通道阻滞剂（CCB）、肾素 - 血管紧张素系统抑制剂、β 肾上腺素受体阻滞剂、α 肾上腺素受体阻滞剂、中枢性降压药、血管扩张剂等。

一、分类与代表药物

见表 12-1。

表 12-1　降压药分类与代表药物

分类		代表药物
利尿剂	噻嗪类	氢氯噻嗪、苄氟噻嗪、环噻嗪等
	噻嗪类似物	氯噻酮、吲达帕胺、美托拉宗、喹乙宗等
	髓袢利尿剂	呋塞米、依他尼酸、托拉塞米等
	保钾利尿剂	阿米洛利、螺内酯、氨苯蝶啶
钙通道阻滞剂	双氢吡啶类	硝苯地平、氨氯地平、尼莫地平、尼群地平等
	地尔硫䓬类	地尔硫䓬、克化硫䓬、二氯呋利等
	苯烷胺类	维拉帕米、戈洛帕米、维罗卡宁（噻帕米）
肾素 - 血管紧张素系统抑制剂统抑制剂	血管紧张素转化酶抑制剂（ACEI）	卡托普利、贝那普利、依那普利、福辛普利等
	血管紧张素Ⅱ受体拮抗剂（ARB）	氯沙坦、缬沙坦、伊贝沙坦、替米沙坦、厄贝沙坦等
	肾素抑制剂	阿利吉仑
	选择性醛固酮受体拮抗剂	依普利酮
β 肾上腺素受体阻滞剂	非选择性（β₁、β₂）	阿普洛尔、氧烯洛尔、普萘洛尔
	选择性（β₁）	比索洛尔、倍他洛尔、阿替洛尔、美托洛尔等
	α+β - 阻滞	拉贝洛尔、卡维地洛、阿罗洛尔
	β - 阻滞 +β - 激动 + 扩血管	塞利洛尔
α 肾上腺素受体阻滞剂	非选择性 α 受体阻滞剂	酚妥拉明、妥拉唑林、酚苄明
	选择性 α₁ 受体阻滞剂	哌唑嗪、特拉唑嗪、多沙唑嗪
中枢性降压药	中枢 α₂ 受体激动剂	可乐定、胍那苄、胍法辛、甲基多巴
	中枢咪唑受体激动剂	莫索尼定
	具有中枢和外周抗交感作用的药物	利舍平（商品名利血平）

分类		代表药物
血管扩张剂	直接扩张血管剂	肼屈嗪、硝普钠
	钾通道开放剂	米诺地尔、二氮嗪
	其他血管扩张剂	乌拉地尔

二、药理作用

1. 利尿剂

（1）噻嗪类及其类似物：其作用于髓袢升支的皮质段和远曲小管，抑制钠-氯交换，以减少远曲小管钠、氯的重吸收，作用于集合管对钾的分泌，增加钾排出。此类药物还可以促进尿酸重吸收，口服后可减少血浆容量和细胞外液，增加尿液钾、钠、氯、HCO_3^-排泄，大量或长期服用可引起低钾血症。

（2）髓袢利尿剂：其作用在髓袢升支部位，抑制钠、氯、钾进入该段的肾小管上皮细胞及抑制钙、镁、钾的重吸收。能引起全身性血流动力学改变，降低全身动脉血压和肺动脉压，减轻肺水肿，降低心力衰竭患者的左心室充盈压。能扩张肾血管，增加肾血流量，降低肾血管阻力，可增加髓质的血液供应。但抗高血压作用并不较噻嗪类强。

（3）保钾利尿剂：其作用于远曲小管远段和皮质集合管，影响钠的重吸收和钾的分泌，常与噻嗪类、袢利尿剂合用，以增加利尿作用和减少钾的排泄。螺内酯其利尿作用较弱、起效缓慢，但较持久。氨苯蝶啶较螺内酯的抗高血压作用弱，而阿米洛利本身有抗高血压作用，并能增强噻嗪类利尿剂的效果。

2. CCB　根据临床效果分为短效和长效两类：短效二氢吡啶类 CCB：代表药物有硝苯地平、尼群地平、尼卡地平等。长效 CCB：代表药物为氨氯地平等。CCB 阻滞钙离子经钙通道内流，降低胞质内游离钙浓度、从而减弱心肌收缩力，减慢心率，降低心脏后负荷和血压。CCB 扩张肾脏入球小动脉，增加 GFR、肾血流量和钠的排泄。在充分降压达目标值后，并不造成肾小球的高滤过、高灌注，改善肾小球内的血流动力学变化，起到保护肾脏的作用。

3. 肾素-血管紧张素系统抑制剂　肾素-血管紧张素系统抑制药如 ACEI 和 ARB 可以扩张出球小动脉，能拮抗血管紧张素 II 导致的全身性血管收缩，减轻肾小球的高滤过，保护肾小球结构，减轻高血压的肾损害。

（1）ACEI：ACEI 可降低循环中血管紧张素 II（Ang II）水平，减弱 Ang II 对血管的收缩作用。减慢缓激肽降解，促进一氧化氮和前列腺素生成，产生舒血管效应。减少去甲肾上腺素的释放并抑制中枢 RAS，降低中枢交感神经活性，使周围交感神经活性降低。减少肾组织中 Ang II，减弱抗利尿作用以及醛固酮分泌，促进水钠排泄，减轻水钠潴留。ACEI 的降压优点为：降压时不伴有反射性心率加快，对心排血量无明显影响；可预防和逆转心肌与血管结构重塑；增加肾血流量，通过降低 Ang II 优先扩张出球小动脉，降低肾小球内压力，对肾脏具有特殊的保护作用；能改善胰岛素抵抗，不引起电解质紊乱和脂质代谢障碍。

（2）ARB：ARB 与 Ang Ⅱ 竞争性与血管紧张素 Ⅱ 1 型受体（AT1R）结合而无内在激动活性，直接抑制 Ang Ⅱ 的缩血管反应，抑制中枢或外周交感神经系统，直接抑制 Ang Ⅱ 所致肾小管钠重吸收。减少 Ang Ⅱ 所致醛固酮释放，间接减少肾小管钠重吸收。ARB 通过拮抗局部 RAS、对肾脏有独特的保护作用。

4. β 肾上腺素受体阻滞剂　β 受体阻滞剂的降压作用主要通过阻断肾上腺素 β 受体，抑制心肌收缩力，减慢心率，使心排血量减少，起到降低血压的作用。抑制肾素的释放，阻碍 RAS 对血压的调节而发挥其抗高血压作用。通过改变中枢性血压调节机制而产生降压作用。

5. α 肾上腺素受体阻滞剂　α 肾上腺素受体阻滞剂分为非选择性 α 受体阻滞剂和选择性 $α_1$ 受体阻滞剂。非选择性 α 受体阻滞剂（如酚妥拉明）可反射性激活交感神经和肾素 - 血管紧张素系统，不良反应较多，长期降压效果差，不作为抗高血压药使用。选择性 $α_1$ 受体阻滞剂对 $α_2$ 受体阻断作用较弱，不易引起反射性心率加快与增高血浆肾素活性，常用药有哌唑嗪、特拉唑嗪、多沙唑嗪等。$α_1$ 受体阻滞剂舒张小动脉和静脉，对立位和卧位血压均有降低作用。$α_1$ 受体阻滞剂对肾血流量及 GFR 均无明显影响。长期治疗可降低三酰甘油、总胆固醇、低密度脂蛋白胆固醇浓度，升高高密度脂蛋白胆固醇浓度。

6. 中枢性降压药

（1）中枢 $α_2$ 受体激动剂：可乐定的降压作用中等偏强，激动延髓孤束核及侧网状核的去甲肾上腺素能神经元（抑制性神经元）$α_2$ 受体，降低血管运动中枢的紧张性，使周围交感神经活性降低。降压时伴有心率减慢及心排血量减少。对肾血流量和 GFR 无显著影响。可抑制肾素分泌，但其降压作用与血浆肾素活性无关。甲基多巴的降压作用与可乐定相似。

（2）中枢咪唑受体激动剂：莫索尼定是咪唑啉 Ⅱ 受体特异性激动剂，通过抑制外周交感神经活性而产生减压作用。可引起血压下降，心率减慢。

（3）具有中枢和外周抗交感作用的药物：利舍平（商品名利血平）能减少去甲肾上腺素的合成，抑制去甲肾上腺素再摄取，以及促进去甲肾上腺素排出囊泡，使囊泡内介质耗竭而产生降压作用。其降压作用轻微、缓慢而持久。因不良反应较多，现已被其他高血压药物所取代。

7. 血管扩张剂　血管扩张剂可直接作用于小动脉，松弛血管平滑肌，降低外周血管阻力，从而产生降压作用，可用于治疗重度高血压。

三、护理要点

1. 用药原则

（1）改善生活方式不能有效控制血压的患者应积极启动药物干预降压。世界卫生组织指南指出，噻嗪类及噻嗪类似物利尿剂、ACEI/ARB 和长效双氢吡啶类 CCB 这 3 类压药的不良反应少见且可控，可作为初始降压药选择，推荐优先选择长效制剂。建议合并严重蛋白尿、糖尿病、心力衰竭、肾脏疾病的患者首选 ACEI/ARB 降压，合并缺血性心脏病的患者推荐用 β 受体阻滞剂降压治疗。与世界卫生组织指南不同，我国指南将 β 受体阻滞剂同 CCB、ACEI、ARB、利尿剂一起纳入高血压初始用药的范畴，建议根据患者合并的危险因素、靶器官损害及临床并发症的不同针对性选择降压药，进行个体化治疗。推荐血压 ≥ 160/100 或高于目标血压 20/10mmHg 的高危人群，初始应用 2 种药物降压；对于血压为 140 ～ 160/90 ～ 100mmHg 的患者，可考虑初始小剂量降压药联合治疗。如血压仍不达标，可在原药基础上加量，需 3 ～ 4 种降压药。

（2）血液透析患者在长期血液透析治疗中，合并高血压的临床类型可发生变化，应定期监测患者透析前、透析过程中、透析结束后及透析间期的血压，绘制血压变化曲线，重新评估，确定合并高血压的临床类型，选择合适的治疗方案。

2. 药物不良反应

（1）利尿剂：①长期应用噻嗪类利尿剂可出现低钾血症、低钠血症、高脂血症、血糖升高、高尿酸血症、血尿素氮升高等。噻嗪类利尿剂可使血胆固醇、三酰甘油和低密度脂蛋白胆固醇升高，停药即可恢复至治疗前水平。可降低患者的糖耐量而使血糖升高，但糖尿病并非绝对禁用利尿剂。干扰尿酸由肾小管排出，加重痛风病情，但停药后可恢复。可降低 GFR，使肾功能不全患者血尿素氮进一步升高。②髓袢利尿剂不良反应有水电解质紊乱，如低血容量、低血钾、低血钠、低氯性碱血症，长期使用可引起低镁血症。可引起耳毒性，表现为耳鸣、听力减退或暂时性耳聋。还可引起高尿酸血症、高血糖、高脂血症等。③保钾利尿剂的不良反应有高钾血症，表现为心律失常甚至心脏骤停。还可引起低血压、胃肠道反应如恶心、呕吐、腹痛等、代谢性酸中毒，部分患者可出现皮疹、瘙痒等过敏反应等。

（2）CCB：主要的不良反应是血管扩张所致的头痛、颜面潮红和踝部水肿，发生率 < 10%，需要停药者仅占少数。踝部水肿的发生并非由于水、钠潴留，而是毛细血管前血管扩张所致。此外，不良反应还包括反射性心率加快。但若从小剂量开始逐步加大剂量，不良反应可明显减少、减轻。

（3）ACEI：主要的不良反应有高血钾、肾功能恶化、咳嗽、血管神经性水肿等。咳嗽为刺激性干咳，多见于用药起始几周内。血管神经性水肿多见于颜面。长期用药可引起皮疹，味觉和嗅觉减退，脱发等。RAS 高度激活的患者可出现"首剂现象"而致低血压，故宜从小剂量开始试用，并密切监测血压变化。肾功能正常者服用 ACEI，一般较少并发高血钾；肾功能不全者与保钾利尿剂、非类固醇类消炎药、β 受体阻滞剂合用时易致高血钾。ACEI 绝对禁忌证包括双侧肾动脉狭窄或孤立肾肾动脉狭窄，血管性水肿，过敏及孕妇。对于肾功能不全 [SCr < 265.2μmol/L（3mg/dl）]、轻度高血钾（< 6.0mmol/L）、相对低血压，容量不足患者，在服用非类固醇类消炎药时，应慎用 ACEI。

（4）ARB：该类药物在各类降压药中不良反应最轻，降压作用起效缓慢、持久、平稳。偶见高血钾、低血压、肾损害和血管性水肿等，常作为 ACEI 发生不良反应后的替换药物。

（5）β 肾上腺素受体阻滞剂：①心力衰竭：少见；②支气管痉挛：原有支气管哮喘患者，禁用 β 受体阻滞剂；③肢端循环障碍：少见，少数患者可出现雷诺现象；④中枢神经系统反应：少数患者可出现多梦、幻觉、失眠及抑郁等症状；⑤房室传导阻滞和窦房结功能障碍：禁用于已存在心脏传导阻滞、病态窦房结综合征者；⑥大剂量应用时可升高三酰甘油和低密度脂蛋白胆固醇水平，降低高密度脂蛋白胆固醇水平。

（6）α肾上腺素受体阻滞剂：首次给药易导致严重的直立性低血压、晕厥、心悸等"首剂现象"，多见于首次用药 90min 内，发生率高达 50%，尤其是已用利尿剂或 β 受体阻滞剂者更易发生。长期用药可致水钠潴留，加服利尿剂可维持其降压效果。

（7）中枢性降压药：长期使用该类药物应注意患者发生抑郁。①可乐定的不良反应主要有嗜睡、口干、恶心、眩晕、鼻黏膜干燥、腮腺痛等，久用可导致水钠潴留。突然停药可出现一过性交感神经功能亢进现象，表现为心悸、出汗、血压突然升高等。②莫索尼定的不良反应如嗜睡、口干等明显比可乐定小，无停药反跳现象，水钠潴留和直立性低血压也不明显。

（8）血管扩张剂：硝普钠的不良反应有呕吐、出汗、头痛、心悸等，均为降压过度所致。连续大剂量应用时因血中的代谢产物硫氰酸盐过高可出现中毒反应。本品还可引起甲状腺功能减退。

3. 护理注意事项

（1）尿毒症患者 90% 以上均有不同程度的高血压，且绝大多数患者都需要联合用药。常用的联合用药方案是 CCB ＋ ACEI/ARB ＋ β 受体阻滞药，并酌情增减剂量，不可随意停止治疗或改变治疗方案。控制血压对降低尿毒症患者心脑血管疾病病死率具有重要作用。

（2）降压治疗宜缓慢、平稳、持续，以防诱发心绞痛、心肌梗死、脑血管意外等；根据医嘱选择和调整合适的降压药物，可先用一种，开始时小剂量，逐渐加大剂量。尽量选用保护靶器官的长效降压药物。

（3）用药前，应向患者及家属讲解药物治疗的重要性，以及需用的药物名称、用法、使用时间、可能出现的不良反应，解除患者的顾虑和恐惧。

（4）用药时，应指导患者按时、正规用药，及时测量血压，判断药物的效果。当患者出现头晕、头痛、面色潮红、心悸、出汗、恶心、呕吐、血压较大波动等不良反应时，应及时就医。

（5）尽量选择在血压高峰前服用降压药物，注意监测血压，掌握服药规律。

（6）向患者宣教，提醒用药后应预防直立性低血压，避免跌倒和受伤。

（7）教会患者正确自测血压。注意应在同一时间、同一部位、使用同一血压计、同一体位测量血压，监测并记录血压值。

（8）透析时易发生低血压的患者，透析前降压药须减量或停用一次。

（9）透析时服用降压药者，透析结束后，嘱患者缓慢起床活动，以防止发生直立性低血压。有眩晕、恶心、四肢无力感时，应立即平卧，以增加脑部血供。

（10）用药期间，告知患者及家属应密切观察各类降压药物的不良反应，如出现不良反应应及时就诊，遵医嘱调整用药。

第五节　钙磷代谢的用药护理

慢性肾脏病矿物质与骨异常（chronic kidney disease-mineral and bone disorder，

CKD-MBD）是 CKD 引起的系统性矿物质和骨代谢紊乱，包括：钙、磷、甲状旁腺激素（parathyroid hormone，PTH）和维生素 D 等代谢异常；骨容量、骨转化、骨矿物质化、骨线性增长和强度异常；血管或其他软组织等异位钙化。CKD-MBD 是 CKD 及透析患者最常见的并发症之一，也是透析患者致残和死亡的主要病因。

CKD-MBD 的发生原因主要为：①高磷血症。②活性维生素 D_3 水平降低及随后出现的低钙血症。③骨骼对 PTH 产生抵抗，从骨骼中释放到血中钙离子减少。血钙降低和血磷增加均可导致甲状旁腺功能亢进。高磷血症可刺激 PTH 分泌，主要是由于慢性肾衰竭时维生素 D 缺乏及尿磷排泄减少，此可导致高转换和低转换性骨病。

血液透析患者 CKD-MBD 的治疗原则包括：①常规检测血清 25- 羟维生素 D［25（OH）D］，对于合并维生素 D 缺乏［水平＜ 50nmol/L (20ng/ml)］的患者，应补充普通维生素 D，首选维生素 D_3，维持血清 25（OH）D ≥ 50nmol/L。②使用磷结合剂控制血磷在正常或接近正常水平，伴有高钙血症或血管钙化患者使用非含钙磷结合剂。③血钙和血磷水平已经控制正常或接近正常的患者，如出现全段 PTH（intactPTH，iPTH）水平持续升高或高水平，给予活性维生素 D 及其类似物治疗，控制 PTH 在较理想的范围。④经活性维生素 D 及其类似物治疗，iPTH 水平仍难以控制的患者，可换用或联合拟钙剂治疗。⑤对于高钙血症、高磷血症和高 iPTH 血症三者并存的患者，首先给予拟钙剂治疗，同时控制钙摄入，并使用非含钙的磷结合剂。⑥经规范药物治疗后，血清 iPTH ＞ 600pg/ml 或已经形成直径＞ 1cm 的甲状旁腺结节或腺瘤的患者，或者血清 iPTH ＜ 600pg/ml 但伴有顽固性高钙血症和高磷血症的患者，应考虑行甲状旁腺切除或超声引导下介入治疗。临床上，预防和治疗 CKD-MBD 的常用药物包括活性维生素 D 及类似物、磷结合剂及拟钙剂。

一、药物剂量

1. 活性维生素 D 及类似物
（1）骨化三醇（商品名：罗盖全）：片剂，0.25μg/ 片。
（2）阿法骨化醇：片剂，0.25μg/ 片。
（3）帕立骨化醇注射液（商品名：胜普乐）：针剂，0.5μg/1ml，10μg/2ml。

2. 磷结合剂
（1）含钙磷结合剂：①碳酸钙（商品名：钙尔奇 D）：片剂，600mg/ 片；②醋酸钙：片剂 0.667g/ 片。
（2）非含钙磷结合剂：①碳酸镧（商品名：福斯利诺）：片剂，500mg/ 片；②碳酸司维拉姆（商品名：诺维乐）：片剂，800mg/ 片。

3. 拟钙剂　盐酸西那卡塞（商品名：盖平）：片剂，25mg/ 片。

二、药理作用

1. 活性维生素 D 及类似物　活性维生素 D 可在 mRNA 水平抑制 PTH 分泌，通过增加甲状旁腺细胞内钙离子浓度，抑制甲状旁腺细胞的增强；促进肠道钙吸收提高血清钙水平，间接抑制甲状旁腺分泌 PTH。可间接促进小肠对钙的吸收，提高血钙水平。活性维生素 D 类似物有抑制甲状旁腺合成与分泌的作用。

2. 磷结合剂　可结合肠道中的磷，减少磷的吸收，进而降低血磷。含钙的磷结合剂于餐中服用以最大程度发挥降血磷的作用，临床应用最多的是碳酸钙。非含钙的磷结合剂常用药包括：①碳酸司维拉姆：一种非吸收磷酸结合交联聚合体，不含钙和其他金属，通过结合消化道中的磷酸根并降低其吸收。该药很少引起高钙血症，口服后不被胃肠道吸收。②碳酸镧：药物中镧离子在胃酸作用下从碳酸盐中释放出来，与食物中的磷结合形成磷酸镧，降低胃肠道对磷的吸收。

3. 拟钙剂　西那卡塞作用于甲状旁腺细胞表面存在的钙受体，抑制 PTH 的分泌，降低 PTH 水平，从而使血钙浓度降低。能抑制血管钙化和减轻钙化防御，使增生的甲状旁腺体积缩小。

三、护理要点

1. 用法用量

（1）活性维生素 D 及其类似物：透析患者的维生素缺乏时首选维生素 D_3，维持血清 25（OH）D ≥ 50nmol/L。治疗继发性甲状旁腺功能亢进（secondary hyper para thyroidism，SHPT）时，在控制血钙和血磷水平正常的基础上，对轻度 SHPT 且 iPTH 水平处于稳定状态的患者，选择阿法骨化醇、骨化三醇、帕立骨化醇等口服治疗。对 iPTH 水平进行性上升，或持续高于 300pg/ml 的患者，建议选择活性维生素 D 及其类似物间歇性静脉给药治疗。

1）持续口服治疗剂量：适用于轻度 SHPT 但 iPTH 水平处于稳定控制状态，或对治疗有良好反应者。常规剂量：阿法骨化醇 0.25 ～ 0.5μg/d，骨化三醇 0.25 ～ 0.5μg/d，帕立骨化醇 1μg/d。

2）间歇口服冲击治疗：小剂量持续口服治疗无效或 PTH 中重度升高的患者可采用间歇口服冲击治疗。骨化三醇 1 ～ 2μg/ 次或阿法骨化醇 2 ～ 4μg/ 次，每周 2 次；帕立骨化醇 2 ～ 4μg/ 次，每周 3 次。并依据 PTH 水平的变化调整活性维生素 D 的剂量。

3）间歇静脉给药治疗：①起始剂量：iPTH300 ～≤ 1000pg/ml，骨化三醇 1μg/ 次，每周 3 次。②帕立骨化醇 5μg/ 次，每周 3 次；iPTH 1000 ～ 1500pg/ml，骨化三醇 2μg/ 次，每周 3 次；帕立骨化醇 10μg/ 次，每周 3 次。③ iPTH > 1500pg/ml，骨化三醇 3μg/ 次，每周 3 次；帕立骨化醇 15μg/ 次，每周 3 次。

4）剂量调整：①维生素 D 治疗后，如 iPTH 水平不变或上升，或降幅小于基线水平的 30%，可增加阿法骨化醇 2 ～ 6μg/ 周、骨化三醇 1 ～ 3μg/ 周或帕立骨化醇 5 ～ 15μg/ 周；如 iPTH 水平降低至接近目标范围，则每 1 ～ 2 周减少阿法骨化醇 2μg、骨化三醇 1μg，或帕立骨化醇 5μg，以最小剂量维持 iPTH 在目标范围内。②间歇静脉给药治疗：静脉注射骨化三醇每周最大剂量不超过 9μg；经 6 个月增加剂量治疗后或治疗剂量已达到 9μg/ 周，如 iPTH 水平仍≥ 600pg/ml 或者 iPTH 水平较基线降低＜ 70%，建议更改为帕立骨化醇或西那卡塞治疗，或联合西那卡塞治疗。帕立骨化醇单次最大剂量不超过 15μg，起始剂量治疗 6 个月后，如 iPTH 水平仍≥ 600pg/ml，建议换用或联合西那卡塞治疗。如均无显著疗效，考虑甲状旁腺手术切除治疗。

（2）磷结合剂

1）含钙磷结合剂：需随餐服用，应用时首先评估患者血钙水平及钙化情况，若患者合并高钙血症、动脉钙化、异位钙化、无动力性骨病或血清 iPTH 水平持续过低，应限制含钙磷结合剂的使用，每日摄入元素钙总量不超过 1500mg。

2）碳酸镧：可餐中或餐后立即服用，需咀嚼后咽下，勿整片吞服。起始剂量为每日 0.75g，每 2～3 周逐渐调整使用剂量，直至血磷达到可控制水平。

3）碳酸司维拉姆：起始剂量为每次 0.8g 或 1.6g，每日 3 次，随餐服用。整片吞服，勿压碎或咀嚼。剂量调整的间隔为 2～4 周，调整幅度为 0.8g，直至达到可接受血磷水平。

（3）拟钙剂：西那卡塞的初始治疗为 25mg，每日 1 次，随餐或餐后立即口服。药品需整片吞服，不建议切分后服用。每天同一时间段服用，推荐下午或夜间服药。①治疗期间应维持校正血清钙在 2.1～2.5mmol/L；血清钙浓度 < 2.1mmol/L 时，需补充钙剂或使用维生素 D 或酌情减少西那卡塞剂量；血清钙浓度 < 1.9mmol/L 时，暂停使用西那卡塞，补充钙剂或使用维生素 D 制剂治疗，并且至少每周检测 1 次血钙，直至血清钙浓度恢复正常。血清钙浓度恢复正常后可考虑重新西那卡塞治疗，给药剂量应从停药前剂量或减少 25mg 开始。②如血清 iPTH 水平未控制在 150～300pg/ml，在密切监测 iPTH 和血清钙、磷水平的基础上，逐渐递增西那卡塞剂量至 75mg/d，增量调整间期不少于 3 周，每次增量 25mg。如治疗后 iPTH 未明显下降，且血磷 < 1.78mmol/L 和血钙 < 2.5mmol/L，可联合活性维生素 D 及其类似物治疗。西那卡塞最大剂量为 100mg/d，最大剂量使用 2 个月 iPTH 仍无显著下降，考虑治疗无效。

2. 定期监测指标 用药期间应定期评价用药效果及不良反应，监测项目包括血清 25（OH）D、血钙、血磷和 iPTH，碱性磷酸酶，骨密度、血管钙化评估。根据结果调整药物剂量与用法。监测频率为：①血清 25（OH）D：每 12 个月至少检测 1 次。维生素 D 持续治疗者至少每 3 个月检测 1 次；②血钙、血磷和 iPTH：血钙、血磷为每 1～3 个月检测 1 次，iPTH 为每 3～6 个月检测 1 次，接受活性维生素 D 及其类似物治疗时，每月检测 1 次血钙和血磷，每 3 个月检测 1 次 iPTH；③碱性磷酸酶：每 6 个月检测 1 次；④骨密度：每年检测 1 次；⑤血管钙化评估：每 6～12 个月检测 1 次。

3. 观察药物不良反应

（1）活性维生素 D 及其类似物：不良反应包括血钙升高、血磷升高以及过度抑制 iPTH 导致的低转运骨病，甚至无动力骨病发生。骨化三醇长期使用最常见的副作用为高钙血症。轻度高钙血症可表现为便秘、乏力及抑郁；血清钙急剧升高可引起烦躁口渴、脱水、厌食、恶心、肌无力及意识改变。此外，还可引起心律失常、高胆固醇血症、高镁血症、超敏反应等不良反应。帕立骨化醇最常见的不良反应为高钙血症，使用过量可导致高磷血症、甲状旁腺激素过度抑制等。阿法骨化醇不良反应除了高钙血症、高磷血症外，长期服用可出现恶心、头晕、皮疹、便秘、厌食、呕吐、腹痛等高血钙征象，停药后恢复正常。

（2）磷结合剂：含钙的磷结合剂，如碳酸钙、醋酸钙的副作用可升高血钙、增加转移性钙化的风险，部分患者有胃肠道不适反应，如恶心、呕吐、腹泻或便秘等。不含钙磷结合剂，如碳酸镧的不良反应包括头痛、过敏性皮肤反应及胃肠道反应等。碳酸司维拉姆的不良反应有胃肠道不适、过敏反应、肝功能障碍、头痛、眩晕、耳鸣、视觉障碍等。

（3）拟钙剂：西那卡塞不良反应为恶心和呕吐、腹泻、肌痛、眩晕、高血压、食欲缺乏、胸痛。过量使用可引起低钙血症。

4. 护理注意事项

（1）在降磷治疗过程中应定期测定血钙和血清 iPTH，注意有无低钙血症发生，表现为手足抽搐、喉痉挛、肌肉痉挛、手脚麻木、皮肤干燥、嗜睡、抑郁、Q-T 间期延长、癫痫发作等。在发生低钙血症或有可能发生低钙血症时，应在考虑减少用药剂量的同时，酌情使用钙剂或维生素 D 制剂。

（2）磷结合剂优选不含钙且不含铝的磷结合剂，合并低钙血症患者选择含钙制剂。含铝磷结合剂如氢氧化铝和碳酸铝，使用不能超过 4 周，儿童禁用。

（3）CKD 各期合并高磷血症的患者应限制含钙磷结合剂的使用，用药期间应注意观察患者有无高钙血症表现，如食欲缺乏、恶心、呕吐、腹痛、便秘、麻痹性肠梗阻、乏力、头痛、抑郁、肌无力、听力和视觉障碍、心律失常、呼吸困难等，监测血钙和血清 iPTH 变化，及时调整用药。

（4）具有癫痫发作风险或癫痫既往史、肝功能异常、消化道出血或消化道溃疡既往史的患者谨慎使用西那卡塞。

（5）降磷治疗并非单一的磷结合剂的使用，还需饮食控制和充分透析，统称为 3D 降磷治疗。饮食中磷的摄入应该控制在 800 ~ 1000mg/d，指导患者注意非处方或处方药物中潜在的磷来源，鼓励患者阅读食品成分表，避免添加剂中磷的摄入。

（6）长期血液透析的患者病程长，存在着一定的经济压力，并伴有全身奇痒难忍，加重焦虑烦躁，因此要做好患者的心理护理，使其树立战胜疾病的信心；向其详细介绍用药的不良反应及注意事项，使其积极配合治疗。每天观察皮肤情况，预防皮肤感染；避免抓挠；忌用碱性肥皂；避免紫外线照射；注意个人卫生，勤剪指甲；避免局部皮肤破损。

（7）透析患者血钙水平持续升高或连续 2 次检测超过目标范围上限者，应控制钙摄入量 < 1000mg/d，停用钙剂及补钙措施。使用低钙透析液透析，停用含钙磷结合剂。暂停活性维生素 D 及其类似物，换用拟钙剂。

（8）如 iPTH 水平大幅度下降或持续低于目标范围低限者，应减少或停止各种降低 iPTH 的治疗药物，减少或避免低转运骨病发生。

第六节　脂质代谢异常的用药护理

脂质代谢异常是引起肾脏损害的主要因素之一。CKD 患者常合并血脂代谢异常，通常表现为三酰甘油升高、高密度脂蛋白胆固醇降低，低密度脂蛋白胆固醇和总胆固醇的变化个体差异较大。脂代谢紊乱可增加 CKD 患者动脉粥样硬化和心血管事件的发生风险。

KDIGO 发布的《CKD 患者血脂管理临床实践指南》推荐，对新诊断的 CKD 患者进行脂代谢检查，包括总胆固醇、三酰甘油、高密度脂蛋白胆固醇和低密度脂蛋白胆固醇，并在 CKD 患者病情发生变化、使用调脂药物或预期强化调脂治疗能够获益时，监测患者血脂水平。

KDIGO 指南提出，对于年龄≥ 50 岁且 GFR > 60ml/（min·1.73m²）的 CKD 患者，建议使用他汀类药物进行调脂治疗。对于年龄≥ 50 岁且 GFR < 60ml/（min·1.73m²），但尚未接受维持性透析治疗或肾移植的 CKD 患者，建议使用他汀类或他汀类联合依折麦布药物治疗。对于快速进展的 CKD 患者，特别是合并大量蛋白尿的患者，应谨慎使用调脂药物。KDIGO 指南还指出，对于年龄在 18 ～ 49 岁且尚未接受维持性透析治疗或肾移植的 CKD 患者，如合并冠状动脉疾病、糖尿病、既往有缺血性卒中史、预计 10 年内冠状动脉事件死亡率或非致命性心肌梗死发生率＞ 10% 中的一项或多项情况时，建议使用他汀类药物治疗。对于 18 岁以下的 CKD 患者（包括长期透析治疗和肾移植的患者）建议改善生活方式，不建议启动他汀类或他汀类/依折麦布联合治疗。对于已接受维持性透析治疗的患者，如患者在开始透析前已使用他汀类药物，建议继续使用；如患者在开始透析时尚未使用调脂药物，则不建议患者使用他汀类药物或他汀类联合依折麦布药物治疗。

临床常用的降脂药物包括贝特类药物、HMG-CoA 还原酶抑制药、烟草酸类药物及胆固醇吸收抑制剂等。

一、药物剂量

1. 贝特类药物
（1）非诺贝特（商品名：力平之）：片剂，200mg/片。
（2）苯扎贝特：片剂，0.2g/片。
2. HMG-CoA 还原酶抑制药也称之为"他汀"类药物。
（1）阿托伐他汀：片剂，10mg/片，20mg/片。
（2）瑞舒伐他汀：片剂，10mg/片。
（3）辛伐他汀：片剂，10mg/片，20mg/片。
（4）普伐他汀：片剂，10mg/片，20mg/片，40mg/片。
3. 烟草酸类药物阿昔莫司：片剂，0.25g/片。
4. 胆固醇吸收抑制剂依折麦布：片剂，10mg/片。

二、药理作用

1. 贝特类药物 ①非诺贝特可降低血清胆固醇 20% ～ 25%，降低三酰甘油 40% ～ 50%。胆固醇降低是通过降低低密度动脉粥样化成分（VLDL 和 LDL），降低总胆固醇/高密度脂蛋白胆固醇比率取得的。②苯扎贝特可增高脂蛋白脂酶和肝脂酶活性，促进极低密度脂蛋白的分解代谢，使极低密度脂蛋白的分泌减少，进而使血三酰甘油水平降低。

2. HMG-CoA 还原酶抑制药 是一种 HMG-CoA 还原酶的选择性、竞争性抑制剂。HMG-CoA 还原酶的作用是将羟甲基戊二酸单酰辅酶 A 转化成甲羟戊酸（胆固醇的前体）的限速酶。通过抑制肝脏内 HMG-CoA 还原酶及胆固醇的合成降低血胆固醇和脂蛋白水平，增加肝脏细胞表面的 LDL 受体数以增强 LDL 的摄取和分解代谢。

3. 烟草酸类药物 阿昔莫司为烟酸的衍生物，能抑制脂肪组织的分解，减少游离脂肪酸从脂肪组织释放，从而降低三酰甘油在肝脏中的合成，并通过抑制极低密度脂蛋白和低密度脂蛋白的合成，使血中三酰甘油和总胆固醇的浓度下降。还可抑制肝脏脂肪酶的活性，减少高密度脂蛋白的分解。

4. 胆固醇吸收抑制剂 通过抑制小肠对胆固醇吸收来减少血液中胆固醇水平。

三、护理要点

1. 用法用量

（1）贝特类药物：①非诺贝特。每日 1 粒，与餐同服，当胆固醇水平正常时，建议减少剂量。②苯扎贝特。每日 3 次，每次 200～400mg。可与饭同服或饭后服用，并根据肌酐清除率降低情况而减少剂量。

（2）HMG-CoA 还原酶抑制药：①阿托伐他汀。起始剂量每日 10mg，剂量调整时间间隔为 4 周以上，可在任何时候用药，不受餐食影响，每日最大剂量为 80mg。②瑞舒伐他汀。起始剂量每日 5mg，每日 1 次，可在任何时候用药，空腹或与餐同服。每日最大剂量为 20mg。③辛伐他汀。起始剂量每日 10mg 或 20mg，晚间口服。每日最大剂量为 80mg/d。④普伐他汀。起始剂量 10～20mg，每日 1 次，睡前服用，每日最高剂量 40mg。

（3）烟草酸类药物：阿昔莫司，每次 1 粒，每日 2～3 次，随餐或餐后服用。

（4）胆固醇吸收抑制剂：每日 1 次，每次 10mg，可单独服用或与他汀类、非诺贝特联合应用。可在任何时候用药，空腹或与食物同时服用。

2. 定期监测指标 用药期间应定期监测血常规、肝肾功能、血脂、血肌酸磷酸激酶的变化。

3. 观察药物不良反应

（1）贝特类药物：慢性肾衰竭患者的脂质代谢异常主要表现为三酰甘油代谢紊乱，因此贝特类药物应为首选。该类药物常见副作用为消化不良，如腹泻、恶心、便秘、腹胀、腹痛等，部分患者可出现一过性转氨酶升高，偶有胆石症或肌炎等不良反应。

（2）HMG-CoA 还原酶抑制药：目前临床上应用最为广泛的降脂药，常见不良反应为肝功能异常，转氨酶升高，也有腹胀、便秘等消化道及皮疹发生，横纹肌溶解与肌病也常出现。

（3）烟草酸类药物：常见的不良反应为治疗初期出现皮肤血管扩张导致的皮肤潮热感或瘙痒，少部分患者可出现胃灼热痛、上腹痛、恶心等消化道症状，极少数出现过敏反应等。

（4）胆固醇吸收抑制剂：该类药物较为安全，常见不良反应包括腹痛、腹胀、腹泻等消化道症状，还可引起疲倦、转氨酶升高、肌痛、头痛等。

4. 护理注意事项

（1）他汀类药物不建议与贝特类药物联用，会增加横纹肌溶解的风险。在使用中仍应监测肌酸磷酸激酶，防止横纹肌溶解综合征的发生。

（2）贝特类药物在降脂治疗过程中，应关注和治疗引起高血脂的原发病，如甲状腺功能减退、糖尿病等。

（3）依折麦布与 HMG-CoA 还原酶抑制药联合应用禁用于活动性肝病、不明原因的血清转氨酶持续升高的患者。

（4）阿昔莫司对消化道溃疡、严重肾损伤患者（肌酐清除率小于 30ml/min）禁用。该药与烟酸、他汀类药物同时服用，增加肌肉毒性的风险。

（5）饮食疗法始终是治疗高脂血症的首要方法，控制总热量的摄入，减少脂肪的摄入量，限制动物内脏、蛋黄、鱼子等的摄入量。多吃蔬菜和鱼油可促进脂蛋白残余物的清除。改变不良生活方式，如吸烟、酗酒，肥胖者需增加运动，减轻体重。

习题与答案

【习题】

一、单项选择题

1. 血液透析患者透析过程中发生心房颤动时可选用以下药物，除外（ ）
   A. 维拉帕米
   B. 美托洛尔
   C. 胺碘酮
   D. 乙酰毛花苷
   E. 利多卡因

2. 以下药物主要以原型自肾排出，除外（ ）
   A. 阿昔洛韦
   B. 氨苄西林
   C. 阿图洛尔
   D. 地高辛
   E. 依那普利

3. 以下透析器的哪些特性不会影响药物的清除？（ ）
   A. 透析膜的性质
   B. 透析膜的面积
   C. 药物－透析膜的电荷作用
   D. 透析膜孔径的大小
   E. 透析器的价格

4. 药物的（ ）是决定能否经透析移出的重要因素
   A. 剂量
   B. 相对分子质量
   C. 血药浓度
   D. 亲水性
   E. 性质

5. 肾性贫血血红蛋白治疗的靶目标为（ ）
   A. Hb ≥ 100g/L，但不超过 120g/L
   B. Hb ≥ 100g/L，但不超过 130g/L
   C. Hb ≥ 110g/L，但不超过 120g/L
   D. Hb ≥ 110g/L，但不超过 130g/L
   E. Hb ≥ 120g/L，但不超过 130g/L

6. 铁剂补充的目标值正确的是（ ）
   A. 血清铁蛋白（SF）浓度 > 200μg/L
   B. 血清转铁蛋白饱和度（TSAT）> 10%
   C. 网织红细胞血红蛋白含量（CHr）> 20pg/ 红细胞
   D. 血清可溶性转铁蛋白受体 / 铁蛋白对数（sTfR/log Ferritin）比值 ≤ 1
   E. 维持 SF 200 ～ 300μg/L，TSAT 20% ～ 30%

7. 血红蛋白超过（ ）应暂停 ESA 治疗
   A. 110g/L
   B. 120g/L
   C. 130g/L
   D. 140g/L
   E. 150/L

8. 重组人促红细胞生成素的不良反应不包括（ ）

A. 低钾血症

B. 高血压

C. 血管通路血栓

D. 血栓栓塞性疾病

E. 皮疹

9. 下列关于补充铁剂的说法正确的是（　　）

　　A. 口服铁剂经济便利，但可引起胃肠道不适，一般饭前服用

　　B. 口服铁剂时不可与茶和维生素 C 合并使用

　　C. 静脉铁剂胃肠道副作用大，不易发生过敏反应

　　D. 急性活动性感染时，静脉补铁和口服补铁均可

　　E. 静脉铁剂治疗期间应监测铁代谢，避免出现铁过载

10. 低氧诱导因子脯氨酰羟化酶抑制剂的药理作用不包括（　　）

　　A. 上调内源性 EPO 产生和 EPO 受体表达

　　B. 增加肠道铁转运蛋白和骨髓转铁蛋白受体表达

　　C. 下调铁调素水平，促进单核吞噬细胞系统内铁释放，改善铁的利用

　　D. 与红系祖细胞的表面受体结合，促进红系细胞增殖和分化，促进红母细胞成熟。

　　E. 促进肠道和骨髓对铁的吸收利用

11. 下列关于罗沙司他药物的说法不正确的是（　　）

　　A. 适用于慢性肾脏病引起的贫血，包括透析及非透析患者

　　B. 不应与 ESA 同时使用

　　C. 进食不会显著影响药物的吸收量，可空腹服用或与食物同服

　　D. 透析患者可在透析治疗前后的任何时间服用药物

　　E. 如漏服，需补服药物

12. 下列关于血液透析患者的高血压说法正确的是（　　）

　　A. 透析过程中平均动脉压较透析前升高 15mmHg 以上

　　B. 居家自测血压连续 6 个非透析日早晨和夜间平均血压 ≥ 120/80mmHg

　　C. 动态监测血压非透析日 24h 平均 BP ≥ 140/90mmHg

　　D. 非透析日诊室 BP ≥ 150/90mmHg

　　E. 动态监测血压 24h 平均 BP ≥ 140/90mmHg

13. 下列是 CCB 降压药的药理作用是（　　）

　　A. 作用于髓袢升支的皮质段和远曲小管，促进水分及电解质排出而起到降压

　　B. 阻滞钙离子经钙通道内流，减弱心肌收缩力及心脏后负荷而起到降压作用

　　C. 通过阻断肾上腺素 β 受体，抑制心肌收缩力，减少心排血量起到降压作用

　　D. 通过降低循环中血管紧张素 II 水平，减弱血管收缩，降低抗利尿作用以及醛固酮分泌，促进水钠排泄而降压

　　E. 直接作用于小动脉，松弛血管平滑肌，降低外周血管阻力而产生降压作用

14. 下列属于肾素 - 血管紧张素系统抑制剂的药物是（　　）

　　A. 托拉塞米

　　B. 硝苯地平

　　C. 比索洛尔

　　D. 特拉唑嗪

　　E. 替米沙坦

15. 血液透析 60 岁以下患者血压控制的靶目标是诊室透析前血压为（　　）

　　A. ＜ 130/80mmHg

B. < 130/90mmHg

C. < 140/90mmHg

D. < 150/90mmHg

E. < 160/90mmHg

16. 建议慢性肾脏病合并糖尿病、心力衰竭的患者首选降压药为（　　）

A. CCB

B. β 肾上腺素受体阻滞剂

C. 利尿剂

D. ACEI/ARB

E. α 肾上腺素受体阻滞剂

17. 下列关于降压药不良反应说法正确的是（　　）

A. 长期应用噻嗪类利尿剂可能会出现高钾血症、低钠血症、高脂血症、高尿酸血症等

B. CCB 降压药主要的不良反应有头痛、颜面潮红和踝部水肿，踝部水肿的发生是由于水钠潴留所致

C. ACEI 降压药主要的不良反应有高血钾、肾功能恶化、刺激性干咳、血管神经性水肿等。血管神经性水肿多见于全身

D. ARB 降压药在的不良反应最重，降压作用起效缓慢且短暂

E. 硝普钠的不良反应有呕吐、出汗、头痛、心悸等，连续大剂量应用时因血中的代谢产物硫氰酸盐过高可出现中毒反应

18. 降压药应用中的注意事项不包括（　　）

A. 降压治疗宜缓慢、平稳、持续，可先用一种，开始时小剂量，逐渐加大剂量。尽量选用短效降压药物

B. 尽量选择在血压高峰前服用降压药物，注意监测血压，掌握服药规律

C. 透析时易发生低血压的患者，透析前降压药须减量或停用一次

D. 透析时服用降压药者，在透析结束后嘱患者缓慢起床活动，以防止发生直立性低血压

E. 用药时应指导患者按时、正规用药，及时测量血压，判断药物的效果如出现不良反应应及时就诊，遵医嘱调整药物。

19. 下列关于血液透析患者 CKD-MBD 用药治疗原则不正确的是（　　）

A. 常规检测血清 25- 羟维生素 D，如维生素 D 水平 < 50nmol/L 的患者，应补充维生素 D_3

B. 使用磷结合剂控制血磷在正常或接近正常水平

C. 对伴有高钙血症或血管钙化患者使用首选含钙磷结合剂

D. 对于血钙和血磷水平控制正常的患者，如出现 iPTH 水平持续升高可给予活性维生素 D 及其类似物治疗

E. 对于高钙血症、高磷血症和高 iPTH 血症三者并存的患者，首先给予拟钙剂治疗

20. 下列的药物中为拟钙剂的药物是（　　）

A. 西那卡塞

B. 碳酸镧

C. 司维拉姆

D. 醋酸钙

E. 阿法骨化醇

21. 在使用降磷药物期间需定期监测相关指标，下列说法不正确的是（　　）

A. 维生素 D 持续治疗者，血清 25（OH）D 至少每 12 个月检测 1 次

B. 血钙、血磷为每 1 ～ 3 个月检测 1 次

C. 接受活性维生素 D 及其类似物治疗时，iPTH 每 3 个月检测 1 次

D. 碱性磷酸酶每 6 个月检测 1 次

E. 血管钙化评估每 6 ～ 12 个月检测 1 次

22. 含钙磷结合剂的服用方法能最大程度发挥降血磷作用的是（　）
    A. 餐前服用
    B. 餐中服用
    C. 餐后服用
    D. 睡前服用
    E. 任何时间服用

23. 下列药物中可能会引起低钙血症的是（　）
    A. 帕立骨化醇
    B. 碳酸钙
    C. 骨化三醇
    D. 西那卡塞
    E. 醋酸钙

24. 某患者在降磷治疗过程中出现手足抽搐、手足麻木、嗜睡等表现，该患者可能发生（　）
    A. 高钙血症
    B. 低钙血症
    C. 高钾血症
    D. 低钾血症
    E. 低钠血症

25. 下列关于降磷药物应用说法不正确的是（　）
    A. 磷结合剂优选含钙磷结合剂
    B. 含钙磷结合剂的用药期间应注意观察患者有无高钙血症表现
    C. 降磷治疗并非单一的磷结合剂使用，还需饮食控制和充分透析
    D. 指导患者注意非处方或处方药物中潜在的磷来源
    E. 有癫痫发作史、肝功能异常、消化道出血者慎用西那卡塞

26. 下列不是他汀类药物使用适应证的是（　）
    A. 快速进展的 CKD 患者，特别是合并大量蛋白尿者
    B. 年龄在 18～49 岁且尚未接受维持性透析治疗或肾移植，且合并冠状

动脉疾病、糖尿病的 CKD 患者
    C. 已接受维持性透析治疗的患者，且在开始透析前已使用他汀类药物者
    D. 患者在开始透析时，尚未使用调脂药物者
    E. 年龄在 18～49 岁且尚未接受维持性透析治疗或肾移植，且预计 10 年内冠状动脉事件死亡率或非致命性心肌梗死发生率＞10% 的 CKD 患者

27. 下列为胆固醇吸收抑制剂的药物是（　）
    A. 非诺贝特
    B. 阿昔莫司
    C. 依折麦布
    D. 辛伐他汀
    E. 苯扎贝特

28. 下列药物可在任何时间服用的是（　）
    A. 非诺贝特
    B. 苯扎贝特
    C. 辛伐他汀
    D. 阿昔莫司
    E. 依折麦布

29. 服用降脂药物期间无须监测的指标为（　）
    A. 尿常规
    B. 血象及血小板计数
    C. 肝肾功能
    D. 血脂
    E. 肌酸磷酸激酶

30. 关于下列说法不正确的是（　）
    A. 他汀类药物可与贝特类药物联用，不会增加横纹肌溶解的风险
    B. 依折麦布与 HMG-CoA 还原酶抑制药联合应用，禁用于活动性肝病、不明原因的血清转氨酶持续升高的患者
    C. 阿昔莫司对消化道溃疡、严重肾损伤者禁用

D. 他汀类药物在使用中应监测肌酸磷酸激酶变化，防止横纹肌溶解综合征的发生

E. 应用贝特类药物时应关注和治疗引起高血脂的原发病，如甲状腺功能减退、糖尿病等

二、多项选择题

1. 终末期肾病（ESRD）血液透析患者合并高血压合理用药的原则是（　　）

A. 联合用药，增强疗效，减少不良反应

B. 如药物疗效反应差应增大剂量

C. 选用长效制剂

D. 尽量选用不被透析清除的药物

E. 从低剂量开始以减少不良反应

2. 血液透析疗法对药物具有一定的清除作用，影响药物清除的因素包括（　　）

A. 药物相对分子质量及体积

B. 蛋白结合率

C. 药物分布容积

D. 透析器膜性能

E. 血流量、透析液流量及超滤量

3. 肾是一些药物灭活主要场所，主要由肾脏灭活的药物是（　　）

A. 胰岛素

B. 胰高血糖素

C. 甲状旁腺激素（PTH）

D. 甲状腺素

E. 胃泌素

4. 在透析治疗过程中，药物是通过什么方式从血中移出？（　　）

A. 弥散

B. 对流

C. 附着于透析膜上

D. 超滤

E. 置换

5. 肾功能不全时调整药物剂量的方法为（　　）

A. 延长给药时间

B. 缩短给药时间

C. 给予负荷量

D. 监测血药浓度水平

E. 减少维持量

6. 血液净化时与药物清除的相关因素包括（　　）

A. 透析器体外超滤系数 KUF

B. 透析时间

C. 血液和透析液流速

D. 膜的物理结构

E. 滤器对水和溶质的移出特征

【参考答案】

一、单项选择题

1.E　2.E　3.E　4.B　5.D　6.A　7.C　8.A　9.E　10.D　11.E　12.A　13.B　14.E　15.C　16.D　17.E　18.A　19.C　20.A　21.A　22.B　23.D　24.B　25.A　26.D　27.C　28.E　29.A　30.A

二、多项选择题

1.ACDE　2.ABCDE　3.ABC　4.ABC　5.ACDE　6.ABCDE

（刘秉诚　孙亚南）

参考文献

[1] 傅晓岑，任红，陈楠. 肾性贫血的治疗研究 [J]. 中国血液净化，2022，21（1）：6-9.

[2] 喻倩，路香雪，张嘉铃，等. 肾性贫血的药物治疗现状与进展 [J]. 中国血液净化，2020，19（9）：589-591，597.

[3] 王曾，张阳，王琴，等. 肾性贫血并发症的研究进展 [J]. 中国血液净化，2022，21（7）：469-472.

[4] 陈香美. 血液净化标准操作规程 [M]. 北京：人民卫生出版社，2021.

[5] 孙雪峰.《中国肾性贫血诊疗的临床实践指南》解读 [J]. 中国实用内科杂志，2021，41（9）：785-788.

[6] 沈霞，刘云. 血液净化治疗护理学 [M]. 北京：科学出版社，2018.

[7] 王志刚. 血液净化学 [M]. 北京：北京科学技术出版社，2017.

[8] 林惠凤. 实用血液净化护理 [M].2 版. 上海：上海科学技术出版社，2016.

[9] 王凯，蔡均均.《2021KDIGO临床实践指南: 慢性肾脏病患者的血压管理》解读[J]. 解放军医学杂志，2021，46（7）：637-642.

[10] 张建玲，李刚.2021 世界卫生组织《成人高血压药物治疗指南》解读 [J]. 中华高血压杂志，2023，31（1）：18-20.

[11] 黎磊石，刘志红. 中国肾脏病学 [M]. 北京：人民军医出版社，2008.

[12] 周莉，付平.2017 年 KDIGO 关于慢性肾脏病 – 矿物质和骨异常（CKD-MBD）临床实践指南的解读 [J]. 中国循证医学杂志，2017，17（8）：869-875.

[13] 刘志红，李贵森. 中国慢性肾脏病矿物质和骨异常诊治指南 [M]. 北京：人民卫生出版社，2019.

[14] 倪兆慧. 慢性肾脏病患者的血脂管理 [J]. 肾脏病与透析肾移植杂志，2019，4（28）：349-350.

第13章

血液透析治疗常见并发症的治疗与护理

第一节　血液透析患者急性并发症

一、透析中低血压

透析中低血压（intradialytic hypotension，IDH）是维持性血液透析（maintenance hemodialysis，MHD）患者常见的并发症之一。IDH 是患者死亡的独立预测因子，其发生率为 20% ～ 30%，对于 IDH 尚无最佳循证学临床定义。大多采用美国国家肾脏基金会（National Kidney Foundation，NKF）的改善全球肾脏病预后组织（Kidney Disease：Improving Global Outcomes，KDIGO）指南，将 IDH 定义为收缩压（systolic blood pressure，SBP）下降 ≥ 20mmHg 或平均动脉压（mean arterial pressure，MAP）下降 ≥ 10mmHg，且伴有临床表现并需要采取医学干预措施。IDH 严重影响了 MHD 患者的耐受性、充分性和有效性。

（一）影响因素

1. 患者因素

（1）体重增长率：透析间期体重增长过多，导致单位时间脱水速度加大，超滤总量超过干体重的 6% ～ 7% 容易造成有效循环血容量不足。

（2）进食情况：透析中进食过多过快，增加内脏血管充血。

（3）年龄：老年患者心血管稳定性差，循环血量增加。

（4）透析前低收缩压：是 MHD 患者发生透析中低血压的独立危险因素。

（5）疾病因素：存在营养不良、低蛋白血症，以及合并有糖尿病、心脏疾病、高磷血症、血管淀粉样病变等。

2. 透析相关因素　单次血液透析超滤量过多、超滤速度过快、透析液渗透压过低、透析液钠过低、透析液温度过高、透前使用降压药、透析器膜的生物相容性引起的过敏等。

3. 其他　患者失血（透析过程中意外出血、内脏出血等）。

（二）临床表现

少数低血压患者无特殊症状，典型 IDH 表现为打哈欠、头晕、恶心、呕吐、出汗、眼花、黑矇、腹部不适、肌肉痉挛、烦躁不安、晕厥、嗜睡、心绞痛、一过性意识丧失甚至昏迷等。

（三）护理措施

在透析过程中做好巡视，对特殊患者加强观察，特别是老年、反应迟钝、昏迷及病情危重患者，一旦出现症状立即采取相应措施，具体措施包括：

1. 停止超滤、减慢血流量。有利于血管再充盈，恢复有效循环血容量。

2. 调整体位。协助患者头低足高仰卧位，可增加脑部血液供应，改善脑部供血状况。如患者出现呕吐、神志不清等症状应取平卧位，头偏向一侧，防止窒息。

3. 遵医嘱给予患者氧疗。持续低流量给氧可改善患者心肌，增加外周组织供氧。

4. 补充血容量。静脉补液可恢复血压。遵医嘱快速输入生理盐水 100 ～ 200ml，或给予高渗葡萄糖液、血浆和白蛋白等，提高血浆渗透压。

5. 上述处理后，患者症状仍未缓解，排除其他诱因后，遵医嘱回输血液，保留静脉通路，给予升压药，积极配合抢救治疗。

（四）预防

1. 患者因素

（1）控制透析间期体重增加不超过干体重的 3% ～ 5%，必要时重新评估干体重。

（2）调整降压药物的剂量和给药时间。

（3）避免透析中进食。

2. 治疗因素

（1）改变治疗模式如采用低温透析、可调钠透析、序贯透析、延长透析时间等。

（2）积极治疗患者并发症如低蛋白血症、心血管疾病、感染等。

（3）药物的使用：盐酸米多君、左旋卡尼丁等。

（4）根据患者病情选择个体化的透析液。

3. 健康教育　加强患者宣教，告知其低血压的危害性，如血管通路内血栓形成或功能丧失，增加患者心血管并发症、内脏器官损伤的风险、残余肾功能的丧失等。

二、肌肉痉挛

一般发生于透析过程的中、后期，发生率约 20%，表现为局部肌肉突发强直性痉挛，剧烈疼痛使患者难以忍受，导致提前下机，是透析不充分的重要原因之一。

（一）常见原因

1. 原因尚不明确，透析过程中，超滤过快或过多，在短时间内快速脱水，血管内血容量快速的减少，进而出现肌肉血流灌注降低，发生肌肉痉挛。

2. 肌肉痉挛的发生还受低血压、组织细胞缺血缺氧、肉碱缺乏、电解质紊乱和酸碱失衡等因素影响。

（二）临床表现

多发生在透析的中后期，长时间和疼痛的强直性骨骼肌收缩，发生部位常见于患者足部、双手指、腓肠肌和腹部等。

（三）护理措施

1. 遵医嘱减慢血流量、减慢或停止超滤。
2. 伴有低血压的患者，可遵医嘱予生理盐水、高渗盐水、高渗葡萄糖溶液快速输注。
3. 可协助患者按摩或拉伸痉挛的肌肉群，缓解疼痛并保证患者的安全。
4. 根据肌肉痉挛的具体原因，进行个体化宣教。

（四）预防

1. 控制透析间期体重增加及防止发生透析低血压。
2. 采用高钠或可调钠透析，积极纠正低镁、低钙、低钾等电解质紊乱。
3. 鼓励患者加强肌肉锻炼。

三、失衡综合征

失衡综合征（dialysis disequilibrium syndrome，DDS）是一种以脑水肿为表现特征的神经系统障碍，一般多在透析过程中或透析后不久发病，发生率为 3.4% ～ 20%。

（一）常见原因

DDS 的病因较复杂，大多数学者认为主要与脑水肿有关。透析过程中由于血液中的毒素（尿素）浓度迅速下降，受血脑屏障的限制，脑组织、脑脊液中的尿素及其他毒素代谢缓慢，导致血液与脑脊液间形成一个渗透梯度差，血液中水分进入脑组织，从而诱发脑水肿。DDS 好发于：
1. 初次或诱导透析、透析间期过长的慢性肾衰竭患者。
2. 急性肾衰竭、透析前尿素氮和肌酐较高者。
3. 使用大面积和高效透析器、血流量大、超滤过快、透析时间长的患者。

（二）临床表现

早期症状以恶心呕吐、焦虑不安、视物模糊、血压升高、头痛等为主，中、重度可出现定向力障碍、嗜睡、行为异常、惊厥、癫痫、昏迷，甚至死亡。

（三）护理措施

1. 轻症患者遵医嘱予吸氧、静脉注射高渗溶液、20% 甘露醇等，酌情给予镇静剂、缩短透析时间。
2. 惊厥、抽搐和昏迷患者注意保持静脉和呼吸道通畅，配合医师给予相应处理。
3. 严重者立即停止透析，根据病情采取相应措施。
4. MHD 患者加强宣教，告知其规律透析的重要性，防止无故中断或停止透析。

（四）预防

1. 诱导透析，透析时间选择 2 ～ 3h，血流量＜ 200ml/min，选择膜面积较小、清除率较低的透析器。

2.MHD 患者可使用钠曲线，降低血液和脑组织液渗透梯度，减少脑水肿的发生风险。加强健康指导，避免中断透析。

四、首次使用综合征

首次使用综合征（first use syndrome）也称为透析器反应，指应用新透析器及管路时发生的一系列临床症候群，常发生在透析开始数分钟至 1h。分为 A 型（过敏型反应）和 B 型（非特异性反应）。

（一）常见原因

1. A 型（过敏型反应）　可能与透析器的膜材料、管路和透析器的消毒剂（环氧乙烷）、抗凝剂的类型、透析液污染、血管紧张素转化酶抑制剂、高敏人群等有关。

2. B 型（非特异性反应）　可能与补体激活或透析器的生物相容性有关。

（二）临床表现

1. A 型反应　症状较重，发生率＜ 5 次 /10 万透析例次，可发生于透析开始至 30min 内。患者出现咳嗽、打喷嚏、焦虑不安、荨麻疹、胸背痛、恶心、呕吐、寒战、呼吸困难、濒死感，甚至心脏骤停等。

2. B 型反应　症状较轻，较常见，发生率 3 ～ 5 次 /100 次透析，可发生于透析开始 30 ～ 60min。患者可出现胸背痛、低血压、恶心、呕吐等。

（三）护理措施

1. A 型反应

（1）遵医嘱立即吸氧，密切观察患者生命体征。严重时立即停止透析治疗，夹闭管路，丢弃透析器和血路管内的血液。

（2）根据患者反应，配合医师，做好相应的抢救措施。

（3）做好患者的心理护理，缓解其紧张情绪。

2. B 型反应

（1）遵医嘱予吸氧，减慢血流量，密切观察患者的生命体征。

（2）患者症状减轻后继续透析。

（四）预防

1. A 型反应

（1）选用生物相容性好的透析器，按透析器说明规范预冲，过敏者增加预冲量。

（2）已发生过透析器反应的患者，避免选用同样膜材料和消毒方法的透析器。

（3）高危患者透析前遵医嘱提前使用抗组胺药，并停止 ACEI 类药物。

2.B 型反应　使用生物相容性好的透析器，规范预冲，过敏患者增加预冲量。

五、心律失常

在血液透析过程中，出现如早搏、心动过速、心动过缓以及心房纤颤等异常的心脏节律变化都被称为血液透析过程中的心律失常。心律失常是血液透析患者常见并发症，可以在透析间期或透析过程中发生，是导致心源性猝死的主要原因之一。

（一）常见原因

其发生原因除了患者有心脏基础病变本身之外，主要与贫血、电解质异常、酸碱平衡紊乱、心功能不全及药物使用等有关，其中以血钾、镁和钙的异常所致心律失常较为多见。透析中超滤量过大，血流动力学不稳定，各种血管活性物质的产生也易导致心律失常。

（二）临床表现

血液透析过程中心律失常临床表现多样，可伴心悸、胸痛、头晕、黑矇、晕厥，严重时可发生阿-斯综合征，甚至猝死。

（三）护理措施

1.协助医师尽快明确心律失常类型及原因

（1）立即进行心电图检查明确心律失常类型。

（2）急查电解质、血气分析，疑似心肌梗死的患者，应急检肌钙蛋白等心肌损伤标志物。

2.轻症患者可以减慢血流量，给予吸氧、心电监护，密切观察患者的心率、心律、血压、呼吸、意识状态等的变化，以便及时发现问题。伴有低血压患者可以降低超滤率，并适当补充生理盐水。

3.重症患者可遵医嘱根据心律失常的类型给予抗心律失常药物，必要时终止透析，转专科治疗。

4.安抚患者以减轻紧张、焦虑情绪。

5.出现心搏骤停，立即终止透析，启动心肺复苏。

（四）预防

1.对于易发心律失常的患者使用碳酸氢盐透析液、生物相容性好的透析膜。

2.消除各种常见诱因，如纠正贫血、降低甲状旁腺激素水平、透析过程中吸氧、缓慢超滤和增加透析频率、限制高钾饮食等。

3.应用合适的抗心律失常药物，药物治疗无效者可采用电复律或安装心脏起搏器等措施。

六、低血糖

低血糖是指血浆葡萄糖浓度低于正常（非糖尿病患者低于 2.8mmol/L，糖尿病患者低于 3.9mmol/L）。值得注意的是，血液透析过程中发生的低血糖往往是无症状的，即患者可能没有明显的自觉症状，这使得低血糖的及时发现和处理变得尤为困难。

（一）常见原因

1. 无糖透析液的使用　血液透析主要通过弥散作用清除葡萄糖。血糖与透析液浓度梯度越大，跨膜扩散的葡萄糖速度就越快。在 200 ～ 300ml/min 透析流速下，每次透析非糖尿病患者在无糖透析液下平均丢失 15 ～ 40g 葡萄糖，糖尿病患者则平均丢失 37 ～ 50g 葡萄糖。

2. 胰岛素和降糖药物的作用　在糖尿病药物性低血糖中以胰岛素引起者最多，胰岛素属于大分子物质，不易通过透析膜，血液透析时若不改变原有的胰岛素用量，将增加低血糖的发生风险。

3. 胰岛素拮抗作用下降　肾衰竭时，肾脏对胰岛素灭活能力受损，中、小分子毒素对胰岛素产生拮抗作用，而血液透析后尿毒症毒素被部分清除，机体对胰岛素的反应性增强，致使血糖降低。

4. 其他因素　透析前进食不足、营养不良、高龄、服用 ACEI 降压药是血液透析低血糖发生的独立危险因素。

（二）临床表现

血液透析患者出现低血糖时，其表现可能与一般低血糖症状相似，轻者可无明显症状。常见的临床表现有头晕、出汗、心悸、手抖、乏力、烦躁、血压下降、视物模糊等，严重时可出现意识丧失、休克，甚至危及生命。

（三）护理措施

患者症状发作或疑似发作时，测量血压、脉搏，立即用快速血糖仪检测血糖，若血糖 ≤ 3.9mmol/L，遵医嘱予静脉注射 50% 葡萄糖 40 ～ 60ml，15min 后复测血糖，对于意识清楚、无吞咽障碍患者，可嘱其进食含糖食物，以维持血糖水平，同时做好对症护理，监测血糖变化情况。

（四）预防

1. 加强血糖监测　预防低血糖的发生首先要加强血糖监测，这是各国血液透析指南的一致推荐。英国糖尿病协会推荐透析开始前后监测两次末梢血糖，部分国家指南也推荐对高血糖波动风险的人群使用动态血糖监测。

2. 含糖透析液浓度与葡萄糖补充　血液透析患者的血糖脆性和周期性透析更易产生大幅度血糖波动，特别是在无糖透析液的糖尿病患者中形成透析低血糖，透析后高血糖的模式。目前，我国多使用无糖透析液，低血糖和高血糖波动风险大。欧美国家普遍采用糖透析液，最常见的为欧洲使用较多的低糖 5.5mmol/L（100mg/dl）和美国的高糖透析液 11.1mmol/L（200mg/dl）。临床观察证实糖尿病患者在低糖透析液透析时仍会出现血糖持续下降，但程度较无糖明显降低，非糖尿病患者血糖则基本保持稳定。

3. 调整降糖方案　减少透析日胰岛素用量或口服用药是预防透析中低血糖的常见策略，糖尿病患者需根据医嘱谨慎周密调整降糖药剂量，透析前需要减量或者不用降糖药。

4. 透析前评估患者进食情况，避免空腹透析　透析日准备糖块、巧克力、饼干等碳水化合物高的食品，如患者未进食或进食过少，鼓励透析 2h 内适量进食，发现早期低血糖症状（如出冷汗、饥饿感等）立即给予含糖饮食或糖块等，防止发生严重低血糖反应，但应密切注意血压情况，避免由于进餐使迷走神经兴奋，胃肠血管扩张引起有效循环血量减少而导致血压下降。

七、癫痫

癫痫作为神经系统疾病之一，是由于不同原因引起的脑内异常放电，导致慢性反复发作性短暂脑功能失调综合征。而血液透析过程中发生的癫痫，在增加透析风险的同时会导致更高的致死、致残率，影响患者的生命安全。

（一）常见原因

1. 透析失衡综合征　透析过程中血液尿素氮下降过快，而脑脊液中的尿素氮下降相对较慢，导致脑脊液的渗透压高于血液，从而引起脑水肿和癫痫发作。

2. 电解质紊乱和酸中毒　电解质紊乱（如低钙血症）和酸中毒可能导致神经元膜电位的不稳定，引发癫痫发作。

3. 抗生素的使用　某些抗生素（如头孢菌素类）在血液透析患者中可能因肾小球滤过率下降而半衰期延长，从而引起癫痫发作。

4. 低血糖　血液透析过程中，血糖水平下降，尤其是透析前服用降糖药物的患者，低血糖可能会诱发癫痫发作。

5. 脑血管疾病　如脑出血、脑梗死等，可能会导致癫痫的发生。

（二）临床表现

血液透析过程中癫痫发作，轻者可表现为短暂意识丧失、两眼凝视、双上肢痉挛，持续 20 ～ 30s，清醒后对发作情况毫无回忆；严重者表现为癫痫大发作症状，多出现不同程度的突然意识丧失，全身肌肉强直性收缩，头后仰、双眼上翻、喉部痉挛、四肢抽搐，发出或不发出尖叫，同时伴随口吐白沫、牙关紧闭、瞳孔散大、小便失禁等症状，持续数分钟后症状消失，醒后对发作过程不能回忆，常感到头痛、全身乏力、四肢酸痛等。

（三）护理措施

在癫痫发作时，应立即采取措施保护患者，防止自伤和外伤。具体措施包括：

1. 将患者平卧，头偏向一侧，保持患者呼吸道通畅，避免呕吐物引起窒息，在上下白齿间放置缠有纱布的压舌板以防舌咬伤。

2. 必要时立即停止透析，待患者稳定后再继续。

3. 保护患者内瘘通路，避免穿刺针的脱出和血肿的发生。

4. 给予高浓度氧气吸入，改善脑组织缺氧。

5. 专人守护，加床护栏。在患者躁动时适当约束，对于发作时易受伤的关节部位用棉垫加以保护，惊厥时切勿用力按压患者的肢体，防止骨折、脱臼。

6. 遵医嘱给予地西泮等镇静药物。

（四）预防

1. 避免血尿素氮快速下降导致透析失衡综合征。

2. 重点关注有癫痫史的患者，谨慎使用左卡尼汀。

3. 监测患者血压、血糖情况。

4. 维持电解质和酸碱平衡。

八、发热

血液透析过程中发热是指在透析期间，因致热原作用或各种原因致使体温升高 0.5℃以上。

（一）常见原因

引起透析患者发热原因有很多，分为感染性发热与非感染性发热。

1. 非感染性原因　主要有热原反应、过敏反应、高温透析、溶血反应、引起肾衰竭的原发病等。热原反应多由致热原进入血液引起，如透析器等复用不规范、体外循环管路和透析器预冲不规范、透析用水污染等。

2. 感染性原因　主要分为透析及非透析引起的感染，透析引起的感染主要是透析时无菌操作不严，留置导管、内瘘的感染；非透析引起的感染主要是尿路感染、肺部感染等其他脏器的感染。

（二）临床表现

透析相关发热可出现在透析中，也可出现在透析结束后。临床表现主要是体温升高，患者可有畏寒、寒战、肌肉酸痛、恶心、呕吐等表现。若是因感染引起，还可能出现血管通路部位皮肤的红、肿、热、痛，或有分泌物等局部炎症表现。

（三）护理措施

一旦血液透析患者出现发热，应首先分析与血液透析有无关系。如由血液透析引起，则应分析原因，并采取相应的防治措施。

1. 询问患者透析间期是否有发热现象，是否存在感染、感冒、咳嗽等，并测量体温。

2. 协助医师查找原因，密切观察患者体温、脉搏、呼吸、血压等生命体征的变化。

3. 考虑细菌感染时遵医嘱予留取血培养，并予抗生素治疗。为了维持一定的血药浓度，大多数抗生素应在血液透析结束后使用，确保疗效。

4. 考虑非感染引起者，可以遵医嘱予应用小剂量糖皮质激素治疗。

5.对于出现高热患者，遵医嘱予对症处理，包括物理降温、口服解热药等，并适当调低透析液温度。服用退热药后应密切注意血压变化，防止血压下降，30min后复测体温并详细记录。

6.对畏寒、寒战的患者应注意保暖，并注意血管通路部位的安全、固定，防止穿刺针或导管滑脱。

7.患者出现恶心、呕吐时，应让其头偏向一侧，避免呕吐物进入气道引起窒息。

8.高热患者由于发热和出汗，超滤量设定不宜过多，必要时加以调整。

9.做好心理护理及高热护理的宣教和指导，缓解患者紧张、焦虑情绪。

10.血液透析结束后再次测量体温，嘱患者有异常及时就医。

（四）预防

1.在透析操作、透析器复用中应严格遵守无菌操作规程，避免因操作引起致热原污染。

2.建议使用一次性使用透析器。

3.加强透析用水及透析液监测，避免使用受污染的透析液进行透析。

4.检查体外循环管路、透析器、采血器、生理盐水等有效期，注意外包装有无破损等；透析前应充分冲洗体外循环管路和透析器。

5.透析前评估患者血管通路：内瘘局部有无红、肿、热、痛；留置导管置管周围是否清洁、干燥，出口处是否存在渗血、渗液、红肿等现象，透析间期和透析治疗过程中是否有发冷、寒战等。如发现患者已有感染或发热，应由医师确认原因给予治疗后，再行血液透析。

第二节　血液透析患者慢性并发症

一、心血管并发症

心血管疾病（cardiovascular disease，CVD）是血液透析患者死亡的主要原因，占所有死亡的50%，血液透析患者的心血管并发症包括高血压、心力衰竭、心源性猝死、冠状动脉粥样硬化性心脏病、心律失常等。大量研究显示血液透析患者CVD不仅发生率高，也同患者的不良预后密切相关。

（一）高血压

高血压是血液透析患者最常见的合并症之一，在血液透析患者中的发病率达70%～90%，是导致患者发生心脑血管事件及死亡的主要原因。血液透析患者的高血压可分为透析间期（非透析日）高血压和透析过程中血压增高，具体分型包括①容量负荷增多型：患者透析前高血压，透析过程中伴随超滤增加，血压逐渐降低，透析结束时血压正常，透析间期血压逐渐升高；②容量负荷增多＋心力衰竭／交感神经反应性不足型：患者透析前高血压，透析过程中伴随超滤增加，血压逐渐降低，并发生低血压，透析间期血压逐渐升高；③容量负荷增多 + 肾素 – 血管紧张素 – 醛固酮系统（renin-angiotensin–aldosterone system，RAAS）/ 交感神经反应性增强型：患者透析前高血压，透析过程中伴随超滤增加，血压逐渐升高，透析结束后血压有所降低，但维持透析间期高血压；④ RAAS / 交感神经反应性增强型：患者透析前血压正常，透析过程中伴随超滤增加，血压逐渐升高，透析结束后血压逐渐恢复正常。

1. 发病机制

（1）水钠潴留：透析不充分或饮水过多等可导致水钠潴留，容量超负荷引起心排血量增加以及全身血管阻力升高，是血液透析患者透析间期出现高血压的主要原因。

（2）RAAS 激活、交感神经过度兴奋、血管内皮功能异常、动脉硬化、精神压力紧张或心理因素、降压药物的清除、透析中钠离子浓度过高，会导致血液透析患者透析过程中血压增高。

（3）使用红细胞生成刺激剂（erythropoiesis–stimulating agent，ESA）等药物、高龄、胰岛素抵抗等也可能与血压升高有关。

2. 干预和护理

（1）干体重达标：水钠潴留是血液透析患者合并高血压的最主要因素，对于未控制高血压的患者，首先要考虑干体重是否达标。干体重是指临床上因透析超滤能够达到最大限度的体液减少、且不发生低血压时的体重。可通过应用生物电阻抗法评估容量状态、延长透析时间或增加透析次数、序贯透析治疗、可调钠透析、使用超滤曲线等方式调至干体重。

（2）合理使用降压药：依据患者临床特征，遵医嘱使用降压药物。对于透析过程中血压升高的患者，不宜选择透析易于清除的降压药物。

（3）饮食干预：限制盐及水分的摄入，控制患者每日食盐摄入 < 5g/d。

（4）适当运动：规律进行有氧运动，如散步、慢跑、八段锦、太极拳等。

（5）严密观察：定期监测血压变化，推荐采用动态血压监测（ambulatory blood pressure monitoring，ABPM）和家庭血压监测（home blood pressure monitoring，HBPM）进行血压评估与日常管理，建议合并高血压的血液透析患者透析前血压靶目标值：年龄 < 60 岁者，< 140/90mmHg；年龄 ≥ 60 岁者，< 160/90mmHg；透析后血压应 ≥ 120/70mmHg。如出现耳鸣、头晕、头痛、视物模糊等症状，应警惕高血压危象出现。

（6）心理调适：保持乐观的心态，避免精神压力、紧张、熬夜和过度劳累。

（二）心力衰竭

心力衰竭（heart failure）是多种原因导致心脏结构和（或）功能改变，从而引起心室收缩和（或）舒张功能障碍的一组临床综合征，是血液透析患者的第二大心血管疾病，在血液透析患者中，心力衰竭患病率约为 40%。血液透析患者一旦合并心力衰竭，生存率显著下降。

1. 危险因素

（1）传统危险因素：①高血压。高血压导致心脏后负荷增加，促进左心室肥大（left ventricular hypertrophy，LVH）的发生，进而引起心脏舒张功能障碍，导致左心室充盈压力升高及舒张性心力衰竭。随着疾病进展，部分患者将最终发展为收缩期心脏功能障碍。②便秘。活动量减少、超滤脱水、肠道菌群改变、药物等因素会导致便秘，而排便困难会引起血压升高，诱发心力衰竭。③其他传统危险因素。高龄、吸烟、酗酒、肥胖、糖尿病、脂代谢紊乱等是发生心力衰竭等心血管事件的传统危险因素。

（2）终末期肾病（end-stage renal disease，ESRD）相关危险因素：①容量超负荷。尿量减少、干体重计算不当、水盐摄入过多等因素引起患者水钠潴留、慢性容量超负荷，致心脏前负荷增加，也是血液透析患者心力衰竭发生的主要危险因素。②残余肾功能的下降。在慢性肾脏病（chronic kidney disease，CKD）早期即已发生左心室结构、功能异常及心肌纤维化，促使 CKD 相关心肌病的发生。③慢性肾脏病矿物质和骨代谢异常（chronic kidney disease-mineral and bone disorder，CKD-MBD）。CKD-MBD 常是通过异位钙化，尤其是冠状动脉等血管钙化、心脏瓣膜钙化，直接或间接导致脉压和脉搏波传导速度增加、冠状动脉舒张期灌注减少、心脏后负荷增加，导致心肌缺血、LVH 的发生及 CVD 风险的增加。④其他因素。微炎症与氧化应激、贫血等也是透析患者心力衰竭的独立危险因素。

2. 临床表现　心力衰竭是以肺循环和（或）体循环淤血、器官和组织血液灌注不足为临床表现的一组综合征，主要表现为呼吸困难、乏力及液体潴留；特征性体征包括：湿啰音、外周水肿、颈静脉充盈、肝颈静脉回流征、心尖冲动位置改变、第三心音奔马律及心脏杂音等。

3. 干预和护理

（1）容量评估：监测患者血压及体重增长情况，评估心功能状况，定期评估调整干体重。

（2）指导患者低盐饮食，控制透析间期体重增长率＜ 5% 干体重。

（3）评估透析充分性，以单室尿素清除率（spKt/V）≥ 1.2、尿素下降率（URR）≥ 65% 为透析充分性标准。

（4）使用超纯透析液，改善微炎症状态。

（5）改善患者贫血及营养状况。

（6）患者不能耐受间歇式血液透析（intermittent hemodialysis，IHD）治疗时，可采用连续性肾脏替代治疗（continuous renal replacement therapy，CRRT）。

（7）积极控制诱因及治疗病因：调整干体重、调整透析处方及治疗肺部感染等。对伴原发性心血管疾病患者，应尽早治疗原发病，有利于防止急性心力衰竭再发和改善预后。

（8）急性左心衰竭应急措施：①减少静脉回流。患者取坐位或半卧位，两腿下垂以减少静脉回心血量。②吸氧。血氧饱和度＜ 90% 或动脉氧分压（arterial oxygen partial pressure，PaO_2）＜ 60mmHg 时给予吸氧治疗，若无 CO_2 潴留，可采用高流量（6 ~ 8L/min）给氧，必要时面罩给氧。③超滤脱水。血压稳定者，立即给予单纯超滤，超滤脱水速度 0.5 ~ 1.0L/30min，以快速减轻容量负荷。④药物治疗。遵医嘱给予镇静、强心、血管扩张等药物。

（三）心源性猝死

心源性猝死（sudden cardiac death，SCD）是指由于各种心脏原因引起的急性症状发作后 1h 内突发的意外死亡，或是在过去的 24h 内基本生命体征尚佳的患者，在没有明显的非心源性原因情况下，发生未被目击的意外死亡。

1. 危险因素

（1）透析相关的心血管并发症：血液透析患者中常见的心血管并发症包括冠状动脉病变、左心室肥厚、心力衰竭、心肌钙化、瓣膜病变及心律失常等。此外，微炎症状态、营养不良、骨矿物质代谢异常、贫血和酸碱平衡紊乱等也会增加心源性猝死的风险。

（2）血液透析治疗相关的危险因素：透析液成分如钾浓度过低（< 2.0mmol/L）或钙浓度过低（< 1.25mmol/L），透析时血钾波动过快、快速超滤、透析过程低血压和透析间期过长导致患者容量负荷过重和高钾血症。

2. 干预和护理

（1）定期评估调整患者干体重，加强健康教育，控制透析间期的液体摄入。

（2）对于合并严重心律失常的患者，遵医嘱给予抗心律失常药物。

（3）透析液成分配置宜个体化，避免应用钾浓度或钙浓度过低的透析液。

（4）适当控制透析液的温度和流速，使用超纯透析液及生物相容性好的透析器。

（5）改善患者营养状态、调节骨矿物质代谢异常、纠正贫血和酸碱平衡紊乱。

二、肾性贫血

肾性贫血是指各种肾脏疾病导致红细胞生成素（erythropoietin，EPO）绝对或相对生成不足，以及尿毒症毒素影响红细胞生成及其寿命而发生的贫血。贫血是终末期肾脏病常见的并发症，是导致一些慢性肾衰竭相关症状（如乏力、抑郁、运动耐量降低和呼吸困难）的常见原因，贫血还会增加心血管疾病相关并发症的发病率和死亡率，以及导致住院风险和住院时间延长。

贫血诊断标准：依据世界卫生组织（World Health Organization，WHO）推荐，海平面地区，年龄 ≥ 15 岁，男性血红蛋白< 130g/L，成年非妊娠女性血红蛋白< 120g/L，成年妊娠女性< 110g/L，可诊断为贫血。

（一）发病机制

1. EPO 缺乏　EPO 是红系祖细胞和前体细胞扩增和终末分化所必需的生长因子，主要影响骨髓造血。EPO 生成不足是 ESRD 患者贫血的主要原因，肾脏是产生 EPO 的主要场所，肝实质也可产生小部分的 EPO，当肾组织受到弥漫性损伤时，EPO 的产生显著减少。

2. 尿毒症及红细胞生长的抑制因子　尿毒症中、大分子毒素可能是重要的骨髓抑制剂。当前认为，患者体内有一些对红细胞的生成有抑制作用的大分子毒素，包括白细胞介素 -1α，白细胞介素 -1β、甲状旁腺激素等，它们能抑制骨髓红系的分化，使红细胞前体对 EPO 的反应性降低，干扰红细胞的生成和代谢，使红细胞寿命缩短。

3. 造血原料的缺乏　铁、叶酸及组氨酸等均是造血过程中不可缺少的物质，患者常因摄入减少、吸收不良、慢性失血等，引起造血原料的缺乏。

4. 失血 血液透析患者血液累积丢失量较大，这主要与透析失血、周期性抽血有关。其他因素包括透析用水不纯，有机氯、氯胺超标及冲洗管路中残留消毒液，低钠、高温透析液等。

5. 继发性甲状旁腺功能亢进 ①可促进骨髓纤维化，缩短红细胞寿命，抑制红细胞生成；②导致高转运骨病，骨髓纤维化，抑制造血；③降低对 EPO 的反应性。

6. 炎症状态 炎症因子通过减少 EPO 生成及活性、升高铁调素、引起营养不良等抑制红细胞生成，加重贫血。

7. 营养因素 摄入减少及透析本身所致的营养物质丢失，均可造成营养不良及造血原料的缺乏。

（二）临床表现

贫血的临床症状主要是由于组织缺氧和代偿性心排血量增加产生的乏力、呼吸困难，其次为注意力难以集中、头晕、睡眠障碍、畏寒、头痛等，并伴有甲床、手掌等部位的皮肤黏膜苍白的较明显体征。重度贫血时，患者会有心慌、胸闷、气短等症状出现，甚至出现心脏相关疾病等症状。

（三）干预和护理

1. 指导患者做好贫血指标的监测：包括血红蛋白（Hb）、转铁蛋白饱和度（transferrin saturation，TSAT）百分比、总铁结合力（total iron-binding capacity，TIBC）、血清铁蛋白浓度、血清铁蛋白，未能明确贫血病因者，应行维生素 B_{12}、叶酸、大便隐血、骨髓穿刺等检查。按照监测频率进行检测，并根据检测结果遵医嘱进行药物剂量的个体化调整。

2. 加强用药指导与观察：一旦出现过敏情况，要及时停止使用药物。

（1）红细胞生成刺激剂（ESA）：ESA 可以有效治疗贫血，减少输血需要，改善生存质量。相比较于短效 ESA，长效 ESA 具有半衰期长、输注频次低、患者治疗依从性好等优势。近年来，包括达依泊汀 α、甲氧基聚乙二醇红细胞生成素 β、促红细胞生成素模拟肽（erythropoietin mimetic peptide，EMP）在内的长效 ESA 相继上市，为肾性贫血治疗提供了新的选择。皮下或静脉注射 EPO 前向患者讲解 EPO 的作用机制及重要性，观察患者有无高血压、头痛、皮肤瘙痒及皮疹、恶心呕吐、关节痛、发热、血液透析血管通路血栓、眩晕及血栓栓塞性疾病等。使用长效 ESA，需关注有无高血压、血栓形成、心血管事件、超敏反应等问题。

（2）铁剂：充足的铁储备对 ESA 发挥最大的作用至关重要。口服给药应在饭后服用，以减轻对肠道的刺激，同时避免与抗酸药物同服，告知患者服用期间大便颜色变为褐黑色，停用铁剂后即恢复正常。静脉铁剂治疗期间应监测铁状态，避免出现铁过载，静脉给药时注意给药速度，观察患者有无用药不良反应、药物外渗及延迟不良反应（关节、肌肉疼痛）的发生。

（3）低氧诱导因子脯氨酰羟化酶抑制剂（hypoxia-inducible factor prolyl hydroxylaseinhibitor，HIF-PHI）：HIF-PHI 是一种新型治疗肾性贫血的小分子口服药，可上调内源性 EPO 产生和 EPO 受体表达，促进肠道对铁的吸收和骨髓对铁的利用，从而促进红细胞的生成。HIF-PHI 使用期间应注意观察患者有无高血压、高钾血症、上呼吸道感染、恶心、乏力、转氨酶异常、头晕、低血压、肌肉痉挛等不良反应。

3. 饮食指导：适量摄入优质蛋白，食用含铁和叶酸的食物，食用新鲜蔬菜及水果。参考患者的年龄、消化系统情况、个人饮食习惯、当前个人营养状态等制订相应的饮食方案。

4. 减少失血：规范操作防止漏血；观察静脉压和透析器颜色，防止凝血；穿刺部位要轮流更换，防止针眼渗血。

5. 红细胞输注：会立即提高血红蛋白水平，重度贫血者给予输注红细胞，尽快纠正贫血，改善缺氧状态。

6. 预防感染：肾性贫血患者抵抗力低下，继发感染机会多，护士应注意无菌操作，患者应预防感冒、保持口腔清洁，定期监测血常规、肾功能等指标，发现异常及时就诊。

7. 提高透析充分性：改善身体内环境，增加骨髓红系反应。

8. 纠正甲状旁腺正常功能，防止铝中毒等。

9. 心理护理：耐心宣教疾病知识、药物用法和副作用的观察，缓解患者焦虑心理，配合治疗。

三、慢性肾脏病矿物质和骨代谢异常

慢性肾脏病矿物质与骨异常（chronic kidney disease-mineral and bone disorder，CKD-MBD）是 CKD 所致的矿物质及骨代谢异常的临床综合征，这一概念将以往的肾性骨营养不良和肾性骨病的范围扩大，CKD-MBD 是全身性（系统性）疾病。临床上出现以下一项或多项表现：①钙、磷、甲状旁腺激素（parathyroid hormone，PTH）和维生素 D 等代谢异常；②骨容量、骨转化、骨矿物质化、骨线性增长和强度异常；③血管或其他软组织等异位钙化。CKD-MBD 是透析患者最常见的并发症之一，也是透析患者致残和死亡的主要病因。

（一）发病机制

CKD-MBD 发生的始动环节是肾脏滤过功能下降，肾脏在调节磷酸盐和钙的稳态中起着关键作用。在 CKD 中，由于功能正常的肾单位数量的减少，肾小球滤过率降低，磷酸盐的排泄减少，导致磷酸盐潴留，进一步刺激磷酸盐排泄激素，即 PTH 和成纤维细胞生长因子 23（fibroblast growth factor23，FGF23）的分泌，这些激素直接或间接地通过抑制肾脏产生的骨化三醇而发挥作用。在 CKD 早期，PTH 和 FGF23 的分泌增加，作为一种"权衡"机制，通过增加剩余肾单位对磷酸盐的排泄，使血浆磷酸盐浓度维持在生理范围内。但随着肾功能的恶化，调节机制将出现失衡，最终导致高磷血症、低钙血症、继发性甲状旁腺功能亢进（secondary hyperparathyroidism，SHPT）、血管和软组织钙化等，给血液透析患者带来严重的不良后果。

（二）临床表现

1. 骨病症状

（1）骨痛：骨痛是典型的症状，常发生在承重骨部位，如足跟、膝、腰、背、髋等部位，伴明显压痛。

（2）骨折：多见于严重的 SHPT 患者，主要为脆性骨折，多见于肋骨、脊柱、髋骨等。

（3）骨骼畸形：严重者可出现退缩人综合征、狮面征、杵状指样畸形等。

2. 骨外脏器损害表现

（1）皮肤改变：皮肤瘙痒、燥热、小斑疹或丘疹，以及皮肤内钙质样物质沉着。

（2）神经系统症状：失眠、不宁腿综合征、性格改变。

（3）肌少症：出现肌萎缩、肌含量减少、肌力下降等表现，以近端肢体肌无力最常见，下肢尤其明显，严重者可出现"企鹅"步态。

（4）其他：营养不良、促红细胞生成素抵抗的贫血。

3. 转移性钙化和心血管钙化

（1）软组织钙化：关节、肌肉等软组织处可发生无痛性、可活动的包块，X 线表现为团块样高密度影。

（2）眼钙化：红眼征。

（3）内脏钙化：如肺内钙化，CT 检查可见肺内高密度钙化灶。

（4）心血管钙化：最严重的并发症，包括主动脉钙化、中小动脉钙化、心瓣膜钙化和冠状动脉钙化。

4. 钙化防御

又称钙化性尿毒症性小动脉病（CALCIfic uremic arteriolopathy，CUA），多见于 ESRD 患者。是一种严重威胁生命健康的血管性疾病，主要特征为系统性小动脉中膜钙化合并内膜增生和血栓形成。损伤部位通常伴有顽固性疼痛，可以进展为溃疡和周围组织缺血性坏死。

（三）干预和护理

1. 控制高磷血症，维持血钙稳定

（1）目标值设定：CKD-MBD 防治的关键是对磷的控制，建议将血磷指标控制在 1.13～1.78mmol/L，血钙指标控制在 2.1～2.5mmol/L，每 1～3 个月检测 1 次血钙和血磷。

（2）减少磷的摄入：饮食磷摄入控制在 800～1000mg/d，富含蛋白质的食物往往含磷也高，选择磷/蛋白比低的食物，如蛋清等。避免食用含有各种食品添加剂的食物，如饮料、加工肉制品、速食品、奶酪及冷冻的烘烤食品等，减少无机磷的摄入。

（3）使用降磷药物：目前所使用的磷结合剂主要包括含钙磷结合剂，非含钙、含铝磷结合剂。优选非含钙、含铝磷结合剂，如司维拉姆、碳酸镧、蔗糖羟基氧化铁等，磷结合剂需要随餐服用，合并低钙血症患者选择含钙制剂，如碳酸钙等，根据血磷水平决定使用剂量，并定期复查。

（4）充分透析：充分透析是治疗高磷血症的基础，可通过增加透析频次或者延长透析时间，提高对磷的清除效果。

（5）为降低心血管钙化的风险，推荐使用钙离子浓度为 1.25 ～ 1.5mmol/L 的透析液。

2. 控制继发性甲状旁腺功能亢进

（1）目标值设定：建议将全段甲状旁腺激素（intact parathyroid hormone，iPTH）水平控制在正常上限的 2 ～ 9 倍，每 3 ～ 6 个月检测 1 次 iPTH。

（2）药物治疗：使用活性维生素 D 及其类似物、拟钙剂，或使用活性维生素 D 及其类似物联合拟钙剂治疗，治疗过程中应监测血钙和血磷水平，避免高钙血症和高磷血症。活性维生素 D 及其类似物通过维生素 D 受体（VDR）发挥作用，被称为维生素 D 受体激动剂（VDRA），包括非选择性活性 VD（如骨化三醇、阿法骨化醇）、选择性活性 VD（如帕立骨化醇、度骨化醇、马沙骨化醇），有静脉和口服两种给药途径。拟钙剂主要作用于甲状旁腺细胞膜上的钙敏感受体（CaSR），达到模拟高血钙的环境来欺骗甲状旁腺的 CaSR 发出以减少血清 PTH 分泌的信号，同时可以降低血钙浓度，被称为"药物性甲状旁腺切除"。

（3）外科手术切除：对于药物治疗无效的严重 SHPT 患者，当出现下列情况时，建议行甲状旁腺切除术：①iPTH 持续＞ 800pg/ml；②药物治疗无效的持续性高钙和（或）高磷血症；③具备至少一枚甲状旁腺增大的影像学证据，如高频彩色超声显示甲状旁腺增大，直径＞ 1cm 并且有丰富的血流；④以往对活性维生素 D 及其类似物药物治疗抵抗。甲状旁腺切除术式包括甲状旁腺全切、甲状旁腺次全切、甲状旁腺全切加自体移植术。

四、感染

感染是导致 ESRD 透析患者死亡的第二位病因（平均约占死亡病例的 25%），仅次于心血管疾病（约占 50%）。因此，对感染进行积极预防与护理尤为重要。

（一）易感因素

1. 免疫功能低下。
2. 营养不良。
3. 血管通路、体外循环管路、透析器生物相容性、复用透析器、透析液或供液管路污染等均可诱发感染。
4. 老年透析患者、糖尿病患者、合并其他疾病、使用免疫抑制剂、过度补铁、输血液制品等。
5. 透析患者本身的疾病进展及尿毒症毒素累积。

（二）感染类型

1. 细菌感染　透析患者较为多见的细菌感染有泌尿系统感染、呼吸道感染、腹腔感染及结核，且感染后易引起菌血症、亚急性细菌性心内膜炎等。细菌感染主要表现发热、寒战及感染部位症状（如咳嗽、咳痰等），治疗关键是应用有效抗生素治疗，此外补充营养及相关支持治疗非常重要。

2. 病毒感染

（1）肝炎病毒：常易发生乙型肝炎和丙型肝炎感染，与患者免疫功能低下、透析操作不当、消毒不严格（尤其复用透析器时）、输血等因素有关。

（2）人类免疫缺陷病毒（human immuno-deficiency virus，HIV）：与输血或交叉感染而发生获得性免疫缺陷综合征（acquired immuno-deficiency syndrome，AIDS）有关，西方国家血液透析患者感染率为0.8%，我国的感染率也逐年升高，应当引起重视。

（3）其他：如真菌、巨细胞病毒、单核细胞增多症也有一定的发病率。

（三）干预和护理

1. 医护人员应严格执行消毒隔离措施和无菌技术操作。

2. 使用生物相容性好的透析器及超纯透析液。

3. 尽量避免长期使用导管进行血液透析，切除有潜在感染的残留人工血管。

4. 乙型肝炎病毒抗原、丙型肝炎病毒抗体标志物阳性、梅毒螺旋体抗体标志物阳性、HIV携带者或艾滋病患者禁止复用透析器，对可能通过血液传播的传染病患者也不能复用透析器。

5. 患者和医护人员定期检测传染病四项，将乙型肝炎、丙型肝炎、梅毒、艾滋病患者分区分机进行隔离透析，有条件的透析中心最好设立观察区域或专机对窗口期患者进行透析治疗，且增加传染病四项的检验频率。

6. 血液净化中心（室）保持良好的环境，减少探视和陪护。

五、脑卒中

脑卒中是由于脑部血管突然破裂或因血管阻塞导致血液不能流入大脑而引起脑组织损伤的一种急性脑血管疾病，包括缺血性脑卒中（急性脑梗死）和出血性脑卒中（急性脑出血）。

（一）缺血性脑卒中（急性脑梗死）

1. 危险因素

（1）低血压：血液透析过程中或透析后可能发生低血压，导致脑部血流量减少，引发缺血性脑卒中。

（2）脱水和血液浓缩：透析过程中的脱水可能导致血液浓缩，增加血栓形成的风险，进而导致缺血性脑卒中。

（3）透析过程中抗凝不充分：抗凝剂使用不足可能增加血管内凝血的风险，影响脑部血液供应。

（4）促红细胞生成刺激素的应用，导致血液黏滞度增加。

（5）合并糖尿病、高血压、脂代谢异常、高龄、心脏病（如心房颤动、瓣膜病、缺血性心脏病等）、呼吸睡眠暂停、SHPT、透析间期体重增长过多以及存在缺血性脑卒中既往病史和家族史，也是缺血性脑卒中发生的危险因素。

2. 干预和护理

（1）卒中早期避免强化降压治疗，若收缩压＞220mmHg或舒张压＞120mmHg，逐渐降低血压至基线血压的 85% ～ 95%。

（2）甘露醇联合血液透析控制脑水肿，但急性缺血性脑卒中发病 24h 内避免血液透析治疗。

（3）可使用抗血小板药物（如阿司匹林、噻氯匹定、氯吡格雷及西洛他唑）或抗凝药物（如阿加曲班、肝素及华法林），治疗期间要严密监测凝血酶原时间 – 国际标准化比值（PT-INR），推荐 PT-INR ＜ 2.0。

（4）发病早期选择影响颅内压较小的透析方式：①连续性肾脏替代治疗；②腹膜透析；③每日低效缓慢血液透析。通过降低血流速和透析液流速、使用膜面积较小的透析器、缩短透析时间，可以降低血液尿素水平变化幅度，使用生物相容性高的透析器有利于患者心血管稳定。

（5）透析过程中给予甘油果糖静脉注射，结合超滤治疗降低颅内压；但应避免快速、大量脱水，以防止血液浓缩引起的脑血流量减少而加重脑缺血。

（6）抗血栓治疗时，为减少出血并发症，应减少透析时抗凝剂剂量。

（二）出血性脑卒中（急性脑出血）

血液透析患者急性脑出血的年发病率为（3.0 ～ 10.3）/1000，与肾功能正常的脑出血相比，血液透析合并脑出血的血肿体积增加概率是前者的 3 倍，死亡率达 44%，是一般人群的 3.8 倍。

1. 危险因素

（1）高血压和血压波动：血液透析患者顽固性高血压的患病率高，且对急性血压变化的耐受性较差，在血液透析过程中，体内降压药物浓度、血流动力学参数均可能发生剧烈波动，改变脑灌注压和脑血流量，导致脑出血的发生。

（2）血脂异常：主要表现为极低密度脂蛋白胆固醇、低密度脂蛋白胆固醇和三酰甘油含量增加，而高密度脂蛋白胆固醇降低，长期血脂异常导致脑血管动脉粥样硬化，若伴随高血压则极易引发脑出血。

（3）凝血机制异常与抗凝剂的使用：血液透析患者体内代谢产物及毒素潴留，抑制血小板因子 3 的释放和抑制血小板的黏附和聚集功能，抗凝剂的使用也会导致血小板功能异常，增加出血的风险。

（4）营养不良与炎症反应：长期营养不良可导致贫血和低蛋白血症，贫血导致血小板在血流中散在分布，不利于内皮细胞损伤时迅速黏附，低白蛋白血症、慢性炎症常提示着患者体内氧化应激水平增高，加快动脉硬化的进程，成为脑出血的危险因素之一。

2. 干预和护理

（1）透析中出现急性脑出血的临床表现，应立即停止抗凝剂输注，并迅速下机。

（2）避免在脑出血发生的 24h 内透析治疗，以免增加出血面积。

（3）血压控制与降颅内压治疗：如收缩压＞ 180mmHg 或平均动脉压＞ 130mmHg，可遵医嘱予降压药物逐渐降低血压至基线血压的 80%。

（4）对血液透析并发脑出血急性期患者的透析治疗方式的选择，目前尚无定论，无肝素血液透析或者使用枸橼酸局部抗凝的连续肾脏替代治疗是常规治疗方式，透析处方的调整通常持续到患者临床状况稳定为止。

（5）评估外科急诊手术治疗指征，必要时行外科手术清除血肿或引流。

第三节　血液透析治疗护理应急预案

一、静脉血肿

透析过程中由于各种原因造成静脉针穿破血管而使静脉淤血、肿胀。

（一）常见原因

患者血管细、脆弱或硬化、末梢循环较差，操作者技术欠佳，患者肢体活动过度等。

（二）临床表现

透析过程中随着血流的加快，患者静脉出现肿胀、淤血及疼痛等，机器静脉压升高。

（三）护理措施

1.透析过程中静脉突然肿胀疼痛，立即停止血泵，将动静脉针及血路管上的夹子关闭，用无菌连接器连接动静脉管路，打开夹子，关闭超滤，以100ml/min血流量行离体循环（时间＜10min）。

2.重新找血管进行穿刺，穿刺成功后，关闭血泵连接动静脉管路，恢复透析，经常巡视。

3.如果短时间内（时间＞10min）无法立即穿刺成功，应先将体外循环管路中的血液回输到患者体内，待穿刺成功后再次引血上机，并适当增加超滤量。

4.告知患者静脉肿胀处24h内冷敷，以后热敷，涂喜辽妥促使血肿消散。

（四）预防

1.对血管条件较差者应由技术熟练的护士进行穿刺。

2.透析前用热水袋保暖（尤其冬天），使血管扩张，有利于穿刺。

3.透析开始时应缓慢提升血流速度，使静脉逐渐扩张。

4.做好宣教，防止过度活动导致的穿刺针移位。

（五）应急处理流程

见图13-1。

二、穿刺针脱落

在血液透析过程中，由于各种原因导致穿刺针从患者血管通路意外脱出的情况。

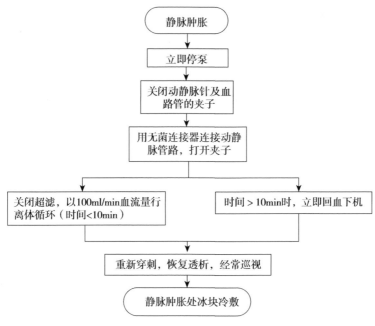

图 13-1　静脉血肿应急预案

（一）常见原因

患者躁动、精神异常等扯脱或自行拔针；患者皮下组织疏松、胶布粘贴不牢固；穿刺针和（或）体外循环管路固定不当。

（二）临床表现

1. 动脉穿刺针脱落表现为空气进入体外循环装置，透析机出现空气报警，伴随穿刺点出血。若机器报警失灵，空气进入患者体内，则发生空气栓塞。

2. 静脉穿刺针脱落表现为血液流出体外，透析机出现低静脉压报警，伴随穿刺点出血。失血量与血流量、脱落时间成正比丢失，严重者患者呈失血性休克状态。若静脉传感器内有水、血液或报警器失灵等，无法正确监测压力变化，机器不报警。

（三）护理措施

1. 一旦发现穿刺针脱出，立即关闭血泵，同时按压穿刺处，呼叫邻组护士协助处理，汇报给医师。

2. 如为动脉针脱落，降低血流量回血，排尽管路中空气，避免空气进入体内，同时尽快建立动脉通路继续透析治疗。

3. 如为静脉针脱落，重新建立静脉通路，如果难以立即再建的，先改用动脉缓慢回血，同时建立静脉通路继续透析治疗。

4. 正确评估失血量，密切监测患者生命体征，做好动态评估，预防失血后的不良反应。

5. 必要时与输血科联系紧急交叉配血、输血，进一步抢救治疗。

6.万一发生空气栓塞，立即启动"空气栓塞应急预案"。

（四）预防

1.妥善固定穿刺针和体外循环管路。

2.对躁动、精神异常、皮下组织疏松的患者，必要时使用透明贴膜固定并给予适当约束。

3.充分暴露穿刺部位，加强巡视，及时发现并避免穿刺针脱落。

4.加强患者宣教，使其充分了解预防管路滑脱的重要意义，防止人为的穿刺针或体外循环管路脱出。

5.确保透析机在正常状态下运转，严禁使用故障设备进行治疗。

（五）应急处理流程

见图 13-2。

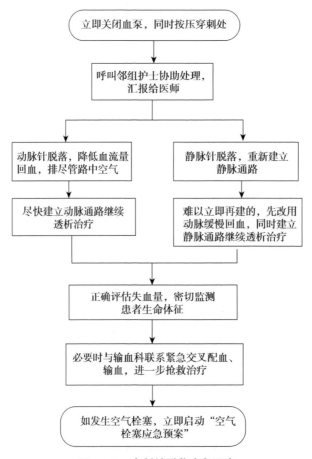

图 13-2　穿刺针脱落应急预案

三、凝血

血液净化治疗过程中，当血液脱离血管环境且失去血管内皮细胞的保护时，体外循环引发的刺激会导致血细胞和血浆中多种生化途径激活，导致管路凝结并提前终止治疗。

（一）常见原因

1. 患者自身因素 高凝状态，外周血血红蛋白过高，血管通路血流量不足或吸出不畅，不用抗凝剂或抗凝剂用量不足等。

2. 透析相关因素 血流量设置过低，管路扭曲或弯折使血流量下降，透析血管通路再循环过大，机器频繁报警而停泵，超滤率过高，透析中输注血液、血制品或脂肪乳剂，各种原因引起动静脉壶气泡增多、液面过高，透析器重复使用，透析器预冲不规范等。

（二）临床表现

1. 操作者肉眼观察或用生理盐水冲洗后观察，可见体外循环管路及透析器血液颜色变深、血液红细胞和血浆分离、透析器出现不同程度的条索状阴影、透析器动静脉端出现血凝块、传感器被血液充满，动静脉壶张力增大等。临床上可通过估计凝血纤维所占比例来进行凝血程度分类，没有纤维凝血为 0 级凝血；透析器部分凝血，一般少于10%的纤维凝血为1级凝血；透析器10%～50%的纤维凝血为2级凝血；严重凝血，大于50%的纤维凝血为3级凝血。

2. 体外循环的压力改变：透析器阻塞，引起泵前压力上升，静脉压力下降；静脉壶或静脉穿刺针阻塞，泵前压和静脉压上升；凝血广泛，所有压力均升高。

（三）护理措施

严密观察，及早发现，及时处理。

1. 一旦发现异常，立即打开动脉管路上的补液通路回输生理盐水，观察体外循环管路及透析器堵塞情况。

2. 汇报给医师，协助分析凝血发生的原因，根据医嘱确定是否增加抗凝剂用量及调整相关治疗参数。

3. 轻度凝血常可通过追加抗凝剂用量，调高血流速度来解决。在治疗中仍应严密监测患者体外循环凝血情况，一旦凝血程度加重，应立即回血，更换透析器和体外循环管路。

4. 重度凝血常需立即回血。如凝血重而不能回血，则建议直接丢弃体外循环管路和透析器，不主张强行回血，以免凝血块进入体内发生栓塞事件。

5. 更换体外循环管路和透析器时，需观察内瘘针的情况，如发生堵塞，及时拔针，压迫穿刺处，更换穿刺针原位或重新选择穿刺点穿刺；观察导管的通畅情况，如发生堵塞，遵医嘱用尿激酶溶栓或重新置管，再通后方可使用。

6. 严密监测患者的生命体征，出现低血压时立即汇报给医师并遵医嘱予对症治疗。

7. 向患者解释并做好心理护理，减少焦虑、恐惧情绪。

（四）预防

1. 透析治疗前全面评估患者凝血状态、透析结束记录凝血情况，合理选择和应用抗凝剂。

2. 规范预冲透析器，防止透析器凝血。

3. 透析器的复用应严格按照质控要求进行，充分氧化残存纤维蛋白，如果透析器残血不能完全清除干净，则应丢弃。

4. 无抗凝、小剂量抗凝或患者有高凝史者，血液透析过程中要保证足够的血液流量；透析过程应间歇用生理盐水冲洗透析器及体外循环管路，注意观察体外循环管路及透析器颜色、透析机压力变化等。

5. 透析中避免直接在体外循环管路上输注血液、血制品和脂肪乳等，特别是凝血因子。

6. 加强透析过程中监测，早期发现凝血征象并及时处理。包括：压力参数改变（动脉压快速升高、静脉压快速升高或降低）、体外循环管路和透析器血液颜色变深、透析器中空纤维凝血、管路的动脉壶或静脉壶内出现小凝血块等。

7. 定期监测血管通路血流量，分析血管通路血流不足的原因，并及时纠正，避免透析中再循环过大。

8. 病情及血管通路允许的情况下，适当增加血流量，避免透析时血流速度过低。如需调低血流速度，且时间较长，应加大抗凝剂用量。

（五）应急处理流程

见图 13-3。

四、破膜

是指透析器的半透膜发生破裂，可能会导致血液进入透析液或透析液反流入血液，从而引发一些不良后果。

（一）常见原因

1. 透析器本身质量问题，运输和搬运过程暴力摔打。

2. 透析器储存不当，如冬天储存在温度过低的环境中。

3. 预冲过程不规范，体外循环管路扭曲、夹闭、粗暴敲打等。

4. 透析中因凝血或超滤量过大等导致跨膜压超过限度。

5. 对于复用透析器，如复用处理和储存不当、复用次数过多、未经压力检测等。

（二）临床表现

透析器内的透析液可能看到血液成分，透析液颜色变红，透析机出现漏血报警。

（三）护理措施

1. 一旦发现，立即断开透析液旁路，判断透析器破膜的程度，汇报给医师。

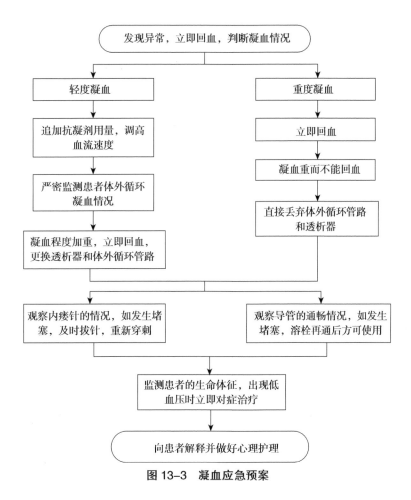

图 13-3　凝血应急预案

2. 如果少量破膜，立即夹住体外循环管路的动脉端，将血液全部回输至患者体内；如果大量破膜，为避免透析液对血液造成污染，应立即夹闭体外循环管路的动脉端和静脉端，丢弃体外循环中血液。

3. 更换新的透析器和体外循环管路预冲后重新引血继续进行透析治疗。

4. 严密监测患者生命体征、症状和体征情况，一旦出现发热、溶血等表现，遵医嘱采取相应处理措施。

5. 观察患者的反应，安慰患者，缓解其焦虑紧张的情绪。

（四）预防

1. 透析前应仔细检查透析器，规范预冲操作流程。

2. 单位时间内超滤量要适中，透析中严密监测跨膜压，避免出现过高跨膜压。

3. 透析机漏血报警等装置应定期检测，避免发生故障。

4. 透析器复用时应严格进行破膜试验。

（五）应急处理流程

见图 13-4。

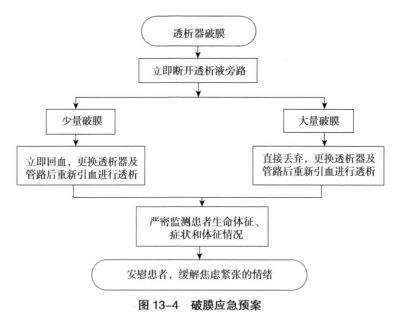

图 13-4　破膜应急预案

五、空气栓塞

空气栓塞指在透析过程中空气进入人体血液循环系统引起的血管栓塞，是透析治疗中的严重并发症，常有致命性危险。

（一）常见原因

1. 操作时，因机器的空气监测装置故障或未将气泡捕捉器置入空气监测装置，而导致空气进入体内。常见情况有：体外循环管路与动脉穿刺针连接不严；动脉穿刺针或管路脱落；动脉管路上未使用的帽子和夹子没有盖好或夹好，未处于双保险状态；预冲透析器和体外循环管路时，未排尽空气；透析器或体外循环管路破裂、漏气；透析管路泵前补液完毕，未及时处理；透析机除气设备失灵，如肝素注射器漏气或空气捕捉器破损。

2. 违反操作规程，血液透析结束时用空气回血。

3. 体外循环管路和透析器中有气泡输入，在处理过程中操作不当。

4. 中心静脉导管护理操作中，在取下导管肝素帽或注射器时，导管夹未处在关闭状态，致使空气进入体内。

5. 机器的负压泵低，对透析液不能充分除气，致使透析液中的空气不能完全清除，通过透析器进入血液中。

（二）临床表现

临床症状和体征取决于空气进入体内的量、速度及栓塞的部位。若少量空气呈微小泡沫缓慢进入血液，可溶解入血或由肺呼出，不发生任何症状。轻者可出现急性呼吸困难、咳嗽、胸部发紧、气喘、发绀、濒死感，严重者可出现抽搐、昏迷，甚至死亡。

（三）护理措施

1. 立即夹闭静脉管路，停止血泵，呼救并立即通知医师。

2. 抬高下肢，使患者处于头低足高、左侧卧位。嘱患者镇静，轻拍背部，鼓励患者咳嗽，将空气从肺动脉的入口处排出。禁忌心脏按压，避免空气进入肺血管床和左心房而引起全身动脉栓塞。

3. 心肺支持，给予高流量吸氧（有条件者吸纯氧），采用面罩或气管插管等，病情严重者送高压氧舱内加压给氧。如空气量较多，有条件者可予右心房或右心室穿刺抽气。

4. 必要时遵医嘱应用激素、呼吸兴奋剂等。

5. 给予静脉输液，改善低血压和微循环；密切监测生命体征变化，监测血氧饱和度。

6. 如情况无好转，遵医嘱予进一步处理。

7. 调查事件发生原因并做好记录。

（四）预防

1. 注意透析机空气报警装置的维护，严禁使用空气监测故障及透析液脱气装置故障的机器。

2. 上机前正确安装体外循环管路及透析器，严格进行规范预冲，排尽气泡，并检查有无破损和漏气。有血路密闭自检的机器，应按流程进行血路密闭自检。

3. 做好内瘘穿刺针或中心静脉导管的固定，连接患者时，再次检查穿刺针或中心静脉导管、透析器和体外循环管路之间的连接是否锁紧，上机前必须夹闭体外循环管路各分支。

4. 透析过程中密切观察内瘘穿刺针或中心静脉导管、体外循环管路连接等有无松动或脱落。

5. 动、静脉壶液面分别调节于壶的3/4处，避免液面过低。

6. 慎用泵前补液，特殊情况需补液的可用点滴输液报警器或输液泵进行，并加强巡视；快速补液时，护士须守候在旁，补液完毕后及时夹闭体外循环管路输液分支和输液器。

7. 治疗过程中若发现体外循环管路内有气泡，应立即寻找原因并处理，禁止将静脉管路从管夹中拽出，避免空气进入体内。若空气已经通过气泡捕捉器，可将体外循环管路与患者分离行脱机循环，使管路内的气泡循环至动脉壶、静脉壶排气，确认整个体外循环管路中没有空气后，再连接患者继续血液透析。

8. 透析结束时严格按照操作规程用生理盐水进行密闭式回血，忌用空气回血，不可违规先打开空气监测阀。

9. 护士在取下中心静脉导管的肝素帽或注射器前，确认导管管夹为关闭状态。

（五）应急处理流程

见图13-5。

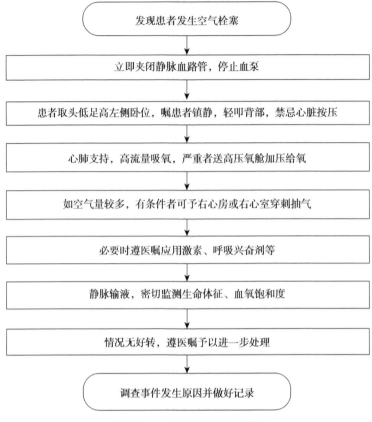

图 13-5 空气栓塞应急预案

六、溶血

血液透析过程中各种原因使得红细胞膜损伤，而使其内的血红蛋白被释放到血浆中，从而引起一系列病理变化。

（一）常见原因

1.透析管路相关因素：如血管通路、穿刺针头狭窄或梗阻等引起对红细胞的机械性损伤、体外循环管路扭曲、安装不当、透析膜材的质量及结构等。

2.透析液相关因素：如透析液钠浓度过低，透析液温度过高，透析液受消毒剂、氯胺、漂白粉、铜、锌、甲醛、氟化物、过氧化氢、硝酸盐等污染。

3.透析中错误输血。

4.患者自身基础疾病以及服用药物增加溶血风险，如易患微血管病性溶血性贫血的恶性肿瘤、系统性红斑狼疮等。

（二）临床表现

主要表现为胸痛、胸部压迫感、呼吸急促、腹痛、发热、畏寒等，静脉血出现葡萄酒外观，离心血标本出现粉色病变，血细胞比容下降。如早期未能发现，可能引起高钾血症甚至导致心搏骤停。

（三）护理措施

1. 立即夹闭体外循环管路，停止血泵，终止透析，丢弃体外循环中血液，保留穿刺针。同时汇报给医师，查找原因。

2. 遵医嘱予留取患者血标本送检电解质、溶血指标等，留取透析液送检。

3. 密切监测生命体征，并对症处理：给予吸氧、心理护理等。

4. 更换透析器及体外循环管路，重新开始透析。

5. 必要时遵医嘱给予输血，若情况未好转应予以进一步治疗。

6. 严密监测血钾，观察有无高钾血症。

7. 调查事件发生原因并做好记录。

（四）预防

1. 透析前仔细查对透析器及透析液型号，充分预冲透析器及管路。

2. 透析中严密监测透析管路压力，一旦压力出现异常，应仔细寻找原因，并及时处理。

3. 定期检测及维护透析机，确保机器运行正常，禁止使用故障机器。

4. 严格监测透析用水和透析液，水处理系统根据规范做好余氯、硬度、细菌培养、内毒素测定等。严格消毒操作，避免透析液污染等。

5. 严格遵守透析器复用制度，复用透析器上机前充分预冲，并检测消毒剂残余量。

6. 充分了解透析患者的病情，有效评估病情避免因患者基础疾病造成溶血。

7. 严格执行查对制度，杜绝异型输血的发生。

（五）应急处理流程

见图 13-6。

七、停电

血液透析设备依赖电力运转，突然的停电可能会导致治疗中断，影响患者的治疗效果，大多为电路老化、透析机短路等情况导致。正常情况下表现为透析机停电报警，若机器蓄电池故障则自动关机。

（一）常见原因

血液净化中心（室）停电分为两种情况：通知停电和突发停电。

1. 通知停电

（1）接到有关部门停电通知后，了解停电的时间、范围、原因以及电力恢复的大致时间，及时向科室领导汇报，停电期间停止透析治疗。

（2）告知患者停电时间、原因，做好解释工作，取得患者的配合，按照来电的预计时间，重新安排透析时间。

2. 突发停电

（1）透析非进行中，暂停透析，与透析患者及家属做好解释沟通工作。

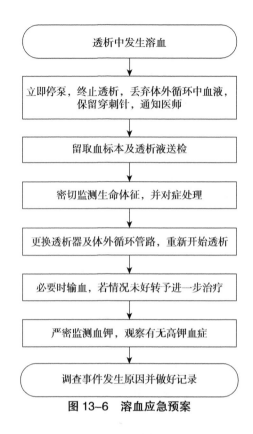

图 13-6 溶血应急预案

（2）透析中：①立即启用应急照明，查找停电原因，呼叫相关人员，并汇报科主任、护士长及有关部门。②蓄电池正常的机器自动进入蓄电池供电状态，可使用透析机的储备电短时运行，并观察运行状态。如透析机蓄电池故障，则立即将静脉壶下管路从静脉阻断夹中拔出，用手摇泵，防止凝血；供电恢复后，及时将静脉管路重新置入静脉阻断夹中。③密切观察患者的病情，安抚患者，维持正常秩序，并记录患者透析治疗相关参数。④重症和（或）需要抢救患者，启用电器备用方案，包括：手工测量血压脉搏、微量泵改手工推注、简易呼吸器、徒手心肺复苏等。⑤若停电时间预计超过 20min，停止透析，所有患者回血等待。做好患者的解释工作，并及时通知下一班透析患者，告知改动后的透析时间。⑥恢复供电，继续透析，按照透析治疗记录重新设置合理治疗参数。

（二）预防

1. 血液净化中心（室）应规划双路供电系统，确保紧急时期电力供应。
2. 护理人员应熟悉电动仪器的替代方法。
3. 医护人员定期进行停电应急预案演练，确保紧急情况的应急处理能力，避免不良后果的发生。

（三）应急处理流程

见图 13-7。

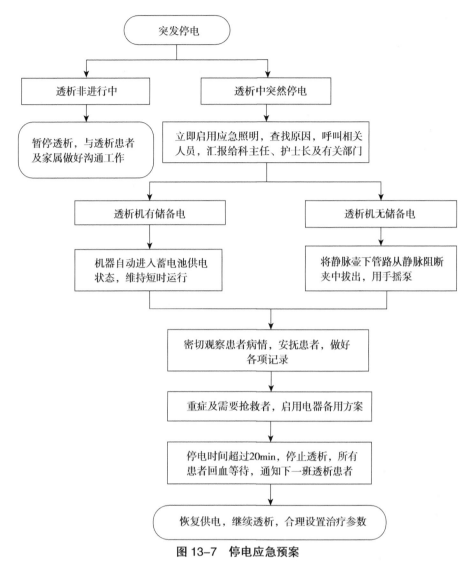

图 13-7　停电应急预案

八、停水

血液净化中心（室）停水大多由输水管道故障、水处理系统故障等原因造成，表现为血透机缺水报警（water alarm）。

（一）常见原因

血液透析中心（室）停水分为两种情况：通知停水、突然停水。

1. 通知停水

（1）接到上级有关部门停水通知后，了解停水时间、范围、原因，及时向科室领导汇报，停电期间停止透析治疗，急诊患者预先做好安排。

（2）告知患者停水时间、原因，做好解释工作，取得患者的配合，按照来水的预计时间，重新安排透析时间。

（3）储备病员和医务人员的饮用水和使用水。

2. 突然停水

（1）透析机缺水报警，责任护士立即消除报警音，更改透析模式为旁路状态或单纯超滤状态。及时汇报给科主任、护士长及有关部门。

（2）密切观察患者的病情，安抚患者，维持正常秩序，并记录患者透析治疗相关参数。

（3）与工程师共同查找停水原因，如果是水处理系统故障，等待工程师处理；如果非水处理的原因，与水工组联系，协助查找原因及维修工作。

（4）若维修时间预计超过 20min，应停止透析，所有患者回血等待。做好患者的解释工作，并及时通知下一班透析患者，告知改动后的透析时间。

（5）恢复供水，继续透析，按照透析治疗记录重新设置合理治疗参数。

（二）预防

1. 定期检修各输水管路，维护水处理设备，确保水处理正常运行。

2. 血液净化中心（室）应规划双路供水系统，为突发停水做好准备。

3. 医护人员定期进行停水应急预案演练，确保紧急情况的应急处理能力，避免不良后果的发生。

（三）应急处理流程

见图 13-8。

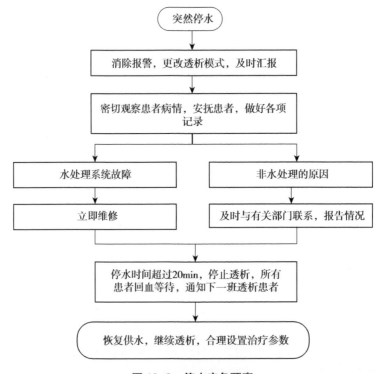

图 13-8　停水应急预案

习题与答案

【习题】

一、单项选择题

1. 透析中低血压定义为收缩压下降（　　）或平均动脉压下降（　　），且伴有临床表现并需要采取医学干预措施
   A. ≥20mmHg；≥10mmHg
   B. ≥30mmHg；≥20mmHg
   C. ≥20mmHg；≥20mmHg
   D. ≥30mmHg；≥10mmHg

2. 首次血液透析使用大面积和高效透析器、血流量大、透析时间长通常会导致（　　）
   A. 低血压
   B. 肌肉痉挛
   C. 失衡综合征
   D. 透析器破膜
   E. 高血压

3. 失衡综合征是一种以（　　）为表现特征的神经系统障碍
   A. 肺水肿
   B. 心力衰竭
   C. 脑水肿
   D. 高血压
   E. 低血压

4. 每次透析非糖尿病患者在无糖透析液下平均丢失（　　）g葡萄糖
   A. 15～40
   B. 15～45
   C. 20～40
   D. 20～45
   E. 15～45

5. 每次透析糖尿病患者在无糖透析液下平均丢失（　　）g葡萄糖
   A. 27～40
   B. 27～50
   C. 37～40
   D. 37～50
   E. 30～50

6. 血液透析过程中发热是指在透析期间，因致热原作用或各种原因致使体温升高（　　）以上
   A. 3.0℃
   B. 2.0℃
   C. 1.0℃
   D. 0.5℃
   E. 5℃

7. CKD-MBD防治的关键是对磷的控制，建议将血磷指标控制在（　　）mmol/L，每1～3个月检测1次血磷
   A. 1.13～1.78
   B. 1.13～1.98
   C. 1.15～1.78
   D. 1.15～1.98
   E. 1.13～1.15

8. CKD-MBD患者需减少磷的摄入：饮食磷摄入控制在（　　）mg/d
   A. 600～1000
   B. 600～1200
   C. 800～1000
   D. 800～1200
   E. 600～800

9. 血液透析急性脑出血患者应避免在脑出血发生的（　　）h内透析治疗，以免增加出血面积
   A. 6
   B. 12
   C. 24
   D. 48
   E. 36

10. 透析治疗过程中透析液钠浓度过低，透析液温度过高，透析液受消毒剂、

氯胺、漂白粉、铜、锌、甲醛、氟化物、过氧化氢、硝酸盐等污染，可引起（　　）

A. 低血压

B. 溶血

C. 高血压

D. 头痛

E. 发热

二、多项选择题

1. A 型透析器反应，多发生于透析开始至 30min 内，患者出现（　　）

A. 咳嗽、打喷嚏、呼吸困难

B. 荨麻疹、胸背痛、寒战

C. 恶心、呕吐

D. 焦虑不安、濒死感

E. 心搏骤停

2. 血液透析过程中引起凝血的患者自身因素主要有（　　）

A. 高凝状态

B. 外周血 Hb 过高

C. 血管通路血流量不足或吸出不畅

D. 不用抗凝剂或抗凝剂用量不足

E. 增加血流量

3. 血液透析过程中引起凝血的透析相关因素主要有（　　）

A. 超滤率过低

B. 管路扭曲或弯折使血流量下降

C. 透析血管通路再循环过大

D. 定时给予生理盐水冲洗透析器及管路

E. 血流量设置过低

4. 血液透析过程中出现破膜的常见原因有（　　）

A. 透析器本身质量问题，运输和搬运过程暴力摔打

B. 透析器储存不当，如冬天储存在温度过低的环境中

C. 预冲过程不规范，体外循环管路扭曲、夹闭、粗暴敲打等

D. 透析中因凝血或超滤量过大等导

致跨膜压超过限度

E. 对于复用透析器，如复用处理和储存不当、复用次数过多、未经压力检测等

5. 透析过程中发生空气栓塞的护理措施有（　　）

A. 立即夹闭静脉管路，停止血泵

B. 抬高下肢，使患者处于头低足高、右侧卧位

C. 心肺支持，给予高流量吸氧，采用面罩或气管插管等

D. 如空气量较多，有条件者可予右心房或右心室穿刺抽气

E. 必要时遵医嘱应用激素、呼吸兴奋剂等

三、案例分析题

1. 患者，男，60 岁，糖尿病肾病，维持性血液透析 9 年余，患者长期行皮下胰岛素注射，空腹血糖维持在 6.5～7.8mmol/L。患者在某次行血液透析 2.5h 后，出现出汗、饥饿、心慌、颤抖、面色苍白等症状，测血压 120/80mmHg。

（1）该患者出现了什么情况（　　）

A. 低血压

B. 低血糖

C. 高血压

D. 失衡综合征

E. 首次使用综合征

（2）发生该症状时的应急措施有哪些（　　）

A. 测量血压、脉搏，立即用快速血糖仪检测血糖

B. 若血糖值≤3.9mmol/L，遵医嘱予静脉注射 50% 葡萄糖 40～60ml，15min 后复测血糖

C. 若血糖值≤4.9mmol/L，遵医嘱予静脉注射 50% 葡萄糖 40～60ml，15min 后复测血糖

D. 对于意识清楚、无吞咽障碍患者，可嘱其进食含糖食物

E. 做好对症护理，监测血糖变化情况

（3）如何预防（　　）

A. 加强血糖监测

B. 含糖透析液浓度与葡萄糖补充

C. 调整降糖方案：透析前需要减量或者不用降糖药

D. 调整降糖方案：透析前需要增加降糖药

E. 透析前评估患者进食情况，避免空腹透析

2. 尿毒症患者，男，76 岁，体重 60kg，规律血液透析治疗 5 年，每周 3 次，低分子肝素 3000IU 抗凝，今来行血液透析治疗时，出现咳嗽并伴有喘鸣，粉红色泡沫痰，患者脸色苍白、皮肤出汗，脉搏 132 次 / 分，血压 190/110mmHg，双下肢重度水肿，透析间期体重增长 4.6kg。

（1）该患者出现了什么情况（　　）

A. 低血压

B. 低血糖

C. 空气栓塞

D. 急性左心衰

E. 急性右心衰

（2）发生该症状时的应急措施有哪些（　　）

A. 减少静脉回流：患者取坐位或半卧位，两腿下垂以减少静脉回心血量

B. 吸氧：血氧饱和度＜ 90% 或 PaO_2 ＜ 60mmHg 时给予吸氧治疗

C. 若无 CO_2 潴留，可采用低流量给氧，必要时面罩给氧

D. 超滤脱水：血压稳定者，立即给予单纯超滤，以快速减轻容量负荷

E. 药物治疗：遵医嘱给予镇静、强心、血管扩张等药物

（3）如何预防？（　　）

A. 容量评估：监测患者血压及体重增长情况，定期评估调整干体重

B. 指导患者低盐饮食，控制透析间期体重增长率＜ 5% 干体重

C. 使用超纯透析液，改善微炎症状态

D. 患者不能耐受间歇式血液透析治疗时，可采用连续性肾脏替代治疗

E. 积极控制诱因及治疗病因

3. 尿毒症患者，男，体重 82kg，血液透析治疗 12 年，本次透析方案为：血液透析，碳酸氢盐透析液，电导度 13.8ms/cm，一次性透析器，膜面积 $1.5m^2$，Qd=500ml/min，AVF 引血，Qb=250ml/min，透析时间 4h，低分子肝素首剂量 3000IU，超滤 4.5kg。患者在透析 2.5h 透析机漏血报警（Blood Leak）键闪，透析器膜外透析液颜色变淡红，静脉压：80mmHg，跨膜压（TMP）：310mmHg，患者 BP 130/80mmHg，P78 次 / 分，无不适主诉。

（1）请问，当前出现什么问题（　　）

A. 急性左心衰

B. 症状性低血压

C. 透析器破膜

D. 透析器凝血

E. 透析机故障

（2）出现上述问题应该如何处理（　　）

A. 一旦发现，立即断开透析液旁路，判断透析器破膜的程度

B. 如果少量破膜，立即夹住体外循环管路的动脉端，将血液全部回输至患者体内

C. 如果大量破膜，应立即夹闭体外循环管路的动脉端和静脉端，丢弃体外循环中血液

D. 更换新的透析器和体外循环管路预冲后重新引血继续进行透析治疗

E. 严密监测患者生命体征、症状和体征情况，一旦出现发热、溶血等表

现，遵医嘱采取相应处理措施

（3）如何预防（　）

A. 透析前应仔细检查透析器，规范预冲操作流程

B. 单位时间内超滤量要适中

C. 透析中严密监测跨膜压，避免出现过高跨膜压

D. 透析机漏血报警等装置应定期检测，避免发生故障

E. 透析器复用时应严格进行破膜试验

参考答案

一、单项选择题

1.A　2.C　3.C　4.A　5.D　6.D　7.A
8.C　9.C　10.B

二、多项选择题

1.ABCDE　2.ABCD　3.BCE　4.ABCDE
5.ACDE

三、案例分析题

1.（1）B　（2）ABDE　（3）ABCE
2.（1）D　（2）ABDE　（3）ABCDE
3.（1）C　（2）ABCDE　（3）ABCD

（吉小静）

参考文献

[1] 陈静，林慧凤.实用血液净化护理[M].上海：上海科学技术出版社，2025.

[2] 陈香美.血液净化标准操作规程（2021版）[M].北京：人民卫生出版社，2021.

[3] 高爽.血液透析中管路折曲引发的溶血及其防治[J].中国血液净化，2018，17（2）：133-136.

[4] 高血压肾病诊治中国专家共识组成员.高血压肾病诊断和治疗中国专家共识（2022）[J].中华高血压杂志，2022，30（4）：307-317.

[5] 郭雪梅，朱朕男，罗佳懿，等.维持性血液透析患者透析中低血压风险预测模型的构建及验证[J].中国血液净化，2022，21（6）：408-412.

[6] 江苏省卫生健康委员会.《江苏省血液净化中心（室）建设管理规范（2019版）》[EB/OL].（2019-09-26）[2024-12-01].http://wjw.jiangsu.gov.cn/art/2019/9/26/art_7316_8722075.html

[7] 何喜梅，万立平，李甜，等.血液净化体外循环凝血机制及抗凝策略的研究新进展[J].中国血液净化，2024，23（10）：771-774.

[8] 黄丹，袁丽，李饶，等.糖尿病肾病血液透析患者血糖管理的最佳证据总结[J].现代临床护理，2023，22（3）：59-65.

[9] 马国婷.基于机器学习技术的透析中低血压风险预测模型研究[D].成都：成都医学院，2024.

[10] 李剑菲，马飞驹，黄友肖.β-内酰胺类抗生素药物致终末期肾病血液透析患者癫痫发作的影响因素[J].中国医师杂志，2023，25（2）：259-262.

[11] 李新宇，冯东福.慢性肾功能衰竭并发脑出血的研究进展[J].中国临床神经外科杂志，2022，27（5）：416-418.

[12] 陆敏婷，黄洁微，周戈，等.维持性血液透析病人透析中发生低血压的危险因素及预测模型的研究进展[J].全科护理，2024，22（9）：1696-1700.

[13] 慢性肾脏病相关心肌病综合管理中国专家共识工作组，韦洮.慢性肾脏病相关心肌病综合管理中国专家共识（2024版）[J].中国血液净化，2024，23（8）：561-580.

[14] 沈霞，刘云.血液净化治疗护理学[M].北京：科学出版社，2018.

[15] 斯兆斌，李宇晴，洪祖敏.维持性血液透析患者心血管事件发生情况及其影响因素分析[J].现代实用医学，2022，34（8）：1011-1013.

[16] 孙雪峰.《中国肾性贫血诊疗的临床实践指南》解读[J].中国实用内科杂志，2021，41（9）：

785–788.

[17]　王质刚 . 血液净化学 [M].4 版 . 北京：北京科学技术出版社，2016.

[18]　吴宗壁，韩晓苇，周华辉，等 . 血液透析过程中癫痫发作的护理研究进展 [J]. 全科护理，2019，17（1）：23–25.

[19]　姚兰，王沛，慢性肾脏病矿物质和骨异常研究进展 [J]. 中华肾脏病杂志，2023，39（11）：867–871.

[20]　袁静 . 血液净化护理培训教程 [M]. 杭州：浙江大学出版社，2019.

[21]　张文，卢跃卿 . 血液透析患者反复发热治验 1 则 [J]. 中国中医药现代远程教育，2020，18（7）：97–99.

[22]　郑华，陈丽萌，马莹 . 血液透析患者血糖波动的影响、特点及干预 [J]. 中华临床营养杂志，2018，26（1）：54–60.

[23]　国家肾脏疾病临床医学研究中心 . 中国慢性肾脏病矿物质和骨异常诊治指南概要 [J]. 肾脏病与透析肾移植杂志，2019，28（1）：52–57.

[24]　中国非公立医院协会肾病透析专业委员会共识专家组 . 长效红细胞生成刺激剂治疗肾性贫血中国专家共识（2024 年版）[J]. 中华肾脏病杂志，2024，40（2）：146–157.

[25]　中国医师协会肾脏内科医师分会肾性贫血指南工作组 . 中国肾性贫血诊治临床实践指南 [J]. 中华医学杂志，2021，101（20）：1463–1502.

[26]　中华医学会肾脏病学分会肾性贫血诊断和治疗共识专家组 . 肾性贫血诊断与治疗中国专家共识（2018 修订版）[J]. 中华肾脏病杂志，2018，34（11）：860–866.

[27]　中华医学会肾脏病学分会，中关村肾病血液净化创新联盟 . 中国透析患者慢性心力衰竭管理指南 [J]. 中华肾脏病杂志，2022，38（5）：465–496.

[28]　周雨婷，蔡小霞，林亚妹，等 . 糖尿病肾病维持性血液透析患者低血糖发生机制及预防研究进展 [J]. 医学综述，2020，26（6）：1183–1187.

[29]　Lyasere O，Brown E A.Cognitive function before and after dialysis initiation in adults with chronic kidney disease–a new perspective on an old problem[J].Kidney Int，2017，91（4）：784–786.

[30]　Seong EY，Zheng Y，Winkelmayer WC，et al. The relationship between intradialytic hypotension and hospitalized mesenteric ischemia：a case–control study[J].Clin J Am Soc Nephrol，2018，13（10）：1517–1525.

第14章

血液净化感染控制标准

第一节 血液净化室（中心）硬件设施要求

血液净化室（中心）规范管理的前提是设置布局合理，才能保证正常的工作运转。结构和布局应遵循环境卫生学和感染控制的原则，做到布局合理、分区明确、标识清楚、功能流程合理，满足工作需要。区域划分应符合医疗机构相关感染控制要求。

1. 血液净化室（中心）区域划分：①清洁区域。治疗准备室、水处理间、清洁库房、配液间、复用后透析器储存间及医护人员办公室和生活区；②潜在感染区域。透析治疗室、专用手术室/操作室、接诊室/区及患者更衣室；③污染区域。透析器复用间、污物处理室及洁具间。进入潜在感染区域和（或）污染区域的被污染物品，未经消毒不得返回清洁区域。

2. 血液透析治疗室应合理设置医务人员手卫生设施每个分隔透析治疗区域均应配置洗手池、非手触式水龙头、洗手液、速干手消毒剂、干手物品或设备。手卫生设施的位置和数量应满足工作和感染控制的需要。

3. 透析治疗室每个血液透析床/椅间距不小于1m。每个透析单元应当有电源插座组、反渗水供给接口、透析废液排水接口等。

4. 应配备足够的工作人员个人防护设备：手套、口罩、工作服、护目镜/防护面罩等。

5. 透析治疗室应具备通风设施和（或）空气消毒装置，光线充足、通风良好，达到《医院消毒卫生标准》（GB15982—2012）的Ⅲ类环境。

6. 应配备供氧装置、中心负压接口或配备可移动负压抽吸装置。

7. 应当具备双路电力供应。如果没有双路电力供应，则停电时血液透析机应具备相应的安全装置，使体外循环的血液回输至患者体内。

8. 配备操作用的治疗车（内含血液透析操作必备物品）、抢救车（内含必备抢救物品和药品）及基本抢救设备（如心电监护仪、除颤仪）。

9. 透析治疗准备室是放置各种药物和无菌物品的清洁区域，设置在血液透析室（中心）清洁区的位置。每班次应设置专职护士进行相关操作，进出该区域的人员应由透析中心的管理人员授权，封闭管理。治疗过程中所需的肝素溶液、低分子肝素制剂、红细胞生成刺激剂、铁剂等药品的配制，必须在透析治疗准备室针对每位患者进行配制。

10. 水处理间及配液间应授权封闭管理。水处理间面积应为水处理装置占地面积的1.5倍以上；地面承重应符合设备要求；地面应进行防水处理并设置地漏；水处理间应维持合适的室温，并有良好的隔音和通风条件。水处理设备应避免日光直射，可安装遮光窗帘；水处理机的自来水供给量应满足要求，入口处安装压力表，压力应符合设备要求。

11. 库房应符合《医院消毒卫生标准》（GB15982—2012）中规定的Ⅲ类环境。各类库房用品按照使用途径、包装、效期分别进行摆放。

12. 污物处理室用来暂时存放生活垃圾和医疗废弃物的场所。须分开存放，按相关部门要求分别处理。

13. 医务人员办公及生活用房，可根据实际情况设置（如办公室、用餐室、卫生间、值班室等）。

14. 专用手术室，是否设置专用手术室可根据医院实际情况决定。手术室管理同医院常规手术室。

15. 洁具间是存放各种保洁工具及其清洗、消毒的场所。

16. 乙型肝炎和丙型肝炎患者必须分区分机进行隔离透析；感染病区的机器不能用于非感染病区患者的治疗；应配备感染患者专门的透析操作用品车；护理人员应相对固定，照顾乙型肝炎和丙型肝炎患者的护理人员不能同时照顾非感染患者；感染患者使用的设备和物品如病历、血压计、听诊器、治疗车、机器等应标识。

第二节　血液净化室（中心）感染控制基本要求

随着医学科学的发展，血液净化技术已广泛应用于临床。这是一项高风险的医疗技术，一旦发生感染，严重影响患者的生活质量，增加患者的身心痛苦和医疗负担。因此，血液净化室（中心）的感染控制与管理是提高护理质量、减少医疗纠纷、提高透析患者生存率及生活质量，加强医护人员自我防护意识的重要环节。所以，要求严格遵守血液净化感染控制的基本要求。

1. 从事血液透析工作人员应严格贯彻执行《医院感染管理办法》《消毒管理办法》和《消毒技术规范》等有关规范。血液净化室（中心）应保持空气清新，光线充足，环境安静，符合医院感染控制的要求。

2. 血液透析单元的清洁消毒

（1）每班次透析结束后，透析治疗室/区应通风，保持空气清新。每日透析结束后应进行有效的空气净化/消毒。

（2）每次透析结束应更换床单、被套、枕套，对透析期间内所有的物品表面及地面进行消毒擦拭。

（3）每次透析结束后，应参照《医疗机构环境表面清洁与消毒管理规范》（WS/T512—2016）对透析单元内所有的物品表面（如透析机外部、透析床/椅、小桌板等）及地面进行清洁消毒。对有血液、体液及分泌物污染的区域（地面、墙面），按要求使用消毒液擦拭。

（4）透析过程中如发生透析器破膜或传感器渗漏，应在透析结束时立即进行透析机消毒，传感器渗漏至根部时应更换透析机内部传感器，经处理后的透析机方可再次使用。

（5）采用 500mg/L 的含氯消毒剂或其他有效消毒剂对透析机外部等物品表面擦拭消毒；如果有血液污染，应立即用 2000mg/L 浓度含氯消毒剂的一次性使用布巾擦拭或者使用可吸附的材料清除血迹后，再用 500mg/L 浓度的含氯消毒剂擦拭消毒，并做好消毒工作的记录。

3. 工作人员手卫生：血液透析中心工作人员进行操作中应严格遵守国家卫生健康委员会发布的《医务人员手卫生规范》（WS/T313—2019）。

下列情况下医务人员应洗手和（或）使用速干手消毒剂进行卫生手消毒。

（1）接触患者前；

（2）清洁、无菌操作前，包括进行侵入性操作前；

（3）暴露患者体液风险后，包括接触患者黏膜、破损皮肤或伤口、血液、体液、分泌物、排泄物、伤口敷料之后；

（4）接触患者后；

（5）接触患者周围环境后，包括接触患者周围的医疗相关器械、用具等物体表面后。

下列情况应洗手，不可单纯使用速干手消毒剂进行卫生手消毒。

（1）当手部有血液或其他体液等肉眼可见的污染；

（2）可能接触艰难梭菌、肠道病毒等对速干手消毒剂不敏感的病原微生物。

下列情况医务人员应先洗手，然后进行卫生手消毒。

（1）接触传染病患者的血液、体液和分泌物以及被传染性病原微生物污染的物品；

（2）直接为传染病患者进行检查、护理、治疗或处理传染病患者污物。

戴手套的时机：

（1）接触透析单元内可能被污染的物体表面时戴清洁手套；

（2）注射药物、抽血、处理血标本、处理插管及通路部位、处理或清洗透析机等操作时戴清洁手套；

（3）进入不同治疗单元、清洗不同机器时应洗手或使用速干手消毒剂进行卫生手消毒，并更换清洁手套；

（4）进行深静脉插管、拔管和连接血管通路及移植物内瘘穿刺时戴无菌手套；

（5）处理医疗废物时要戴清洁手套；

（6）复用透析器的工作人员应戴清洁手套。

不戴手套的时机：

（1）透析前准备（透析机检测、安装及冲洗管路和透析器）；

（2）测量患者血压等体检操作；

（3）离开透析单元时，应脱下手套，并进行洗手或卫生手消毒；

（4）配制各种药品；

（5）接触医疗文件；

（6）接触门把手、电脑、键盘、电话等公用物品；

（7）接触手机等个人用品。

4. 经血传播疾病的预防

（1）新入血液透析患者要进行乙型肝炎病毒（HBV）、丙型肝炎病毒（HCV）、梅毒螺旋体及艾滋病病毒（HIV）感染的相关检查。登记患者检查结果并保留原始资料。

（2）对于 HBsAg、HBsAb 及 HBcAb 均阴性的患者建议接种乙肝疫苗。对于 HBV 抗原阳性患者应进一步行 HBV-DNA 及肝功能指标的检测。对于 HCV 抗体阳性的患者应进一步行 HCV-RNA 及肝功能指标的检测。每 6 个月复查 HBV、HCV 标志物 1 次。

（3）长期透析的患者每 6 个月要进行一次 HBV、HCV、梅毒螺旋体及 HIV 感染的相关检查。登记患者检查结果并保留原始资料。

（4）经血传播疾病（HBV、HCV、梅毒螺旋体及 HIV 感染）患者分区分机在各自的区域内进行隔离透析，并配备专门的透析操作用品车。透析机、血压计、听诊器、治疗车、抢救车及耗材等应专区使用并有标识。护理人员相对固定。

5. 医疗用品的管理

（1）一次性使用的无菌物品，禁止重复使用。

（2）带入透析单元的一次性医疗用品（如无菌纱布等），若开启后未使用完应按医疗废物处置，不应给下一位患者使用，也不应带回透析治疗室。

（3）动、静脉压力传感器外部保护罩应一人一用一更换。

（4）带至透析单元的可重复使用的物品（如听诊器等），应规范清洁消毒后方可给下一位患者使用。

（5）透析管路预冲后必须在 4h 内使用。

6. 当出现医院感染聚集性发生，应立即停止收治患者，及时上报，查明原因，采取有效防范措施。

7. 根据设备的要求定期对水处理系统进行冲洗、消毒，定期进行水质检测，确保符合质量要求。每次消毒和冲洗后测定管路中消毒液残留量，确保在安全范围内。

8. 医务人员的职业防护要求

（1）工作人员上岗前应掌握和遵循血液透析室（中心）感染控制制度和规范。

（2）建立工作人员健康档案，定期（原则上至少 1 次/年）进行健康体检及乙型肝炎病毒、丙型肝炎病毒、梅毒螺旋体和人类免疫缺陷病毒标志物检测，并管理保存体检资料。建议乙型肝炎病毒易感（HBsAb 阴性）的工作人员注射乙型肝炎病毒疫苗。

（3）个人防护装备的使用。医护人员在执行可能暴露于血液、体液的操作（血管穿刺及血管通路连接与断开等操作）时，应遵循标准预防的个人防护装备使用要求，合理选择所需的个人防护装备。处置传染病患者时，应遵循《中华人民共和国传染病防治法》和《国务院办公厅关于加强传染病防治人员安全防护的意见》（国办发〔2015〕1 号），在基于标准预防的基础上根据传播途径采取额外的隔离措施，并选择不同防护级别的个人防护装备。

（4）工作人员遇锐器伤后处理应遵循《血源性病原体职业接触防护导则》（GBZ/T25213—2018）的要求处理。

紧急处理办法：从近心端向远心端挤出伤口部位的血液，避免挤压伤口局部，尽可能挤出损伤处的血液，再用流动水冲洗（黏膜用生理盐水反复冲洗），然后用聚维酮碘（碘伏）或其他消毒液（如 75% 乙醇）进行消毒并用防水敷料包扎伤口；填写《医务人员职业暴露登记表》，上交感染防控管理部门备案。

锐器伤后传染病预防措施:

1)被 HBV 阳性患者血液、体液污染的锐器刺伤:①未接种乙型肝炎病毒疫苗者,应注射乙型肝炎病毒免疫球蛋白和接种疫苗;②接种过疫苗并且 HBsAb 阳性者,无须处理;③接种过疫苗但 HBsAb 阴性者,应注射乙型肝炎病毒免疫球蛋白和接种疫苗;④乙型肝炎病毒感染状况不明确,应注射乙型肝炎病毒免疫球蛋白和接种疫苗,同时检测乙肝病毒血清学标志,根据结果确认是否接种第 2、3 针乙肝疫苗。建议在最后一剂疫苗接种 1～2 个月后进行病毒抗体追踪检测。

2)被 HCV 阳性患者血液、体液污染的锐器刺伤,目前不推荐采用接触后预防性药物治疗。建议于接触 4～6 个月后进行丙型肝炎抗体和丙氨酸转氨酶(又称谷丙转氨酶)基线检测和追踪检测。

3)被 HIV 阳性患者血液、体液污染的锐器刺伤,应有专业人员对暴露级别进行评估,根据暴露级别和病毒的载量水平,咨询专业医师考虑是否进行预防性治疗。

9. 处于高传染性呼吸道传染病隔离观察期的患者

(1)建议集中在指定机构进行隔离观察和床旁肾脏替代治疗。

(2)拟导入透析治疗的患者,无紧急血液透析适应证,可延缓至隔离观察期结束后再进行透析导入;存在紧急血液透析适应证的患者,可先在隔离区进行床旁肾脏替代治疗。

(3)符合标准出院后需要进一步隔离观察的患者,建议继续在定点医院进行血液透析,完成隔离观察。

第三节　血液净化室(中心)感染控制监测

建立并严格执行消毒隔离制度、透析液及透析用水质量检测制度、相关诊疗技术规范和操作规程、设备运行记录与检修制度等。

一、透析室物体表面和空气监测

1. 每月对透析室空气、物体、机器表面及部分医务人员手抽样进行病原微生物的培养监测,保留原始记录,建立登记表。

2. 空气平均细菌菌落总数应 ≤ 4CFU/(5min·9cm 直径平皿),物体表面平均细菌菌落总数应 ≤ 10CFU/cm^2,医务人员卫生手消毒后手表面细菌菌落总数应 ≤ 10CFU/cm^2。

二、医务人员感染监测

1. 工作人员应掌握和遵循血液净化室(中心)感染控制制度和规范。

2. 医务人员应每年定期进行常见血源性感染病原学检查。对于 HBV 阴性的工作人员应接种乙肝疫苗进行保护。

3. 发生职业暴露时,应按照《医务人员职业暴露防护处置标准操作流程》并填写《医务人员职业暴露登记表》,交医院感染管理办公室备案。被 HBV 或 HCV 阳性患者血液、体液污染的锐器刺伤，推荐在 24h 内注射乙肝免疫高价球蛋白，同时进行血液 HBV 标志物检查，阴性者于 1～3 个月后再检查，仍为阴性可予以皮下注射乙肝疫苗。

三、透析液和透析用水质量监测

1. 每年每台透析机应至少进行 1 次透析液的细菌和内毒素检测。透析用水和透析液培养方法参照《血液透析及相关治疗用水》（YY0572—2015）标准规范执行，可选择胰化蛋白胨葡萄糖（tryptoneglucoseextractagar，TGEA）培养基、R2A 营养琼脂培养基或其他确认能提供相同结果的培养基，不能使用血琼脂培养基和巧克力琼脂培养基。推荐 17～23℃的培养温度和 7d 的培养时间。

2. 应使用鲎试剂法测定内毒素，或其他确认能提供相同结果的检测方法。

3. 每月 1 次进行透析用水和透析液的细菌检测，保持细菌数量≤100CFU/ml；细菌数量＞50CFU/ml 应进行干预。

4. 至少每 3 个月进行 1 次内毒素检测，保持透析用水内毒素≤0.25EU/ml 及透析液内毒素≤0.5EU/ml；超过最大允许水平的 50% 应进行干预。

5. 透析用水的细菌或内毒素水平达到干预水平，应对水处理系统进行消毒；透析用水的细菌和内毒素水平合格，而透析液的细菌或内毒素水平超标，应对所有同型号透析机进行透析液细菌和内毒素检测，并校验透析机消毒程序。对于不符合或达到干预标准的水处理系统和（或）透析机，必须重新消毒且符合标准后方可使用。

血液透析相关监测项目与标准见表 14-1、表 14-2。

表 14-1　血液透析相关监测项目与标准一览表

监测项目		监测频率	标准	来源
病原学检测	HBV、HCV、HIV 和梅毒标志物	1. 新导入或新转入患者即时检测，3 个月内复检 2. 长期透析患者每 6 个月 1 次 3. 阳性转阴性患者前 6 个月每月 1 次，后 6 个月每 3 个月 1 次 4. 新发患者的密切接触者即时检测	根据结果分区透析	《血液透析管理规范》《血液净化标准操作规程（SOP）》
血液透析机	工作参数	每次透析前核准工作参数（机器自检） 每 6 个月进行技术参数校对（参照厂家提供参数）		《血液净化标准操作规程（SOP）》
透析液（含碳酸氢盐的浓缩液或干粉配制成的浓缩液）	微生物	每月	≤100CFU/ml，需氧菌总数应不大于 100CFU/ml，霉菌和酵母菌总数不大于 10CFU/ml	YY0793.3—2023
	内毒素	每季度	不大于 0.5EU/ml 干预水平是最大允许水平的 50%	

监测项目		监测频率	标准	来源
透析用水	微生物	设备安装完成；至少每月1次	不大于100CFU/ml 干预水平是最大允许水平的50%	《血液净化标准操作规程（SOP）》
	内毒素	设备安装完成；至少每季度1次	不大于0.25EU/ml 干预水平是最大允许水平的50%	
	化学污染物	设备安装完成时；更换反渗透膜时；至少每年1次	检测结果必须符合上述国家行业标准《血液透析及相关治疗用水》（YY0572—2015）的要求	
水处理设备	余（总）氯测定	设备安装阶段每天，以后每周（每天）测定	≤0.1mg/L	YY0793.2—2023 《血液净化标准操作规程（SOP）》
	残留消毒剂浓度	每次化学消毒完成后	按不同消毒剂残留浓度用试纸法测定	
	热消毒	消毒期间	热水温度和消毒时间依据制造商规定（热水温度高于80℃并维持时间20min以上）	
浓缩液配制容器	符合标准的透析用水清洗	每日治疗完成后		《血液净化标准操作规程（SOP）》
	消毒	至少每周1次	无残留消毒剂（低于系统说明书推荐的消毒液残余浓度）	
	更换	每周	更换1μm过滤器的滤芯	
复用透析器	外观	每次	无血迹和其他污物；外壳、端口无裂隙；中空纤维表面未见发黑、凝血的纤维；两端无血凝块，无渗漏	《血液透析器复用操作规范》《血液净化标准操作规程（SOP）》
	整体纤维容积（TCV）		复用后TCV应大于或等于原有TCV的80%	
	复用次数		△根据血液透析器TCV、膜的完整性试验和外观检查来决定血液透析器可否复用，三项中有任一项不符合要求，则废弃该血液透析器 △采用半自动复用程序，低通量血液透析器复用应≤5次，高通量血液透析器复用≤10次 △采用自动复用程序，低通量血液透析器推荐复用≤10次，高通量血液透析器推荐复用≤20次	
	消毒剂残余量检测		采用相应的方法检测透析器消毒剂残余量，确保符合标准；残余消毒剂浓度要求：福尔马林＜5mg/L、过氧乙酸＜1μg/L、Renalin＜3μg/L、戊二醛＜1～3μg/L	

监测项目		监测频率	标准	来源
环境卫生学	空气	每月	≤4CFU/（5min·9cm 直径平皿）	《医务人员手卫生规范》《医院空气净化管理规范》《医院消毒卫生标准》《血液净化标准操作规程（SOP）》
	物体表面		≤10CFU/cm²	
	医务人员手		≤10CFU/cm²	

表 14-2 血液透析用水允许的化学污染物的最大浓度

污染物	允许的化学污染物的最大浓度
钙	2（0.05mmol/L）
镁	4（0.15mmol/L）
钠	70（3.0mmol/L）
钾	8（0.2mmol/L）
氟化物	0.2（mg/L）
总氯	0.1（mg/L）
硝酸盐	2.0（mg/L）
硫酸盐	100.0（mg/L）
铜	0.1（mg/L）
钡	0.1（mg/L）
锌	0.1（mg/L）
铝	0.01（mg/L）
砷	0.005（mg/L）
铅	0.005（mg/L）
银	0.005（mg/L）
镉	0.001（mg/L）
铬	0.014（mg/L）
硒	0.09（mg/L）
汞	0.0002（mg/L）
锑	0.006（mg/L）
铍	0.0004（mg/L）
铊	0.002（mg/L）

第四节　血液净化中心（室）患者监测及治疗管理

一、透析患者传染病病原微生物监测及治疗管理

1.首次开始血液透析的患者、由其他血液透析室（中心）转入或近期接受血液制

品治疗的患者，即使血源性传染疾病标志物检测阴性，至少3个月内重复检测传染病标志物。

2. 长期透析的患者应每6个月检查1次乙型肝炎病毒、丙型肝炎病毒、梅毒螺旋体及人类免疫缺陷病毒标志物，保留原始记录并登记。

3. 存在不能解释的肝脏转氨酶异常升高的血液透析患者，应进行 HBV-DNA 和 HCV-RNA 定量检测。

4. 血液透析室（中心）出现乙型肝炎病毒标志物（HBsAg 或 HBV-DNA）或丙型肝炎病毒标志物（HCV 抗体或 HCV-RNA）阳转的患者，应立即对密切接触者（使用同一台血液透析机或相邻透析单元的患者）进行乙型肝炎病毒或丙型肝炎病毒标志物[抗原和（或）抗体]检测，包括 HBV-DNA 和 HCV-RNA 检测；检测阴性的患者应3个月内重复检测。

5. 建议乙型肝炎病毒易感（HBsAb 阴性）患者接种乙型肝炎病毒疫苗。

6. 建议丙型肝炎患者进行药物治疗。

二、监测门诊血液透析感染事件发生情况

1. 主要包括口服、肌内注射和静脉使用抗菌药物（包括抗细菌药物和抗真菌药物），血培养阳性和血管通路部位出现脓液、发红或肿胀加剧3类。①监测对象：进行维持性血液透析的门诊患者。②监测内容：门诊血液透析患者基本情况、血液透析感染事件、感染事件发生日期、病原学检测结果、感染患者结局（好转、恶化、死亡）、抗菌药物使用情况、血培养标本送检情况及检测结果等。③监测方法：宜采用主动、前瞻、持续监测；也可采取专职人员监测与临床医务人员报告相结合的方式。填写门诊血液透析患者月报表（表14-3）。

表14-3　门诊血液透析患者月报表

监测时间：　　年　　月

编号	姓名	就诊号	血液透析用血管通路类型	血液透析用导管穿刺部位	发生血液透析事件	
					否	是 / 发生日期
1						
2						
3						
...						

本月合计：血管通路类型：内瘘 人工血管
隧道式中心导管非隧道式中心导管
导管穿刺部位：锁骨下静脉 颈内静脉股静脉
其他部位

2. 血液透析患者发生感染事件时应填写血液透析感染事件监测表（表14-4）。血液透析感染事件均遵循21d原则，即2次同类血液透析感染事件发生的间隔时间≥21d，才能确认为2次不同事件，应分别填写血液透析感染事件监测表。

表 14-4　门诊血液透析感染事件监测表

监测时间：　　年　　月

基本信息

姓名：性别：年龄：就诊 / 住院号：联系电话：

血液透析用血管通路相关信息

血管通路类型：□内瘘□人工血管□隧道式中心导管□非隧道式中心导管 导管穿刺部位：□锁骨下静脉　□股静脉□

颈内静脉□其他

插管日期：年月日

血液透析感染事件

□全身使用抗菌药物

抗菌药物名称 开始使用抗菌药物日期 原因：□穿刺部位感染□血流感染□其他感染

□血培养阳性

送检日期检出病原体

来源：□血管通道□非血管通道□污染□不确定

□血管通路部位出现脓液、发红或肿胀加剧

部位：□穿刺点 / 隧道口　□穿刺点 / 隧道口周围皮肤　□穿刺点 / 隧道口皮下组织

临床表现：□脓液□发红□肿胀加剧

处理：□局部使用抗菌药物□抗菌药物封管□全身使用抗菌药物□其他

感染结局

□通道拔除

□重新插管类型：□内瘘□人工血管□隧道式中心导管□非隧道式中心导管□其他□住院□死亡

---

3. 资料分析包含以下内容。

（1）血液透析感染事件发生率

$$血液透析感染事件发生率 = \frac{指定时间段内血液透析感染事件总数}{同期监测患者总数} \times 100\%$$

（2）血管通路感染发生率

$$血管通路感染发生率 = \frac{指定时间段内血管通路感染人数}{同期监测患者总数} \times 100\%$$

（3）血管通路相关性血流感染发生率

$$血管通路相关性血流感染发生率 = \frac{指定时间段内血管通路相关性血流感染人数}{同期监测患者总数} \times 100\%$$

（4）血管穿刺部位感染发生率

$$血管穿刺部位感染发生率 = \frac{指定时间段内血管穿刺部位感染人数}{同期监测患者总数} \times 100\%$$

4. 结合历史同期、前期感染情况进行总结分析，提出监测中发现的问题，报告医院感染管理委员会，并向临床科室反馈监测结果和提出改进建议。

习题与答案

【习题】

一、单项选择题

1. 透析治疗室每个血液透析床/椅间距不小于（　）m
   A. 0.8
   B. 1
   C. 1.2
   D. 1.4
   E. 1.6

2. 析管路预冲后必须在（　）h 内使用，否则要重新预冲
   A. 2
   B. 4
   C. 6
   D. 8
   E. 10

3. 透析治疗室（准备室）应当达到《医院消毒卫生标准》（GB15982—2012）中规定的（　）类环境要求
   A. Ⅲ类环境
   B. Ⅱ类环境
   C. Ⅳ类环境
   D. Ⅰ类环境
   E. 以上都不对

4. 应在血液透析治疗区域内设置供医务人员手卫生设备，主要有（　）
   A. 水池、非接触式水龙头
   B. 消毒洗手液
   C. 速干手消毒剂
   D. 干手物品或设备
   E. 以上都是

5. 配液间应设在（　）

6. 患者的候诊室应是（　）
   A. 清洁区
   B. 半清洁区
   C. 潜在感染区
   D. 污染区
   E. 以上都不是

7. 洁具间应设在（　）
   A. 清洁区
   B. 半清洁区
   C. 潜在污染区
   D. 污染区
   E. 以上都不是

8. 长期透析的患者每（　）个月检查1次乙型肝炎病毒、丙型肝炎病毒、梅毒螺旋体及人体免疫缺陷病毒标志物，保留原始记录
   A. 1
   B. 3
   C. 6
   D. 9
   E. 12

9. 每月1次进行透析用水和透析液的细菌检测，保持细菌数量≤（　）CFU/ml
   A. 25
   B. 50
   C. 75
   D. 100
   E. 以上都不是

上方第6题前：
   A. 清洁区
   B. 半清洁区
   C. 潜在感染区
   D. 污染区
   E. 以上都不是

二、多项选择题

1. 血液净化室（中心）具备的功能区的清洁区包括（　　）

A. 医护人员办公室和生活区

B. 水处理间

C. 配液间

D. 清洁库房

E. 治疗准备室

2. 医务人员在何种情况下应当实施手卫生？（　　）

A. 直接接触患者前后

B. 接触患者体液或分泌物后

C. 接触患者使用过的物品后

D. 处理清洁物品后

E. 摘掉手套后

3. 不戴手套的时机（　　）

A. 透析前准备（透析机检测、安装及冲洗管路和透析器）

B. 测量患者血压等体检操作

C. 配制各种药品

D. 接触医疗文件

E. 接触门把手、电脑、键盘、电话等公用物品

4. 血液净化室（中心）潜在感染区域包括（　　）

A. 透析治疗室

B. 候诊室

C. 污物处理室

D. 患者更衣室

E. 医护人员办公室

5. 血液净化室（中心）水处理间的布局要求有（　　）

A. 水处理间的面积是水处理设备的1.5倍以上

B. 水处理间内水路、电路分开

C. 保持清洁干燥和适宜温湿度

D. 水处理设备避免光线直射

E. 水处理设施放置处应有水槽

三、案例分析题

1. 某血液透析室某月透析液细菌学检查结果为：细菌菌落数 120CFU/ml

（1）关于该检查结果下列描述不正确的是（　　）

A. 该结果正常不需要任何处理

B. 该结果正常但需要干预

C. 该结果正常但不需要干预

D. 该结果不正常但不需要处理

E. 该结果不正常需要查找原因进行处理

（2）超纯透析液是指（　　）

A. 内毒素含量＜0.03EU/ml

B. 细菌菌落数＜200CFU/L

C. 内毒素含量＜30EU/L

D. 细菌菌落数＜100CFU/L

E. 内毒素含量＜0.01EU/ml

（3）反渗水的细菌培养和内毒素检测部位在（　　）

A. 回水管末端

B. 活性炭罐前后

C. 软化罐前后

D. 一级反渗膜前后

E. 二级反渗膜前后

（4）关于反渗水和透析液细菌学内毒素检测标准以下正确的是（　　）

A 反渗水和透析液每季度检测一次内毒素，正常值分别＜1EU/ml 和＜2EU/ml

B. 反渗水和透析液每月检测1次内毒素，正常值＜2EU/ml

C. 反渗水和透析液每月检测1次细菌菌落数，正常值＜100CFU/ml，＞50CFU/ml 时应寻找原因并采取干预及质量持续改进措施

D. 反渗水的采样部位为反渗水输水管路的任何部位

E. 透析液细菌培养每季度1次，每台透析机每年至少检测1次

2. 护士小张在给一位急诊行 CRRT 治疗的患者注射追加量抗凝剂时, 被针头扎伤。

(1) 以下针刺伤处理流程正确的是 (　　)

　A. 近心端向远心端挤压伤口部位的血液, 尽可能挤出损伤处血液

　B. 流动水冲洗

　C. 填写《医务人员职业暴露登记表》

　D. 消毒液 (如75%乙醇) 进行消毒并包扎伤口

　E. 以上都不对

(2) 以下关于血液净化护士职业暴露防护不正确的是 (　　)

　A. 乙肝抗体阴性的护士无须注射乙肝疫苗

　B. 传染病指标阴性患者的血液、体液均视为无传染性的病源物质

　C. 对所有患者的血液、体液均视为有传染性的病源物质并做好防护措施

　D. 针刺伤紧急处理时不能挤压伤口, 应消毒后包扎

　E. 被 HBV 阳性患者血液, 体液污染的锐器刺伤应在 8h 内注射乙肝免疫高价球蛋白

(3) 以下关于预防针刺伤或锐器伤的有效方法正确的是 (　　)

　A. 拔出内瘘穿刺针后立即放入锐器盒

　B. 拔出内瘘穿刺针后可放于患者床尾后再放入锐器盒

　C. 拔出内瘘穿刺针后可直接插到透析管路上

　D. 穿刺针用后须毁形

　E. 拔针后穿刺针针头和针帽可双手回套

(4) 以下关于医务人员感染监测及防范正确的是 (　　)

　A. 血液净化室 (中心) 工作人员应每年进行 HBV、HCV 标志物监测

　B. 乙肝阴性的工作人员无须注射乙肝疫苗

　C. 接触不同的患者应更换手套

　D. 工作人员遇锐器伤后, 应遵循《血源性病原体职业接触防护导则》

　E. 接触透析单元内可能被污染的物体表面时戴清洁手套

【参考答案】

一、单项选择题
1.B　2.B　3.A　4.E　5.A　6.C　7.D
8.C　9.D

二、多项选择题
1.ABCDE　2.ABCE　3.ABCDE　4.ABD
5.ABCDE

三、案例分析题
1. (1) ABCD　(2) A　(3) A
(4) C
2. (1) ABCD　(2) ABDE　(3) A
(4) ACDE

(何雯雯)

参考文献

[1] 陈香美.血液净化标准操作规程(2021版)[M].北京:人民卫生出版社,2021.
[2] 胡必杰,郭燕红,高光明,等.医院感染预防与控制标准操作规程[M].上海:上海科学技术出版社,2010.
[3] 林惠凤.实用血液净化护理[M].2版.上海:上海科学技术出版社,2016.
[4] 王质刚.血液净化学[M].4版.北京:北京科学技术出版社,2016.

[5] 中华人民共和国国家卫生健康委员会. 医院感染监测标准 WS/T312—2023[J]. 新发传染病电子杂志，2024，9（2）：84-98.

[6] 徐苏华，刘国光，黄麒谕，等 .YY0793.2-2023《血液透析和相关治疗用液体的制备和质量管理第 2 部分：血液透析和相关治疗用水》标准解读 [J]. 中国血液净化，2024，23（12）：891-895.

[7] 徐苏华，骆庆峰，刘国光，等 .YY0793.3-2023《血液透析和相关治疗用液体的制备和质量管理第 3 部分：血液透析和相关治疗用浓缩物》标准解读 [J]. 中国血液净化，2024，23（9）：641-645.

第15章

血液净化治疗患者的营养干预

营养不良包括营养不足、微量营养素异常、肥胖症、恶病质、肌肉减少症等营养性疾病。营养不足的病因多是由于摄入量或营养吸收减少；疾病相关的炎症或其他机制引发的身体成分改变和生物功能降低，在减少食物摄入量同时增加静息能量消耗和肌肉分解代谢，是营养不良性疾病的主要发病机制。蛋白质 – 能量消耗（protein energy wasting，PEW）是一种多种疾病导致的蛋白代谢异常，特别是肌肉合成和分解异常，以及能量储备下降的病理生理状态，临床表现为营养和热量摄入不足、低体重指数、低血清白蛋白、微炎症状态及进行性骨骼肌消耗。PEW 与疾病的炎症状态相互促进，形成恶性循环，加速动脉病变，影响患者生存质量，增加死亡率。

第一节　维持性透析患者营养不良的原因及特点

营养不良和 PEW 是血液透析重要并发症，慢性肾衰竭引起的代谢紊乱难以通过血液透析治疗完全纠正。由于营养物质摄入减少（食欲缺乏、酸中毒、胃肠道不适、抑郁状态、脑病等）、高分解代谢（相关疾病、炎症状态、透析膜生物不相容性、酸中毒、内分泌失调等），以及透析过程中营养物质流失（氨基酸、肽、蛋白质、葡萄糖）等原因，血液透析患者营养不良发生率很高。研究显示，中国血液透析患者的营养不良患病率30.0% ～ 66.7%。同时，营养不良也是血液透析患者贫血、微炎症状态和心血管并发症的重要病因，以及心血管事件与死亡的危险因素。营养治疗不仅改善血液透析患者营养状态，而且改善矿物质与骨代谢异常、微炎症状态、高血压、感染等并发症，减少心血管事件风险，降低全因和心血管死亡率。

一、营养不良的原因

1. 膳食限制和厌食症。
2. 高分解代谢状态。
3. 炎症和共存疾病。
4. 胰岛素抵抗。
5. 代谢性酸中毒。
6. 血液透析相关原因：透析不充分、透析过程中营养物质流失（氨基酸、肽、蛋白质、葡萄糖）等。

7. 胃肠道不适。

8. 药物。

二、营养不良的后果

患者营养不良发生的指标和患者病死率、发病率密切相关。患者伤口愈合减慢、抵抗力降低、增加感染的风险、身体不适易产生疲惫感。

三、营养不良的临床表现

PEW 是一种发展较缓慢的营养缺乏病，临床上出现体质量下降、消瘦、皮下脂肪消失或有水肿、精神萎靡、容易疲乏、全身免疫力低下、常并发各类感染、全身组织器官发生代谢和功能紊乱，是导致感染、心血管并发症、生活质量下降及病死率增加的重要原因。

第二节 血液透析患者营养状态的评估

营养状态评估是患者营养治疗的基础。血液透析患者营养状态评估应在患者饮食调查、人体测量、生化指标以及主观全面评定（subjective global assessment，SGA）的基础上，结合透析充分性及并发症评估结果，全面评估患者的营养状况；并通过定期监测，制订和调整营养治疗方案。

1. 血液透析患者营养状况评估

（1）临床调查：包括病史、体格检查、社会心理因素调查。

（2）饮食评估：传统采用 3d 饮食记录法，记录每日摄入食物种类和量（表 15-1），然后分类计算。目前多采用标化氮表现率蛋白当量（normalized protein nitrogen appearance，nPNA）或蛋白分解代谢率（protein catabolic rate，PCR）。

（3）人体测量：包括干体重、体重指数（body mass index，BMI）、肱三头肌皮褶厚度和上臂肌围、人体成分测定等，具体如下。

1）体重指数（BMI）=体重（kg）÷身高（m）^{2}，单位 kg/m^2。

2）肱三头肌皮褶厚度：一般测量右侧。受试者自然站立，被测部位充分裸露，测试人员找到肩峰、尺骨鹰嘴（肘部骨性突起）部位，并用油笔标记出右臂后面从肩峰到尺骨鹰嘴连线中点；左手拇指和示、中指将被测部位皮肤和皮下组织夹提起来，在该皮褶提起点的下方用皮褶计测量其厚度，右拇指松开皮褶计卡钳钳柄，钳尖部充分夹住皮褶，在皮褶计指针快速回落后立即读数。连续测 3 次，以 mm 为单位，精确到 0.1mm。

3）上臂肌围 = 上臂围（cm）–3.14× 三头肌皮褶厚度（cm）。

（4）生化指标：包括血清白蛋白、透析前后的尿素氮、前白蛋白、转铁蛋白、血脂，有条件时可测定胰岛素样生长因子 –1。

（5）主观综合性评估：应用 SGA 及营养不良炎症评分法（malnutrition inflammation

score，MIS）进行评价。

　　1）主观全面评定：利用 SGA 评价表格（表 15-2）和 SGA 评价标准（表 15-3），确定 SGA 评分等级：

　　A= 营养良好（大部分是 A，或明显改善）

　　B= 轻、中度营养不良

　　C= 重度营养不良（大部分是 C，明显的躯体症状）

　　2）营养不良炎症评分法：利用 MIS 评分表（表 15-4），计算 10 个部分的总分。

　　MIS 的评分标准为：< 8 分，轻度营养不良；9 ~ 18 分，中度营养不良；> 18 分，重度营养不良。MIS 正常值为 0 分，最高 30 分。

表 15-1　饮食日记表

患者姓名：			记录日期：　年　月　日		第　天
食物类别	您吃的食物	食物的分量	食物类别	您吃的食物	食物的分量
早餐			晚餐		
油脂类			油脂类		
水果类			水果类		
瓜类蔬菜			瓜类蔬菜		
淀粉类			淀粉类		
坚果类			坚果类		
谷薯类			谷薯类		
绿叶蔬菜			绿叶蔬菜		
肉蛋类			肉蛋类		
豆类			豆类		
低脂奶类			低脂奶类		
上午的点心			睡前的点心		
午餐			备注：		
油脂类					
水果类					
瓜类蔬菜					
淀粉类					
坚果类					
谷薯类					
绿叶蔬菜					
肉蛋类					
豆类					
低脂奶类					
下午的点心					

以下由医师 / 护士计算后填写：

0～1g	油脂类（10g，90kcal）	瓜果蔬菜（200g，50kcal）	淀粉类（50g，180kcal）
4g	坚果类（20g，90kcal）	谷薯类（50g，180kcal）	绿叶蔬菜（250g，50kcal）
7g	肉蛋类（50g，90kcal）	豆类（35g，90kcal）	低脂奶类（240g，90kcal）

填写说明：

1. 连续记录 3d 的 24h 膳食情况。

2. 只要经口进食的食物，比如几颗花生零食、一杯饮料都要记录。

3. 记录的内容包括：进餐时间、食物的具体名称、数量。

表 15-2　主观全面评定（SGA）评价表格

姓名	性别	年龄	病历号	日期
评价内容				**评价结果**
（1）体重改变	您目前体重？			kg
	与您 6 个月前的体重相比有变化吗？			
	近 2 周体重变化了吗？ 不变—增加—减少			A　B　C
（2）进食	您的食欲？	好—不好—正常—非常好		摄食变化：
	您的进食量有变化吗？	不变—增加—减少		A　B　C
	这种情况持续多长时间？			摄食变化的时间：
	您的食物类型有变化吗？	没有变化—半流食—全流食—无法进食		A　B　C
（3）胃肠道症状	近 2 周以来您经常出现下列问题吗？			A　B　C
	①没有食欲： 从不—很少—每天—每周 1～2 次—每周 2～3 次			
	②腹泻： 从不—很少—每天—每周 1～2 次—每周 2～3 次			
	③恶心： 从不—很少—每天—每周 1～2 次—每周 2～3 次			
	④呕吐： 从不—很少—每天—每周 1～2 次—每周 2～3 次			
（4）功能异常	您现在还能像往常那样做以下的事吗？			A　B　C
	①散步：没有—稍减少—明显减少—增多			
	②工作：没有—稍减少—明显减少—增多			
	③室内活动：没有—稍减少—明显减少—增多			
	④在过去 2 周内有何变化：有所改善—无变化—恶化			
（5）疾病和相关 营养需求	疾病诊断： 代谢应激			A　B　C

（6）体检	皮下脂肪	良好	轻一中度	重度营养不良	A B C
	下眼睑				
	二／三头肌				
	肌肉消耗	良好	轻一中度	重度营养不良	A B C
	颞部				
	锁骨				
	肩				
	肩胛骨				
	骨间肌				
	膝盖				
	股四头肌				
	腓肠肌				
	水肿	良好	轻一中度	重度营养不良	A B C
	腹水	良好	轻一中度	重度营养不良	A B C

表 15-3 主观全面评定（SGA）评价标准

（1）体重改变	6 个月内体重变化 A：体重变化＜ 5%，或 5%～ 10% 但正在改善 B：持续减少 5%～ 10%，或由 10% 升至 5%～ 10% C：持续减少＞ 10% 2 周内体重变化 A：无变化，正常体重或恢复到 5% 内 B：稳定，但低于理想或通常体重；部分恢复但不完全 C：减少／降低
（2）进食	摄食变化 A：好，无变化，轻度、短期变化 B：正常下限，但在减少；差，但在增加；差，无变化（取决于初始状态） C：差，并在减少；差，无变化 摄食变化的时间 A：≤ 2 周，变化少或无变化 B：＞ 2 周，轻一中度低于理想摄食量 C：＞ 2 周，不能进食，饥饿
（3）胃肠道症状	A：少有，间断 B：部分症状，＞ 2 周；严重、持续的症状，但在改善 C：部分或所有症状，频繁或每天，＞ 2 周
（4）功能异常	A：无受损，力气／精力无改变或轻一中度下降但在改善 B：力气／精力中度下降但在改善；通常的活动部分减少；严重下降但在改善 C：力气／精力严重下降，卧床
（5）疾病和相关 　　营养需求	A：无应激 B：低水平应激 C：中－高度应激

续表

（6）体检

	要旨	良好	轻中度	重度营养不良
下眼睑		轻度凸出脂肪垫		黑眼圈，眼窝凹陷，皮肤松弛
二 / 三头肌	臂弯曲，不要捏起肌肉	大量脂肪组织		两指间空隙很少，甚至紧贴
颞部	直接观察，让患者头转向一边	看不到明显凹陷	轻度凹陷	凹陷
锁骨	看锁骨是否凸出	男性看不到，女性看到但不凸出	部分凸出	凸出
肩	看骨是否凸出，形状，手下垂	圆形	肩峰轻度凸出	肩锁关节方形，骨骼凸出
肩胛骨	患者双手前推，看骨是否凸出	不凸出，不凹陷	轻度凸出，肋、肩胛、肩、脊柱间轻度凹陷	骨凸出，肋、肩胛、肩、脊柱间凹陷
骨间肌	手背，前后活动拇指和示指	肌肉凸出，女性可平坦	轻度凸出	平坦和凹陷
膝盖	患者坐者，腿支撑在矮板凳上	肌肉凸出，骨不凸出		骨凸出
股四头肌	不如上肢敏感	圆形，无凹陷	轻度凹陷	大腿内部凹陷，明显消瘦
腓肠肌		肌肉发达		瘦，无肌肉轮廓
水肿 / 腹水	活动受限的患者检查骶部	无	轻—中度	明显

脂肪： A：大部分或所有部位无减少 B：大部分或所有部位轻中度减少，或部分部位中重度减少 C：大部分或所有部位中重度减少	肌肉消耗： A：大部分肌肉改变少或无变化 B：大部分肌肉轻中度改变，一些肌肉重度改变 C：大部分肌肉重度改变
水肿：A= 正常或轻微；B= 轻中度；C= 重度	腹水：A= 正常或轻微；B= 轻中度；C= 重度

表 15-4　营养不良炎症评分（MIS）

	0	1	2	3
1. 患者的相关病史				
（1）干体重在过去的 3～6 个月总的变化	干体重没有减少或体重丢失＜ 0.5kg	体重丢失≥ 0.5kg，但＜ 1kg	体重丢失≥ 1kg，但＜ 5% 体重	体重丢失≥ 5% 体重
（2）膳食摄入	食欲很好，膳食模式没有改变	固体食物摄入欠佳	饮食中度减少，完全流质饮食	低能量流质饮食，甚至饥饿
（3）胃肠道症状	没有症状，食欲良好	轻微的症状，偶有恶心或呕吐	有时呕吐，中度的胃肠道症状	频繁腹泻、呕吐或严重的厌食症

续表

	0	1	2	3
（4）营养相关功能损害	正常，功能能力良好	偶尔步行困难，经常感到疲惫	独立活动困难（如去厕所）	卧床或轮椅，或几乎没有身体活动能力
（5）并发疾病和透析年限	透析时间＜1年，无其他疾病	透析时间1～4年，轻度并发症（不包括MCC）	透析时间＞4年，中度患其他疾病（包括1种MCC）	任何严重疾病，患多种慢性病（2种及以上MCC）
2. 身体测量（根据SGA的资料）				
（6）脂肪存量减少或皮下脂肪减少（眼球下方、三头肌，二头肌、胸部）	正常（没有变化）	轻度	中度	重度
（7）肌肉消耗的迹象（太阳穴、锁骨、肩胛骨、肋骨、股四头肌、膝关节、骨间隙）	正常（没有变化）	轻度	中度	重度
3. 体质指数（BMI）				
（8）BMI= 体重（kg）/身高（m²）	BMI ≥ 20	BMI 19 ～ 19.99	BMI 16 ～ 18.99	BMI ＜ 16
4. 实验室数据				
（9）血清白蛋白	白蛋白 =4.0g/dl	白蛋白 3.5 ～ 3.9g/dl	白蛋白 3.0 ～ 3.4g/dl	白蛋白＜ 3.0g/dl
（10）血清总铁结合力（TIBC）或血清转铁蛋白（TRF）	TIBC ＞ 250mg/dl 或 TRF ＞ 200mg/dl	TIBC200 ～ 249mg/dl 或 TRF170 ～ 199mg/dl	TIBC150 ～ 199mg/dl 或 TRF150 ～ 169mg/dl	TIBC ＜ 150mg/dl 或 TRF ＜ 150mg/dl

注：MCC.多种慢性病；BMI.体重指数；TIBC.总铁结合力；TRF.转铁蛋白

（6）人体成分分析：有条件的单位可采用人体成分检测仪（body composition monitor，BCM）、双能 X 线吸收法、CT 或 MRI 等，进行肌肉组织指数、脂肪组织指数、肌肉组织含量、脂肪组织含量、干体重、水肿指数及容量负荷等指标的检测。

2. 营养状态的监测频率　高危营养不良的血液透析患者，如老年人或有合并症者应增加监测频率，血液透析患者营养状态的评估应每月 1 次。营养状态良好且稳定的血液透析患者每 3 ～ 6 个月评估 1 次。

第三节　透析患者营养不良的风险评估

营养不良是透析患者较为常见的问题之一，做好各种风险评估是采取预见护理措

施的前提。维持性血液透析(maintenance Hemodialysis,MHD)患者营养不良的危险因素:

1.透析不够充分:尿素清除指数(Kt/V)< 1.2 代表透析不充分,美国透析研究协作小组(NCDS)研究指出,血液透析患者的营养状况与透析充分性密切相关。透析不充分会降低蛋白质摄入,导致营养不良,营养不良又可影响透析充分性。

2.透析时间及年龄:透析时间长者营养不良发生率显著高于透析时间短者。年龄大者更突出,高龄是 MHD 患者发生营养不良重要的风险因素。

3.糖尿病可增加 MHD 患者营养不良的发生率:并存糖尿病的 MHD 患者多数存在胰岛素抵抗,这会直接影响支链氨基酸(BCAA)运输,进而削弱胰岛素的合成代谢作用,促进肌肉蛋白水解,最终导致机体的肌肉丢失。也可能与糖尿病引起患者体质量减轻、透析过程中易发生低血糖等存在关联。

4.MHD 患者近 1 个月内有透析中低血压发生史:透析中低血压是 MHD 患者最常见的急性并发症之一,不仅会引起患者不适症状(恶心、呕吐、痉挛、透析后疲劳等),更会导致治疗过程的缩短或中断,严重影响患者透析的耐受性、充分性和有效性,加剧营养不良的发生和进程。

5.PTH > 600pg/ml 的 MHD 患者更容易发生营养不良:以 PTH 水平升高和钙、磷代谢失调为特征的继发性甲状旁腺功能亢进在 MHD 患者能量消耗增加中起关键作用,通过增加静息能量消耗来增强患者脂肪和蛋白质分解,导致脂肪组织和骨骼肌的消耗。另一方面,PTH 能够在肾衰竭期间引起脂肪组织褐变和消瘦。

6.营养成分丢失过多:由于血透本身会增加蛋白分解及氨基酸丢失,尤其是使用高通量透析器时,营养成分丢失增加,如果不重视优质蛋白的摄入,就会影响营养状况。

7.盲目控制饮食:有些 MHD 患者的饮食存在误区,为控制透析间期体重的增长和防止生化指标的升高,盲目地控制饮食、过分限制蛋白质,导致营养不良的发生。

8.MHD 患者透析间期体重增长过多、透析之前发生心力衰竭、透析后期出现低血压等症状都可造成透析不充分,最终导致营养不良。

9.支持治疗缺乏:国内 60% 以上的 MHD 患者,由于受到家庭经济和其他条件的限制,不重视常规的营养补充和治疗,如左旋肉碱、促红细胞生成素、铁剂等不使用或使用剂量不足而导致贫血和营养不良。

10.其他因素:饮食受限、感染、胃肠道疾病,以及贫困、孤独、绝望、无人照料等社会心理因素,都可造成 MHD 患者的营养不良。

风险评估图(图 15-1)可以帮助护士简便、早期识别维持性血液患者发生营养不良的风险人群,为进一步开展分级、分类护理提供参考。绘制 MHD 患者不同危险因素组合下发生营养不良的风险评估图,并使用绿色、黄色、红色分别代表低危、中危、高危 3 个风险等级,实现模型的可视化呈现。假设 1 例 65 岁的 MHD 患者,患有糖尿病,近 1 个月内发生过透析中低血压,Kt/V < 1.2 且 PTH > 600pg/ml,可以快速获得该患者发生营养不良的风险等级为高危(即红色)。

构建的营养不良风险评估图简明、易用,可帮助临床医护人员对 MHD 患者营养状况进行早期筛查和分类,识别中、高风险人群,以采取针对性干预措施。

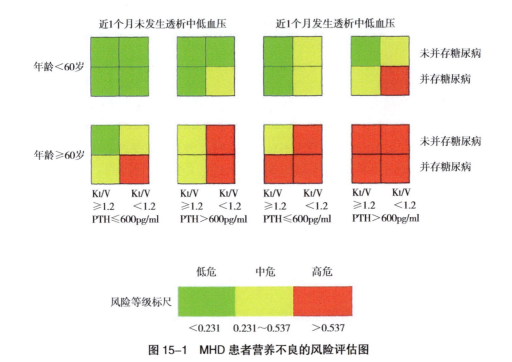

图 15-1　MHD 患者营养不良的风险评估图

第四节　透析患者营养治疗及饮食摄入的原则

一、营养治疗原则

1. 充分　摄入足够量的、有助于保证机体正常功能的各种营养素。

2. 适度　为了健康，控制某些含有可能造成长期营养不良成分（如脂肪、胆固醇、蔗糖和盐等）的食物的摄入。

3. 平衡　几乎没有一种食物含有人体所需的全部营养素，因此必须通过适当的搭配照顾到营养素的摄入平衡。

4. 多样性　不应该每天吃同样的食物，单调的食物可能带来过量的毒素或污染物；食物中营养价值低的成分可以通过同时食用其他一些食物得以稀释；多样性可以增加进食的情趣，促进患者进食的乐趣。

5. 控制能量　保证从食物中摄入的能量与活动中所消托的能量相衡，避免超重和肥胖。

二、营养摄入原则

1. 能量　通常需要 35kcal/（kg·d）；60 岁以上、活动量较小、营养状况良好（血清白蛋白＞40g/L，SGA 评分 A 级）患者可减少至 30～35kcal/（kg·d）。根据患者年龄、性别、体力活动水平、身体成分、目标体重、并发疾病和炎症水平等，制订个体化热量平衡计划。

2. 蛋白质　1.0～1.2g/（kg·d），高生物价蛋白质应为 50% 以上。必要时补充复方 α 酮酸制剂 0.12g/（kg·d）。

3. 脂肪　每日脂肪供能比 25%～35%，其中饱和脂肪酸不超过 10%，反式脂肪酸不超过 1%。可适当提高 n-3 多不饱和脂肪酸和单不饱和脂肪酸摄入量。

4. 无机盐

（1）钠摄入量＜2000mg/d（相当于膳食钠盐＜5g/d）。

（2）透析无尿患者钾摄入量＜2000mg/d；如果尿量＞1500ml/d，可适当放宽控制。

（3）一般磷摄入量 600～1000mg/d，合并高磷血症时应限制在 800mg/d 以下。推荐不限制蛋白质摄入的前提下限制磷摄入，选择低磷/蛋白比值的食物，减少磷酸盐添加剂；并根据患者个体情况在医师指导下服用磷结合剂。

（4）元素钙摄入量不超过 1500mg/d（包含各种药物中的元素钙）。

5. 维生素　应适当补充多种水溶性维生素和必需微量元素，以预防或治疗微量营养素缺乏症。合并维生素 D 不足或缺乏的慢性肾脏病患者，应补充普通维生素 D。推荐补充适量的维生素 C、维生素 B_6 及叶酸，其中维生素 C 的推荐摄入量为男性 90mg/d，女性 75mg/d，但需避免过度补充维生素 C，否则可导致高草酸盐血症。不推荐合并高同型半胱氨酸的血液透析患者常规补充叶酸。

第五节　透析患者营养不良的干预措施

一、加强心理护理，改善食欲

焦虑、忧郁、恐惧、悲哀等不良情绪，可引起交感神经兴奋，抑制胃肠蠕动和消化液的分泌，从而使患者食欲降低、进食减少，甚至厌食；而轻松愉快的心理状态则会促进食欲，保证营养的消化与吸收，因此对血液透析患者，在饮食护理中，切不可忽视心理护理，促使患者精神愉快，提高对饮食疗法的依从性。

二、保证透析的充分性

充分透析是改善透析患者营养状况的前提，对营养不良的治疗至关重要。充分透析可以清除毒素，有助于改善胃肠道症状，纠正酸中毒及减轻胰岛素抵抗、因而较少蛋白质分解代谢。同时，有效的中、大分子毒素清除可以改善患者体内微炎症状态，对于维持患者良好的营养状态也有促进作用，使用高通量透析和血液透析滤过的治疗方式可清除更多的中、大分子毒素，血液透析联合血液灌流治疗终末期肾病患者可有效清除中、大分子炎症因子（瘦素：参与营养不良的发生），使患者的血红蛋白（Hb）升高，改善透析患者的贫血和营养状况。

单次血液透析单室尿素清除率（spKt/V）达到 1.2，目标值 1.4。不同残肾功能和透析频率时 spKt/V 最低要求见表 15-5。为保证透析充分，要求无残肾功能、每周 3 次透析患者每次透析时间最少不能小于 3h，每周透析时间需 10h 以上。在一定范围内 Kt/V 增加，PCR 明显升高，营养指标改善、病死率降低。透析中使用生物相容性好的透析膜能降低蛋白分解，改善食欲。

表 15-5　不同残肾功能和透析频率时 spKt/V 最低要求

透析次数（次 / 周）	Kru ＜ 2ml/（min·1.73m²）	Kru ≥ 2ml/（min·1.73m²）
2	不推荐	2.0*
3	1.2	0.9
4	0.8	0.6
6	0.5	0.4

注：Kru. 残存肾尿素清除率；*. 一般不推荐每周 2 次透析，除非 Kru ＞ 3ml/（min·1.73m²）

三、纠正贫血

贫血是影响透析患者营养状况的重要因素，须应用促红细胞生成素（EPO）、铁剂和叶酸来纠正。贫血改善后，可增加食欲，从而改善患者的营养状态。

四、特殊药物的应用

透析中胃肠外营养、胃肠动力药及碱性药物的应用、左卡尼汀的补充均有利于营养不良的预防。

五、加强饮食管理

遵循饮食原则：摄入充足优质蛋白质、充足热量，控制脂肪和胆固醇摄入，限制液体摄入，限钾、限磷、限钠（盐）。提供各种饮食技巧。

1. 保证蛋白质的"质量"摄入量　透析患者每日摄入的蛋白质中优质蛋白至少占 50% 以上。"优质蛋白质"，即含必需氨基酸种类齐全，数量充足、比例适当的蛋白质。动物性食物如鱼、肉、蛋、奶和大豆类中的蛋白均为优质蛋白。计算蛋白质摄入量时应把主食、蔬菜、水果中的蛋白质考虑在内。烹调方法可采用清淡、少油、易消化吸收的烹调方法，如拌、蒸、炖、滑溜等，不宜煎炸、熏烤、腌制。

2. 摄入充足的能量　只有能量摄入充足，身体才能有效地利用摄入的蛋白质保持充足的营养储存。否则，会使体内蛋白质因提供热量而分解，增加毒素。热量来源于糖类和脂肪，主要以谷类食物为主，尽量少吃脂肪、特别是动物性脂肪。因长期血透常伴有脂肪代谢紊乱，应限制脂肪和胆固醇的摄入，以防加重高脂血症及动脉硬化，积极控制含长链脂肪酸食物的摄入，如牛油、猪油，以及巧克力、冰激凌、奶油等食品。应尽量摄取含中、短链脂肪酸的食物，如鸭油、鸡油、鱼油、植物油等。摄取量占总热量的 25% 更为合适。以 60kg 体重的人计算为例，每天需要总热量 2100kcal 中，脂肪的摄入量不应超过 58.32g。

3. 有效控制水、钠摄入　少食用含水量高的食物；饮食要清淡，不吃或少吃高盐食物，如酱菜、咸菜、熏肉；用带刻度的杯子，有计划地喝水；养成小口喝水、不一饮而尽的习惯；将部分水结成冰块，口渴时含在口中；不喝或少喝浓茶、咖啡，可在饮品中加入柠檬片或薄荷叶。控制钠盐摄入过量：尽量利用食物的本身味道；做菜时少放盐和酱油；含钠高的调味料，如味精、醋、番茄酱等，尽量少用；避免食用咸菜、咸蛋、酱类及各种腌制品；罐头食品、薯片等零食盐分高，须限制食用；菜汤和肉汤中含盐也高，应避免用来拌饭或大量饮用。可适当采用酸味，以及葱、姜、蒜、花椒等来调味，减少食盐的使用。

4. 严格限制钾的摄入　因钾离子易流到水中，可通过以下方法减少食物中的钾含量。蔬菜处理：蔬菜可浸泡 30min 以上或水煮 3min 再烹调，可减少摄入钾 1/2 ～ 2/3；根茎类蔬菜应去皮、切成薄片，用水浸泡 1d，不断更换水，可减少钾含量的 1/2 ～ 2/3；水果处理：对含钾高的水果（如香蕉、橙子等），可以通过煮沸的方式减少部分钾含量，如将水果切片后煮 3 ～ 5min，弃水食果肉。超低温冷藏食品比新鲜食品含钾量少 1/3。如果在使用较多的蔬菜、水果后，发生口唇或指尖麻木、四肢无力等症状时，应警惕高钾血症的发生。含钾高的食物：香蕉、橙子、橘子、柚子等水果；菠菜、苋菜、竹笋等蔬菜；豆类（如黄豆、绿豆等）及其制品；还有一些干货类，比如木耳、海带；另外，坚果中的榛子、杏仁等含钾量也比较高，以及一些肉类、鱼类等也含有一定量钾元素。

5. 严格限制磷的摄入　进食多枚鸡蛋时，蛋黄只能吃 1 个；烹制肉类时，可以先将肉类放入水中煮沸，弃去肉汤，再烹制肉类食物；少喝肉汤，如鸡汤、排骨汤、鱼汤等。但是过度限磷会导致营养不良，用磷 / 蛋白质比值来衡量饮食中磷的负荷更为合适，可同时关注食物蛋白质和磷的水平。一项针对 13 例 MHD 患者的自身对照研究，予以每日 225g 鸡蛋清作为一餐之中的肉类替代品，结果显示：受试者血磷明显降低，同时血白蛋白水平明显上升。建议选择磷吸收率低、磷 / 蛋白比值低的食物，如鱼、肉、奶、蛋等；其中尽量减少虾、三文鱼、香肠、动物内脏、火鸡、冰激凌、奶油、奶酪等；限制摄入含有大量磷酸盐添加剂的食物，如咖啡、奶茶、碳酸饮料、袋装零食。

6. 提高饮食治疗的依从性　针对有些患者食欲不佳、厌食的状况，需要评估其厌食的原因，制订干预措施。如鼓励患者少食多餐，改进烹饪方法，在食物中添加醋、葱等刺激食欲；胃肠运动减弱者，在保证安全的前提下，鼓励积极运动，必要时使用促进胃肠蠕动的药物。

7. 每日推荐食谱　主食 300 ～ 400g，鸡蛋 1 个，牛奶 1 袋（200 ～ 250ml），蔬果 500g，瘦肉 100g，盐 5g，油 25g。

8. 透析患者饮食方面还需特别注意的地方

（1）个体化考量：要结合自身的原发病情况来调整饮食。比如糖尿病肾病导致透析的患者，需更严格把控碳水化合物的摄入，稳定血糖；多囊肾患者要注意避免摄入可能加重囊肿负担的食物等。

（2）水分摄入细节：除了遵循量出为入的大原则控制饮水量外，还要注意食物中的隐性水分，像水果中的含水量、粥类等流食的含水量等，尽量精确计算，防止水潴留加重心脏等器官负担。

（3）食物的烹饪方式：多采用清蒸、水煮等清淡健康的烹饪方式，减少油炸、油煎等高油烹饪带来的油脂摄入过多情况，也有助于减轻胃肠消化负担，利于营养吸收。

（4）外出就餐选择：尽量选择菜品可灵活搭配、能知晓食材成分的就餐场所，避免摄入含过多添加剂、高磷高钾等不符合自身饮食要求的食物，就餐时主动向服务员说明饮食禁忌。

（5）季节变化调整：比如夏季出汗多，水分丢失相对多些，可在医师指导下适当微调饮水量；冬季活动少，能量消耗低，要相应控制主食等能量食物的摄入量，防止体重过度增加。

（6）食物口感与食欲调节：透析患者常食欲不佳，可以巧妙利用天然调味料（如少量柠檬汁、葱、姜、蒜等）增加食物的风味，提升食欲，但要注意避免选择含钾、磷过高的调味料。

六、指导患者适当运动

锻炼能增加代谢废物的排出，加强消化道血液循环、促进消化、在保护内瘘、不加重水肿的前提下，指导患者有计划、循序渐进地进行运动，如内瘘负重练习（哑铃摆臂运动）、透析过程中脚踏车运动，注意进行有氧运动应量力而行，不宜做大运动量的锻炼。同时保证充足的睡眠及休息。

七、制订个体化的饮食干预方案

由于每位透析患者的年龄、饮食习惯、口味、身体状况及各种合并症的不同，需要根据患者的实际身体状况制订符合患者个体的饮食处方，以保证患者的营养摄入。基于透析患者个体的营养评估、饮食习惯、经济条件、治疗方案等因素综合考虑制订出个体化营养方案效果更好。定期评估（至少1个月）患者的营养状态、根据评估结果制订适合患者的营养干预方案。经过一段时间的跟踪随访，再次评估患者的营养状态，必要时及时调整方案。

习题与答案

【习题】

一、单项选择题

1. 以下哪项被认为是反映蛋白质－热量营养不良及肥胖症的可靠指标（　）
   A. 皮褶厚度
   B. 上臂肌围
   C. 体重
   D. 体重指数
   E. 血清白蛋白

2. 透析患者达到充分透析是改善尿毒症症状的前提，对营养不良的治疗至关重要，目前认为透析剂量Kt/V＜（　）代表透析不充分
   A. 1.0
   B. 1.1
   C. 1.2
   D. 1.3
   E. 1.4

3. 透析患者每日摄入的蛋白质中优质蛋

白至少要占到（　）以上

A. 30%

B. 50%

C. 45%

D. 70%

E. 80%

4. 可以引发患者食欲降低，进食减少的情绪类型是以下哪一种（　）

A. 焦虑、忧郁

B. 轻松、愉快

C. 好奇、疑问

D. 兴奋、高兴

E. 疲惫、忧伤

5. 制订个体化的饮食干预方案需要定期评估，评估频率多久为宜（　）

A. 15d

B. 2 个月

C. 3 个月

D. 至少 1 个月

E. 1 周

二、多项选择题

1. 营养治疗的原则有（　）

A. 充分

B. 适度

C. 平衡

D. 多样性

E. 控制能量

2. 下列哪些食物属于优质蛋白质（　）

A. 鱼

B. 鸡蛋

C. 牛奶

D. 大豆类中的蛋白质

E. 肉

3. 营养不良的原因有（　）

A. 摄食减少和厌食症

B. 高分解代谢状态

C. 炎症和共存疾病

D. 胰岛素抵抗

E. 透析不充分、透析过程中营养物质流失

4. 人体测量包括（　）

A. 干体重

B. 体重指数（body mass index，BMI）

C. 肱三头肌皮褶厚度和上臂肌围

D. 人体成分测定

E. 体重

5. MIS 的评分标准为（　）

A. ＜ 8 分，轻度营养不良

B. 9 ～ 18 分，中度营养不良

C. ＞ 18 分，重度营养不良

D. ＜ 5 分，无营养不良

E. ＞ 22 分，极重度营养不良

三、案例分析题

患者男性，年龄70+，身高160cm+，体重50kg。病程：2d 前，患者出现黑粪，未在意，10 余小时前患者突然出现间断呕血，颜色为暗红色，伴有乏力，胸闷、气短，就诊于我院门诊化验血红蛋白 66g/L，1 月 12 日入院。

既往：高血压 10 年，冠心病病史 1 年余。泌尿系（膀胱、肾盂及输尿管）肿瘤术后。心律失常、腔隙性脑梗死、颈动脉粥样硬化、脑供血不足、甲状腺结节、甲状腺功能减退、双下肢动脉硬化病史。近几年无诱因出现腹胀，腹水，考虑为肝硬化。

临床诊断：慢性肾脏病 5 期、消化道出血、胸腔积液、腹腔积液、低蛋白血症、冠状动脉粥样硬化性心脏病、高血压 3 级、营养不良性贫血、腔隙性脑梗死、颈动脉粥样硬化、脑供血不足、甲状腺功能减退症、双下肢动脉硬化症、泌尿系肿瘤（右肾切除）术后。近期透析后干体重没有下降。

异常指标：血红蛋白 89g/L 偏低，总蛋白 59.7g/L 偏低，TIBC200mg/dl，白蛋白 35.8g/L 偏低，前白蛋白 113，7g/L 偏低，尿素氮 21.21mmol/L 偏高，肌

酐 472.4μmol/L 偏高，钠 130mmol/L 偏低，氯 92mmol/L 偏低，镁 0.62mmol/L 偏低，磷 0.65mmol/L 偏低，降钙素原 8375ng/L 偏高。

营养简况：BMI17.7kg/m^2，NRS2002 评分≥ 3 分。慢性病容，消瘦，精神状态差，体力差，规律透析，家庭自制饮食顿服（米油 100ml+ 白糖 10g）/ 餐 ×4 餐 / 天。

如何进行营养不良炎症评估？

【参考答案】

一、单项选择题

1.D　2.C　3.B　4.A　5.D

二.多项选择题

1.ABCDE　2.ABCDE　3.ABCDE

4.ABCD　5.ABC

三、案例分析题

根据营养不良炎症评分（MIS）评估结果如下：

1. 患者透析后干体重没有变化：0 分

2. 膳食摄入低能量流质饮食，甚至饥饿：3 分

3. 胃肠道（GI）症状频繁腹泻呕吐或严重的厌食症：3 分

4. 营养相关功能损害：独立活动困难（如去厕所）：2 分

5. 并发病包括透析年限：任何严重疾病，患多种慢性病（2 种及以上 MCC）：3 分

6. 脂肪存量减少或皮下脂肪减少（眼球下方、三头肌，二头肌、胸部）重度：3 分

7. 肌肉消耗的迹象（太阳穴、锁骨、肩胛骨、肋骨、股四头肌、膝关节、骨间隙）：重度 3 分

8. BMI= 体重（kg）/ 身高（m^2）：BMI16 ～ 17.99：2 分

9. 血清白蛋白：白蛋白 3.5 ～ 3.9g/dl：1 分

10. 血清总铁结合力（TIBC）或血清转铁蛋白（TRF）：TIBC200 ～ 249mg/dl：1 分

所以该患者评分 21 分，为重度营养不良。

（曹小宁　苟晶绮）

参考文献

[1] 陈灏珠，林果为.实用内科学 [M].13 版.北京：人民卫生出版社，2009：910–911.

[2] 梅长林，高翔，叶朝阳.实用透析手册 [M].3 版.北京：人民卫生出版社，2017：305–314.

[3] 王质刚.血液净化学 [M].4 版.北京：北京科学技术出版社，2016：1489–1491.

[4] 王莉，李贵森，刘志红.中华医学会肾脏病学分会《慢性肾脏病矿物质和骨异常诊治指导》[J].肾脏病与透析肾移植杂志，2013，22（6）：554–559.

[5] 陈香美.血液净化标准操作规程（2021 版）[M].北京：人民卫生出版社，2021.

[6] 马国婷，向雨荷，杨芹，等.维持性血液透析患者营养不良风险评估图的构建 [J].护理学杂志，2023，38（2）：34–39.

[7] 王质刚.血液净化学 [M].3 版.北京：北京科学技术出版社，2010.

[8] 中国医师协会肾脏内科医师分会，中国中西医结合学会肾脏疾病专业委员会营养治疗指南专家协作组.中国慢性肾脏病营养治疗临床实践指南（2021 版）[J].中华医学杂志，2021,101(8):539–559.

[9] 国家卫生健康委食品安全标准与监测评估司，中国营养学会，成人慢性肾脏病食养指南编写专家组，等.成人慢性肾脏病食养指南（2024 版）[J].卫生研究，2024，53（3）：357–362.

第16章

血液净化设备使用标准及维护

血液净化治疗依靠各种精密的血液净化设备运转而实施，治疗中的各类设备故障都可能影响正常治疗。因此，做好各种血液净化设备的日常维护与管理至关重要。护理人员需熟练掌握血液净化设备的基本结构与功能、了解设备的使用标准、操作规程与维护方法。

第一节 血液透析机的使用标准及维护

一、血液透析机的结构与功能

血液透析机由体外循环系统、透析液系统及微电脑控制监测系统，即血路、水路、电路系统三部分组成。随着透析技术的发展，透析设备逐渐增加模块化的扩展功能组件，其功能与原理将在本节简述。

（一）血液透析机的基本结构与功能

1. 体外循环系统 体外循环系统将血液由患者的血管内引出，经过血泵驱动到达透析器后，再安全返回患者体内。

（1）血泵：血液在体外循环系统中稳定流动的动力来源，一般采用蠕动泵，转动时，管路被挤压变形驱动血液流动，泵速范围为10~600ml/min。治疗中，血泵前通常为负压，血泵后为正压。体外循环系统出现报警时，血泵会自动停止。

（2）肝素泵：输注抗凝剂避免体外循环内血液凝固。肝素泵通常位于血泵后，肝素泵接口处为正压，在管路连接不紧密时，血液可能渗漏，操作时应加强观察。目前有少量透析设备的肝素泵位于血泵前，此类设备肝素泵接口处为负压，操作时应防止连接不紧密导致血液管路吸入空气。

（3）压力监测：直接监测体外循环系统的压力值。一般包括动脉压监测、滤器前压监测和静脉压监测。

（4）空气探测器及静脉夹：在监测到静脉壶液面下降至安全范围以下或静脉壶下游出现超过一定体积的气泡时，发出报警。同时血泵停止转动、静脉夹自动夹闭，防止空气进入人体，保障患者安全。

2. 透析液系统 透析液系统的作用是将水与透析浓缩液混合制备成透析液，并使透析液经过适当的温度、浓度、压力、流量控制后进入透析器，与透析膜内的血液进行弥散、对流、超滤等血液净化基本过程。透析液系统包括加热与热交换系统、除气系统、透析液配比系统、流量控制系统、超滤系统、旁路系统、漏血监测系统。

（1）加热与热交换系统：通过加热透析用水，使透析液温度满足机器设定需求。目的是补偿体外循环管路中的热量损失，维持患者体温。

（2）除气系统：通过负压降低液体的空气溶解度去除气体，防止气泡通过透析膜进入血液侧或附着在透析膜表面影响透析效果。避免透析液中的气体干扰平衡系统，影响超滤准确性或干扰其他传感器工作。

（3）透析液配比系统：包括混合模块与电导率监测模块两部分，混合模块通过浓缩液泵吸入 A、B 浓缩液，并与透析用水按照一定比例混合成透析液。电导率监测模块在两个电极间施加交变电压，测量透析液电导率，并通过温度补偿算法折算出透析机显示的电导率。目前透析设备一般使用两个以上的电导率传感器相互对比，以保证电导率偏差在安全范围内。

（4）流量控制系统：作用是精确控制透析液在水路中的流量、方向，并提供液体流动的驱动力。透析设备的流量一般控制在 $300 \sim 800ml/min$，以 $10 \sim 20ml/min$ 为梯度自由调节或提供固定的透析液流量挡位供调节。新型透析设备可根据患者血流量自动匹配透析液流量。

（5）超滤系统：目的是将患者体内多余的水分排出。目前透析设备普遍采用容量控制型超滤，包括容量平衡模块与超滤模块两部分。容量平衡模块采用平衡腔或电磁流量计原理，该模块可保持透析液流速稳定，进出透析器的液体容积或流速相等。超滤模块通过控制陶瓷柱塞泵转动产生负压，实现精确除水。

（6）旁路系统：作用是将不符合治疗要求的透析液与患者隔离。当透析液的电导率、温度、压力异常或漏血报警时，旁路系统电磁阀立即动作。旁路状态下，透析液不再流经透析器，以保障治疗安全。

（7）漏血监测系统：通过光学传感器在透析器下游监测透析液，以判断透析器是否发生破膜。由于监测原理不同，部分设备只在监测到透析液侧存在一定浓度的完整红细胞时触发漏血报警，也有部分设备可在患者发生溶血，即红细胞破裂时也触发漏血报警。在血细胞比容为 32%，机器设置最大透析液流量的条件下，漏血速率检测限值应不超过 0.35ml/min。发生漏血报警时监测系统发出报警，透析机进入旁路状态，血泵自动停止转动。

3. 微电脑控制监测系统　微电脑控制监测系统是透析设备的"大脑"，操作人员在面板输入指令，微电脑控制监测系统接收后，处理体外循环系统与透析液系统的各类信号进行控制。主要包括中央处理器、输入 / 输出转换模块、驱动模块、显示控制模块、通信模块与电源转换模块。

（二）血液透析机的扩展功能

1. 曲线调节功能　透析设备提供多种参数的曲线调节程序，包括超滤曲线、电导率曲线、温度曲线、碳酸氢盐曲线、肝素曲线等，医护人员应评估患者实际情况，独立或联合使用曲线功能。为患者设置个体化治疗方案，避免发生透析中血压异常、透析失衡、凝血等不良反应。

2. 在线清除率监测模块　包括电导率法与光学法两种原理。应用电导率法的在线透析剂量监测基于透析器的钠离子清除率和尿素清除率接近的理论，通过监测透析器前、后的透析液电导率变化，评估尿素在线清除率。透析设备通过改变浓缩液与水的混合比例，调整透析液的钠离子浓度，位于透析器入口的第一个传感器记录透析液电导率。位于透析器出口第二个传感器，用于测量透析废液电导率的数值变化，可以计算出透析器的钠离子清除率，结合尿素分布容积与有效治疗时间可计算透析剂量。由于透析治疗中不可以持续改变透析液电导率，应用此方法仅能间断监测在线清除率值。

应用光学法的在线透析剂量监测基于透析废液中的小分子的毒素浓度可通过透析废液的紫外光吸收率计算，其结果可近似反映尿素清除率。治疗中通过在线清除率监测模块不断监测透析废液的紫外光吸光度值变化，应用此方法可持续监测在线清除率值。

3. 血容量监测模块　使用超声或光学传感器，监测动脉侧血液管路中血细胞比容与血浆蛋白浓度的变化，计算患者相对血容量的改变。超滤会导致患者血液浓缩，血细胞比容与血浆蛋白浓度上升，相对血容量下降。当相对血容量下降到临界值或血细胞比容出现异常波动时，通常提示患者有低血压风险。透析设备可以根据血容量监测结果反馈调节超滤率或透析液电导率，使患者相对血容量的变化情况贴合理想曲线，避免治疗中低血压或钠失衡等。新型透析设备可同时监测动、静脉管路的相对血容量变化，评估血管通路再循环率。

4. 血温监测与控制模块　热量平衡是影响透析患者血流动力学稳定性的重要因素，血液温度升高可能引起外周血管扩张、血压下降。血液温度检测模块可持续监测动、静脉血液温度，通过反馈调节透析液温度，控制透析中热量平衡，以达到稳定患者体温，维持血流动学稳定的作用。该模块在临床也可以应用于检测内瘘的实际血流量及评估血管通路再循环率。

5. 置换液量自动控制　血液透析滤过治疗的置换液量与置换方式直接影响治疗效果，置换液量通常根据处方设置，目前部分透析设备具有置换液量自动控制功能，在治疗中透析机根据跨膜压、血细胞比容、血浆总蛋白水平，自动调节置换液量。

二、血液透析机的使用标准及维护

（一）血液透析机的基本使用与维护要求

血液透析机必须具有国家食品药品监督管理总局颁发的注册证、生产许可证等。每台血液透析机应建立独立的运行档案，便于查询管理。档案内容应包括：透析机的基本信息、故障记录、维修保养记录与实际使用时间等。

1. 血液透析机应该处于良好的运行状态。透析中心的环境温度、湿度、电压、供水压力等需符合设备正常工作条件。日常使用、操作与维护应由接受过培训的专业人员完成。

2. 应按照使用说明书操作血液透析机，操作人员应在每次治疗结束后，拆除所有的管路并注意检查设备外观有无配件损坏和表面污染。

3. 治疗结束后，透析设备若无明显表面污染，使用 500mg/L 的含氯消毒剂或其他有效消毒剂擦拭机器外部。如果有血液污染，应立即使用 2000mg/L 的含氯消毒剂擦净血液后，再使用 500mg/L 含氯消毒剂擦拭。

4. 每次透析结束后，按照说明书要求进行透析设备内部管路消毒，必须使用符合制造商说明书要求，且具备相关机构卫生许可证或备案的消毒液，设置正确的有效浓度、消毒时间、消毒温度，不可随意更改消毒设置。

5. 透析机的维护工作必须在人机分离的情况下进行，以保证患者安全。不能正常使用的设备，需悬挂明确的标识防止误用，及时使用备用机替换。

6. 定期进行血液透析机技术安全检查、参数校对和维护保养，最长间隔时间不超过 12 个月。

（二）血液透析机的操作流程

每种透析设备均需要制订规范的操作流程，护理人员在操作过程中严格执行。

1. 费森尤斯 4008S V10 操作流程图　见图 16-1。

2. 威高 DBB-EXA 操作流程　见图 16-2。

3. JMS GC-110N（B 型）操作流程　见图 16-3。

（三）血液透析设备的监测与报警处理

透析设备在治疗中监测动脉压、滤器前压、静脉压与跨膜压等多种压力值与各类设备运行参数，如透析液电导率、温度、流量等。参数异常时透析设备会发出警报，护理人员需熟悉透析设备的各类报警，理解其基本原理并作出迅速有效的处理。在处理报警时，不得废除报警装置或随意更改报警参数，应在找出报警原因后，正确处理再恢复治疗，以保障治疗安全。

1. 动脉压　动脉压监测点位于血泵前，反映患者实际血流量与设置血流量之间的差距，一般为负值。动脉压负值的绝对值变大，常见于以下情况：动脉血流量不足、患者血压下降心搏出量减小、从动脉端输血/输液、空气进入动脉血液管路、动脉端管路受压或扭曲、导管患者流量不佳等。长期动脉压监测对内瘘功能评估有重要意义。

2. 滤器前压　监测点位于血泵与透析器动脉端之间，是体外循环管路的压力最高点，反映血液进入透析器的阻力。滤器前压值的变化可用于判断透析器的凝血情况。目前部分透析设备具有滤器前压监测功能。

3. 静脉压　监测点位于静脉壶，反映静脉侧体外循环管路内的压力情况，一般为正值。静脉压高报警常见于以下情况：静脉壶滤网凝血堵塞、静脉侧管路受压或扭结、患者静脉狭窄血栓形成。导管患者静脉压持续异常升高，提示导管功能不良，如导管尖端移位或纤维蛋白鞘包裹，需及时汇报处理。静脉压低报警常见于以下情况：静脉穿刺针滑脱或与管路连接不紧密、透析器重度凝血、静脉压传感器保护罩连接不紧密。

4. 跨膜压　跨膜压反映透析膜两侧压力差情况。透析治疗中跨膜压持续升高提示透析器可能凝血。跨膜压是透析机根据静脉压与透析液压计算得出的数值，非实际监测参数。

5. 透析液电导率报警　透析液电导率超过报警范围或与设定电导率偏差较大时引

起报警，报警时设备自动进入旁路状态。引起电导率报警的原因可能有 A、B 浓缩液量不足、浓缩液连接错误、与机器设置配方不符、浓缩液泵故障或电路系统控制异常。应首先检查浓缩液供应情况，发现问题及时处理。在电导率持续报警不能解除时，及时将患者转移至备用机，并与技术人员联系报修。

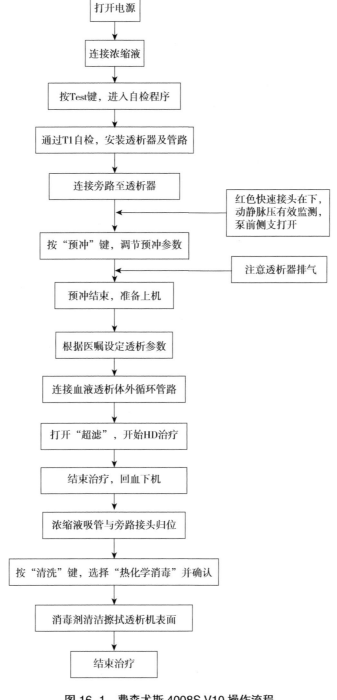

图 16-1　费森尤斯 4008S V10 操作流程

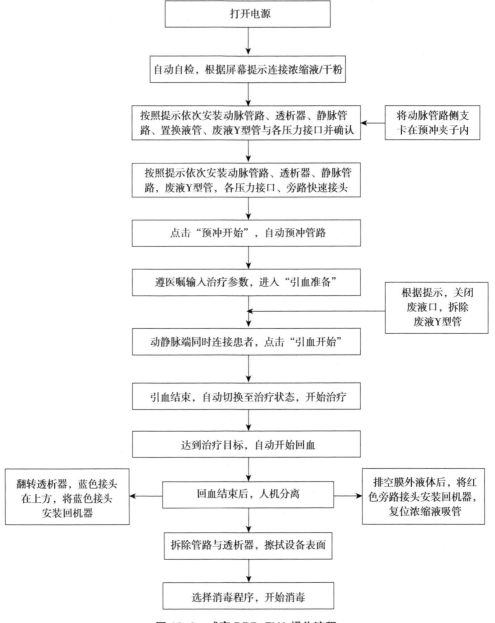

图 16-2 威高 DBB-EXA 操作流程

6.透析液温度报警 透析液温度超过报警范围或与设定温度偏差较大时引起报警，报警时设备自动进入旁路状态。引起温度报警的原因可能有进水温度异常、加热器损坏、温度传感器损坏、除气系统工作异常或电路系统控制异常。透析液温度过低可能造成患者体温下降，透析液温度过高温可能造成溶血。在温度持续报警不能解除时，及时将患者转移至备用机，并与技术人员联系报修。

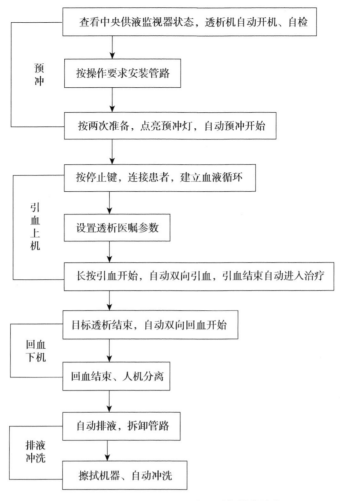

图 16-3　JMS GC-110N（B型）操作流程

7. 空气报警　静脉壶液面低于探测器，静脉管路检测到气泡或累积大量微小气泡时引起空气报警。报警时血泵停止转动，静脉夹自动夹闭。引起空气报警的原因可能有体外循环管路连接不紧密、血液管路与传感器接触不良、传感器脏污或损坏等。治疗中注意检查体外循环管路各接口是否紧密连接，输液时加强巡视及时排除空气；调高静脉壶液面；如报警时未发现气泡，可调整监测部位，清洁空气探测器表面或使用少许耦合剂、无腐蚀性的乳膏填充管壁与探头之间的空隙。

8. 漏血报警　透析器膜破裂，血液进入透析液时引起漏血报警。报警时透析机自动进入旁路状态。出现漏血报警时，首先检查透析器是否破膜，如破膜，应该按照透析器破膜紧急处理流程操作。如未发现破膜，则为漏血误报警，引起漏血误报警的原因可能有透析废液中存在气泡干扰、漏血传感器偏移或损坏。

第二节　连续性肾脏替代治疗设备与
血浆置换机的使用标准及维护

一、连续性肾脏替代治疗设备与血浆置换机的新技术与维护保养

连续性肾脏替代治疗（continuous renal replacement therapy，CRRT）设备从最初可实现维持性血液透析治疗开始不断发展，已逐渐演变为适用于多种临床危重症的医疗设备。由于 CRRT 常需要联合使用一些其他的血液净化技术，如血浆置换（plasma exchange，PE）、双重血浆置换（double filtration plasmapheresis，DFPP）、内毒素吸附技术、体外二氧化碳去除技术（extracorporeal CO_2 removal）、体外膜氧合（extracorporeal membrane oxygenation，ECMO）人工肝技术等。近年来，CRRT 设备的用户界面、泵、压力监测、安全设计及抗凝功能快速发展。

（一）CRRT 设备与血浆置换机的新技术

1. 枸橼酸盐抗凝系统　传统的 CRRT 设备使用外置注射泵进行枸橼酸盐与钙的注射，带有枸橼酸盐抗凝系统的新型设备集成多个可在血泵前、后注射单一或多种抗凝剂 / 药剂的输液泵。使用枸橼酸盐抗凝时，设备可根据枸橼酸盐的浓度，自动匹配患者血流量调整枸橼酸与钙的输注速率，以达到处方的设定浓度，实现自动枸橼酸抗凝。

2. 自动废液系统　为减少护理人员频繁更换废液袋的工作量与更换操作中可能带来的报警及风险，新型设备设计双废液泵与秤交替工作的模式，可不间断向两只废液袋轮流排放废液，可减少治疗中断，降低护理人员工作量。

3. 信息通信系统　新型 CRRT 设备通常具备无线或有线连接的治疗数据传输功能，部分设备可实现手持扫码装置，快速进行患者与耗材编码管理、治疗数据与医疗站终端实时传输，在线生成电子档案减少手工病案处理时间，逐步向智能化与信息自动化的方向发展。

（二）CRRT 设备与血浆置换机的维护保养

1. CRRT 设备与血浆置换机需具备国家食品药品监督管理局颁发的注册证、生产许可证等相关文件。

2. 为保障治疗安全，每隔 12 个月必须对设备进行技术安全检查，其维护和保养须由接受过培训的专业工程师完成，维护内容参见设备说明书。

3. 血液净化临床工程技师可参与完成设备的日常维护、保养，为每台设备建立独立的设备档案。

4. 设备在每次使用后应按照规定进行表面清洁与消毒，并登记使用记录。

二、CRRT 设备与血浆置换机的操作流程

1. CRRT 机器操作流程（AQUARIUS 型）操作流程　见图 16-4。

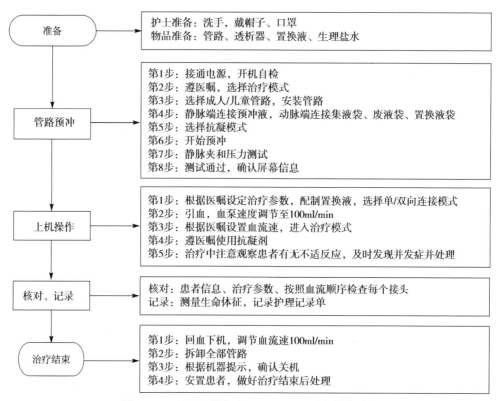

图 16-4　CRRT 设备（AQUARIUS 型）操作流程

2. 血浆置换的操作流程　见图 16-5。

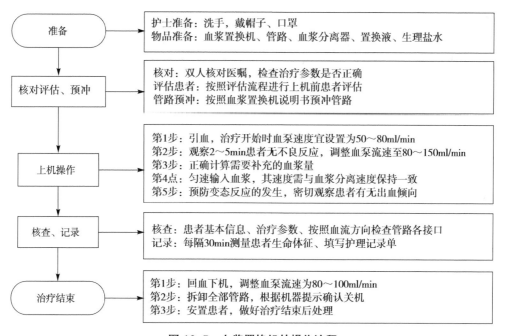

图 16-5　血浆置换机的操作流程

第三节　血液透析水处理设备的使用标准及维护

一、血液透析水处理技术

透析用水是透析液的主要成分，患者每周 3 次，每次接触 120 ~ 150L 透析液，因此透析用水的质量直接影响患者的治疗效果与安全。制备满足治疗标准的透析用水离不开设计合理、管理良好的血液透析水处理设备。水处理设备主要由预处理系统和反渗透系统组成，其基本结构与功能将在本节简述。

（一）预处理系统

预处理系统主要去除原水中的颗粒物、钙镁离子、总氯等，使进水水质满足反渗透膜的工作要求。预处理系统一般包括前级过滤器（选用）、前级增压泵、砂滤罐、活性炭罐、树脂软化装置和滤芯式过滤器。

1. 前级过滤器作用　初步过滤自来水中的大颗粒杂质，保护前级增压泵。一般使用孔径为 10μm 的过滤芯。前级过滤器可根据自来水水质情况选配。目前部分中心不设置前级过滤器，部分水处理设备使用可定期反冲洗的金属过滤网替代一次性滤芯。

2. 前级增压泵作用　稳定水处理系统的进水压力。

3. 砂滤罐作用　去除原水中的固体颗粒及胶状杂质。砂滤罐内部填充各种尺寸的石英砂颗粒，可去除直径 5 ~ 500μm 的颗粒，如原水中的泥、沙等固体杂质。砂滤罐还可填充其他填料（如用于去除铁离子的锰砂、吸附色素的无烟煤）。砂滤罐前、后装有压力表，工程师每日检查砂滤罐入口与出口压力并记录，确认压力差正常（< 0.6MPa）、罐体无漏水。

4. 活性炭罐作用　去除水中的游离氯、氯胺、异味以及颜色；吸附低分子有机物和有机化合物（如除草剂、杀虫剂和工业溶剂等）。自来水消毒在水中产生具有氧化性的含氯消毒副产物，如游离氯和各类氯胺，透析液中存在过量的氯和氯胺可导致患者溶血甚至死亡。活性炭罐容量须结合当地水质情况合理配置，建议使用两个活性炭罐串联，以保证水总氯浓度符合标准。活性炭罐前、后装有压力表，工程师每日检查活性炭罐入口与出口压力并记录，确认压力差正常（< 0.6MPa）。每日治疗开始前，水处理系统至少运行 15min，在第一个活性炭罐出口取样检测，总氯浓度应 ≤ 0.1mg/L（YY/T 0572—2015）。当总氯浓度上升时，及时查找原因，加强反冲洗，必要时更换活性炭填料。

5. 树脂软化装置　包括树脂罐和盐水桶，作用：通过离子交换树脂去除水中高硬度离子（如钙离子、镁离子），防止反渗透膜表面结垢，延长膜使用寿命。树脂罐前、后装有压力表，工程师每日检查树脂罐入口与出口压力并记录，确认压力差正常（< 0.6MPa）。当离子交换树脂饱和时，树脂罐失去软水效果，需要再生。工程师应在每日治疗开始前，从树脂罐出口取样检测硬度，软水硬度应 ≤ 17.1mg/L（YY/T 0572—2015）。

6. 滤芯式过滤器作用　去除预处理系统产生的微小颗粒（如脱落的活性炭与树脂

颗粒），保护反渗透膜。一般使用直径 5μm 的过滤芯，每日监测过滤器入口、出口压力，压力差＞ 0.06MPa 时更换滤芯，更换周期不超过 3 个月。

（二）反渗透系统

反渗透系统由反渗透膜、高压泵、压力表 / 压力传感器、温度传感器、流量计和电子控制装置组成。反渗透装置是水处理系统的核心，可清除分子量＞ 200Da 的物质、98% 的单价离子、99% 以上的二价离子、各类可溶解固形物（如有机或无机污染物、细菌、致热原和微粒物）。工作时注意观察反渗透主机的高压泵工作状态、记录纯水侧与废水侧电导率、压力与流量变化及水温、脱盐率等关键指标。

二、水处理设备的维护与监测

透析用水的各类污染物可能引起多种急性或慢性透析并发症，因此合理进行水处理系统的日常维护与监测，是保障水处理设备稳定运行与透析用水质量的重要手段。

1. 透析用水的监测标准　透析用水的定期质量检测项目包括：微生物检测（细菌、内毒素）与化学污染物检测。透析用水的微生物检测，根据《血液净化标准操作规程》2021 版，每月进行 1 次透析用水细菌培养，细菌菌落数应≤ 100CFU/ml，细菌菌落数＞ 50CFU/ml 时，应进行干预。至少每 3 个月进行 1 次透析用水的内毒素检测，内毒素应≤ 0.25EU/ml，内毒素水平＞ 0.125EU/ml 时，应进行干预。每台透析设备，每年至少进行 1 次细菌和内毒素检测。

透析用水的化学污染物检测，根据《血液透析及相关治疗用水》（YY/T 0572—2015）相关要求，每年 1 次，应委托有资质的专业检测机构对 22 项化学污染物进行检测，最高允许浓度见表 16-1。

表 16-1　透析用水的化学污染物标准

化学污染物	最高允许浓度 /（mg/L）
铝	0.01
总氯	0.1
铜	0.1
氟化物	0.2
铅	0.005
硝酸盐（氮）	2
硫酸盐	100
锌	0.1
钙	2（0.05mmol/L）
镁	4（0.15mmol/L）
钾	8（0.2mmol/L）
钠	70（3.0mmol/L）
锑	0.006

续表

化学污染物	最高允许浓度 / (mg/L)
砷	0.005
钡	0.1
铍	0.000 4
镉	0.001
铬	0.014
汞	0.000 2
硒	0.09
银	0.005
铊	0.002

2. 水处理系统的维护 水处理设备的滤芯、预处理活性炭、树脂及反渗透膜等，应根据透析用水质量监测结果，按照制造商说明书进行调试、维护、保养与更换，并做好记录。砂滤罐与活性炭罐根据用水量每周可反冲洗 1 ～ 2 次。树脂软化装置的再生设置，根据控制头不同分为时间控制和流量控制两种，可按照原水硬度与实际用水量设置再生频率。预处理填料及反渗透膜的更换，根据所在地区的水质、使用维护情况决定，水质无法达标及时更换。

3. 水处理系统的化学消毒 化学消毒频率根据水处理设备制造商说明书要求，结合透析用水微生物指标检测结果确定。水处理系统反渗透膜的化学消毒一般使用有效浓度 1500 ～ 2000mg/L 的过氧乙酸消毒液，水温＜ 25℃，浸泡时间≤ 120min，或使用血液透析水处理设备专用消毒剂。供水管路消毒一般使用有效浓度 1500 ～ 2000mg/L 的过氧乙酸消毒液或 1500 ～ 2000mg/L 的含氯消毒液。化学消毒后，必须对水处理主机和供水管路进行完整的清洗，以保证过氧乙酸残余浓度＜ 1mg/L，总氯含量＜ 0.1mg/L。

4. 水处理系统的热消毒 热消毒有膜热消毒与管道热消毒两种。膜热消毒的频率一般不高于每周 1 次，80℃≤消毒热水温度≤ 85℃，有效维持时间＞ 20min；管道热消毒频率根据实际情况，可采用 1 ～ 2 次 / 周或更高频率，管道末端温度≥ 85℃，有效维持时间＞ 20min。目前部分水处理设备的管路消毒可选择 121℃热消毒与 151℃高压蒸汽消毒。

5. 透析用水的取样检测 应在透析装置和供水管路的连接处或供水回路末端收集水样。供水回路末端位于水处理设备回水管路，设有取样阀；透析装置和供水回路的连接处位于透析机的进水软管，一般无取样阀，取样操作难度大。目前透析设备通过一根软管与供水管路呈"T"形连接，由于这段软管难以经常消毒，长时间使用易滋生细菌。可采用新型的"U"形连接管，形成进水管路的局部循环，使水流持续流动，减少死腔长度。

三、血液透析水处理设备的管理

（一）水处理间管理制度

1. 在科主任领导下，水处理间由血液净化临床工程技师专人管理。

2. 水处理间需具有良好的通风和隔音环境，保持清洁整齐，禁止堆放杂物，有外窗时应设遮光帘，避免阳光直射设备。

3. 治疗中巡视水处理间，发现问题及时上报解决。进出落锁管理，禁止无关人员出入水处理间。

4. 每日观察设备运行状态并记录各点压力、电导率、温度、流量、脱盐率等运行数据。

5. 每日检测并记录预处理软水硬度、总氯浓度。

6. 定期进行水处理设备细菌、内毒素与化学污染物的取样与送检工作，及时跟踪检测结果，记录存档。

7. 设定合理的水处理设备自动冲洗程序，包括砂滤罐、活性炭罐冲洗及软化装置再生。按要求定期加盐，更换滤芯。按照实际水质情况，更换反渗透膜和预处理填料。

8. 定期进行反渗透膜和供水管路消毒，做好消毒剂残余浓度测试和消毒记录。

（二）水处理设备的操作规范

1. 根据制造商提供的水处理设备说明书制订设备操作规范。

2. 水处理设备应该由经过专业培训的工程技术人员操作。

3. 每日监测设备运行情况，如发现异常，及时处理。

4. 制订水处理设备故障、停水、停电等应急预案，定期组织科室人员演练。

第四节　血液透析集中供液系统的使用标准与维护

随着我国透析中心规模的快速扩增，浓缩液的配制与输送方式逐渐从单一的手工配制、输送转变为使用自动化程度相对较高的集中配制、输送模式的血液透析集中供液系统。根据浓缩液的配制、输送方式不同，又分为向单台血液透析设备直接输送浓缩液的集中供透析浓缩液系统（central dialysis concentrate supply system，CCDS）以及由中心供液装置混合配制透析液，向透析监视装置输送透析液的中央透析液供应系统（central dialysis fluid supply system，CDDS）。血液透析集中供液系统的基本功能与原理将在本节简述。

一、集中供透析浓缩液系统（CCDS）

（一）CCDS 系统的结构与功能

集中供透析浓缩液系统，是指将透析干粉溶解为透析浓缩液，通过浓缩液管道输送至透析设备使用的系统。系统主要由粉末溶解装置和浓缩液供给装置组成，见图 16-6。

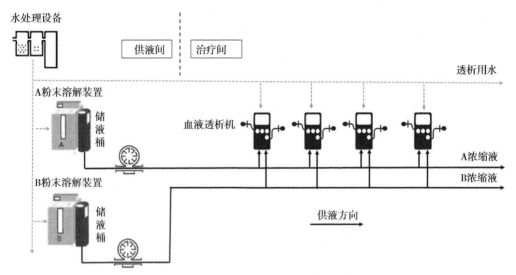

图 16-6　集中供透析浓缩液系统结构图

1. 粉末溶解装置　粉末溶解装置将 A、B 透析干粉分别溶解为透析浓缩液，CCDS 系统可单独供应一种及以上配方的 A 浓缩液或同时供应 A、B 浓缩液，直接输送至透析机。粉末溶解装置可手动或自动投粉，具有进水，加温，搅拌和过滤功能。目前 CCDS 系统的新型粉末溶解装置大部分可实现自动投粉、小剂量多次溶解、设备在线远程控制等功能，自动化与智能化程度较高。粉末溶解装置的离子浓度准确性与微生物控制是影响 CCDS 系统性能的重要因素。

2. 浓缩液供给装置　为保证持续、稳定的向透析设备供应浓缩液，CCDS 系统远距离输送透析浓缩液时，需由浓缩液供给装置提供动力。目前供液管路有多路单向供液、双向供液与循环供液 3 种模式，浓缩液供给装置根据供液压力不同，分为通过在系统内增设加压泵进行压力供液以及依靠储液系统与供液管道之间高度落差产生的重力差，驱动浓缩液流动的重力供液。两种方式的管道供液压力都必须符合透析设备吸液压力的要求，否则可能损坏原液泵。

（二）CCDS 系统的维护与管理

1. CCDS 系统的使用管理　①配液前检查：检查水、电供应是否正常，粉末溶解装置工作状态、进行配液前准备与核对，严格按照工作流程配制浓缩液；②配液后检查：核对浓缩液是否完全溶解，溶液颜色、外观是否正常，电导率、密度是否正常，并记录浓缩液配制的相关参数；③治疗中检查：治疗中加强巡视供液间设备工作状态，确认浓缩液余量并记录。

2. CCDS 系统的消毒　CCDS 系统可进行手动 / 自动消毒，为保证安全，系统消毒时应确认输送管道与透析设备完全断开或全部阀门处于关闭状态。A 液配制桶和管路不需要常规消毒，B 液配制桶应每天排空，每周至少消毒 1 次。化学消毒时，使用 0.3% ~ 0.5% 的过氧乙酸或 0.5% ~ 1% 的次氯酸钠，消毒时间 30min，或使用制造商认可的其他消毒方式（如加热碳酸氢盐消毒、紫外线辐照消毒、臭氧消毒等）。消毒液循环结束开始浸泡前，分别在配液罐、储液罐、浓缩液管道末端检测有效消毒浓度。消毒冲洗结束后，检测化学消毒剂残余浓度，过氧乙酸＜ 1mg/L，含氯消毒剂＜ 0.1mg/L 合格。使用热水消毒时，管路末端温度不低于 85℃，有效持续时间＞ 20min。热水消毒后需等待系统降至常温，再恢复使用。

二、中央透析液供应系统（CDDS）

（一）CDDS 系统的结构与功能

中央透析液供应系统，是指将透析干粉溶解为透析浓缩液，利用透析液供给装置根据设定比例混合浓缩液与透析用水，并将透析液直接输送至透析设备使用的系统。CDDS 系统主要由粉末溶解装置、透析液供给装置和透析监视装置组成，见图 16-7。

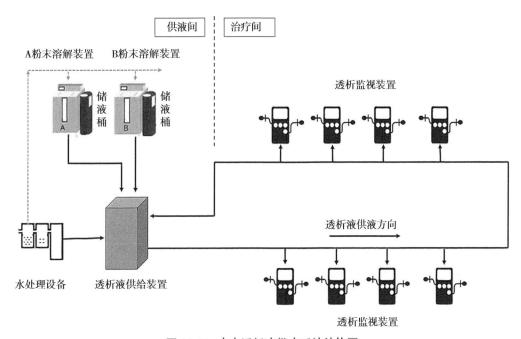

图 16-7　中央透析液供应系统结构图

1.粉末溶解装置　CDDS 系统的粉末溶解装置有两组，用于将 A、B 透析干粉分别溶解为透析浓缩液，短距离输送至透析液供给装置。粉末溶解装置可手动或自动投粉，具有进水，加温，搅拌和过滤功能。粉末溶解装置的溶解方式根据品牌型号而异，可采用大剂量集中溶解，储液桶储存的使用模式，也可采用多次小剂量溶解，现用现配的使用模式。

2.透析液供给装置　透析液供给装置向系统内全部透析监视装置供应透析液。使用流量计控制、重力下落时间控制、浓缩液泵定容混合等多种原理配制透析液，再通过循环泵将透析液输送至治疗室内的透析监视装置。透析液供给装置故障时，影响 CDDS 系统内全部设备的运行，是需要重点维护的核心设备。

3.透析监视装置　CDDS 系统的透析监视装置内部不具备混合系统与消毒系统，与常见的血液透析机内部结构有明显不同，因此CDDS系统仅能使用与本品牌相匹配的透析监视装置。CDDS系统的透析监视装置具有结构简单，故障率低，自动化程度高等特点，通常直接使用透析液在线预冲、补液、回血。系统内单泵的血液透析设备与双泵的血液透析滤过设备均配备两支透析液过滤器，透析液洁净程度高。

（二）CDDS系统的维护与管理

1.CDDS系统的使用管理　使用前检查：CDDS系统在每日开始治疗前，应在每一路管道末端的透析监视装置取样检测化学消毒剂残余浓度是否合格。检查粉末溶解装置与透析液供给装置的消毒记录及报警记录；设备使用中检查：治疗中加强巡视供液间设备运转工作状态，有无噪声或漏水、确认浓缩液余量并记录；使用后检查：联动消毒是否正常工作，确认消毒液余量等。

2.CDDS系统的消毒　采用中央控制消毒模式，即消毒时不通过透析监视装置吸入消毒液，由透析液供给装置吸入并稀释消毒液，实现供液间设备与系统内透析机联动无死腔消毒。消毒频率为：每个治疗日对供液间设备与透析监视装置进行消毒。CDDS系统一般使用冷化学消毒，如过氧乙酸或含氯消毒剂消毒，消毒结束后在每一路管道末端透析监视装置旁路检测消毒剂残余量，过氧乙酸应＜1mg/L，含氯消毒剂应＜0.1mg/L。目前少数CDDS系统具备在线热水消毒功能，由于水路系统长度大、联机消毒流量高的特点，热水消毒功率难以达到要求，目前无法成为CDDS系统主流消毒方式。

（三）中心供液配制室的工作制度

1.配制室应位于洁净区内，符合《医院消毒卫生标准》的Ⅲ类环境，保持干净整洁，满足集中供液设备所需的工作环境。

2.配制室内保持干燥，水电分开，具备良好的隔音与通风设施。房间有外窗时应设遮光帘，避免阳光直射设备。

3.浓缩液配制与设备操作须由经过培训的专业人员进行。出入落锁管理，禁止无关人员进入中心供液配制室。

4.建立浓缩液配制签字登记制度，记录配制时间、液体种类、干粉批号、干粉用量、溶液电导率或密度、配制人员与核对人员信息。

5.严格按照设备制造商说明书要求定期进行集中供液设备的清洁与消毒。

6.每12个月至少进行1次集中供液设备的技术安全检查，检查项目与方法参考制造商技术手册进行。

习题与答案

一、单项选择题

1. 血液透析设备的压力检测一般不包括（　　）
   A. 静脉压
   B. 动脉压
   C. 跨膜压
   D. 滤器前压
   E. 废液压

2. 血液透析设备的漏血报警触发条件是：患者红细胞比容为（　　）时，漏血传感器数值达到（　　）
   A. 32%，0.5ml/min
   B. 32%，0.35ml/min
   C. 35%，0.5ml/min
   D. 35%，0.45ml/min
   E. 35%，0.35ml/min

3. 透析设备的钠曲线功能不包括（　　）
   A. 降低低血压
   B. 降低失衡反应
   C. 增加心血管系统稳定性
   D. 提高钠水的清除
   E. 减少口渴

4. 血液透析设备表面有明显血迹时，应首先使用浓度为（　　）的含氯消毒剂擦拭，在使用浓度为（　　）的含氯消毒剂擦拭
   A. 100mg/L，500mg/L
   B. 1000mg/L，1000mg/L
   C. 1500mg/L，500mg/L
   D. 2000mg/L，1000mg/L
   E. 2000mg/L，500mg/L

5. 为保证透析安全，血液透析设备的技术安全检查间隔最长应不超过（　　）个月
   A. 1
   B. 2
   C. 3
   D. 6
   E. 12

6. 透析用水化学污染物水平的常规检测频率为（　　）
   A. 每月 1 次
   B. 每 3 个月 1 次
   C. 每 6 个月 1 次
   D. 每年 1 次
   E. 无固定检测频率

7. 水处理设备的软水硬度取样检测部位在（　　）
   A. 加压泵前
   B. 活性炭罐出口
   C. 软化罐出口
   D. 一级反渗透出口
   E. 二级反渗透出口

8. 水处理设备的总氯浓度检测部位在（　　）
   A. 砂滤罐出口
   B. 活性炭罐入口
   C. 活性炭罐出口
   D. 软化罐出口
   E. 反渗透供水管路末端

9. 水处理系统化学消毒时，一般是使用（　　）过氧乙酸消毒液，浸泡时间不超过（　　）
   A. 1000～1500mg/L，30min
   B. 1000～1500mg/L，60min
   C. 1000～1500mg/L，120min
   D. 1500～2000mg/L，60min
   E. 1500～2000mg/L，120min

10. 集中供液系统使用热水消毒时，末端温度不低于（　　），有效持续时间大

于（　　）

A. 85℃，20min

B. 85℃，30min

C. 90℃，20min

D. 90℃，30min

E. 80℃，30min

二、多项选择题

1. 为保证患者安全，透析液电导率传感器通常监测哪两个位置（　　）

A. 加热器出口

B. 透析液混合部

C. 透析液进入透析器前

D. 透析液离开透析器后

E. 消毒液吸入口

2. 透析液存在哪些情况时，透析机将进入旁路模式（　　）

A. 含糖

B. 温度过高

C. 电导率异常

D. 含有血液

E. 有大量空气

3. 治疗中可能引起患者静脉压升高的原因是（　　）

A. 静脉壶滤网凝血堵塞

B. 静脉侧管路受压

C. 患者静脉狭窄血栓形成

D. 静脉壶进入空气

E. 静脉管路扭结

4. 透析中患者动脉压负值变大，可能提示（　　）

A. 穿刺针贴壁

B. 动脉端管路受压或扭曲

C. 透析器破膜

D. 导管流量不足

E. 穿刺针脱出

5. 透析机出现漏血报警，常见于以下哪些情况（　　）

A. 透析器破膜

B. 设备除气泵故障导致透析液内混有

气泡

C. 漏血传感器被污染

D. 单超治疗

E. 透析液温度高

6. 正确的血液透析机清洁操作包括（　　）

A. 操作人员应在每次治疗完成后，拆除所有管路

B. 仔细检查每个压力传感器是否干净，确认无污渍黍黏附于表面

C. 使用柔软、湿润的擦布，擦拭机箱的外部表面和带有底轮的机座

D. 使用化学消毒剂擦拭机器的显示屏幕

E. 机器血液时使用含氯消毒液擦拭消毒

7. 透析设备有哪些曲线功能（　　）

A. 超滤曲线

B. 透析液温度曲线

C. 透析液电导率曲线

D. 肝素曲线

E. 碳酸氢盐曲线

8. 关于中央透析液供应系统下列说法正确是（　　）

A. 可以与任意品牌的透析设备配合使用

B. 浓缩液直接供给透析设备

C. 系统内透析机无混合与配液系统

D. A浓缩液系统常规不需要消毒

E. 采用中央控制消毒模式

9. 关于集中浓缩液供应系统下列说法正确是（　　）

A. 浓缩液直接供给透析设备

B. 每天需要排空A、B储液体桶内浓缩液

C. 不可使用热消毒模式

D. 可与多品牌透析设备配合使用

E. 供液管道内压力需满足透析机吸液要求

10. 下列有关水处理系统检查的标准，正确的是（　　）

A. 总氯浓度≤ 1mg/L

B. 软水硬度≤ 17mg/L

C. 透析用水细菌≤ 100CFU/ml

D. 透析用水内毒素≤ 0.25EU/ml

E. 透析用水细菌、内毒素水平干预值为最大允许水平的 50%

三、案例分析题

患者，女，48 岁，维持性血液透析 10 年，某日于早 08：00 行动静脉内瘘穿刺，开始透析治疗。费森尤斯 4008S 透析机，透析液流量为 500ml/min，透析器为威高 HF15，膜面积 1.5m^2，超滤系数 48ml/（mmHg·h）。患者透前体重 61.5kg，干体重 60.0kg，医嘱超滤量 1500ml，治疗时间 4h。内瘘穿刺成功后，护理人员引血上机，引血过程中机器报警"Flow Alarm"，频繁跨膜压高压报警，电导度光标漂浮不定。护理人员经过检查，确认无管路扭曲，管路静脉端夹子、废液袋夹子均打开，内瘘穿刺点无异常。3min 后，未能消除警报，将患者移至备用机，并通知工程师维修。工程师检查发现透析器旁路接头小钢珠脱落堵塞透析液回路，将小钢珠移除后机器警报消除，消毒正常。患者在备用机器上平稳治疗 4h 后，下机体重为 61.0kg，透析中进食约 200g。

（1）请分析患者实际超滤量不准的可能原因？

（2）如何避免？

【参考答案】

一、单项选择题

1.E　2.B　3.E　4.E　5.E　6.D　7.C

8.C　9.E　10.A

二、多项选择题

1.BC　2.BCDE　3.ABCE　4.ABD

5.ABC　6.ABCE　7.ABCDE　8.CE

9.ADE　10.BCDE

三、案例分析题

（1）体重未降低原因：透析器发生反超滤，机器报警"Flow Alarm"，频繁跨膜压高报警提示机器水路存在问题，工程师发现红色透析器旁路接头脱落的小钢珠堵住了透析液回路也证明了此分析。本例中透析液流量为 500ml/min，透析液以 500ml/min 从旁路接头进入透析器，本应该从另一端回到机器内，作为废液排出。现在透析回路被钢珠堵塞，膜外压力骤增，一部分透析液在压力作用反超滤进入透析器膜内，最终水分进入患者体内。导致患者透析后体重不达预期，超滤量不足。

（2）预冲透析器与体外循环管路时，应注意观察设备有无异常报警，特别是压力相关报警。在发现异常时及时将患者移至备用机器，不能盲目上机。治疗过程中出现"Flow Alarm"报警，跨膜压持续冲顶，首先关闭透析液流量。更换备用机器前，先予患者重新称重，确认后再重新上机；同时加强对透析设备的定期保养与维护，避免发生零配件脱落等事故。

（赵小淋）

参考文献

[1] 陈香美.血液净化标准操作规程（2021版）[M].北京：人民卫生出版社，2021：58-68.

[2] 梅长林，高翔，叶朝阳.实用透析手册[M].3版.北京：人民卫生出版社，2017：23-28.

[3] Boccato C,Evans D,Lucena R，等.水和透析液质量管理指南[M].左力，译.北京：北京大学医学出版社，2017：171-177.

[4] 刘学军.血液净化临床工程技师实用操作手册[M].长春：吉林大学出版社，2023：260-272.

[5] Bellomo R，Kellum JA，La Manna G，等.连续性肾脏替代治疗40年[M].蒋红丽，译.北京：人民卫生出版社，2020：58-62.

[6] 应滋栋，谢辉乐.血液透析技术理论与应用[M].武汉：华中科技大学出版社，2020：207-312.

[7] 国家市场监督管理总局.血液透析和相关治疗用液体的制备和质量管理通用要求:GB/T 43050-2023[S].

[8] 国家药品监督管理局.血液透析和相关治疗用液体的制备和质量管理 第2部分：血液透析和相关治疗用水:YY 0793.2-2023[S].

[9] 国家药品监督管理局.血液透析和相关治疗用液体的制备和质量管理 第1部分：血液透析和相关治疗用水处理设备:YY/T 0793.1-2022[S].

[10] 国家食品药品监督管理总局.血液透析及相关治疗用水:YY 0572-2015[S].

[11] 国家食品药品监督管理总局.连续性血液净化设备:YY 0645-2018[S].

[12] 国家市场监督管理总局.连续性血液净化装置校准规范:JJF 1844-2020[S].

第17章

透析用水及透析液的质量与监测

第一节　概　述

生物肾脏具有清除水和代谢毒素、维持体内的电解质酸碱平衡，以及内分泌的功能。因此当肾脏功能衰竭后，打破了这种机体内环境稳态，势必导致患者出现多器官的临床综合征。

血液透析治疗能纠正水、电解质和酸碱平衡紊乱及代谢障碍，是利用半透膜原理，将患者血液和透析液同时引入透析器，借助于膜两侧的溶质梯度、渗透梯度和水压梯度，通过弥散、对流、吸附原理等清除毒素，通过超滤和渗透清除体内潴留过多的水分，同时可补充机体需要的物质，纠正电解质和酸碱平衡。

在血液透析治疗过程当中，透析液就担当了重要的角色。透析液由 A 浓缩液（粉）、B 浓缩液（粉）和透析用水组成，如果患者按 500ml/min 的透析液流量治疗，治疗 1 次 4h 需要 120L 透析液，1 周治疗 3 次需要使用 360L 透析液，由此可见透析液的作用至关重要。而透析液的组成需要大量的透析用水，由于透析膜对透析液中的有毒物质不具备选择性，血液透析用水中所含的有害物质不但影响透析液电解质浓度，对血液透析设备造成损害，更严重的是有害物质会通过透析膜扩散进入患者体内，造成透析患者发生急性和慢性并发症。因此，血液透析用水的水质直接关系到血液透析的疗效，透析用水与透析液需要达到一定的质量标准并且规范管理，做好透析用水与透析液的评估和监测，确保其安全对人体无害。

一、水源中常见化学污染物危害

1. 钠、钾、钙、镁　透析液处方中这四种看似无毒无害的离子浓度也不能超标，这是因为他们具有重要的生理功能。当透析用水和透析液中上述离子浓度过高会影响配制后透析液的电解质浓度以及电导度的准确性，因此我们在化学污染物检查中要关注这四种浓度。当钙、镁离子浓度超标即引起"硬水综合征"导致患者剧烈呕吐、恶心、高血压、出汗甚至癫痫发作。

2. 铝　铝污染曾是化学污染中最常见的一种，可能来源于自来水厂中使用的硫酸铝絮凝剂或者是城市供水管道的铝质配件（现在较少）。当血清中铝高于 500μg/L，出现急性铝中毒，表现为精神错乱，反应迟钝，癫痫狂躁、肌肉痉挛、贫血等；长期暴露于低剂量铝，会引起其在体内积蓄，出现铝性脑病，出现语言障碍、性格改变、幻听幻视或者铝相关性骨病，骨软化症、病理性骨折。

3. 氯和氯胺　　有效氯是用作饮用水的消毒，杀死水中的细菌、病毒和真菌。患者接触高浓度的氯胺，可发生溶血导致的急性贫血。氯在水中可以游离氯和化合氯两种形式存在，两者总和称为总氯。

4. 铜　　铜是常见的合金与涂层制造所需元素，广泛应用于管道，阀门等工业品制作。铜已被证实可在透析患者体内蓄积。铜负荷高可能引起炎症和胃肠道反应，表现为高热畏寒、白细胞增多、代谢性酸中毒、严重的腹泻和呕吐、口中存在金属味等。铜浓度过高时，会引起肝炎或严重溶血。

5. 铅　　铅在天然水中几乎不溶解，所以原水中的铅只来源于城市自来水管道的腐蚀和溶解。铅已被证实可在患者体内蓄积，但由于铅会与血红蛋白结合，血液透析无法清除。对于健康人群每日铅吸收量超过 0.5mg 可发生蓄积并出现毒性。慢性的铅中毒可能引起患者胃肠道紊乱、神经系统紊乱（脑病、骨骼肌麻痹），贫血与认知功能障碍。

6. 锌　　透析用水中的锌污染被认为和镀锌管道有关，血浆锌水平升高时，患者会出现发热、恶心、呕吐。但现有的文献显示锌可能会在血液透析治疗中流失，大部分透析患者面临的是血浆锌缺乏而非超标。

7. 氟　　氟是以氟化物形式广泛存在于矿物质和地下水中。自来水中氟含量地区差异明显，部分地区可以超过 1.0mg/L。氟的分子量 19 比较小，容易进入血液。20 世纪 90 年代欧洲曾出现多起血液透析患者氟化物中毒事件。氟化物可干扰多种细胞代谢、有剧毒，引起患者出现恶心、呕吐、抽搐，心律失常。透析患者长期的低剂量暴露于氟化物可能引起软化症或骨质疏松。

8. 硝酸盐　　由于有机肥料的使用，污染了地下水。高浓度的硝酸盐可诱发正铁血红蛋白血症，引起发绀和血压下降。

二、微生物污染

透析用水及透析液的微生物污染最常见于对设备、机器及供水系统消毒不充分所致。制备的水和透析装置的水处理基础设施下游的供水网容易发生细菌增殖和生物膜的形成。生物膜一旦形成就难以去除，并会释放细菌和细菌碎片（内毒素、胞壁酰肽和多糖）。

早期透析液制备用水的微生物质量很少受到重视，因为人们认为透析膜可以阻止完整菌体跨膜通过。后来一些出版物表明：细菌碎片包括短链细菌 DNA 片段，能够穿透高通量和低通量的血液透析膜。这种转移会诱导细胞因子，使血液透析患者出现热原反应和微炎症状态。进而造成透析患者短期及长期的临床后果。

1. 短期效应　　微生物污染透析液后典型的短期效应是致热原反应。透析中致热原反应定义为对一个开始透析治疗前没有感染症状及体征的无发热患者，透析中体温升高超过 38℃，这种反应可能没有症状，或出现寒战、发热、肌肉痛、恶心、呕吐或低血压甚至血流动力学不稳定等相关症状。

2. 长期效应　　透析液的污染、透析不充分、中大分子毒素在体内蓄积等多种因素，导致患者存在一些慢性并发症，如硬化综合征、铝中毒、透析相关淀粉样变性、腕管综合征、肾性骨病、血管钙化等。而透析液污染导致患者住院率增加、感染加重、心脑血管死亡率增加。

第二节　透析液的质量标准与监测

血液透析治疗有了更多的选择，使用高通量透析，血液透析滤过治疗，超纯透析等方式，这些选择对透析液有了更高的要求，透析液质量的重要性不言而喻。

通常健康的成年人每周摄入水的量为 10 ～ 12L，水通过胃肠道的选择屏障，其中的部分有毒物质通过肾脏清除。而血液透析患者每周使用 360L 以上的透析液，透析液及透析用水中的污染物可能会通过透析器膜进入体内，而受损的肾脏不能排出这些污染物。为了避免给血液透析患者带来额外的健康风险，保证透析液及透析用水的质量标准至关重要。

一、透析液成分和临床意义

患者在进行血液透析时，血液隔着透析膜与透析液中的溶质进行交换，透析液带走血液中的代谢废物如肌酐、尿素氮、过多的 Na^+ 和 K^+，而血液中缺乏物质如 HCO_3^-、Ca^{2+} 等从透析液进入血液，达到清除代谢废物并纠正水电解质紊乱和酸碱失衡状态的目的。透析液成分是否合适，对能否减轻尿毒症患者症状和纠正并发症具有重要意义。因此，透析液应具备下列基本条件。

1.能充分清除体内的代谢废物，如血液中的尿素、尿酸、肌酐等毒素。在透析时，利用透析器使溶质从浓度高的一侧向浓度低的另一侧弥散。

2.能维持体内电解质和酸碱平衡：如钾、钠、氯、钙、镁、碳酸氢盐等。透析液中各种电解质浓度与正常血液中的浓度相仿，使血液中缺乏的物质得到补充，如钙、碳酸氢根离子等，而血液内过多的物质则向膜的透析液侧排出，如高钾血症时的钾。透析液的 pH 在 6 ～ 8，高于血液的 pH，透析时才能纠正患者的酸中毒状态。

3.要求与血浆的渗透压基本相仿。

4.透析液生物污染在标准范围内。

下面是透析液的各种成分与临床意义。

（一）钠

人体内的钠主要存在于细胞外液，它对维持血浆渗透压和血容量起重要作用。透析液电导度主要靠钠等阳离子维持，它可直接影响透析患者体内血清钠浓度和血渗透压高低。在治疗过程中使用透析液钠浓度多为 135 ～ 145mmol/L，透析机具有调节和设置钠曲线的功能。

（二）钾

维持性血透患者不控制饮食，或服含钾的中药、食物，或透析不充分者，高钾血症则屡见不鲜，而高钾血症导致心搏骤停亦时有发生。为防止透析间歇期血钾上升过高，应在血液透析治疗时将钾充分清除。钾离子的清除主要通过弥散来实现，可迅速纠正高钾血症。正常血钾浓度范围 3.5 ～ 5.5mmol/L，透析液的钾含量通常保持在 2mmol/L 范围，特殊患者医嘱需要 3mmol/L 钾浓度透析液时，临床上通过静脉补钾，或者根据医嘱配制 3.0mmol/L 钾浓度的透析液，并在此过程中监测血钾浓度。

（三）钙

血浆中的钙以 3 种形式存在：与蛋白结合的钙、钙结合物和离子钙。钙离子对体内神经肌肉的兴奋传导具有重要生物学活性，钙离子缺乏时兴奋传导增强，引起手足抽搐，长时间钙离子缺乏还会引发肾性骨营养不良、透析性骨病等。高钙血症会发生硬水综合征样表现及转移性钙化。维持性血透患者由于肾脏分泌活性维生素 D_3 障碍，肠道对钙的吸收明显降低，因此血钙水平多数偏低，透析时要使血钙达到正常或轻度正平衡，透析液钙含量应在 1.25 ～ 1.75mmol/L，故根据患者实际情况选用不同的钙浓度进行血液透析治疗。

（四）镁

镁主要存在于细胞内，其生理作用的血浆浓度为 0.7 ～ 1.1mmol/L。约 25% 的镁与蛋白结合，其余可弥散的 0.52 ～ 0.82mmol/L 则以离子的形式存在。透析患者血镁水平与透析液镁浓度有直接关系，常用的透析液的镁浓度为 0.5mmol/L。肾脏是调节细胞外镁的主要器官。镁摄入多则排泄增多，体内缺镁则排泄减少，以保持体内镁在恒定水平。当肾小球滤过率下降时，若正常饮食或服用含镁药物（如抗酸剂硫酸镁）可引起高镁血症。高镁血症是肾性骨病和软组织钙化的原因之一。

（五）氯

透析液中的氯离子基本上与细胞外液相同、由阳离子（钾、钠、钙）和醋酸钠浓度决定。透析液中的 K^+、Na^+、Ca^{2+}、Mg^{2+} 等通常由氯盐制成，透析液氯浓度范围为 96 ～ 112mmol/L，透析液中的氯浓度决定于总阴离子电荷，调整钠浓度时，氯浓度也随之变化。由于氯离子浓度过高不利于纠正酸中毒，因此，必要时透析液钠离子增加可用少量醋酸钠或碳酸氢盐代替。

（六）缓冲剂

人体血液本身是一种 pH 缓冲体系，该缓冲体系使血液的 pH 能保持相对稳定。人体正常血液 pH 偏碱性，而尿毒症患者血液偏酸，纠正患者的代谢性酸中毒是血液透析的基本目标之一，血液透析不能清除大量的游离氢离子（H^+），但是可以被血浆中的碳酸根迅速缓冲；透析液中的电解质浓度接近于正常人体生理浓度，而碱基高于血浆浓度，最终结果膜两侧电解质浓度达到生理性平衡，碱基进入血液纠正酸性血液，血液中多余的水分在压力的作用下，由膜内移向膜外。在碳酸氢盐透析中透析液的碳酸氢盐浓度多为 30 ～ 35mmol/L。当透析液碳酸氢盐水平超过 35mmol/L 时，存在着透析后碱中毒的风险。急性碱中毒可导致低氧血症，出现恶心、呕吐、昏迷等症状，也有类似软组织钙沉积的慢性作用。

（七）葡萄糖

在美国、日本及大多数欧洲国家，含 5.5mmol/L 葡萄糖浓度的透析液最常使用，可以降低低血糖发生的风险，维持血压稳定，并且明显减少低频心率变异性，且糖尿病患者可以从含糖透析液的使用中获益更多。

二、透析液生物污染标准

透析液由 A 浓缩液（粉）、B 浓缩液（粉）和透析用水组成，其中大部分是透析用水，透析用水的制备依赖于水处理系统，水处理功能欠缺或维护不良，可成为透析液的污染源，关于透析用水的相关化学污染物检测和生物学污染检测，适用于对透析液进行检测。透析液直接参与血液透析治疗，能起到充分清除体内代谢废物，提供机体正常代谢所需要的物质（如葡萄糖等）并能维持电解质及酸碱平衡的作用。血液透析液中不能含有毒物质、致热原、重金属等对机体有害的物质。现主要参照国家发布的行业标准：

（一）血液透析及相关治疗用水（YY0572—2015）

1. 血液透析及相关治疗用水（YY0572）标准由 2005 版更新到 2015 版，于 2017 年 1 月 1 日实施，对水质的要求进一步提高。要求微生物透析用水的细菌总数不超过 100CFU/ml，干预水平应建立在系统微生物动力学知识之上，设置干预水平为最大允许水平的 50%。透析用水中的内毒素含量应不超过 0.25EU/ml，必须建立干预水平，设置干预水平为最大允许水平的 50%。

2. YY0572—2015 中规定的化学污染物检测项目分为 3 类：①已证实有毒性不能存在于透析用水中的 8 种；②浓度过高时会影响透析液处方水平的 4 种；③因不能或者较少能通过肾脏代谢的微量元素 10 种。共计 22 项如表 17-1 的规定。当透析用水用于血液透析器的再处理时（清洗、测试和混合消毒剂），应警示用户，透析用水应符合标准的要求，并在进入透析器再处理设备的入口处进行检测。

表 17-1　透析用水中有毒化学物和透析液电解质以及微量元素的最大允许量

污染物	最高允许浓度（mg/L）	污染物	最高允许浓度 /（mg/L）
血液透析中已证明毒性的污染物		锑	0.006
铝	0.01	砷	0.005
总氯	0.1	钡	0.1
铜	0.1	铍	0.000 4
氟化物	0.2	镉	0.001
铅	0.005	铬	0.014
硝酸盐（氮）	2	汞	0.000 2
硫酸盐	100	硒	0.09
锌	0.1	银	0.005
透析溶液中的电解质		铊	0.002

续表

污染物	最高允许浓度（mg/L）	污染物	最高允许浓度 /（mg/L）
钙	2（0.05mmol/L）		
镁	4（0.15mmol/L）		
钾	8（0.2mmol/L）		
钠	70（3.0mmol/L）		

（二）血液透析及相关治疗用浓缩物（YY0598—2015）

2023 年 6 月 20 日批准了新的标准血液透析和相关治疗用液体的制备和质量管理中第 3 部分血液透析和相关治疗用浓缩物（YY0793.3—2023）将代替（YY0598—2015），将于 2025 年 7 月 1 日实施。

血液透析及相关治疗用浓缩物是指血液透析、血液透析滤过等相关治疗用浓缩液或干粉。在临床使用时血液透析浓缩物与透析用水配制成透析液，在血液透析过程中通过透析器流动于患者血液的对侧，通过对流、弥散、吸附和超滤等物理过程，与患者血液中的物质进行交换，清除体内代谢废物，维持水、电解质和酸碱平衡等，达到血液净化治疗的目的。相关要求如下：

1. 透析用水配制浓缩液的水必须符合 YY0572—2015 的规定。

2. 性状浓缩液或干粉配制成的浓缩液应无可见异物，颜色应不深于 1 号黄色比色液。

3. 溶质浓度在保质期内，钠离子的浓度应为标示量的 97.5% ～ 102.5%，其他溶质的浓度为标示量的 95.0% ～ 105.0%。

4. 微生物限度含碳酸氢盐的浓缩液（或干粉按使用比例配制成浓缩液后）的细菌总数应不大于 100CFU/ml，真菌总数应不大于 10CFU/ml，大肠埃希菌应不得检出。

5. 内毒素限量透析液的内毒素应小于 0.5EU/ml。

6. 装置浓缩物的装置应不小于标示装置。干粉应为标示装量的 98.0% ～ 102.0%。

7. 微粒污染浓缩液稀释为透析液后的不溶性微粒状况：≥ 10μm 的微粒应不大于 25 个 /ml，≥ 25μm 的微粒应不大于 3 个 /ml（浓缩液应当经过 1μm 的过滤器过滤，过滤器应使用无纤维释放且不含已知的对人体有损伤的材料的膜）。

YY0793.3—2023 在 YY 0598—2015 的基础上，对化学原辅料的要求作出了相应更新，规定了化学原辅料应符合《中华人民共和国药典》（包括凡例和检测要求）或国家药品标准，并列举了血液透析浓缩物常规配方中每一种化学原辅料的具体要求。随着枸橼酸型血液透析浓缩物市场占比的增加，YY 0793.3—2023 增加并规范了枸橼酸（$C_6H_8O_7 \cdot H_2O$）和无水枸橼酸（$C_6H_8O_7$）2 种化学原辅料的要求，同时删除了醋酸（$C_2H_4O_2$）化学原辅料的要求。YY 0793.3—2023 中要求：含碳酸氢盐的浓缩液（或干粉按使用比例配制成浓缩液后）的需氧菌总数应不大于 100CFU/ml，霉菌和酵母菌总数应不大于 10CFU/ml。YY 0793.3—2023 只对需氧菌总数，霉菌和酵母菌总数作出要求，删除对大肠埃希菌微生物限度检查的要求。

增加了透析浓缩物配制成透析液的 pH 要求，碳酸氢钠浓缩物产品本身不稳定，在存储以及搅拌过程中都可能因碳酸氢钠的分解丢失 CO_2，过度丢失 CO_2 不可避免地会导致混合后透析液的 pH 升高，最终导致透析液中发生碳酸钙、碳酸镁沉淀的可能性显著增加，对机器造成的损失，影响电导率的测量，长期透析会造成患者不同程度的碱中毒；值偏低时，患者产生的 CO_2 得不到有效地清除从而影响透析的效果，甚至会导致患者出现酸中毒的一系列临床症状。透析液存放时间过长也将导致 pH 下降，液体不稳定而影响质量。因此规定浓缩物按配制的透析液的 pH 应在标示范围之内。

增加了在线使用联机干粉的 pH 和溶质浓度的要求。针对在线使用的联机干粉，选择临床适用机型，按照制造商给出的使用方法和最长使用时间，平均分配取样时间点（至少 4 个时间点），从透析机中按照血液透析设备制造商给出的取样方法取透析液，检测其 pH 和溶质浓度；pH 应在标示范围之内，透析液钠离子的浓度应为标示量 97.5% ~ 102.5%，其他溶质的浓度应为标示量的 95.0% ~ 105.0%。

（三）血液透析和相关治疗用液体的微生物标准

血液透析和相关治疗用液体的制备和质量管理中第 4 部分血液和相关治疗用透析液质量。该标准对微生物的要求如下：

1. **标准透析液的微生物要求**　标准透析液的微生物计数总数应小于 100CFU/ml，内毒素含量应小于 0.5EU/ml（按照《中华人民共和国药典》）的规定，本文件中规定的微生物计数总数包括需氧菌、霉菌和酵母菌）。透析液中微生物限量和内毒素含量的干预水平也应根据系统的微生物动力学知识进行设定。通常将其设定为微生物计数总数和内毒素最大容许含量的 50%，也可设定为其他水平。

如果透析液中的微生物总数超过干预水平，则应立即采取纠正措施降低微生物水平，如消毒并重新检测。

如果血液透析设备液路内配有适宜容量的细菌截留和内毒素截留过滤器且过滤器经制造商确认，并且按照制造商说明进行操作和监测，则无须对细菌生长情况及内毒素情况进行测试。

2. **超纯透析液的微生物要求**　超纯透析液的微生物计数总数应小于 0.1CFU/ml，内毒素含量应小于 0.03EU/ml（按照《中华人民共和国药典》）的规定，本文件中规定的微生物计数总数包括需氧菌、霉菌和醇母菌）。如果超纯透析液中的微生物计数总数及内毒素含量超过上述限值，则应采取纠正措施，将其降低到可接受水平，透析设备安装后，用户应负责对系统产生的透析液的微生物进行监测。用户应负责建立定期监控程序。

如果血液透析设备液路内配有适宜容量的细菌截留和内毒素截留过滤器且过滤器经制造商确认，并且按照制造商说明进行操作和监测，则无须对细菌生长情况及内毒素情况进行测试，除非制造商在操作说明中要求进行此类测试。

3. **透析液的化学污染物**　制备透析液使用的水应符合 YY0572 的要求，酸性浓缩物和碳酸氢盐浓缩物应符合 YY0598 的要求。透析用水和浓缩物应使用独立的透析液供给系统混合，或者使用中央透析液供给系统，该系统应由不影响最终透析液的化学污染物水平的材料制造。

用于制备透析液和浓缩物的透析用水中化学污染物的最大允许量应符合 YY0572 的要求。如果无法对 YY0572 中所列各种微量元素进行检测，则可对重金属总含量进行分析，重金属的最大允许总含量为 0.1mg/L。

三、透析液的质量监测

（一）透析液电解质浓度

所有透析机都是利用电导度来监视透析液浓度，并将电导度换算成钠离子浓度反馈给操作者，临床使用与监测通过取样检查实际的透析液电解质浓度是必要的。每6个月应对透析机进行透析液电导度的校验，可由有资质的机构进行年检或工程师使用电导表进行维护校验，确保电导度值在正常范围内。每台透析机每年做一次生化离子采样。透析液在采样时，应对样本作出标记，如机器编号、采样时设定的钠浓度值等，否则化验结果无法和样本、机器对应，失去参考价值。国家行业标准 YY0598 规定的离子检测方法适用于浓缩液生产厂家。医院实验室主要针对血液中的离子化验设备，用来化验透析液得到的结果也会有一定程度的偏差。如怀疑检测偏差异常，可同时采样生理盐水标本作为参照物进行结果比对。另外在采样时避免使用了可调钠程序，容易使测得的透析液离子浓度偏离预设值。参照生化离子的检测结果，透析工程师应核对浓缩液及透析机混合配比是否正确，如有偏差及时进行校准。

1.透析液的电解质浓度与正常血浆中的浓度相似，略有不同。透析液与人体血浆浓度成分如表 17-2。

表 17-2　透析液与人体血浆浓度成分

成分	透析液浓度 /（mmol/L）	正常血浆浓度 /（mmol/L）
钠	135～145	135～145
钾	0～4.0	3.5～5.5
钙	1.25～1.75	2.2～2.6
镁	0.25～1.0	0.8～1.2
氯	98～124	98～106
醋酸根	2～10	＜0.1
碳酸氢根	30～40	21～28
葡萄糖	0～11	4.2～6.4
pH	7.1～7.3	7.35～7.45

2.常规透析液生化离子取样：①透析机完成自检程序，安装好管路，快速接头连接到透析器上；②透析液由下向上进入透析器；③电导度稳定后，取下透析器透析液入口的快速接头，用试管收集透析液即可。

（二）透析液生物污染

透析液的生物污染物包括微生物和化学污染物，微生物包括细菌和内毒素。透析液中的细菌来源主要有两个方面：透析用水和浓缩液。由细菌产生的内毒素及其片段可以通过透析膜，是产生生物污染相关不良反应的主要原因。根据《血液净化标准操作规程》2021 年 SOP 要求，透析液细菌总数不超过 100CFU/ml，内毒素总含量不超过 0.25EU/ml。当透析液细菌培养超过 50CFU/ml 或内毒素检测超过 0.125EU/ml 时需要进行干预，检查反渗膜出水、透析机入水、浓缩液 A、浓缩液 B、透析液以及容器等部位，一一排除确定污染形成的部位，制订相应方案解决问题。

按照血液净化标准操作规程的要求，每个月应对反渗水及透析液的细菌含量进行监测，每 3 个月监测内毒素检测。每个月至少采样两台血液透析机细菌培养，每台血液透析机每年至少覆盖检测一次细菌和内毒素。内毒素和细菌培养的样本采样时，应避免采样干扰。有些品牌透析机在透析器快速接头的管路上有预留采样口，可以通过外表消毒用针刺采样的方式采样。但是这种采样口经过多次采样后，可能会有泄漏问题，影响机器的正常使用，必须定期更换。多数情况在透析液出口处进行采样，采样时用注射器抽取应避免针头触碰到接头密封圈外侧造成采样污染。

随着透析技术的发展，越来越多高通量透析器应用于临床，并取得了很好的疗效。有一部分的患者需要进行血液透析滤过治疗，需要使用置换液进行前稀释或后稀释滤过治疗。因此对置换液的质量控制也提出了更高的要求，置换液细菌培养小于 10^{-6}CFU/ml，内毒素不超过 0.03EU/ml。随着透析的发展，超纯透析液应运而生，需要满足细菌数量＜ 0.1CFU/ml，内毒素＜ 0.03EU/ml。

第三节　透析用水与透析液的评估

透析用水与透析液息息相关，透析液的制备依赖于透析用水，透析用水的质量直接影响透析液的质量，水处理系统透析用水因细菌感染、系统故障或系统老化，均可成为透析液污染的潜在来源。此外透析液污染还存在于一些其他因素，如储存容器、管路、透析机和重复使用的透析器均可能是细菌污染的部位。水的滞留，管路布置不合理及消毒不够，均可导致透析液的污染，污染也有可能因为浓缩液的质量和超过保质期。因此我们日常要做好透析用水处理系统的管理与维护，做好各阶段的水质评估，确保透析用水的质量安全，进而确保透析液的安全。透析用水与透析液的评估主要分为系统运行情况评估、微生物评估和化学污染物评估。

一、系统运行情况评估

（一）水处理系统前处理监测

1. 前级过滤器，建议每天监测滤器入口和出口的压力。当水阻压力（入口压力减去出口压力）大于 0.06MPa 应更换滤芯，或根据情况定期更换，更换周期应小于 3 个月。

2. 每天巡视观察砂滤、树脂、活性炭罐控制阀（头）的工作情况。各控制器的显示时间应与当前时间相符，误差大于 30min 应校准；观察自来水进水水压、砂滤、树脂、活性炭罐出水水压；检查设定的自动反向冲洗时间是否正确，观察反向冲洗过程是否正常；当砂滤、树脂、活性炭罐水阻增大，不能满足反渗透主机用水时应查找原因；

砂滤罐反向冲洗，活性炭罐反向冲洗，树脂再生应分别进行。

3. 观察树脂罐的工作情况，控制阀（头）能正常吸入饱和盐水、向饱和盐桶注水，应对饱和盐桶进行监测以确保盐溶液的饱和度符合使用要求，并确保有足够的盐溶液以保证软水器的正常运行。盐充足的标准为饱和盐桶内持续可见未溶解盐，发现盐量不足时，应及时添加。

4. 如果活性炭颗粒被污物包裹、结块、破损、缺失等导致与水的有效接触面积及接触时间减少，将导致清除总氯能力下降（此时检测活性炭罐出水总氯含量＞0.07mg/L）。此时可对活性炭罐进行反向冲洗、维护等处理，如果仍不能达标，在排除其他原因时，必须更换活性炭滤料。

5. 钠型阳离子树脂颗粒破损、结块、缺失、失效、再生不良等，导致清除钙、镁离子能力下降，经有效再生仍不能满足临床需要（如不能满足 1d 透析用水），并排除其他原因，必须更换树脂。

6. 每日做好硬度值、总氯和 pH 检测

（1）硬度值检测

软水硬度：＜17.1mg/L，1 次 / 天。

采样部位：树脂罐出水端。

监测方法：每天透析治疗前进行检测，应在水处理设备运转状态下，打开树脂罐的出水取样阀，放水至少 60s 后，采集样本进行测定并记录结果。

（2）总氯检测

总氯：≤0.1mg/L，1 次 / 天。

采样部位：第一个活性炭罐出水端。

监测方法：每天开始透析治疗前，透析用水处理设备运转至少 15min 后开启活性炭罐出水取样阀，取样进行测定并记录。

第一个活性炭罐总氯超标，立即检测第二个罐后是否合格并加强监测频次。如两个活性炭罐总氯均超标，必须停用整改水处理系统。

（3）pH 检测：pH 在 5～7，反渗水回水末端取样测定。

（二）反渗透装置监测

1. 反渗透水处理组件（反渗透机）是透析用水处理设备的核心组件。工作时观察高压泵出口、反渗透机产水（透析用水）与排水（浓液）侧的压力，反渗透机进水、产水的电导率变化，产水与排水的流量，进水温度等重要参数。反渗透水供水压力控制在 0.10～0.3MPa，产水量应大于最大用水量的 20%。

2. 监测透析用水电导率，电导率监测可直接反映反渗透水处理机产水水质（离子）变化，电导率值应小于 10μS/cm。电导率与水中含盐量呈正相关，当透析用水电导率明显升高、反渗透水处理的脱盐率小于 95% 时，应考虑反渗透膜老化、损坏，应对透析用水进行化学污染物检测，确定透析用水是否合格。

3. 考虑更换反渗透膜的情况：①透析用水处理设备的产水水质下降，脱盐率下降至 95% 以下，清洗无效；②产水量不能满足需要，清洗无效，排除其他可纠正因素；③反渗透组件损坏（破膜、膜脱落、压密、被氧化）。

4.更换反渗透膜组件后应对系统进行消毒，并对透析用水进行化学污染物检测和细菌、内毒素检测。

（三）反渗水供水管路

反渗透装置产生反渗水经供水管路输送到每一台透析机，如何避免生物污染是保证水质质量的主要问题。输送管路的连接方法和输送管路的材质有极大影响。如配管材料中不纯物的溶出、粘结剂中有机物的溶出及管内表面粗糙有利于细菌的繁殖等。应使用符合要求的材料并合理设计流程和施工方法。U-PVC 管材为低溶出材料，价格相对低廉而被普遍应用。另一种 PEX 管材因其耐高温，管壁光滑、机械性能好、易弯曲有取代 U-PVC 的趋势。近年来为了更好地抑制生物污染，配合可以进行热消毒的反渗透系统，316L 不锈钢管和 Teflon 管也被用于临床。比起不锈钢管，Teflon 管安装非常简单，内壁更光滑。此外，在设计施工中应尽可能避免输送管路过长、弯头和接口过多，尽量不使用纯水储水罐，管内水流保持足够流速以加大水流的剪切力，并采用密闭循环的供水方式。

（四）透析用水设备的消毒监测

1.根据透析用水处理设备使用说明书要求确定消毒周期。

2.检测透析用水细菌数＞50CFU/ml，或内毒素＞0.125EU/ml 时，应进行主动性干预处理。处理方法根据设备的不同分为热消毒和化学消毒，按照产品说明书选择。

（1）热消毒

1）反渗透膜热水消毒：80℃≤水温≤85℃，维持该温度的时间应＞20min，但透析治疗前必须降至常温。

2）热水供水管路消毒：回水端水温≥85℃，该有效温度的维持时间应＞20min，准备透析治疗前降至常温。

（2）化学消毒

1）常用的化学消毒剂有过氧乙酸（有效浓度 1500～2000mg/L，水温＜25℃，浸泡时间≤2h）和透析用水处理设备专用消毒剂，按说明书使用。消毒液应具有国家药品监督管理局颁发的注册证、生产许可证，或者具有所在地省级卫生健康行政部门发放的卫生许可证或备案的消毒液商品。

2）根据不同消毒剂的使用方法，应监测最小有效浓度、接触时间，每次消毒后，必须测定消毒剂的残留浓度。

3）复合膜消毒：不能用含氯消毒剂消毒。氧化性药剂（如过氧乙酸）均会对反渗透膜造成一定的破坏，应节制使用。

4）供水管路消毒：常用化学消毒剂有过氧乙酸（有效浓度 1500～2000mg/L）、含氯消毒剂（有效浓度 1500～2000mg/L）和专用消毒剂，按说明书选择使用。

5）化学消毒完成后，必须对透析用水处理设备主机和供水管路进行完整的冲洗，特别注意供水主管道与透析机之间的连接软管的消毒液冲洗干净。

6）准备透析治疗前确保管路各处透析用水消毒剂残留在安全范围内（注意供水管路与透析机进水管连接三通处），建议检测透析机排水。消毒剂残留量超标（过氧乙酸残余≥ 1mg/L、总氯含量≥ 0.1mg/L）者，严禁用于透析治疗。

（3）水路盲端消毒方法：目前血液透析机、透析用水处理设备及供水管路的常规消毒方法中，供水管路出口和透析机之间的连接管路部分经常是消毒的盲区。解决方法：透析用水的供水管路进行消毒时，用含有消毒剂的水或者热水来回冲洗透析机（透析机必须处于水洗操作状态）。若使用化学消毒剂消毒可监测透析机排水中消毒剂的浓度，待消毒剂有效浓度达标（过氧乙酸：有效浓度 1500 ～ 2000mg/L；含氯消毒剂：有效浓度 1500 ～ 2000mg/L）后即可停机进行浸泡，浸泡结束后应对每台透析机进行彻底的水洗操作，并检测化学消毒剂的残留，残留量符合标准（过氧乙酸残余＜ 1mg/L、总氯含量＜ 0.1mg/L）要求方可使用。

3. 透析用水处理设备停机后再启动的处理程序透析用水处理设备停机≥ 48h，使用前必须进行一次透析用水处理设备的系统性消毒包括主机和供水管路，要求细菌和内毒素水平必须达到上述透析用水国家行业标准。

（五）血液透析机消毒监测

血液透析机是否做好正确的消毒对透析液质量控制有很大的影响，透析机使用后内部管路彻底消毒能预防管路内部细菌菌落繁殖和内毒素片段滋生。每班治疗后、每天治疗结束后都要进行相应的消毒程序，定时更换血液透析机的超净滤器也是可以有效控制生物污染物滋生，更换后要做好机器消毒处理。

不同品牌使用的消毒方式不一致，但最终的目的都是做好除钙、除脂类物质等清洁消毒，血透机消毒频次举例如表 17-3。

表 17-3　血透机消毒频次

频率	操作
每次治疗后	热消毒，机器表面消毒
每天治疗结束	20% 柠檬酸热消毒
每周 1 次	0.5% 次氯酸钠消毒 + 热消毒
自前次消毒后超过 48h 未使用	治疗前消毒
每 3 个月 1 次	更换超净滤过器后热消毒

二、微生物评估

微生物评估主要包括细菌和内毒素含量。透析用水及透析液微生物质量要定期监测，其目的是监测消毒方案的有效性，而不是为了提示何时该消毒。监测频率一般是细菌培养每月 1 次，内毒素检测至少每 3 个月 1 次。如果反渗水或透析液有微生物污染的证据，即使微生物污染水平较低，流体中的微生物也会定植于表面，导致生物膜的形成。生活在生物膜中的微生物会产生一种保护自身抵抗消毒的胞外多糖或黏液基质。微生物还会分泌简单或复杂的代谢物，这些代谢物对患者的影响，以及是否可被透析液过滤器清除，很大程度上仍然未知。因此，系统所有的微生物控制方法应能主动限制微生物生长、生物膜形成及防止生物污染。应从血液透析系统运行开始时就应用消毒程序，这点至关重要，因为生物膜一旦形成，便难以根除或无法根除。消毒和细菌控制的应用策略的联合使用，能最大限度地限制微生物的生长和生物膜的形成。发现问题及早干预并增加监测频率，同时也应针对实际情况调整取样方式。

取微生物分析的取样应包括反渗水和透析液。在设计好的取样点取样，严格遵守程序，避免外源性污染。

1. 所有点的取样应该在经过适当处理的取样阀门处，使用正确的容器（如灭菌 / 无致热原的瓶子）取样。反渗水取样口在反渗水回水末端，如水处理装置有设置反渗水出水端取样阀，应分别取样反渗水回水末端和反渗水出水端，能更精确的评估反渗透系统和输水管路的微生物有无污染以及污染情况。

2. 取样过程中，需要佩戴无菌的手套，在更换每一个取样点须使用新手套。

3. 取样时应使用样本瓶、戴口罩，注意避免空气流动带来的污染，最好避免不必要的人出现在现场。

水处理系统透析用水取样位置为反渗水回水末端，方法：①打开管道末端开关；②反渗水流出 1min；③用 75% 乙醇消毒出水口外表面 3 次，待乙醇完全挥发；④打开开关用无菌无热源的采样瓶对准反渗水水流，接取 2ml 反渗水于标本瓶内；⑤盖好标本瓶，防止污染，并尽快送标；⑥采样全过程遵循无菌技术操作原则，避免标本污染。

4. 透析液取样方法：①透析机完成自检程序，安装好管路，快速接头连接到透析器上；②透析液由下向上进入透析器；③关闭透析液，取下透析器透析液入口的快速接头，将透析器接头开口向上，打开透析液开关，让透析液自然流出，用针筒插到快速接头底部取样，注意针头不能碰到接头密封圈外侧；④或者采用倾斜透析器，断开出口旁路，让透析液自然流出 60s 后采样。

确保透析液的质量安全，新安装的血液透析机须做好生化离子检测、细菌培养和内毒素检测在标准范围内才可投入临床使用。

三、化学污染物评估

为了维持透析液的化学物水平达到标准，需要监测水处理系统，并定期评估化学污染物水平。要建立并保存检测记录。前面透析液生物污染物标准已提到具体的化学污染物具体 22 项污染物最大允许浓度。

1. 化学污染物的监测

（1）监测频率：至少每年测定 1 次。

（2）合格标准：检测结果必须符合国家行业标准《血液透析和相关治疗用水》（YY0572—2015）的要求。

（3）监测方法：取样点为反渗水回水末端。取样口至少开启 1min 后用干净的容器取样，容器一般需要满足容量 300 ～ 500ml。

2. 特殊情况需检测化学污染物的事件

（1）新安装水处理设备时，应在水处理系统消毒后取样检测。

（2）水处理更换反渗透膜时。

（3）水处理更换供水管路时。

（4）群体性透析用水事件怀疑与微生物、化学污染物相关时。

习题与答案

一、单项选择题

1. 透析用水的化学污染物情况至少（　　）测定 1 次
    A. 每天
    B. 每周
    C. 每月
    D. 每季度
    E. 每年

2. 水处理设备系统中水硬度检测部位在（　　）
    A. 原水中
    B. 活性炭罐后
    C. 树脂罐后
    D. 一级反渗膜后
    E. 二级反渗膜后

3. 水处理设备系统中软水硬度的检测时间应在（　　），数值为（　　）
    A. 透析治疗前，＜ 17.1mg/L
    B. 透析治疗后，＜ 17.1mg/L
    C. 反冲前，＜ 17.1mg/L
    D. 反冲后，＜ 17.1mg/L
    E. 每日开机时

4. 《血液透析及其相关治疗用水》YY 0572—2015 水处理设备系统中总氯和水硬度的检测应多长时间 1 次（　　）
    A. 每天
    B. 每周
    C. 每月
    D. 每季度
    E. 每 6 个月

5. 《血液透析及其相关治疗用水》YY 0572—2015 标准中，透析用水中细菌菌落数为（　　），干预标准为（　　）
    A. ＜ 200CFU/ml，100CFU/ml

B. ＜ 100CFU/ml，50CFU/ml
    C. ＜ 50CFU/ml，25CFU/ml
    D. ＜ 200CFU/L，100CFU/ml
    E. ＜ 100CFU/L，50CFU/L

6. 水处理设备系统中检测总氯的部位在（　　）
    A. 原水中
    B. 活性炭罐后
    C. 树脂罐前后
    D. 一级反渗膜前后
    E. 二级反渗膜前后

7. 透析液成分与人体内环境相似，主要有哪 4 种阳离子（　　）
    A. 钾、钠、钙、镁
    B. 钠、铁、钙、镁
    C. 钾、钠、钙、铁
    D. 钾、钙、镁、铁
    E. 钾、钠、铁、锌

8. 《血液透析及其相关治疗用水》YY 0572—2015 标准，超纯水中内毒素不应超过（　　）
    A. 0.5EU/ml
    B. 0.05EU/ml
    C. 0.4EU/ml
    D. 0.04EU/ml
    E. 0.03EU/ml

9. 透析液钙浓度一般范围为（　　）
    A. 1.25 ～ 1.5mmol/L
    B. 1.25mmol/L
    C. 1.5 ～ 1.75mmol/L
    D. 1.75mmol/L
    E. 1.25 ～ 1.75mmol/L

10. 水处理系统化学消毒通常用（　　）消毒，监测残余浓度小于（　　）mg/L。
    A. 过氧乙酸，1
    B. 次氯酸钠，1

C. 过氧乙酸，0.01

D. 次氯酸钠，0.1

E. 以上都对

二、多项选择题

1. 以下哪些为透析用水水质监测的标准
（　　）

A. 化学污染物情况至少每年测定 1 次

B. 软水硬度及总氯检测每天进行 1 次

C. 内毒素检测至少每 3 个月 1 次

D. 细菌培养每月 1 次

E. 细菌培养及内毒素监测结果超过标准值及时干预

2. 何时情况需检测化学污染物方可投入使用（　　）

A. 新安装水处理设备时，应在水处理系统消毒后取样检测

B. 水处理更换反渗透膜时

C. 水处理更换供水管路时

D. 群体性透析用水事件怀疑与微生物、化学污染物相关时

E. 每天早上

三、简答题

1. 简述透析用水的生物污染物监测方法。

2. 供水管路出口和透析机之间的连接管路部分经常是消毒的盲区，消毒盲区应如何进行消毒。

【参考答案】

一、单项选择题

1.E　2.C　3.A　4.A　5.B　6.B　7.A

8.E　9.E　10.A

二、多项选择题

1.ABCD　2.ABCD

三、简答题

1. 透析用水取样位置为反渗水回水末端，方法：打开管道末端开关，待反渗水流出 1min 后，用 75% 乙醇消毒出水口外表面 3 次，待乙醇完全挥发后，打开开关用指定样本瓶收集。

2. 透析用水的供水管路进行消毒时，用含有消毒剂的水或者热水来回冲洗透析机（透析机必须处于水洗操作状态）。若使用化学消毒剂消毒可监测透析机排水中消毒剂的浓度，待消毒剂有效浓度达标（过氧乙酸：有效浓度 1500 ～ 2000mg/L；含氯消毒剂：有效浓度 1500 ～ 2000mg/L）后即可停机进行浸泡，浸泡结束后应对每台透析机进行彻底的水洗操作，并检测化学消毒剂的残留，残留量符合标准过氧乙酸残余＜ 1mg/L、总氯含量＜ 0.1mg/L 的要求。

（何忠贵）

参考文献

[1] 国家食品药品监督管理总局 . 血液透析及相关治疗用水 :YY 0572–2015[S].

[2] 国家食品药品监督管理总局 . 血液透析及相关治疗用浓缩物 :YY 0598–2015[S].

[3] 国家药品监督管理局 . 血液透析和相关治疗用液体的制备和质量管理 第 3 部分 : 血液透析和相关治疗用浓缩物 :YY 0793.3–2023[S].

[4] 国家药品监督管理局 . 血液透析和相关治疗用液体的制备和质量管理 第 4 部分 : 血液透析和相关治疗用透析液质量 :YY/T 0793.4–2022[S].

[5] 陈香美 . 血液净化标准操作规程（2021 版）[M]. 北京：人民卫生出版社，2021.

[6] 左力 . 血液净化手册 [M]. 北京：人民卫生出版，2016：61.

第18章

其他血液净化治疗

第一节 腹膜透析概述

腹膜透析（PD）作为终末期肾脏病有效的替代治疗方式之一，具有血流动力学稳定、有效延缓残余肾功能下降、中分子毒素清除效果好、传染病感染风险低、卫生经济学优势、可居家治疗等优点，在全世界得到广泛使用。1923年由德国Ganter医师第一次将这种方法用于治疗尿毒症。1979年，持续非卧床腹膜透析开始应用，且技术日趋成熟。近几年，腹膜透析在中国发展迅速，截止2023年，约有腹膜透析患者人数15.27万。

一、概念

腹膜透析指利用腹膜的半透膜特性，将适量透析液引入腹腔并停留一段时间，借助腹膜毛细血管内血液及腹腔内透析液中的溶质深度梯度和渗透梯度等进行水和溶质交换，以清除蓄积的代谢废物，纠正水、电解质、酸碱平衡紊乱。

二、原理

1. 弥散　血液中的尿毒症毒素随着浓度梯度从高浓度的腹膜毛细血管弥散到浓度较低的腹透液中，而腹膜中的葡萄糖、乳酸盐、钙浓度较血液中的浓度高，透析时则由腹透液向血液弥散。

2. 超滤　腹透液具有相对的高渗透性，可引起血液中水的超滤，同时有溶质的转运。

三、优势

腹膜透析是治疗急性肾损伤和慢性肾衰竭的有效肾脏替代治疗方法之一，与血液透析相比具备下列特点：

1. 对心血管的稳定性较好，很少出现血压的急剧波动、心脏缺血的情况，血液，尤其适用于老年、心血管功能较差的患者。

2. 不需要建立血管通路，如果血管条件不好，也不用担心。

3. 对乙型病毒性肝炎、梅毒等血源性疾病的传染风险较小。

4. 腹膜透析过程中不需要使用肝素，因此出血风险比较小，对伴有出血的患者安全性更好。

5. 居家进行，减少患者往返医院与家庭之间，对工作、学习、生活和家人的影响较小，尤其适用于需要上学、上班的患者。

6. 更佳的效价比，腹膜透析的费用低于血液透析。

7. 能更好地保护残余肾功能。

四、适应证与禁忌证

1. 适应证

（1）慢性肾衰竭：下列情况可优先考虑腹膜透析：①老年人、婴幼儿和儿童。因无须建立血管通路，可避免反复血管穿刺带来的疼痛和恐惧。对易合并心血管并发症的老年人心血管功能影响小，容易被老年人和儿童接受。②有心脑血管疾病史或心血管状态不稳定者。③血管条件不佳或反复动静脉造瘘失败。④凝血功能障碍伴明显出血或出血倾向者。⑤尚存较好的残余肾功能。⑥偏好居家治疗，或需要白天工作、上学者。⑦交通不便的农村偏远地区患者。

（2）急性肾衰竭或急性肾损伤。

（3）中毒性疾病。

（4）其他：充血性心力衰竭、急性胰腺炎、肝性脑病、高胆红素血症等辅助治疗，经腹腔给药和营养支持。

2. 禁忌证

（1）绝对禁忌证：①因腹腔感染或腹腔内肿瘤导致腹膜广泛纤维化、粘连，透析面积减少者；②严重的皮肤病、腹壁广泛感染或腹部大面积烧伤者无合适部位置入腹膜透析导管；③难以纠正的机械性问题，如外科难以修补的疝、脐突出、腹裂、膀胱外翻等；④严重腹膜缺损；⑤精神障碍又无合适助手的患者。

（2）相对禁忌证：①腹腔内有新鲜异物（如腹腔内血管假体术后早期）；②腹部大手术 3d 内，腹腔内有外科引流管者；③腹腔有局限性炎性病灶；④炎症性或缺血性肠病或反复发作的憩室炎者；⑤肠梗阻、严重椎间盘疾病者；⑥严重的全身性血管病变；⑦极度极度肥胖；严重营养不良者；⑧晚期妊娠、腹内巨大肿瘤及巨大多囊肾者；⑨慢性阻塞性肺气肿者；⑩高分解代谢者；⑪硬化性腹膜炎者，不能耐受腹膜透析、不合作或精神障碍。

五、腹膜透析治疗用物组成

腹膜透析治疗的用物组成包括腹膜透析导管、腹膜透析液和腹膜透析体外连接装置。

1. 腹膜透析导管　腹膜透析导管是建立腹膜透析通路的关键。导管应柔软可弯曲，质量安全稳定，能长时间留置于腹腔内，有良好的组织相容性。导管的设计应考虑到手术植入及拔出的易操作性。目前临床常用的腹膜透析管类型包括 Tenckhoff 直管和曲管、鹅颈式腹膜透析管等。Tenckhaff 直管应用最广泛，管长约 42cm，管外径 4.6mm，管内径 2.6mm，由腹腔内段、皮下隧道段和腹部皮肤外段三部分组成。导管的选择取决于患者的具体情况和置管医师的技术和经验。

2. 腹膜透析液　腹膜透析液的规格为每袋 1.5L、2.0L、2.25L、2.5L、3.0L 和 5.0L，我国通常为 2.0L/ 袋。腹膜透析液由水、渗透性物质、缓冲剂和电解质组成，腹膜透析液的电解质成分及浓度与正常人血浆相似，渗透压高于正常人血浆渗透压，且加有一定量的缓冲剂。

（1）渗透性物质：目前主要以葡萄糖、氨基酸、葡聚糖为渗透性物质，我国最常用的是葡萄糖为渗透性物质的腹膜透析液，浓度为 1.5%、2.5% 和 4.25%。

（2）缓冲剂：缓冲剂用于纠正腹膜透析患者的酸中毒，常用的缓冲剂为醋酸盐、乳酸盐和碳酸氢盐。在我国主要以乳酸盐透析液为主。

（3）电解质：腹膜透析液中不含钾离子，钠离子浓度为 132～134mmol/L，钙离子浓度为 1.25mmol/L 和 1.75mmol/L. 镁离子浓度为 0.25mmol/L 或 0.5mmol/L。不同厂家的腹膜透析液离子浓度略有不同。

目前临床常用的腹膜透析液为葡萄糖腹膜透析液、碳酸氢盐腹膜透析液、艾考糊精腹膜透析液和氨基酸腹膜透析液。

（1）葡萄糖腹膜透析液：最早最广泛使用的腹膜透析液，价格便宜，相对安全，以葡萄糖作为渗透剂，浓度为 1.5%、2.5%、4.25% 三种。可用于各种腹膜透析治疗模式。

（2）碳酸氢盐腹膜透析液：渗透剂仍为葡萄糖，碳酸氢盐为生理性的理想缓冲剂，生物相容性良好，适用于使用酸性腹膜透析液有灌注痛和不适的患者。

（3）艾考糊精腹膜透析液：以 7.5% 艾考糊精为渗透剂，主要用于持续非卧床腹膜透析 CAPD 夜间长时间留腹或自动腹膜透析 APD 白天长时间留腹。更合适于腹膜超滤衰竭的患者高转运或高平均转运者、糖尿病患者、容量负荷过多而超滤不足者。

（4）氨基酸腹膜透析液：以氨基酸替代葡萄糖作为渗透剂，1.1% 氨基酸腹膜透析液产生的超滤相当于 1.5% 葡萄糖腹膜透析液所产生的超滤。氨基酸腹膜透析液有利于纠正和改善机体的营养状况，以及脂质代谢紊乱，对于营养不良的患者可起到良好的支持作用。对糖尿病患者使用可以减少葡萄糖的吸收。

3. 腹膜透析体外连接装置　腹膜透析体外连接装置包括钛接头、外接短管、碘液微型帽、管路夹、双联双袋腹膜透析液系统及自动腹膜透析机管路。

（1）钛接头：一种特殊的钛制锁式接头，可以防止接头破裂和意外滑落。

（2）外接短管：短管一端通过钛接头与腹膜透析导管相连，另一端换液时与腹膜透析系统连接，平时需盖上碘液微型帽保护。每 3～6 个月更换外接短管一次，如有开关功能异常，应及时更换。

（3）碘液微型帽：内含聚维酮碘海绵，与短管接口接触时起到隔绝外界及消毒作用，为一次性物品，不可重复使用。

（4）管路夹：用于腹膜透析换液时夹闭管路。

（5）双联双袋膜膜透析液系统：采用"Y"形接口的双联双袋系统，包括透析液溶液袋、引流袋、双联管路及"Y"形连接系统。整个系统为无菌状态。

（6）自动腹膜透析机管路：为自动腹膜透析机专用管路，一次性物品，不可重复使用，且为无菌状态。

六、腹膜透析治疗模式

腹膜透析的治疗方案根据腹膜转运特性、体表面积、残余肾功能及透析方式等综合制订。腹膜转运特性通常使用标准腹膜平衡试验（PET）来评定，可分为高转运、高平均转运、低平均转运和低转运四类。腹膜透析模式目前主要包括以下几种：

1. 持续非卧床腹膜透析（CAPD） 适用于慢性肾衰竭长期透析患者，每日交换 3 ～ 5 次，每次灌入透析液 1.5 ～ 2L，白天在腹腔内留置 4 ～ 6h，晚上留置 10 ～ 12h，24h 内患者腹腔内都留有腹透液。CAPD 是目前应用最广泛的腹膜透析方式。

2. 间歇性腹膜透析（IPD） 适用于急性肾衰竭或者慢性肾衰竭 CAPD 初始 7 ～ 10d，每次腹腔保留透析液 30 ～ 60min，每日交换 8 ～ 10 次不等，每周透析时间不少于 36 ～ 42h。

3. 持续循环式腹膜透析（CCPD） 同 CAPD，但每日只需连接 3 次，夜间睡眠时可应用自动式腹膜透析机，白天腹腔内留置 2L 腹膜透析液。适用于生活不能自理，需他人帮助者，白天需工作者。

4. 夜间间歇性腹膜透析（NIPD） 于每晚 10h 内透析 8 ～ 10 次，由机器操作，白天腹腔内不留透析液。适用于做 CCPD 或 CAPD 者，行 CAPD 不耐受者，有疝气或腹膜透析管周围有漏液者。

5. 潮式腹膜透析（TPD） 第一次腹膜透析液灌入量加大至患者能耐受的最大量，一般为 3L，放出时只放半量，其余半量继续留腹，以后每次灌入半量，放出半量，每次交换周期不超过 20min，每次停留 4 ～ 6min，一般为 8 ～ 10h，需腹膜透析液 26 ～ 30L，至腹膜透析结束时腹膜透析液全部放尽，无腹膜透析液残留。

6. 自动腹膜透析（APD） 使用自动循环式腹膜透析机进行腹膜透析治疗，一般夜间睡眠时进行。

第二节　腹膜透析护理

一、腹膜透析围手术期患者的护理

1. 术前护理

（1）患者评估：由腹膜透析专职护士和医师术前与患者及家属沟通。①评估患者疾病情况，包括原发病、残余肾功能、贫血状况、血压、液体和酸碱平衡、营养状态、尿毒症症状、饮食、睡眠、心理状态及临床用药等。②评估患者及家属的经济状况、家庭支持及疾病认知度等，明确腹膜透析居家照顾者。③评估患者是否适合腹膜透析手术、术中耐受性及手术风险，包括心功能、切口皮肤、腹腔手术及病史等。④告知居家腹膜透析需要准备的居家环境与用物。

（2）术前检查：做好术前各项检查和检验，配合医师选择合适的导管类型、手术切口、隧道路线和导管出口位置。

（3）术前准备：①皮肤准备。术前 1d 患者腹部备皮，范围为剑突下至大腿上 1/3，包括会阴部、脐部，两侧至腋中线。②肠道准备。术前排空大小便，既往有便秘史者需灌肠，有前列腺增生者需检查膀胱有无尿潴留。局部麻醉者可少量进食，全身麻醉或硬膜外麻醉者术前禁食 8h。③术前用药。术前 1h 预防性使用抗生素，推荐第一代或第二代头孢菌素 1 ～ 2g；有高血压者应常规降压治疗；精神过度紧张则会可酌情使用镇静药物；手术前保持良好睡眠，避免紧张。

2. 术后护理

（1）病情观察：观察患者意识、生命体征等情况。询问患者手术切口疼痛情况，观察有无渗血、渗液等。

（2）管路固定：观察管路固定及连接情况，尤其钛接头与导管连接处，保持连接紧密并妥善固定。术后导管应制动，固定应顺应导管自然走向，避免逆向、牵拉、扭曲、压折等。

（3）饮食与活动：局麻术后进食易消化食物，避免胀气食物，少食多餐。

鼓励患者术后早期下床活动，以减少腹膜透析液引流不畅。但 3d 内活动不宜过多，3d 后根据腹部切口情况逐渐增加活动量。

（4）术后用药：术后 12h 可使用第一代或第二代头孢菌素 1 ～ 2g。

（5）导管护理：在出口完全愈合之前，应用透气性好的无菌纱布覆盖，通常待伤口拆线时再行清洁换药，但遇渗液、出汗较多、感染或卫生条件不良时，应加强换药。术后 10 ～ 14d 拆线。进行出口处护理时，应做到：①护理操作时戴帽子和口罩，操作前常规洗手。定期使用生理盐水清洗隧道出口，再用含碘消毒液消毒隧道出口皮肤，最后用无菌纱布覆盖。对于无感染的出口，也可不用生理盐水清洗，但每周至少应消毒 1 次。②保持导管出口处干燥。在伤口感染期或愈合期均不应行盆浴和游泳。淋浴时应注意保护出口处，淋浴完毕后出口处应及时清洗、消毒。③术后 2 周内应特别注意导管固定，应使用敷料或胶布固定导管，在进行各项操作时注意不要牵扯导管。④导管及外接短管应紧密连接，避免脱落。进行导管及外接短管护理时不可接触剪刀等锐利物品。⑤外接短管使用 6 个月必须更换，如有破损或渗液、开关失灵时应夹闭管路，立即到腹透中心处理更换。⑥碘伏帽一次性使用，无须使用消毒剂，不可用碘伏直接消毒短管。

3. 早期并发症护理

（1）出血：表现为术后淡血性透析液常见，一般无须处理。颜色加深时可行腹腔冲洗，颜色会变淡。透出液颜色进行性加深，出现血红蛋白和血压下降，可能腹腔出血，需行剖腹探查止血。女性患者月经期会出现血性引流液，月经期后会正常，无须处理。

（2）疼痛：表现为弥漫性或局限性腹痛。置管后出现切口周围疼痛、会阴疼痛或肛周疼痛，特别引流即将结束或灌腹时尤其明显。一般置管后 1 ～ 2 周逐渐消失，注意除外腹腔感染及脏器穿孔等引起的疼痛。减慢引流或灌入液体的速度可减轻此类疼痛。疼痛明显者可腹腔存留少量液体。调节透析液温度至 37℃ 左右。

（3）渗漏：置管后 30d 内出现的腹膜透析液渗漏为早期透析液渗漏。包括①腹壁渗漏：腹壁局限性隆起水肿或皮下积液。②管周渗漏：液体从管周流出，灌入时尤其明显，渗液生化检查葡萄糖浓度明显高于血糖。处理方法为卧床，减少活动。小容量或暂停透析。无透析指征者可延至 2 ～ 3 周进行腹膜透析。

（4）腹膜透析导管堵塞：①管腔堵塞。原因为血凝块、纤维蛋白凝块等堵塞、导管受压或打折、导管被大网膜包裹、腹腔粘连等。表现为透析液灌入和流出均不通畅（双向障碍）。②侧孔堵塞。原因同管腔堵塞。表现为透析液灌入无阻力，流出始终不通畅（单向障碍）。③网膜包裹。原因同管腔堵塞。表现为灌入速度减慢同时伴有局部疼痛，疼痛严重程度与包裹程度相关。

导管堵塞的处理：①用 0.9% 生理盐水 50 ～ 60ml 快速加压冲管，切勿抽吸，无效可用生理盐水 20ml 加肝素 5 ～ 10mg 加压冲管。②使用缓泻药等促进肠蠕动。③用生理盐水 5 ～ 10ml 加尿激酶 1 ～ 2 万 U 推入导管，夹管 1h 后放液。④内科保守治疗无效这可考虑手术处理。⑤如网膜较长，可进行网膜悬吊术或者适当切除部分网膜。

（5）导管移位：原因为便秘、腹泻、低钾血症、反复牵拉导管、导管固定不当、手术操作等。表现为透析液进出不畅，行腹部 X 线检查可确诊。处理为通过保持胃肠道平衡状态、纠正低钾血症、加强导管固定、踮脚或爬楼梯、手法复位等方式处理。非手术复位无效可使用手术复位。

二、患者培训与随访

腹膜透析患者培训与随访要由专业医护人员参与完成，培训团队由医师、护士、营养师、心理咨询师和其他辅助治疗人员共同组成。制订科学合理的个体化培训计划，培训实施主要由腹膜透析专职护士承担，同时要有合适的培训场所和丰富而生动的宣传资料，配备模拟真人的培训模具。

1. 治疗前宣教　腹膜透析医师和护士对于拟行腹膜透析置管手术的患者进行全面系统评估，向患者讲述腹膜透析与血液透析的原理、适应证、禁忌证等，让患者选择合适的透析方式，并给予中肯的治疗建议。手术前结合病情向患者简述腹膜透析置管手术的过程，参观腹膜透析治疗和培训室，消除患者的紧张心理。

2. 开始治疗宣教

（1）腹膜透析置管手术后，告知患者进食易消化食物，保持大小便通畅。术后第 2 天应鼓励患者起床活动，但前 3d 活动不宜太多，3d 后根据腹部切口情况逐渐增加活动量。

（2）一般腹膜透析置管术后 2 周进行腹膜透析理论和操作的系统培训，培训对象通常为患者、家属、保姆或其他照顾者。培训形式为讲座、示教、讨论等；培训内容包括①腹膜透析基础知识：腹膜透析定义、原理与作用、腹膜透析液成分、腹膜透析类型等。②清洁和无菌观念：洗手和戴口罩的方法及重要性。③更换腹膜透析液的操作：准备—连接—引流—冲洗—灌入—分离，告知患者操作注意事项，指导患者现场操作，考核其规范性。④导管出口护理：指导患者正确评估导管出口及隧道；介绍导管出口感染的表现及处理；告知导管固定方法及注意事项；告知淋浴注意事项；介绍导管出口换药方法，指导患者现场操作，考核其规范性。⑤常见并发症及紧急问题护理：如腹膜炎、导管出口感染、短管脱落、导管破裂、引流异常等。⑥液体平衡和合理饮食：每日蛋白质的摄入量一般为 1.0 ～ 1.2g/kg，其中 50% 以上是优质蛋白，避免高磷饮食。保证充足的热量，食物应富含维生素和纤维素。控水限盐，量出为入。按尿量和腹膜透析超滤量确定每日液体入量。饮食教育最好能结合常见食物的模具进行。⑦用药：常用药物的用法、作用、不良反应及注意事项等。⑧腹膜透析液与透析物品准备与储备。⑨康复锻炼：在切口拆线后可适当锻炼，以不感特别疲劳为宜，如散步、慢跑、打太极拳等。避免剧烈的、增加腹压的、竞技性的、搏斗性的项目，运动前妥善固定透析导管。

（3）系统培训结束后，专职腹透护士对患者和家属进行理论和操作考核，考核内容包括基础知识、操作能力和居家自我管理能力，考核方式可为笔试、口试、操作考核等。考核合格后方可独立进行居家透析治疗。

3. 长期随访与再培训

（1）长期随访：患者在居家透析中应每1～3个月门诊、电话或微信随访1次，对于反复腹膜炎发作、顽固性高血压或水肿、严重肾性贫血、骨病、透析不充分或营养不良等患者加强随访及再培训。随访内容为：①询问患者一般情况及体格检查，腹膜透析护士检查患者每日透析记录情况；②腹膜透析导管出口检查；③留取血、尿和腹透液标本；④根据患者随访内容开具检查单，进行相应实验室及辅助检查；⑤每6个月更换外接短管，并做登记；⑥腹透护士实时收集检查结果并准确记录，进行检查结果回馈；⑦根据随访检查结果，由腹膜透析医师做处方调整及开药，营养师做饮食指导。及时将调整方案反馈给患者或其家属；⑧由腹透护士预约下次复诊时间。

（2）再培训：根据患者具体情况，定期进行再培训，在患者出现导管感染、腹膜炎或患者活动力、视力、记忆力发生改变时要及时进行再培训。再培训形式为问题解答、发放理论考核表或操作考核等。再培训内容为：①反复强调清洁与无菌概念及其重要性；②更换腹膜透析液的操作培训；③导管出口处的护理；④家庭腹膜透析的常见问题及紧急问题处理；⑤饮食方法：保持液体平衡，合理饮食；⑥锻炼：运动方式与注意事项。⑦腹膜透析记录：指导患者监测并记录腹膜透析有关的重要指标：干体重、血压、超滤量、24h尿量、饮水量等，随访时应将记录本带到腹膜透析中心；⑧心理辅导：如患者出现心理问题。医护人员应尽可能与患者多交谈，找出原因，进行正确的心理疏导，必要时请心理咨询师干预。

三、腹透相关并发症护理

1. 腹膜透析相关腹膜炎

（1）表现：①最早出现的是透出液浑浊，可有腹痛，伴或不伴有发热，突发腹透超滤减少等。②透出液中白细胞计数 $> 100 \times 10^6$/L，中性粒细胞比例 > 0.50。③透出液培养有病原微生物生长。

（2）病因：①腹膜透析换液中操作污染；②导管外口及隧道感染；③腹腔内脏器官病变或肠源性原因，如便秘、腹泻。低钾血症是风险因素；④菌血症、妇科疾病及有创操作；⑤导管钛接头处脱落、导管破损、锐器损伤导管等。

（3）处理：①密切观察透出液颜色、性状、量等，及时留取透出液标本送检常规及培养检查。②使用透析液连续冲洗腹腔至透出液澄清。③透析液内加入抗生素，连续或间歇给药，也可全身应用抗生素。经验治疗选择的抗生素应覆盖革兰阳性菌和革兰阴性菌。透出液浑浊程度较重时，可在透析液中加入肝素。获得透出液微生物培养和药敏试验结果后立即调整抗生素使用，疗程至少2周，重症或特殊感染需3周或更长时间。④如复发性腹膜炎应在腹膜透析流出液转清后再进行重置管，同时继续进行抗感染治疗。难治性腹膜炎至少应在拔管后2～3周或以后再行重置管，而真菌性腹膜炎可能需要更长时间。部分病例会因为严重的腹膜损伤、粘连而导致重置管失败或无法继续有效进行腹膜透析治疗，需改血液透析。

（4）预防：重视患者的培训与再培训，定期对患者进行腹膜透析理论和操作考核，及时发现问题并纠正。在腹膜透析置管前筛查患者鼻腔是否有金黄色葡萄球菌，如有则需鼻腔外用莫匹罗星治疗。

2.导管相关并发症

（1）机械并发症

1）导管移位：①表现为透析液单向引流障碍，超滤量明显下降，引流量减少、速度减慢或停止。②原因：腹膜透析导管置入位置不当，导管引出时皮下隧道方向不对；便秘、腹泻和低钾血症；导管出口愈合前固定不当，反复牵拉。③处理：服用泻药或灌肠以促进肠蠕动；适当增加活动，如蹲起、下楼梯、踮脚等，运动时妥善固定导管；腹部按摩；无效需手术重置。④预防：选择合适导管及置入位置；保持排便通畅；避免电解质紊乱导致肠蠕动异常；保持适当活动；避免增加腹压的动作；避免反复牵拉导管。

2）导管堵塞：①表现为透析液单向或双向引流障碍，总出液量减少、减慢或停止，伴有或不伴有腹痛。②原因：导管内侧或侧孔堵塞；腹腔粘连、网膜包裹、导管扭曲等。③处理：血凝块或纤维蛋白凝块造成阻塞，可用生理盐水加压冲管，也可加入肝素、尿激酶溶解血凝块或纤维蛋白凝块；网膜包裹引起的阻塞，可行腹腔镜下网膜悬吊术或部分网膜切除术。

3）透析液渗漏：①管周渗漏：表现为液体从管周渗出，尤其灌液时明显。一般发生在置管术后30d内，与手术方式及初始治疗有关。处理方法为引流出腹腔内透析液，停止透析24～48h，避免在渗漏的出口处结扎以免液体进入周围皮下组织。停腹透期间可行血液透析过渡。长时间休息后大多数渗漏可治愈，如无效，可考虑重新置管或更换透析方式。预防方法为术中荷包结扎要紧密，置管后休息1～2周再开管，可采用小剂量半卧位腹膜透析方式。②腹壁渗漏：表现为引出量减少伴体重增加。腹壁局限性隆起或皮下水肿。引流量低于灌注量，但要与导管移位或超滤衰竭进行鉴别。原因为腹壁先天性或后天性缺陷，手术荷包结扎不紧。处理方法为：腹膜透析时减少灌入容量或小剂量透析；根据病情暂停腹膜透析，暂行血液透析过渡，必要时外科手术修补。预防方法为术中荷包结扎要紧密，置管后休息1～2周再开管，可采用小剂量半卧位腹膜透析方式，避免增加腹压的动作。③胸膜渗漏：表现为引流减少，可伴有胸闷、气急、气喘。原因为腹腔内膈肌缺损、腹壁薄弱、腹腔内压力增高。处理方法为暂停腹膜透析治疗，必要时行胸腔穿刺术。治疗无效可更改透析方式。预防方法为避免增加腹内压的动作，避免大剂量腹膜透析治疗，从小剂量开始，逐渐增加留腹量。④外生殖器水肿：表现为透析液灌入后外生殖器水肿明显，伴有疼痛。治疗方法为暂停腹膜透析2～4周。病情允许可考虑小剂量持续循环腹膜透析治疗或血液透析过渡，必要时外科手术修补。

4）疝：表现为腹壁局部膨隆，特别是当透析液灌入后患者站立时或咳嗽时更为明显，平卧或空腹时膨隆消失。常见于腹股沟疝、脐疝、管周疝、斜疝等。一般需要外科行修补术，术后暂停腹膜透析2～4周。有条件者，可根据病情行APD治疗。

（2）感染相关并发症

1）表现：①出口处感染表现为出口处出现脓性分泌物，伴有或不伴有导管周围皮肤红斑。②隧道感染表现为沿隧道走行有压痛，周围组织肿胀硬结，隧道周围皮肤有灼热感。一旦脓肿触之有波动感，可伴有高热或全身中毒症状，常合并腹膜炎。

2）预防：①加强患者培训，进行规范化操作；②妥善固定导管，避免反复牵拉；③指导患者使用聚维酮碘、氯己定常规外口消毒；④导管出口每周至少清洁2次，洗澡后立即清洁；⑤皮肤隧道口不清洁或潮湿时及时更换敷料，保持导管出口清洁干燥；⑥导管出口处有结痂不可强行去除；⑦腹透操作时环境清洁，已消毒，操作前戴口罩、洗手；⑧定期随访，检查外口情况，如异常及时发现和干预。

3）处理：①局部盐水清洗，去除分泌物和结痂，加强消毒，每日1次，观察出口处感染恢复情况；②根据感染分泌物细菌培养结果，选用敏感药物，必要时全身用药；③以下情况考虑拔管：难治性出口处和隧道感染而无腹膜炎者，可在抗生素治疗下，拔管同时选择新位置重新置管；出口感染导致腹膜炎者考虑拔管，在腹膜炎完全缓解2周后重新置管。

第三节 肾移植概述

器官移植（organ transplantation）是指将供体的器官用一定的方式移除并移植至受体某一部位的医疗手段。其中，供体和受体可以为同一个体（自体移植）或同一物种的不同个体（同种异体移植）或不同物种（异种移植）。目前，在临床上已经能成功移植的器官有：心、肺、肝、肾、胰、肠道和胸腺；组织有：角膜、皮肤、心脏瓣膜、神经、静脉、骨骼和肌肉。其中，肾脏移植是大器官移植中最常见的器官移植。

一、概念

肾移植（kidney/renal transplantation）通常为同种异体肾移植的简称，是指将供者的肾脏移植到患有终末期肾病（end-stage renal disease，ESRD）的患者体内的一种器官移植。

二、肾移植的分类

根据供体器官的来源不同，将肾移植分为公民逝世后捐献肾移植（通常称为死亡后捐献）和活体捐献肾移植。

公民逝世后捐献肾移植一般为急诊手术，患者等待手术的机会未知，可能因长期等待供肾而丧失最佳的移植时机。供肾的冷、热缺血时间稍长，感染风险相对较高，可能发生急性肾损伤。手术后易发生排斥反应及感染等。活体捐献肾移植通常为择期手术，可合理尽快安排时间，术前有足够的时间做详细的移植前免疫检查。供肾的冷、热缺血时间较短，质量高于死亡后捐献供肾。具有血缘关系的亲属供肾组织相容性好，术后排斥反应发生率较低。

三、肾移植的优势

1. 患者生存率较高　肾移植的效果一般采用1年、3年、5年、10年的移植肾或人存活率进行描述。所谓肾存活，是指移植肾脏保留完整或部分功能。据美国肾脏数据库（USRDS）报道，肾移植和透析的患者生存率相比较，相对于透析，肾移植患者的长期存活率更高。

2. 医疗费用更低 据国内外的统计结果，从长期来看，肾移植的费用低于血液透析所需费用，且国内外的统计结果相一致。因此，从患者经济角度出发，相对于传统透析手段，肾移植无疑是更优的选择。

3. 日常生活更方便 患者日常生活见表 18-1。

表 18-1 患者日常生活对比

	透析患者		肾移植患者
治疗	规律透析，血透患者 2~3 次/周，腹透患者 3~4 次/天，时间、地点受限		定期复查，活动自由
饮食	限制水、盐、钾、磷及嘌呤物质的摄入		饮食正常，营养均衡
活动	贫血、视力减弱、骨质疏松易致骨折、活动受限等		活动如常人，避免剧烈运动
工作	50% 恢复工作		80% 恢复工作
性功能	不足 40% 恢复性功能		超过 80% 恢复性功能

从上表可以看出，相对于透析、肾移植的患者活动更自由，生存质量更高。

四、肾移植的风险

1. 肾脏移植手术是一个较为复杂的手术，常规的手术风险包括出血、疼痛、手术意外等。术中可能会发生超急性排斥反应。其发生机制是受者体内预存补体抗体与供肾抗原的反应，短时间内引起肾小球微小动脉血栓形成，肾缺血性坏死，是一种不可逆的过程，一旦发生，只有切除移植肾。

2. 肾移植术后可能会存在移植肾功能延迟恢复（DGF）和排斥反应风险，甚至出现移植失败，导致重返透析的可能。受者在移植后因终身服用免疫抑制剂感染风险高于常人，严重感染可危及生命。

五、适应证与禁忌证

相较于其他手术，肾移植是一个高风险的手术。肾衰竭的患者全身系统都可能存在损害和功能障碍。因此，并非所有的肾衰竭患者都适合肾移植。

（一）肾移植的适应证

1. 各种原发或继发的 ESRD。病因如肾小球肾炎、间质性肾炎、遗传性肾炎、多囊肾、糖尿病肾病、高血压动脉硬化性肾病、药物性肾损害、狼疮肾炎。

2. 移植手术无年龄限制，但受者的年龄与肾移植术后的效果相关。目前，从几个月的婴儿到 80 多岁的老人都能进行肾移植，但年龄大于 55 岁的受者手术的并发症增多，危险性相对增高；年龄小于 13 岁尤其是小于 4 岁的受者，肾移植的手术难度明显增大。

（二）肾移植的绝对禁忌证及相对禁忌证

1. 绝对禁忌证

（1）术前全身性严重感染，包括活动性肺结核、肝炎、肺炎等。

（2）预计术后遵医行为差，如重度抑郁症患者。

（3）严重影响预后的合并症，如恶性肿瘤、顽固性心力能衰竭、凝血功能障碍、弥散性血管炎。

2. 相对禁忌证

（1）乙型肝炎或丙型肝炎病毒血清阳性，对于乙型、丙型肝炎病毒感染者需经治疗，肝功能正常1个月以后行肾移植较好。

（2）难以控制的糖尿病。

（3）活动性系统性红斑狼疮。

（4）体重超过标准体重的30%。

（5）HIV感染。

（6）其他，如溃疡病、肺部感染、泌尿系感染、结核病、心力衰竭、心包积液等，须将合并症治疗痊愈后方可进行肾移植。干扰素治疗后短期内不宜进行肾移植。

第四节　肾移植护理

一、术前护理

（一）术前评估

受者入院后，术前需对受者进行全面的评估。准确了解受者的身体状况并完善术前相关检查。

1. 一般评估　包括年龄、性别、婚姻及职业，女性患者月经史、生育史和哺乳史等。既往有无心肺、泌尿系统疾病，有无糖尿病及精神疾病等病史；有无手术史、药物过敏史及输血史等。评估患者营养状况、贫血、生命体征是否平稳及有无水肿等；有无其他并发症及伴随症状。

2. 专科评估　评估患者肾病病因、病程及诊疗情况，出现肾衰竭的时间及治疗经过，透析方法（血液透析、腹膜透析）、频率、效果等；评估受者每日排尿情况及尿量，有无排尿困难和排尿疼痛等；血管通路（动静脉内瘘、cuff置管、股静脉置管、颈静脉置管）及固定方式。

3. 心理及社会支持评估　由于肾移植受者术前长期透析，生活质量下降，长期服药及经济等方面的因素，加之对治疗效果及预后的担忧，患者普遍存在不同程度的焦虑。评估受者及家属对肾移植手术相关知识的了解；家庭或社会物质上的资助、社会关系的参与；情感上的支持，比如稳定的家庭婚姻关系，个体在生活中的受尊重、理解的程度。有效降低或缓解个体的应激强度，维护心理健康水平，增加术后恢复的信心。

4.其他评估　可根据医院要求及受者情况行静脉血栓栓塞风险评估及跌倒风险、压疮风险、营养筛查等评估。

（二）术前检查

1.实验室检查　血常规、尿常规、大便常规、凝血常规、肝肾功能、电解质等。

2.免疫学检测　血型（ABO血型和Rh分型）、人类白细胞抗原（human leukocyte antigen，HLA）Ⅰ类（A，B）、Ⅱ类（DB，DQ）相容程度、淋巴细胞交叉配合试验及群体反应性抗体（PRA）检测、供者特异性抗体（DSA）监测结果等。

3.病原学检查　巨细胞病毒（CMV）（IgG、IgM，若IgM阳性需加CMV-DNA）、人类免疫缺陷病毒、肝炎病毒（乙、丙型）、梅毒螺旋体等，必要时查结核感染T细胞γ干扰素释放试验（TB）和真菌GM试验。

4.影像学辅助检查　常规行心电图、肝胆胰等腹部彩超、泌尿系统超声、胸部X线检查，选择性行膀胱造影、尿动力学检查等，根据受者具体情况有针对性地进行其他检查，如心血管造影、CT、各类内镜和活检等。

（三）术前准备

肾移植手术通常为急诊手术，受者入院后需尽快进行术前准备，确保手术顺利进行。

1.受者准备　血透患者术前血液透析1次，腹膜透析者按常规腹膜透析，术前排空腹腔内腹透液；术前禁食6～8h，禁饮4h；术前常规备皮，备皮范围上至剑突，两侧至腋中线，下至大腿上1/3，包括会阴及大腿内侧皮肤；为保证受者术后输液的正常进行，建议在术前经外周静脉穿刺置入中心静脉导管（PICC）；为减轻患者术后频繁监测血糖的痛苦，建议置入动态葡萄糖监测系统（瞬感）。

2.物品准备　准备心电监护仪、输液泵、注射泵、体温计、精密尿袋、吸氧及雾化装置等。

3.药品准备　为预防排斥反应，手术前30min即开始静脉使用激素及免疫抑制剂，具体药物的类型、剂量及用法需根据受者情况及各移植中心规范决定。术中带药有抗生素、激素、利尿剂等，不同移植中心使用的抗生素种类及剂量不同。

4.环境准备　更换清洁床单元，铺麻醉床，备好口罩、水杯、吸管、量杯、食物称等生活用品。

二、肾移植手术

（一）供肾修整术

不论是活体捐献还是死亡捐献，供肾切取下来之后，都需要进行一定的修整，这样才能使供肾安全方便地用于后续的肾移植手术。修肾时需在2～4℃的肾保液中进行，尽量不要让冰块直接接触到肾脏，冰块不足时及时加冰。保证肾脏被足够的肾保液灌注，如原位灌注后判断肾脏未充分灌洗需及时补灌。

（二）肾移植术

目前，肾移植手术是标准化的一种手术方式。移植肾放置于髂窝，供肾动脉与受者内或外动脉进行端端（髂内）或端侧（髂外）吻合，供肾静脉与受者髂外或髂总静脉进行端侧吻合。输尿管常采用抗反流方式吻合于受者膀胱顶壁。移植肾的摆放位置常为移植侧的髂窝内，具体以血管情况来决定，保证动脉走行顺畅，无折叠成角，静脉无过度牵拉。必要时，也可将移植肾置于盆腔内。肾移植术后建议留置引流管，引流管可用于观察出血、淋巴漏、尿漏的情况；另外，引流液的培养可指导临床对移植肾周感染的判断。

三、术后护理

（一）环境

肾移植受者由于长期透析全身状况较差，再加上手术创伤和免疫抑制剂的使用，易发生各种感染，因此受者术后需采取保护性隔离。不同的移植中心保护性隔离条件有差异，有条件的移植中心建议设置层流洁净病房。虽然条件有差异，但原则一致，减少外源性因素引起的感染。保护性隔离病房应落实好消毒隔离，谢绝探视，可通过手机视频或语音的方式表达关心和鼓励。工作人员进入保护性隔离病房应佩戴口罩、帽子，做好手卫生。同时要求房间内患者也应尽量佩戴口罩。

（二）术后观察及护理

患者术后需检测患者体温、心率、吸、血压、血氧饱和度、疼痛、肾功能、电解质、血糖、血常规、尿量、引流量、免疫抑制药物浓度、移植肾周围情况等。由于手术麻醉、术后早期水电解质、酸碱平衡代谢不稳定，移植肾多尿或少尿等原因，肾移植术后早期受者生命体征易发生波动，需要密切监测病及时处理。

1. 生命体征

（1）体温：每4小时测量1次，由于手术后吸收热，术后48h内体温不超过38℃时密切监测，通知医师，必要时物理降温。当＞38.5℃，但尿量无明显减少，血清肌酐也无增高，提示可能有感染。应通知医师，抽取血培养，进行对症处理。若受者突然出现体温升高、伴有肾区胀痛，尿量减少，查血清肌酐较前上升，则提示可能发生急性排斥反应，应通知医师，进行相关的器械检查，必要时进行移植肾活检穿刺明确排斥反应的类型。同时，应遵医嘱及时进行抗排斥药物的调整，根据排斥反应的类型进行血浆置换、CRRT等治疗。术后因使用大剂量的免疫抑制剂，也可能导致体温调节异常，因此也要警惕体温不升的情况。

（2）心率：术后早期持续心电监护监测心率，稳定后可随血压同期监测。术后早期由于大量补液及多尿期小便量增加，心率可能会有不同程度的波动，应注意加强观察。结合受者基础心率，当患者出现当心率加快，并诉心慌、气喘等不适时应立即汇报给医师遵医嘱予对症处理。

（3）呼吸：全身麻醉术后返回病房的受者需注意观察呼吸频率。当体温升高时呼吸频率可能会相应升高。呼吸频率可反映是否有肺部感染、肺水肿、肺不张等呼吸道病变及肺功能状况。

（4）血压：血压的控制对术后移植肾功能恢复十分重要，是影响移植肾功能的关键因素之一。术后早期每小时监测血压，平稳可根据患者情况适当延长监测间隔时间。血压过低会影响移植肾的有效血流灌注，血压过高则增加出血的风险。一般术后早期收缩压维持在 140 ～ 160mmHg，当收缩压低于 140 mmHg 或高于 160mmHg 时应通知医师，根据受者情况判断是否需要进行升压或降压处理。术后如出现顽固性的低血压或高血压应警惕急性排斥反应的发生。

（5）血氧饱和度：术后早期持续监测血氧饱和度并做好相关记录。血氧饱和度（SpO_2）＜ 95%，调整鼻塞吸氧浓度，如果不能维持氧饱和，改面罩（氧流量≥ 6L/min）。SpO_2 ＜ 90% 时且吸氧不能得到有效改善，行动脉血气检查，必要时行高流量湿化治疗或无创呼吸机辅助呼吸。

2. 出入量　术后严密监测出入量情况，每小时记录。每 8 小时小结一次，24h 总结一次，根据受者尿量情况及时调整补液计划。

3. 血糖　术后由于大剂量激素的使用及术后早期未恢复饮食前需静脉能量的供给，患者血糖会有不同程度的波动。为减轻患者频繁测量手指血糖带来的痛苦，可以使用动态葡萄糖监测系统（瞬感）实时监测受者血糖情况，了解患者血糖波动趋势。一般术后早期可将血糖维持在 8 ～ 10mmol/L，当患者血糖高于 13mmol/L 时，应汇报给医师，遵医嘱使用生理盐水 48ml+ 胰岛素 48U 静脉泵入维持，使用胰岛素期间每小时监测血糖，根据血糖情况调整胰岛素用量，防止低血糖的发生。

4. 疼痛　每日对受者进行疼痛的评估，病情有变化时及时评估，准确评估受者引起疼痛发生的原因、疼痛部位、性质、疼痛持续时间，是否有可缓解的物理措施。当疼痛 NRS 评分＞ 3 分时可汇报给医师给予药物镇痛，并做好相关护理记录。

5. 体位及活动　全身麻醉术后患者返回病房时取平卧位，清醒后可抬高床头 30°，术侧下肢制动，予以软枕抬高 15° ～ 25°，降低血管吻合口张力，以减轻伤口疼痛。术后 1 ～ 2d 绝对卧床休息，可协助进行床上翻身、四肢屈伸、踝泵运动。术后 3d 可协助受者移坐床边，活动时应量力而行，注意观察患者有无不适主诉。

6. 体重　肾移植手术后，体重的波动除了能反映受者体内蓄积水分的排出情况，也体现了术后受者的营养状况，因此体重的监测非常重要。另外，医师需根据患者的体重来调整免疫抑制药物的用量，体重的变化也可间接反映有无排斥反应的发生。一般受者术后第 3 天可床边测量体重，受者需每日早晨起床排空大小便后，空腹状态下穿着同样的衣服，用固定的体重秤测量体重并准确记录。如体重连续每日增加超过 0.5kg，应及时告知医师。

7. 肌酐　肌酐是反映肾功能的敏感指标，术后早期每日 1 ～ 2 次监测血清肌酐了解肾脏功能；当血清肌酐值稳定或恢复正常值以后，可每周监测 2 次。

8. 免疫药物浓度　药物浓度是指导医师调整受者免疫抑制剂的基础，药物浓度过低可能出现排斥反应，浓度过高可能出现中毒等不良反应。免疫抑制药物在胃内可被迅速吸收，目前一般免疫抑制剂采集的为谷浓度，因此，及时准确地采集药物浓度标本尤其重要。

（三）用药护理

1. **液体管理** 术后早期严格监测和控制出入量，遵循"量出为入"的原则。补液期间应密切观察尿液的颜色、性状及量，如患者出现口干、皮肤弹性减弱、眼眶凹陷、尿量减少等补液不足的表现，可根据中心静脉压、血压、心率进行补液试验，看尿量是否回升。对于难以估计不显性失水而无法判断出入量是否平衡的患者，体重是良好的判断指标；对于血压高、术前透析不充分、心功能较差的患者补液量要酌情减少或减慢补液速度；对于有糖尿病病史的患者，补液时应根据血糖水平遵医嘱使用胰岛素控制血糖。多尿期时尿量可达1000ml/h以上，需注意补充电解质；每小时尿量小于30ml时，应判断是否为容量因素，否则应减慢输液速度，通知医生分析查找原因；无尿期间则根据医嘱进行透析治疗。

2. **免疫抑制剂** 术后指导患者正确区分免疫抑制剂及辅助用药，避免发生混淆。准时、定量服用免疫抑制剂，早晚间隔12h，服药前后1h避免进食，以免影响药物浓度。静脉使用免疫抑制剂时根据不同药物使用要求使用单独通路输注，并注意输注速度，观察患者是否有寒战、发热、心慌等不良反应。

3. **降压药物** 肾移植术后早期建议血压收缩压维持在140～160mmHg。目前口服降压药可分为五类：利尿药、β受体阻滞剂（洛尔类）、钙通道阻滞剂（地平类）、血管紧张素转化酶抑制剂（普利类）和血管紧张素Ⅱ受体阻滞剂（沙坦类）。静脉常用降压药物有硝普钠、硝酸甘油、尼卡地平。根据患者病情遵医嘱使用合适的药物。

（四）管道护理

1. **移植肾周髂窝引流管** 引流管留置期间应妥善固定，保持引流通畅，防止折叠、脱落、受压、堵塞；定期更换引流袋，操作时注意无菌原则。搬动患者或断开引流管与引流袋接口时，应夹住引流管，防止引流液反流而导致的逆行感染。术后应每日监测引流液的颜色、性状及量，直至引流管拔除。引流液的颜色、性状及量有助于术后外科并发症的诊断。当引流量较多时，要注意伤口是否有出血、尿漏或淋巴瘘等，一旦明确原因须给予相应的处理。如移植肾区胀痛明显，血压骤降，引流液增加明显，颜色鲜艳，应立即通知医师，建立静脉通路，必要时做好急诊手术止血的准备。

2. **尿管** 尿管留置期间，应妥善固定，每小时记录尿量，如出现尿量突然下降，应注意检查尿管是否通畅、有无血块阻塞。留置期间，做好会阴部护理，防止泌尿系统感染。

3. **透析导管** 由于术后肾功能恢复需要时间及可能需透析治疗过渡，需保护好透析管道并进行定期维护。常规每周3次进行动静脉置管护理，透析管道敷料渗液时，立即更换敷料并标注更换时间。腹膜透析患者妥善固定好腹部导管，每周行1～2次腹透液冲管，冲管时严格无菌操作，防止外源性感染。

4. **中心静脉置管** 由于颈部CVC易发生感染且患者舒适度差，建议行经外周静脉穿刺置入中心静脉导管（PICC）或中等长度静脉导管置入，管腔的选择以能满足治疗需求的情况下最少管腔为宜。置管后 24h，常规更换敷料 1 次，后无特殊情况可每周换药 1 次，标记置入时间及更换时间。导管留置期间每日观察穿刺点有无渗血、渗液，有渗血、渗液时随时换药。观察穿刺侧肢体有无肿胀及循环不畅，穿刺点周围皮肤沿血管走向有无发红、肿胀、疼痛、硬结等临床表现，如有异常，及时对症处理。正确进行冲封管（禁止使用 10ml 以下的注射器），为预防导管堵管，应加强培训护理人员对导管的维护，注意正确冲封管及冲管时机（输液前，输液后，输血、输白蛋白、输脂肪乳等药物后冲管）。

（五）饮食护理

全身麻醉状态下喉反射被抑制，可导致误吸的发生率升高，故术后 6h 肛门排气前可少量饮水或萝卜汤，每次不超过 30ml。肛门排气后可进食少量稀饭、烂面条等，少食多餐，逐步过渡到普食。需特殊饮食的患者根据医嘱指导饮食，血肌酐正常后，可进高蛋白优质蛋白（如鱼、禽、蛋、瘦肉等动物性食物）、高热量、含维生素及低钠低脂饮食，避免食用腌、熏、酱制品，忌用提高免疫功能的食品及保健品，如木耳、香菇、红枣、蜂蜜、蜂王浆及人参鹿茸等以免降低免疫抑制剂的作用。避免食用葡萄柚、西柚汁、橘子、橙子、石榴此类水果，因这些水果可显著提高体内免疫抑制剂的水平。

（六）心理护理

肾移植术后受者由于服用免疫抑制剂及激素、对肾移植相关知识的缺乏等因素，容易存在积极情绪与消极情绪交替且不稳定的复杂心理过程。医护、病友以及亲属应关爱和支持受者，鼓励受者及时倾诉，并给予合理的建议和心理疏导，构建良好的病房环境和群体人际关系，指导家属及照顾者对受者提供足够的情感支持，提升患者战胜疾病的信心。

习题与答案

【习题】

一、单项选择题

1. 腹膜透析与血液透析相比，具备的优势不包括（　　）

　A. 交叉感染危险性低

　B. 利于残余肾功能的保护

　C. 对小分子尿毒症毒素的清除效果好

　D. 节省医疗和人力成本

　E. 血流动力学稳定

2. 腹膜透析的禁忌证是（　　）

　A. 急性肾衰竭或急性肾损伤

　B. 中毒性疾病

　C. 血管条件不佳或反复动静脉造瘘失败

　D. 腹膜广泛纤维化、粘连，透析面积减少者

　E. 慢性肾衰竭但残余肾功能较好者

3. 下列是腹膜透析液缓冲剂的是（　　）

　A. 葡萄糖

B. 氨基酸

C. 葡聚糖

D. 乳酸盐

E. 电解质

4. 长时间留腹仍可保持恒定超滤量的腹膜透析液是（　　）

　　A. 乳酸盐葡萄糖腹膜透析液

　　B. 碳酸氢盐腹膜透析液

　　C. 艾考糊精腹膜透析液

　　D. 氨基酸腹膜透析液

　　E. 高钙腹膜透析液

5. CAPD 表示的腹膜透析方式为（　　）

　　A. 持续非卧床腹膜透析

　　B. 间歇性腹膜透析

　　C. 持续循环式腹膜透析

　　D. 夜间间歇性腹膜透析

　　E. 潮式腹膜透析

6. 下列不是腹膜转运特性的是（　　）

　　A. 高转运

　　B. 高平均转运

　　C. 低平均转运

　　D. 低转运

　　E. 中转运

7. 下列关于腹膜透析置管术前护理说法不正确的是（　　）

　　A. 术前 1d 患者腹部备皮，范围为剑突下至大腿上 1/3

　　B. 术前排空大小便

　　C. 全身麻醉或硬膜外麻醉者术前可少量进食

　　D. 术前 1h 可预防性使用抗生素

　　E. 术前保持良好睡眠，避免紧张

8. 下列关于腹膜透析导管护理说法不正确的是（　　）

　　A. 出口完全愈合前，可用透气性好的无菌纱布覆盖

　　B. 在伤口感染期或愈合期可行盆浴

　　C. 术后 2 周内应注意导管固定，可用敷料或胶布固定

D. 淋浴完毕后出口处应及时清洗、消毒

E. 无感染的导管出口每周至少消毒 1 次

9. 某患者在腹膜透析置管术后第 2 天，冲管时发现透析液灌入和流出均不通畅，可能出现的并发症是（　　）

　　A. 管周渗漏

　　B. 腹壁渗漏

　　C. 管路堵塞

　　D. 侧孔堵塞

　　E. 网膜包裹

10. 下列关于导管移位的处理方法不正确的是（　　）

　　A. 保持胃肠道平衡状态

　　B. 纠正低钾血症

　　C. 加强导管固定

　　D. 手法复位

　　E. 用生理盐水快速加压冲管

11. 腹膜透析相关腹膜炎最早出现的临床表现是（　　）

　　A. 腹痛

　　B. 透出液浑浊

　　C. 发热

　　D. 突发超滤量减少

　　E. 寒战

12. 腹膜透析相关腹膜炎的处理措施不正确的是（　　）

　　A. 密切观察透出液颜色、性状、量等情况

　　B. 及时留取透出液标本送检常规及培养检查

　　C. 用透析液连续冲洗腹腔至透出液澄清

　　D. 透析液内加入抗生素，连续或间歇给药，也可全身应用抗生素

　　E. 重症或特殊感染需用药 1～2 周即可

13. 某患者在门诊随访时，护士发现沿隧

道走行周围组织肿胀、硬结，伴有压痛，导管出口处有分泌物流出，该患者可能发生（　　）

A. 导管出口感染

B. 隧道感染

C. 腹膜炎

D. 导管移位

E. 出血

二、多项选择题

1. 肾脏替代治疗包括（　　）

A. 血液透析

B. 腹膜透析

C. 肝脏移植

D. 肾脏移植

E. 以上都是

2. 肾移植的分类包括（　　）

A. 死亡后捐献

B. 血液透析

C. 活体捐献肾移植

D. 腹膜透析

E. 以上都是

3. 肾移植的绝对禁忌证有哪些（　　）

A 术前全身性严重感染

B 预计术后遵医行为差

C 严重影响预后的合并症

D 顽固性心功能衰竭

E 性肿瘤

4. 肾移植的相对对禁忌证有哪些（　　）

A. 乙型肝炎或丙型肝炎病毒血清阳性

B. 难以控制的糖尿病

C. 活动性系统性红斑狼疮

D. 体重超过标准体重的 30%

E. HIV 感染

5. 肾脏移植前免疫学检测哪些内容（　　）

A. 血型（ABO 血型和 Rh 分型）

B. 人类白细胞抗原Ⅰ类（A，B）、Ⅱ类（DB，DQ）相容程度

C. 淋巴细胞交叉配合试验

D. 群体反应性抗体（PRA）检测

E. 供者特异性抗体（DSA）监测结果

6. 肾脏移植前受者准备（　　）

A. 血透患者术前血液透析一次，腹膜透析者按常规腹膜透析，术前排空腹腔内腹透液

B. 术前禁食 6～8h，禁饮 4h

C. 术前常规备皮，备皮范围上至剑突，两侧至腋中线，下至大腿上 1/3，包括会阴及大腿内侧皮肤

D. 建议在术前经外周静脉穿刺置入中心静脉导管（PICC）

E. 置入动态葡萄糖监测系统（瞬感）

7. 患者肾脏移植术后观察内容（　　）

A. 体温、心率、吸、血压、血氧饱和度

B. 疼痛以及移植肾周围情况

C. 肾功能、电解质、血糖、血常规，术后早期水电解质、酸碱平衡代谢不稳定

D. 尿量、引流量，移植肾多尿或少尿等原因

E. 疫抑制药物浓度

8. 肾移植后管道护理包括（　　）

A. 移植肾周髂窝引流管

B. 尿管

C. 透析导管

D. 中心静脉导管

E. 以上都不是

9. 移植肾周髂窝引流管的护理包括（　　）

A. 妥善固定，保持引流通畅，防止折叠、脱落、受压、堵塞

B. 定期更换引流袋，操作时注意无菌原则

C. 搬动或断开引流管与引流袋接口时，应夹住引流管，防止引流液反流而导致的逆行感染

D. 每日监测引流液的颜色、性状及量，直至引流管拔除

E. 引流液的颜色、性状及量有助于术

后外科并发症的诊断

10.肾脏移植术后的饮食护理要注意（　　）

A. 术后 6h 肛门排气前可少量饮水或萝卜汤，每次不超过 30ml

B. 肛门排气后可进食少量稀饭、烂面条等，少食多餐，逐步过渡到普食

C. 特殊饮食的患者根据医嘱指导饮食，血肌酐正常后，可进高蛋白优质蛋白、高热量、含维生素及低钠低脂饮食

D. 避免食用腌、熏、酱制品，忌用提高免疫功能的食品及保健品

E. 避免食用葡萄柚、西柚汁、橘子、橙子、石榴此类水果

【参考答案】

一、单项选择题
1.C　2.D　3.D　4.C　5.A　6.E　7.C
8.B　9.C　10.E　11.B　12.E　13.B

二、多项选择题
1.ABD　2.AC　3.ABCDE　4.ABCDE
5.ABCDE　6.ABCDE　7.ABCDE
8.ABCD　9.ABCDE　10.ABCD

（张庆凤　孙亚南　沈　霞）

参考文献

[1] 李海皓.肾移植受者移植前免疫状态及其与移植肾功能关系研究[D].上海：复旦大学，2014.

[2] 张振.年龄大于 50 岁亲属活体肾移植供者安全性分析[D].泰山：泰山医学院，2014.

[3] 中华医学会器官移植学分会 中国医师协会器官移植医师分会.中国活体供肾移植临床指南（2016版）[J].器官移植，2016，7（6）：417–426.

[4] 李雪.肾移植受者排斥反应的风险评估[J].肾脏病与透析肾移植杂志，2016，25（6）：568–572.

[5] 王琳.基于三种不同供肾来源的肾移植术后患者临床疗效分析及生存质量评估[D].郑州：郑州大学，2017.

[6] 武海环.肾移植患者社会支持、家庭功能、心理一致感与生存质量的相关性研究[D].济南：山东大学，2018.

[7] 张书琴.活体肾移植手术围术期护理分析[J].国际移植与血液净化杂志，2019（2）：39–41.

[8] 孙艳，李良玉，喻文立.肾移植患者围术期科学护理体会[J].中国城企业卫生，2018，33（11）：172–174.

[9] 夏菁.肾移植患者术前心理护理对围手术期并发症的影响[C]//中国中西医结合学会肾脏疾病专业委员会.中国中西医结合学会肾脏疾病专业委员会 2018 年学术年会论文摘要汇编.重庆：中国中西医结合学会，2018：1667.

[10] 胡洪萍，穆燕，汪银霞.258 例亲属活体肾移植围手术期护理[J].护理实践与研究，2015，12（10）：75–77.

[11] 谷波，谭其玲，陶冶.解读肾移植[M].北京：科学出版社，2012.

[12] 李永秀.对肾移植患者家庭自我护理指导的体会[J].青海医药杂志，2014，44（7）：42–43.

[13] 高妍.个体化护理干预对肾移植术后患者心理状态和生存质量的影响[J].齐鲁护理杂志，2016，6（22）：69–71.

[14] 中华医学会器官移植学分会.中国实体器官移植术后高血压诊疗规范（2019 版）[J].器官移植，2019，10（2）：112–121.

[15] 国家卫生健康委员会医管中心加速康复外科专家委员会器官移植学组.中国肾移植围手术期加速康复管理专家共识（2018 版）[J/CD].中华移植杂志（电子版），2018，12（4）：151–156.

[16] 中华医学会器官移植学分会.肾移植围手术期处理操作规范（2019 版）[J].器官移植，2019，10（5）：

489–493.

[17] 中华医学会器官移植学分会 . 肾移植护理技术操作规范 [J]. 实用器官移植电子杂志，2019，7（5）：334–336.

[18] 朱有华，曾力 . 肾移植 [M]. 北京：人民卫生出版社，2017.

[19] 袁小鹏 . 心脏死亡器官捐献供者肾移植学 [M]. 广州：广东科技出版社，2014.

[20] 中华医学会器官移植学分会 . 肾移植手术技术操作规范（2019 版）[J]. 器官移植，2019，10（5）：483–488，504.

[21] 张亚玲，乔保平 . 肾移植发展史的启示 [J]. 医学与哲学，1989（3）：45–46.

[22] 《中国组织程研究与临床康复》杂志社学术部 . 肾移植的国内外历史记录 [J]. 中国组织工程研究与临床康复，2011，15（5）：882–883.

[23] 谷波，赵上萍 . 肾移植临床护理手册 [M]. 成都：四川科学技术出版社，2021.

[24] 陈香美 . 腹膜透析标准操作规程 [M]. 北京：人民军医出版社，2010.

[25] 曹艳佩，邢小红，黄晓敏 . 实用腹膜透析护理 [M]. 上海：复旦大学出版社，2020.

[26] 刘伏友，彭佑铭 . 腹膜透析 [M]. 北京：人民卫生出版社，2011.

[27] 段志军，杜建玲 . 内科学高级医师进阶 [M]. 北京：中国协和医科大学出版社，2016.